中医临床必读丛书 重刊

济阴纲目

明·武之望 撰著

李明廉 李泾渭 整理
李经蕴 段筱妍

人民卫生出版社
·北京·

图书在版编目（CIP）数据

济阴纲目／（明）武之望撰著；李明廉等整理. —
北京：人民卫生出版社，2023.3
（中医临床必读丛书重刊）
ISBN 978-7-117-34494-4

Ⅰ.①济… Ⅱ.①武…②李… Ⅲ.①中医妇产科学
–中国–明代 Ⅳ.①R271

中国国家版本馆 CIP 数据核字（2023）第 079278 号

人卫智网	**www. ipmph. com**	医学教育、学术、考试、健康，
		购书智慧智能综合服务平台
人卫官网	**www. pmph. com**	人卫官方资讯发布平台

中医临床必读丛书重刊
济阴纲目
Zhongyi Linchuang Bidu Congshu Chongkan
Jiyin Gangmu

撰　　著：明·武之望
整　　理：李明廉　等
出版发行：人民卫生出版社（中继线 010-59780011）
地　　址：北京市朝阳区潘家园南里 19 号
邮　　编：100021
E - mail：pmph @ pmph. com
购书热线：010-59787592　010-59787584　010-65264830
印　　刷：三河市宏达印刷有限公司
经　　销：新华书店
开　　本：889×1194　1/32　印张：17.5
字　　数：422 千字
版　　次：2023 年 3 月第 1 版
印　　次：2023 年 6 月第 1 次印刷
标准书号：ISBN 978-7-117-34494-4
定　　价：59.00 元

打击盗版举报电话：010-59787491　E-mail：WQ @ pmph. com
质量问题联系电话：010-59787234　E-mail：zhiliang @ pmph. com
数字融合服务电话：4001118166　E-mail：zengzhi @ pmph. com

重刊说明

中医药学是中华民族的伟大创造，是中国古代科学的瑰宝，也是打开中华文明宝库的钥匙，为中华民族繁衍生息做出了巨大贡献，对世界文明进步产生了积极影响。中华五千年灿烂文化，"伏羲制九针""神农尝百草"，中医经典著作作为中医学的重要组成部分，是中医药文化之源、理论之基、临床之本。为了把这些宝贵的财富继承好、发展好、利用好，人民卫生出版社于2005年推出了《中医临床必读丛书》（简称《丛书》）（105种），随后于2017年推出了《中医临床必读丛书》（典藏版）（30种），丛书出版后深受读者欢迎，累计印制近900万册，成为了中医药从业人员和爱好者的必读经典。

毋庸置疑，中医古籍不仅是中医理论的基础，更是中医临床坚强的基石，提高临床疗效的捷径。每一位中医从业者，无不是从中医经典学起的。"读经典、悟原理、做临床、跟名师、成大家"是中医成才的必要路径。为了贯彻落实党的二十大报告指出的促进中医药传承创新发展和《关于推进新时代古籍工作的意见》要求，传承中医典籍精华，同时针对后疫情时代中医药在护佑人民健康方面的重要性以及大众对于中医经典的重视，我们因时因势调整和完善中医古籍出版工作，因此，在传承《丛书》原貌的基础上，对105种图书进行了改版，推出《中医临床必读丛书重刊》（简称《重刊》）。为了便于读者阅读，本版尽量保留原版风格，并采用双色印刷，将"养生类著作"单列，对每部图书的导读和相关文字进行了更新和勘误；

3

同时邀请张伯礼院士和王琦院士为《重刊》作序，具体特点如下：

1. **精选底本，校勘严谨** 每种古籍均由各科专家遴选精善底本，加以严谨校勘，为读者提供精准的原文。在内容上，考虑中医临床人员的学习需要，一改过去加校记、注释、语译等方式，原则上只收原文，不作校记和注释，类似古籍的白文本。对于原文中俗体字、异体字、避讳字、古今字予以径改，不作校注，旨在使读者在研习之中渐得旨趣，体悟真谛。

2. **导读要览，入门捷径** 为了便于读者学习和理解，每本书前撰写了导读，介绍作者生平、成书背景、学术特点，重点介绍该书的主要内容、学习方法和临证思维方法，以及对临床的指导意义，对书的内容提要钩玄，方便读者抓住重点，提升学习和临证效果。

3. **名家整理，打造精品** 《丛书》整理者如余瀛鳌、钱超尘、郑金生、田代华、郭君双、苏礼等大部分专家都参加了我社20世纪80年代中医古籍整理工作，他们拥有珍贵而翔实的版本资料，具备较高的中医古籍文献整理水平与丰富的临床经验，是我国现当代中医古籍文献整理的杰出代表，加之《丛书》在读者心目中的品牌形象和认可度，相信《重刊》一定能够历久弥新，长盛不衰，为新时代我国中医药事业的传承创新发展做出更大的贡献。

主要分类和具体书目如下：

 经典著作

《黄帝内经素问》　　　《金匮要略》

《灵枢经》　　　　　　《温病条辨》

《伤寒论》　　　　　　《温热经纬》

诊断类著作

《脉经》　　　　　　　　　《濒湖脉学》

《诊家枢要》

3　通用著作

《中藏经》　　　　　　　　《慎柔五书》

《伤寒总病论》　　　　　　《内经知要》

《素问玄机原病式》　　　　《医宗金鉴》

《三因极一病证方论》　　　《石室秘录》

《素问病机气宜保命集》　　《医学源流论》

《内外伤辨惑论》　　　　　《血证论》

《儒门事亲》　　　　　　　《名医类案》

《脾胃论》　　　　　　　　《兰台轨范》

《兰室秘藏》　　　　　　　《杂病源流犀烛》

《格致余论》　　　　　　　《古今医案按》

《丹溪心法》　　　　　　　《笔花医镜》

《景岳全书》　　　　　　　《类证治裁》

《医贯》　　　　　　　　　《医林改错》

《理虚元鉴》　　　　　　　《医学衷中参西录》

《明医杂著》　　　　　　　《丁甘仁医案》

《万病回春》

4　各科著作

(1)内科

《金匮钩玄》　　　　　　　《医宗必读》

《秘传证治要诀及类方》　　《医学心悟》

《证治汇补》　　　　　《先醒斋医学广笔记》

《医门法律》　　　　　《温疫论》

《张氏医通》　　　　　《温热论》

《张聿青医案》　　　　《湿热论》

《临证指南医案》　　　《串雅内外编》

《症因脉治》　　　　　《医醇賸义》

《医学入门》　　　　　《时病论》

（2）外科

《外科精义》　　　　　《外科证治全生集》

《外科发挥》　　　　　《疡科心得集》

《外科正宗》

（3）妇科

《经效产宝》　　　　　《傅青主女科》

《女科辑要》　　　　　《竹林寺女科秘传》

《妇人大全良方》　　　《济阴纲目》

《女科经纶》

（4）儿科

《小儿药证直诀》　　　《幼科发挥》

《活幼心书》　　　　　《幼幼集成》

（5）眼科

《秘传眼科龙木论》　　《眼科金镜》

《审视瑶函》　　　　　《目经大成》

《银海精微》

（6）耳鼻喉科

《重楼玉钥》　　　　　《喉科秘诀》

《口齿类要》

（7）针灸科

《针灸甲乙经》　　　　　　《针灸大成》

《针灸资生经》　　　　　　《针灸聚英》

《针经摘英集》

（8）骨伤科

《永类钤方》　　　　　　　《世医得效方》

《仙授理伤续断秘方》　　　《伤科汇纂》

《正体类要》　　　　　　　《厘正按摩要术》

5 养生类著作

《寿亲养老新书》　　　　　《老老恒言》

《遵生八笺》

6 方药类著作

《太平惠民和剂局方》　　　《得配本草》

《医方考》　　　　　　　　《成方切用》

《本草原始》　　　　　　　《时方妙用》

《医方集解》　　　　　　　《验方新编》

《本草备要》

人民卫生出版社

2023 年 2 月

序 一

党的二十大报告提出，把马克思主义与中华优秀传统文化相结合。中医药学是中国古代科学的瑰宝，也是打开中华文明宝库的钥匙。当前，中医药发展迎来了天时、地利、人和的大好时机。特别是近十年来，党中央、国务院密集出台了一系列方针政策，大力推动中医药传承创新发展，其重视程度之高、涉及领域之广、支持力度之大，都是前所未有的。"识势者智，驭势者赢"，中医药人要乘势而为，紧紧把握住历史的机遇，承担起时代的责任，增强文化自信，勇攀医学高峰，推动中医药传承创新发展。而其中人才培养是当务之急，不可等闲视之。

作为中医药人才成长的必要路径，中医经典著作的重要性毋庸置疑。历代名医先贤，无不熟谙经典，并通过临床实践续先贤之学，创立弘扬新说；发皇古义，融会新知，提高临床诊治水平，推动中医药学术学科进步，造福于黎庶。孙思邈指出："凡欲为大医，必须谙《素问》《甲乙》《黄帝针经》……"李东垣发《黄帝内经》胃气学说之端绪，提出"内伤脾胃，百病由生"的观点，一部《脾胃论》成为内外伤病证辨证之圭臬。经典者，路志正国医大师认为：原为"举一纲而万目张，解一卷而众篇明"之作，经典之所以奉为经典，一是经过长时间的临床实践检验，具有明确的临床指导作用和理论价值；二是后代医家在学术流变中，不断诠释、完善并丰富了其内涵与外延，使其与时俱进，丰富和发展了理论。

如何研习经典，南宋大儒朱熹有经验可以借鉴：为学之

9

道,莫先于穷理;穷理之要,必在于读书;读书之法,莫贵于循序而致精;而致精之本,则又在于居敬而持志。读朱子治学之典,他的《观书有感》诗歌可为证:"半亩方塘一鉴开,天光云影共徘徊。问渠那得清如许? 为有源头活水来。"可诠释读书三态:一是研读经典关键是要穷究其理,理在书中,文字易懂但究理需结合临床实践去理解、去觉悟;更要在实践中去应用,逐步达到融汇贯通,圆机活法,亦源头活水之谓也。二是研读经典当持之以恒,循序渐进,读到豁然以明的时候,才能体会到脑洞明澄,如清澈见底的一塘活水,辨病识证,仿佛天光云影,尽映眼前的境界。三是研读经典者还需有扶疾治病、济世救人之大医精诚的精神;更重要的是,读经典还需怀着敬畏之心去研读赏析,信之用之日久方可发扬之;有糟粕可弃用,但须慎之。

在这次新型冠状病毒感染疫情的防治中,疫病相关的中医经典发挥了重要作用,2020年疫情初期我们通过流调和分析,明确了新型冠状病毒感染是以湿毒内蕴为核心病机、兼夹发病为临床特点的认识,有力指导了对疫情的防治。中医药早期介入,全程参与,有效控制转重率,对重症患者采取中西医结合救治,降低了病死率,提高了治愈率。所筛选出的"三药三方"也是出自古代经典。在中医药整建制接管的江夏方舱医院中,更是交出了564名患者零转重、零复阳,医护零感染的出色答卷。中西医结合、中西药并用成为中国抗疫方案的亮点,是中医药守正创新的一次生动实践,也为世界抗疫贡献了东方智慧,受到世界卫生组织(WHO)专家组的高度评价。

经典中蕴藏着丰富的原创思路,给人以启迪。青蒿素的发明即是深入研习古典医籍受到启迪并取得成果的例证。进入新时代,国家药品监督管理部门所制定的按古代经典名方目录管理的中药复方制剂,基于人用经验的中药复方制剂新药研发等相关政策和指导原则,也助推许多中医药科研人员开始从古典医籍中寻找灵感与思路,研发新方新药。不仅如此,还有学者从古籍中梳理中医流派的传承与教育脉络,以传统的人才培养方法与模式为现代中医药教育提供新的借鉴……可见中医药古籍中的内容对当代中医药科研、临床与教育均具有指导作用,应该受到重视与研习。

我们欣慰地看到,人民卫生出版社在 20 世纪 50 年代便开始了中医古籍整理出版工作,先后经过了影印、白文版、古籍校点等阶段,经过近 70 年的积淀,为中医药教材、专著建设做了大量基础性工作;并通过古籍整理,培养了一大批中医古籍整理名家和专业人才,形成了"品牌权威、名家云集""版本精良、校勘精准""读者认可、历久弥新"等鲜明特点,赢得了广大读者和行业内人士的普遍认可和高度评价。2005 年,为落实国家中医药管理局设立的培育名医的研修项目,精选了 105 种中医经典古籍分为三批刊行,出版以来,重印近千万册,广受读者欢迎和喜爱。"读经典、做临床、育悟性、成明医"在中医药行业内蔚然成风,可以说这套丛书为中医临床人才培养发挥了重要作用。此次人民卫生出版社在《中医临床必读丛书》的基础上进行重刊,是践行中共中央办公厅、国务院办公厅《关于推进新时代古籍工作的意见》和全国中医药人才工作会议精神,以实际行动加强中医古籍出版工作,注重古籍资源转化利用,促进中医药传承创新发展的重要举措。

经典之书,常读常新,以文载道,以文化人。中医经典与中华文化血脉相通,是中医的根基和灵魂。"欲穷千里目,更上一层楼"，经典就是学术进步的阶梯。希望广大中医药工作者乃至青年学生，都要增强文化自觉和文化自信，传承经典，用好经典，发扬经典。

有感于斯，是为序。

中国工程院院士　　国医大师
天津中医药大学　　名誉校长　　张伯礼
中国中医科学院　　名誉院长

2023 年 3 月于天津静海团泊湖畔

序 二

中医药典籍浩如烟海，自先秦两汉以来的四大经典《黄帝内经》《难经》《神农本草经》《伤寒杂病论》，到隋唐时期的著名医著《诸病源候论》《备急千金要方》，宋代的《经史证类备急本草》《圣济总录》，金元时期四大医家刘完素、张从正、李东垣和朱丹溪的著作《素问玄机原病式》《儒门事亲》《脾胃论》《丹溪心法》等，到明清之际的《本草纲目》《医门法律》等，中医古籍是我国中医药知识赖以保存、记录、交流和传播的根基和载体，是中华民族认识疾病、诊疗疾病的经验总结，是中医药宝库的精华。

中华人民共和国成立以来，在中医药、中西医结合临床和理论研究中所取得的成果，与中医古籍研究有着密不可分的关系。例如中西医结合治疗急腹症，是从《金匮要略》大黄牡丹汤治疗肠痈等文献中得到启示；小夹板固定治疗骨折的思路，也是根据《仙授理伤续断秘方》等医籍治疗骨折强调动静结合的论述所取得的；活血化瘀方药治疗冠心病、脑血管意外和闭塞性脉管炎等疾病的疗效，是借鉴《医林改错》等古代有关文献而加以提高的；尤其是举世瞩目的抗疟新药青蒿素，是基于《肘后备急方》治疟单方研制而成的。

党的二十大报告提出，深入实施科教兴国战略、人才强国战略。人才是全面建设社会主义现代化国家的重要支撑。培养人才，教育要先行，具体到中医药人才的培养方面，在院校教育和师承教育取得成就的基础上，我还提出了书院教育的模式，得到了国家中医药管理局和各界学者的高度认可。王琦书院拥有 115 位两院院士、国医大师的强大师资阵容，学员有岐黄学者、全国名中医和来自海外的中医药优秀人才代表。希望能够在中医药人才培养模式和路径方面进行探索、创新。

那么，对于个人来讲，我们怎样才能利用好这些古籍，来提升自己的临床水平？我以为应始于约，近于博，博而通，归于约。中医古籍博大精深，绝非只学个别经典即能窥其门径，须长期钻研体悟和实践，精于勤思明辨、临床辨证，善于总结经验教训，才能求得食而化，博而通，通则返约，始能提高疗效。今由人民卫生出版社对《中医临床必读丛书》（105 种）进行重刊，我认为是件非常有意义的事，《重刊》校勘严谨，每本书都配有导读要览，同时均为名家整理，堪称精品，是在继承的基础上进行的创新，这无疑对提高临床疗效、推动中医药事业的继承与发展具有积极的促进作用，因此，我们也会将《重刊》列为书院教学尤其是临床型专家成长的必读书目。

韶光易逝，岁月如流，但是中医人探索求知的欲望是亘古不变的。我相信，《重刊》必将对新时代中医药人才培养和中医学术发展起到很好的推动作用。为此欣慰之至，乐为之序。

中国工程院院士　国医大师　王琦

2023 年 3 月于北京

原　序

中医药学是具有中国特色的生命科学,是科学与人文融合得比较好的学科,在人才培养方面,只要遵循中医药学自身发展的规律,把中医理论知识的深厚积淀与临床经验的活用有机地结合起来,就能培养出优秀的中医临床人才。

百余年西学东渐,再加上当今市场经济价值取向的影响,使得一些中医师诊治疾病常以西药打头阵,中药作陪衬,不论病情是否需要,一概是中药加西药。更有甚者不切脉、不辨证,凡遇炎症均以解毒消炎处理,如此失去了中医理论对诊疗实践的指导,则不可能培养出合格的中医临床人才。对此,中医学界许多有识之士颇感忧虑而痛心疾首。中医中药人才的培养,从国家社会的需求出发,应该在多种模式、多个层面展开。当务之急是创造良好的育人环境。要倡导求真求异、学术民主的学风。国家中医药管理局设立了培育名医的研修项目,第一是参师襄诊,拜名师并制订好读书计划,因人因材施教,务求实效。论其共性,则需重视"悟性"的提高,医理与易理相通,重视易经相关理论的学习;还有文献学、逻辑学、生命科学原理与生物信息学等知识的学习运用。"悟性"主要体现在联系临床,提高思辨能力,破解疑难病例,获取疗效。再者是熟读一本临证案头书,研修项目精选的书目可以任选,作为读经典医籍研修晋级保底的基本功。第二是诊疗环境,我建议城市与乡村、医院与诊所、病房与门诊可以兼顾,总以多临证、多研讨为主。若参师三五位以上,年诊千例以上,必有上乘学问。第三是求真务实,"读经典做临床"关键在"做"字上苦下功夫，敢于置疑而后验证、诠释，进而创新，诠证创新自然寓于继承之中。

中医治学当溯本求源，古为今用，继承是基础，创新是归宿，认真继承中医经典理论与临床诊疗经验，做到中医不能丢，进而才是中医现代化的实施。厚积薄发、厚今薄古为治学常理。所谓勤求古训、融会新知，即是运用科学的临床思维方法，将理论与实践紧密联系，以显著的疗效，诠释、求证前贤的理论，于继承之中求创新发展，从理论层面阐发古人前贤之未备，以推进中医学科的进步。

综观古往今来贤哲名医，均是熟谙经典、勤于临证、发皇古义、创立新说者。通常所言的"学术思想"应是高层次的成就，是锲而不舍长期坚持"读经典做临床"，并且，在取得若干鲜活的诊疗经验基础上，应是学术闪光点凝聚提炼出的精华。笔者以弘扬中医学学科的学术思想为己任，绝不敢言自己有什么学术思想，因为学术思想一定要具备创新思维与创新成果，当然是在以继承为基础上的创新；学术思想必有理论内涵指导临床实践，能提高防治水平；再者，学术思想不应是一病一证一法一方的诊治经验与心得体会。如金元大家刘完素著有《素问病机气宜保命集》，自述"法之与术，悉出《内经》之玄机"，于刻苦钻研运气学说之后，倡"六气皆从火化"，阐发火热症证脉治，创立脏腑六气病机、玄府气液理论。其学术思想至今仍能指导温热、瘟疫的防治。严重急性呼吸综合征(SARS)流行时，运用玄府气液理论分析证候病机，确立治则治法，遣药组方获取疗效，应对突发公共卫生事件，造福群众。毋庸置疑，刘完素是"读经典做临床"的楷模，而学习历史，凡成中医大家名师者基本如此，即使当今名医具有卓越学术思想者，亦无例外。因为经典医籍所提供的科学原理至今仍是维护健康、防治疾病的准则，至今仍葆其青春，因此"读经典做临床"具有重要的现实意义。

值得指出，培养临床中坚骨干人才，造就学科领军人物是当务之急。在需要强化"读经典做临床"的同时，以唯物主义史观学习易理易道易图，与文、史、哲、逻辑学交叉渗透融合，提高"悟性"，指导诊疗工作。面对新世纪，东学西渐是另一股潮流，国外学者研究老聃、孔丘、朱熹、沈括之学，以应对技术高速发展与理论相对滞后的矛盾日趋突出的现状。譬如老聃是中国宇宙论的开拓者，惠施则注重宇宙中一般事物的观察。他解释宇宙为总包一切之"大一"与极微无内之"小一"构成，大而无外小而无内，大一寓有小一，小一中又涵有大一，两者相兼容而为用。如此见解不仅对中医学术研究具有指导作用，对宏观生物学与分子生物学的连接，纳入到系统复杂科学的领域至关重要。近日有学者撰文讨论自我感受的主观症状对医学的贡献和医师参照的意义；有学者从分子水平寻求直接调节整体功能的物质，而突破靶细胞的发病机制；有医生运用助阳化气、通利小便的方药同时改善胃肠症状，治疗幽门螺杆菌引起的胃炎；还有医生使用中成药治疗老年良性前列腺增生，运用非线性方法，优化观察指标，不把增生前列腺的直径作为唯一的"金"指标，用综合量表评价疗效而获得认许，这就是中医的思维，要坚定地走中国人自己的路。

人民卫生出版社为了落实国家中医药管理局设立的培育名医的研修项目，先从研修项目中精选20种古典医籍予以出版，余下50余种陆续刊行，为我们学习提供了便利条件，只要我们"博学之，审问之，慎思之，明辨之，笃行之"，就会学有所得、学有所长、学有所进、学有所成。治经典之学要落脚临床，实实在在去"做"，切忌坐而论道，应端正学风，尊重参师，教学相长,使自己成为中医界骨干人才。名医不是自封的,需要同行认可,而社会认可更为重要。让我们互相勉励,为中国中医名医战略实施取得实效多做有益的工作。

王永炎

2005 年 7 月 5 日

导　读

《济阴纲目》为中医妇科学专著,刻刊于明万历四十八年庚申（1620）,其理论与临床结合,论述全面中肯,主张中医之道,要在溯本求源,全面掌握,力辟门户之见。本书洞察各家学说长短得失,正确取舍,强调天人合一的整体观念,注重辨证施治。全书语言通正平达,医论、医方、医案井然。治法切于实用,纲举目张,名符其实,刊行后广为流传,为初学或深入研究中医妇科者的必读之书。

一、《济阴纲目》与作者

《济阴纲目》为明末宦门名医武之望撰著。武之望,号阳纡,又号阳纡山人,故里人尊称其武军民（军门）,临潼（今陕西西安市临潼区）人,约生于明嘉靖三十一年（1552）,卒于明崇祯二年（1629）,享年77岁。武之望（以下称武氏）祖籍陕西白水县,因何故迁至临潼待考。武氏幼时读书于临潼栎阳其舅父家中,年稍长,兼涉医学,经常请教于同宗族叔,当地名医武带川,受其影响和教诲,于此可领略武氏留心医学的启蒙。

武氏32岁精通医理,36岁中乡试解元（举人第一名）,次年中进士,为三甲138名,43岁潜心研读《保赤全书》,50岁被罢官归乡,遂专心医学事业,自此是武氏在医学上的成熟阶段。武氏潜心医道,勤于实践,终至成一家言。他首先依《黄帝内经》（简称《内经》）、《难经》《伤寒论》《金匮要略》《脉经》《备急千金要方》《外台秘要》等经典著作为

"纲",以宋、元、明诸医家著作为"目",反复钻研,细心领会医经的"微言大意"。68岁编成《济阴纲目》5卷;73岁修订《疹科枢要》,改名为《疹科类编》一册;74岁撰成《济阳纲目》108卷。至此,武氏特具风格的医疗学术思想基本成形。随后,《医帜》《慈幼纲目》等著作也相继问世。

武氏中年以后学验俱丰,尤其在罢官还乡期间,诊务繁忙,所治者皆为平民百姓。万历三十四年春,疫气流行,乡里中小儿以疹殒者十居八九,甚至比屋鬈龀不留也。问其证,则皆烦热喘嗽,气急闷乱而死。嗣是乡里接踵求治,旬日间所治近百,卒无一伤者。

《济阴纲目》为武氏的代表撰著。全书五卷,首述月经病、带下。调经门论证脉20论,层次分明,论治12法,详而且备。其经闭门,论证脉12论,治法12论。崩漏门论证脉11论,治法包括血热、劳伤、气陷、血瘀、虚寒、虚脱之崩漏辨证施治。论带下脉证16论,治法详而且备。论治月经不调是本书的重点。第二卷论"虚劳""血风""积块"。"血风门"有武氏医论学术思想,"虚劳门"记述了武氏与当时宦门名医的医事活动。"前阴诸证"是各家学说评价极高的内容。第三卷介绍"求子门""论求子须知先天之气"等。"附断子法"是关于节制生育的文献记载。"胎前门"论述了胎前的生理调护,药忌食忌,妊娠病证治等。第四卷介绍"临产门","论述临产调理法"等。其中"房中游神"等内容,读者阅读时应加以甄别。"产后门上"论述了"产后诸证,产后诸忌,临产及产后病证治"。第五卷介绍"产后门下"接续论述产后病证治,详而且备,又为本书重点内容之一;最后将"乳病"列为专题论述。武氏不仅论证"纲举目张",论治方法也是丰富多彩。如书中四制香附丸、九味香附丸、十味香附丸、四物汤加减、自制独活寄生汤、加味逍遥散、加味补中益气汤、加味导痰汤、十灰丸等等,至今仍为临床医生所常用。

二、本书的学术特点及对临床的指导意义

初学医时，武氏也未曾想成为一名医学专家，出于养生保健之需，幼习经学之余兼涉医学。由于为官清廉正直遭受挫折之后，才走上了"不为良相，便为良医"的道路。于是以《黄帝内经》等经典著作为纲，以后世诸名家医著为目，翻阅医学文献数十万卷，为医学作出有特色的贡献，因而才能"少与同年王肯堂先生医学齐名"。武氏治学修身，矢志不渝，锲而不舍，幼承庭训，而后在临床实践中，再经过自己覃思精研，卓然自立，终成一代名医，在我国历史上树立了"良医良相"的典范。现将本书的学术特点及对临床的指导意义归纳为以下几点。

1. 纲举目张

武氏一生遍览群书，博学多才，认为历代医家著作汗牛充栋，不免存偏执之弊，"如守一家之传，难免挂漏，阅诸氏之说，又苦浩繁"，且良莠并存，研读成难。

《济阴纲目》条分缕析，"独先明其病源因何而起，然后论脉论证，中引古方之的确，而增减其药味"。是书分医论、医方两大部分。《济阴纲目》将其医论部分汇为一体，分为21个部分，对月经病的病因、病机、诊治等进行了详细讨论，后列医方，论述了经候先期、经候过期、经候过多、经水涩少、月水不利、月水不断、过期不止、经病疼痛、经病发热、往来寒热、热入血室等11种证候和调经通用诸方，详细地论述了月经病的治法。武氏并引用了当代名医的一些医论方剂，如李梴、万密斋、张叔承（三锡）等人的医论医方多次出现于各篇，保存了部分不可多得的珍贵文献资料。

武氏进行了大量筛选工作后，广泛增选许多中医著作中的妇科方剂，收集了《医学入门》《寿世保元》《万病回春》《万氏妇人科》等书中诸家之大量有效方剂。《济阴纲目》

共收方1 736首,武氏自撰医论、医案为补充。《济阴纲目》除广泛引用当代及其前贤医论、医案外,还补充了自撰的6篇医论及数例医案、按语,为我们探讨武氏的妇科学术思想提供了珍贵文献。令人遗憾的是,今通行的《济阴纲目》一书,经汪淇笺释,改编成14卷本,竟将其全部删掉了,令人真伪难辨。武氏医论有"论崩漏由气虚不能摄血""论带久属虚当补养脾气""论虚劳""论传尸劳""论血风证""论产后寒热变证"等6篇,共计3 396字。

武氏的学术思想属于折中派,由于他学术造诣博大精深,能洞察各学派的长短得失,正确取舍,故在著述立论上,集百家之精华,汇诸书之奥旨。在临床治病时,因病因人而定,不胶柱鼓瑟,主张"因证发论,既于寒热虚实本末深浅之致,克悉其情。因论选方,复于温凉补泻缓急轻重之宜,亦尽其变",不"泥古方以疗今疾",对于寒、热、攻、补各家疗法,取其所长而无偏爱。然而,"折中"并不是"骑墙",没有主见。武氏在研习各家医籍之时,却很崇拜《黄帝内经》。他的巨著之所以命名"纲目",即本之"《黄帝内经》以立其纲,晰之名家以定其目",以病为纲,以证为目,取其"纲举目张"之义。

2. 女科证治抓经候

《济阴纲目》是女科专著,但它并不局限于妇女生殖系统的疾病,而对妇女各生理系统的疾病都做了探讨,由于女性非生殖系统的疾患与男性疾病有很多共性,所以人们往往容易忽略女性患者这些疾病的特点,针对这一点,武氏强调"凡诊妇人,先问经候有无,此是关窍"。这具有重要的方法论意义。认识这一点,是理解武氏女科证治思路的基础。否则,就无法了解武氏女科辨证施治的基本原则。

在突出妇女生理特点的基础上,作者反复强调"审证的确"这一原则。正确诊断是正确治疗的前提,认证不准,整个医疗活动就丧失了根基,如何作到认证的确呢?作者认为必须全面观察,通盘考虑,在此基础上抓住要点,探求病源。武氏《济阴纲目》论述中始终贯穿着这个思维方法。

为了做好全面观察,把握住疾病的总体方向,武氏强调两点:一是脉证相参;二是辨虚实寒热。通过望、闻、问、切、审察脉象,考察症状,进行辨证。简言之,审脉和辨证,是中医认识疾病的主要手段,武氏反复强调要兼顾二者,才能防止片面性。为此他提出"必原脉、原证、原药,然后沉思审处"的诊断治疗原则,认为这是认证的确、治疗获效的前提。武氏认为李东垣"脉证必析"是值得效法的,而薛立斋虽然"认证确",但"不言脉"却是他的弱点。武氏尤其注意脉和证发生矛盾的情况,认为在此时刻必须仔细斟酌,决定取舍。如何取舍呢?武氏分析了几种情况:一是症状本身错综复杂,表面看来似乎互相矛盾,这样就要审察脉象,以资辨别。如虚劳患者,有逆冷的表现,又出现热渴便秘,这时就要"以脉有力无力分虚实"。二是症状与脉象不符,但从各方面考察,症状都很典型,这时就要舍脉从证。武氏根据有人对产后发热、狂言奔走、脉虚大者,用四物汤加柴胡治疗的案例,指出:"脉虚者,岂可加柴胡,但从证则可"。三是用药后不对证,应仔细检查症状中间有无诊断矛盾之处,有无被疏忽或掩盖之症状,再详审脉,以定取舍。例如有治感冒经行谵语,用发散清凉之剂而益甚,因有呕吐痰涎自出,用香砂、归脾而治愈。武氏分析这一案例时指出:遇到同样情况,且勿轻易依样画葫芦,必须"以脉证"才能决定。《济阴纲目》反复强调脉证相参,反对孤立地用脉或证决定诊断。特别是当脉证发生矛盾时,主张详辨脉证,深入思考,这种诊断治疗思想,至今仍对中医临证治疗起着重要作用。

在脉证相参的基础上,武氏认为辨证虚实寒热,从总体上把握疾病,是做好诊断治疗的重要环节,是避免虚虚实实之弊的关键步骤。他反对那种不分虚实寒热,执一定成方而混用的作法。他认为分清虚实寒热是辨证的关键、用药的基础，也是医生智慧才能的体现。他说："宜寒宜热，智者别之。"他认为因虚冷而崩中才加艾，说："今人不问寒热，而皆用胶艾，殊可笑也。"有些病寒者多热者少，或者相反，但我们在分析具体疾病时，就不能单靠书本知识，认为某种病一定是寒或热，应从患者的实际情况出发，确定寒热虚实。他在论述痢疾的治疗时，就明确指出过：痢疾虽然"热者多而寒者少，未可执以无寒也，必因证求之为当"。辨证虚实寒热，为了避免片面地从一个孤立症状出发，而能真正做到认证的确、用药恰当，武氏在论治带下的方药时，指出："怒火有虚实，实者泻之，故用龙胆；虚者补之，故用逍遥，以逍遥有归、芍养血也。"所以，只有辨别虚实寒热，才能掌握疾病的总体，制定正确的治则。

为了在辨证论治中抓住重点，武氏从四个方面做了分析：

（1）注意主证的客观表现：证候是多方面的，但经常会有一个突出的症状表现了疾病的本质。武氏在分析了因"积痰伤经不行，夜则妄语"时，指出本证认证之法"从妄语来"。在分析经水不止，鲜血，但不思食，不用清凉而用升举药时，指出"当在不思饮食上揣摩"。抓不住主要的表现，就难以反映疾病的真实情况，就只能"以错杂之邪，而用错杂之药"。

（2）细致分析病情：由于疾病是千变万化的，每个疾病又有显著的特点，对疾病做精细的分析是非常必要的。前人把妇女经病分为不调、不通两类。不通之中又有兼热兼痛之别；不调之中又分热证、虚证两类；不通之中又有血滞、血枯的不同。他论述时强调"析理无余，论证极确"。在"治有热虚劳"的胡黄连散等四方后，武氏又说"按此四方，大同小异"，"斫轮者自有运斤之妙，临症之际，宜审症"。囫囵一片，是无法找出主要证候的。

（3）应辨别疑似证：表面相同，本质互异的疾病，一定要详加辨别,否则,就会差之毫厘,谬以千里。比如月水不断与过期不止,有时相似,但病因不同,治法亦异,对于这样的病如何区别,就要慎重对待。他说:"不断不止,有何分别,临证宜细心体认。"又如对虚劳少思饮食,就要分清是由于咽喉不利还是脾胃不足,才能给予正确的治则。可以说,中医辨证的过程,很大程度上是辨似的过程,对此一定要有足够的重视。

（4）认真探求病因:武氏把"用药当求病原,所以为之至治"当作十分重要的原则提出。寻找原因是抓住复杂多变的证候本质的一把钥匙,也是分析主要矛盾的一个重要方向。抓不住原因,停留在现象上,就摸不到病根,就会妄用方剂,从而造成严重的后果。例如治冷劳的硇砂丸,是为"破血散结"而设,是针对"病根于冷,而至于瘦"的病因症状而用药的,如果认证求因不真确,就不能妄用。又如治因痰而崩,要用旋覆花、半夏,不了解病因,就会发出"徒用血药之不灵"的感叹。

武氏还特别注意对引起疾病的精神因素的分析,针对妇女特点,强调注意精神因素对妇女疾病的作用。例如作者指出,经闭传为风消"当原隐曲折解",认为妇女"有隐情曲意,难以舒其衷者,则气郁而不畅,不畅则心气不开,脾气不化,水谷日少,不能变见气血","所以不月"。这也是作者阐发了《黄帝内经》中关于"二阳之病发心脾,有不得隐曲,女子不月"的精神。

3. 前阴之疾论

妇人前阴诸疾,虽已见于《金匮要略》,但其论甚简,仅有"蛇床子散方,温阴中坐药","少阴脉滑而数者,阴中即生疮,阴中蚀疮烂者,狼牙汤洗之","胃气下泄,阴吹而正喧,此谷气之实也,膏发煎导之"三条。到了巢元方的《诸病源候论》,才记载了阴痒、阴肿、阴痛、阴疮、阴挺下脱、阴冷、阴中生息肉等病。陈自明著《妇人大全良方》又发挥之,妇人前

阴诸病的论述粗具规模。武氏集诸家之说,论前阴诸疾,既全面又系统,可谓后来居上矣。兹述其五论如此:

（1）论阴户肿痛:阴户为宗筋之所会,宗筋统属于肝,故前阴诸疾,常从肝经进行分析。凡肿痛甚者,多为肝经湿热郁滞所致,龙胆泻肝汤诸证属之。肝藏血而具相火,如血不足而火动者,则筋膜急躁而痛,四物汤或逍遥散加味诸证属之。前阴痛而玉户不闭,则多属虚证,特别是气虚,补中益气汤诸证属之。

（2）论阴痒生虫:《素问·痿论》说:"阴阳总宗筋之会,会于气街,而阳明为之长……故阳明虚则宗筋纵。"宗筋聚于前阴,而前阴亦为足三阴、阳明、少阳诸经之所会,因而肠胃湿热生虫,可蚀于阴中,而成阴痒诸疾。综其大要,造成阴痒的病变,不外三种:湿热生虫一也,诸制虫方属之;肝气郁滞二也,逍遥诸证属之;劳倦气虚三也,补中益气汤诸证属之。三者之中,往往都兼有热邪,因而燥湿清热是治阴痒的常法。

（3）论阴户生疮:阴户生疮,总属阴经之火动于下焦所致。正如汪淇所评云:"若论诸痛痒疮,当从手少阴;若以疮在下部,当从足少阴",亦即此义。不仅是足少阴之火,下焦肝胆之火动者,亦复不少。其辨证之法,以肿痛属肝虚血热,故用四物汤加泻火之品;温痒者为脾虚肝热,故用归脾汤加清肝之品;淋涩属肝肾有热,故用龙胆泻肝汤加味;腐溃属肝脾,故用加味逍遥散;肿脱为中气不足,阴火上乘,故用补中益气汤加山栀、丹皮。

（4）论阴挺下脱:阴挺下脱,即子脏（宫）脱出之证。有因中气下陷而不能升举者,有因湿热下注而郁滞重坠者,前者宜补中益气汤,后者宜龙胆泻肝汤。中气不举而兼有湿热者,益气升举为主,兼泻其湿热;湿热下注而失其发生者,渗利湿热之后,再继以生发,益气以扶脾为先,泻热以抑肝为要。惟肝郁者,必须舒散;湿滞者,尤当渗湿,此治阴挺之大法。

（5）论阴冷:"劳伤子脏,风冷客之",是阴冷的基本病机。所谓劳伤,即劳倦亏损,气血不足,特别是阳气的不足,所客之风冷,当以寒湿邪为多。有阳虚而寒湿盛者,有虚寒者,皆宜以温药调治之,正如八味丸之类。若因湿热而阴冷,亦应该是湿胜于热,龙胆泻肝汤究宜慎用少用。

三、如何学习运用《济阴纲目》

1. 阅读方法循序渐进

《济阴纲目》目前通行的有两个版本系统,即万历、天启五卷本及清康熙十四卷本。前者流行甚少,后者流行较多。但要提醒读者,天启重刻五卷本与原刻本比较,讹误较少,清康熙汪淇笺释的十四卷本,将武之望误为清代人,删掉武氏本书"自序",内容妄删妄改,非本书原来面目。"自序"乃为作者的自白,是作者对个人经历、学医经过、治医心得及写作目的进行简要介绍。他序多为亲朋好友、师长、同学弟子所为,常与作者朝夕相处,过往甚密,对作者的为人处事、治学精神、临床经验、学术思想了如指掌。故阅读序言可以了解作者的生平、时代背景、治学态度、著述缘由及良苦用心。凡例主要是介绍该书的特点和创新之处,故学习凡例可以了解本书需要掌握的重点内容。

如本书凡例曰:《济阴纲目》一书,集百家之精华,汇诸书之奥旨,真千古之秘义,功参大化,一时之鸿宝,福庇坤元也。是书理解微妙,无不条分节判,标榜鲜明,即一圈一点,俱出匠心……虽属妇人专刻,其论脉理经络处,俱采《内经·素问》之精微。如某症加减某药等,不仅女科要书,即大小诸家,细为观览,咸可触类旁通。所谓造化在手,物类听其炉锤;囊龠在心,乾坤亦任其旋转耳。

妇人得病,种种与男子不同,其所由起,世人略而不知,此书独先明其病原因何而起,然后论脉论证,中引古方之的确,而增减其药味。

《济阴纲目》实医家之秘宝,因原版无存,世人每欲购求遗本,真如仙经丹录,可思而不可得……以方可寿人,方可寿世。述者不厌精工,识者自为鉴赏。对于本书初学者而言,学习序及凡例非常重要,可以帮助学习者全面深刻地了解作者及该书的重要内容。

2. 结合临床实践验证本书理论

该书是一部理论与实践相结合的中医妇科专著,其理论是从长期的临床实践中而来,所以能经得起临床实践的检验。因此在学习该书时,要结合临床实践从浩如烟海、汗牛充栋的中医妇科文献中分清"纲目",深刻体验武氏妇科证抓经候的思想,逐月养胎(胎教)的观点,胎前产后合并证的整体观念,前阴诸疾论,乳病辨治等治法,学习武氏遵循儒家思想修身治学,品格高尚,对医学尤为勤奋,反对一般人学习医学浅尝辄止,草菅人命,如此系统学习,全面掌握,强调核心是方与证的关系,"必原脉、原证、原药,然后沉思深处",所谓"造化在手,物类听其炉锤;囊龠在心,乾坤亦任其旋转耳"。

李明廉　李泾渭

李经蕴　段筱妍

2006 年 4 月

整理说明

《济阴纲目》五卷,明·武之望编著,成书于明万历四十八年(1620)。

《济阴纲目》版本众多,流传极广。现主要版本有明万历四十八年(1620)官任原刻五卷本、明天启元年(1621)编者同乡王檟重刻本、明万历时期的手写本、清康熙四年(1665)汪淇笺释十四卷本以及依清康熙汪淇笺释本印行的多种版本。

此次在以前整理研究的基础上,整理并重新出版《济阴纲目》一书,推出符合时代发展要求,适合于当今中医学习研究之需要的《济阴纲目》新的版本,对于发展中医学术,培养中医人才队伍,提高中医临证诊治水平,都具有重要的现实及长远的重大意义。

在这次点校整理过程中,我们主要做了以下几项工作:

1. 选本

根据刊刻最早、内容完整、校印较精、错误较少的选本原则,选用明万历四十八年(1620)官任原刻五卷本为底本,明万历时期手写五卷本为主校本,明天启元年(1621)王檟重刻五卷本及清康熙四年(1665)汪淇笺释的十四卷本为参校本。

2. 正字

凡底本中繁体字可以对应为简体字的一律改为现代规范简体字,其个别不对应的繁体字,继续使用。

凡文中的完全异体字统一改为相应的正体字。部分异体字及通假字,视其具体情况,采用相对应通行的字体。

凡文中的通假字原则上改用相应的本字,其个别习用者,酌予沿用。

凡文中的古体字原则上改为相应的今字,其个别者酌予沿用。

3. 段落与标点

以照原文文义划分段落。

依据文义与原理对原文进行标点。标点符号的使用按照现代汉语标点符号的使用规范进行。标点以顿号、逗号、句号为主,一般不用问号、惊叹号等。

4. 校勘

凡底本原文中可以确认为错讹、缺文、倒文、衍文且有校本可据者,据校本订讹、正误,删衍补缺,不出校记。

凡底本原文中可以确认为错讹、缺文、倒文、衍文,但无校本可据者,据文义慎改,也不出校记。

凡底本原文与校本文字不同义均可通者,不予校改,不出异议校记。

凡底本原文正确而校本有误者,不加校勘,不出校记。

凡底本目录与正文标题不一致者,据正文及校本予以改正。

凡底本原文中右药、右方之"右",一律改为"上"。

5. 其他

(1)底本原文中的药名与现代使用不合者,依据《中华人民共和国药典》及高等中医药院校《中药学》教材尽量规范。药名规范主要有两种情况:字数、发音规范前后相比基本相同,如黄檗改为黄柏,栝蒌改为瓜蒌,黄耆改为黄芪,白芨改为白及,旋复花改为旋覆花,玄胡索改为延胡索;字数与发音规范前后相比不同,如乌贼(鱼)骨改为海螵蛸等。

(2)历代医家整理研究本书的"重刻引""再刻序""复刻序""凡例",考虑对本书学习帮助很大,故予以收编。

(3)凡文中小字夹注,使用小号字体接排于正文大字之后。

（4）删去原书各卷后的××卷终。

（5）重新编制病证目录。

（6）重新编制"方剂索引"，以便查阅。

本书的点校整理工作，得到陕西中医学院（现为陕西中医药大学）领导以及附属医院刘智斌院长和专家的大力支持，雒菊英药师、李亚军教授、康兴军教授、李永安教授、李小京、李颖峰、刘茜等，鼎力协助，辛勤工作，保证了这项工作顺利完成，特表谢意！

刻《济阴纲目》序

妇女杂病率与男子同,唯经、血、胎、产诸证自为一类,而其中派分枝析,变亦不可胜穷矣。概观诸书,虽证各有论,而论不悉病之情,治各有方,而方不尽治之变,以故治妇人者,往往操一二方以治众病,一不应而技遂穷,斯法不备之过也。古方《产宝大全》而外,近唯薛新甫推广敷衍,颇补前人所未备;而《医案》一书,并列杂病于其中,即其著论立方,与疗男子,夫岂有殊焉!嗣见同年王宇泰氏所辑《女科准绳》,旁搜博采,古今悉备;然一切杂病,亦复循薛氏列而概收之,不无骈枝赘疣之病;且分条不整,序次无伦,非耳目所素习者,卒观之而莫得其要也。

余究心兹术亦既有年,兹于公事之暇,手为搜集,汰去诸杂证,而专以妇人所独者,汇为一书,又门分类别,而纲之下各系以目,名曰《济阴纲目》。盖证各有论,其于寒热虚实及标本浅深之致,颇悉其情;而治各有方,其于温凉补泻及缓急轻重之宜,亦尽其变。庶览者不难因论识病,因病取方,一展卷而犁然指掌。即庸工下医,亦可随手而取效也。虽然医者意也,许胤宗善医而不著书,谓意所解者,口莫能宣也。余所集悉前人绪余,谓可因是而解方术,非谓以是而尽方术也。是在善学者神而明之,变通而用之。斯斫轮之妙,承蜩之巧,不难致已。

万历四十八年岁次庚申三月之吉赐进士第中顺大夫

南京太常寺少卿前奉敕

整饬海盖永平等处兵备山东按察司副

使吏部文选司主事骊下武之望叔卿甫书

刻《济阴纲目》引

吾邑武阳纡先生者,以进士第,历官中外,雅负用世之志。槚不佞,世缔姻好,窃师事之,未尝敢以涯涘测;至乃经济弘规著见于外者,槚亦得窥其一斑焉。第先生赋性,真介刚果,功名之际,难进易退,故三十余年,十三在官,十七在里,然非其素矣。里寓之顷,恒闭门扫轨,却迹城市,日拥书万卷,以课勖子弟从游之士,而更嗜医术。因念古人,以良医等于良相;而程明道先生,以和药济人,为家居所仅能事,乃旁涉轩岐以下书,于诸家方论,大加搜集。据所著,有《医帜》,尚秘不示人,槚未之见。《济阴纲目》,盖妇女专门书也。其余诸杂病,概有集未就,而先生备兵永平时,应彼中乡绅请,先梓成是集,盖旁涉之一斑也。先是,槚以内人多病,数罹危殆,于时私许,施济活人,藉为忏消之地,以祈冥祐;第泛海迷津,识南冈引,呼吸之决,岂冒冒可为者? 因循寝阁,宿愿莫酬,慨郁既有年矣! 及领是书,纲总目条,论详方备,按病索门,犹如指掌,诚肘后之奇珍,弘仁之要领也。复念投剂不确,何如代广其书,况此为医家所争购,而留版于彼,无以应人之急,因不量,遂与家佺美初,醵金请更梓之。而廉访史公,都阃孟公,雅重其书,闻之,各捐俸,益其半。邑候王公,又佐以饩薪之费,而刻遂成。其大段与永平刻无甚异同,而方论则增补加详,盖日久搜罗,庶几靡所遗漏矣。是先生以用世之绪余,用之以活人,其他年燮理之伟猷,不又因之以著见耶。书中详委,先生自有序,槚不敢僭语,第语其所以重梓者如此。

再刻《济阴纲目》序

考古医科,妇人有壹医。今小儿、疮疡、眼目等各有端攻,独妇人统于恒医,窃尝少之。天下之理,语同而冈不同也,语异而冈不异也,年岁之差耳。婴童之与大男子,诊候治疗,尚不能一,况男女乎?古今医书,妇人多附卷末,然作者弗详,述者勿精,宜无以专术显也。

阳纤先生,博闻强记,甚好医药,尤究心于妇人,有闻见必手自写录,积有岁月矣。方内方外,采拾几尽,然后求病情,会方旨,次第成书,字之曰《济阴纲目》。汇同审异,彰往启来,洋洋乎女科大成也哉!昔仲景始著《伤寒论》,以活万世之人,是书可与埒功。成无己辈,发明仲景,推戴几于成经;逆知为先生素臣者且继出,然必不能逾范围矣。

余不知医,粗学《易》,敢即僭以择言曰:阴阳,缊也;日月,象也。日无饱歉,月有进逊,故日以有余成尊,月以不足成化。进逊之义,夐哉奥哲!夫审几测度,每于焉深思而密议。人首天以生,男女皆然;而妇人天癸,上应月,下应海,海月皆阴象也;且夫男子天癸则不然。因思妇人之疾,除与男子无殊者,大概皆以有余成不足。有余非气血充牣之谓矣,进逊之道也。"济阴"为号,已蔽书义,先生通于造化矣!是书昔刻于宧,今再刻里中,命昌运为序,因以胸请故然噂噂尔。

天启元年岁在辛酉孟秋之吉赐同进士出身礼部精膳清吏司主事邑通家晚生赵昌运顿首撰

序

夫医者，活人之事，而亦杀人之机也。今天下医书亦繁夥矣。未尽其变，纸上陈言，何足为用？设沈疴当前，医士环视，生之乎！杀之乎！曰杀之也。何以明其然也？拘泥古方，以疗今疾，如此者，医杀之耳。男子无论矣。女子之情，隐微难见，病不自知，而一委于医。医又不能得其隐微，望、闻、问无有焉。一凭于脉，脉其可尽凭乎？惟是妄意揣度，聊复从事焉。嗟呼！此何等事？而竟以意度之，想当然乎哉。然隐微亦难言矣。从其隐而隐之，则无乎不隐。如仓公之诊女子，知其思欲不遂，脉出鱼际一寸是也。从其显而显之，则无乎不显。如妇人因夫不归而发狂疾，哭泣无时，诟詈无度，医者迎而夺之，拔剑砍之，彼则匍伏不敢仰视，久之愈矣是也。岳武穆云，运用之妙，存乎一心，兵法也，亦医法也。吾因是而又知天一生水之义矣。水能生人，亦能杀人。故禹之治水也，穷其源而疏之，因其势而利导之，自无泛滥之患。禹非能治水也，因水以治水也。人能知禹之治水，则知所以治妇人之科矣。故《济阴纲目》一书，其立论自调经始，有纲领，有原委，有条贯，有分疏，一病之中，三致意焉。一方之设，细详释焉。得其隐微，能尽其变，使人阅之，一团生气浮于纸上，讵非活人之书哉。虽曰济阴，而实所以扶阳也。无阳则阴无以生，无阴则阳无以化，阳施阴化，而医道之能事毕矣。

吾非能知医也，而因医以知医，故重为订之，以广仁人之心而已。虽然，喻指为月，指终非月，读者因指识月焉可也。

时康熙乙巳岁孟冬月西陵
憺漪子汪淇右子甫题于孝友堂别业　39

凡　例

——凡医家治男子易，治妇人难。所以丹溪云，宁治十男子，不治一妇人。甚言女科之难也。唯兹《济阴纲目》一书，集百家之精华，汇诸书之奥旨，真千古之秘义，功参大化，一时之鸿宝，福庇坤元也。

——是书理解微妙，无不条分节判，标榜详明，即一圈一点，俱出匠心，令人一见了然。至于上层批评笺释，各从本末源流，分疏辨核，学者开卷，既易于寻方。病者得医，无难于对证矣。

——是编虽属妇人专刻，其论脉理经络处，俱采《内经·素问》之精微。如某证加减某药等，不仅女科要书，即大小诸家，细为观览，咸可触类旁通。所谓造化在手，物类听其炉锤，橐籥在心，乾坤亦任其旋转耳。

——妇人得病，种种与男子不同，其所以起，世人略而不知。此书独先明其病源因何而启，然后论脉论证。中引古方之的确，而增减其药味，上批议论之可否？而商量其去从，此因病用药，按脉切理，不拘于方之内也。神而明之，存乎其人。

——集内凡药味之炮制，煎熬之合法，加减之精当，各以类推，种种不同。初入门者，宜细心玩习，即四澥医宗，穷究厥中奥理，则其学自居圣功之上，而卢扁再出矣。

——是书实医家之秘宝，因原版无存，世人每欲购求遗本，真如《丹经》《仙箓》，可思而不可得。今本坊重刻梨枣，照原本不易一字。至于纸用精良，镌皆名手。以方可寿人，书可寿世。述者不厌精工，识者自为鉴赏。

——此刻之后，随有《慈幼纲目》即《证治准绳》之幼科也。复增圈点,详加评释,亦如是编之精详,梓以问世。盖济阴所以扶阳,地天于焉常泰,而慈幼即以康老,运会用是咸亨,不佞壮志既颓,敢藉仁术,以传婆心。热肠未冷,愿持垣方,下问国手,倘不弃于梁公之药笼,或有补夫黄帝之赭鞭也。

康熙四年一阳月西陵憺漪子汪淇右子父题于蜩寄

新编济阴纲目

总　纲

目录

济阴纲目

卷之一

关中阳纡武之望叔卿　编次

调经门

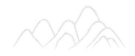

论经主冲任二脉

《良方》论曰:岐伯云女子七岁肾气盛,齿更发长,二七而天癸至,任脉通,太冲脉盛,月事以时下。天,谓天真之气;癸,谓壬癸之水,故云天癸也。然冲为血海,任主胞胎。二脉流通,经血渐盈,应时而下,常以三旬一见,以象月盈则亏也。若遇经行,最宜谨慎,否则与产后证相类。若被惊恐劳役,则血气错乱,经脉不行,多致劳瘵等疾。若逆于头面肢体之间,则重痛不宁。若怒气伤肝,则头晕胁痛呕血,而瘰疬痈疡。若经血内渗,则窍穴淋沥无已。凡此六淫外侵而变证百出,犯时微若秋毫,成患重如山岳。可不畏哉。

论心脾为经血主统

薛立斋曰:经云,饮食入胃,游溢精气,上归于脾,脾气散精,上归于肺,通调水道,下输膀胱,水精四布,五经并行。东垣先生所谓,脾为生化之源,心统诸经之血,诚哉是言也。窃谓心脾平和则经候如常。苟或七情内伤,六淫外侵,饮食失节,起居失宜,脾胃虚损,心火妄动,则月经不调矣。大抵血生于脾土,故云脾统血。凡血病当用苦甘之药,以助阳气而生阴血也。

论脾胃生血

薛立斋曰:血者,水谷之精气也。和调五脏,洒陈六腑。在男子则化为精。在妇人上为乳汁,下为血海。故虽心主血,肝藏血，亦皆统摄于脾，补脾和胃，血自生矣。凡经行之际，禁用苦寒辛散之药，饮食亦然。

张叔承曰：经病有脾胃受亏，面色痿黄，四肢怠惰，右手关脉弦滑无力，是食少不能生化气血。宜补中益气，开胃进食。脾胃和而饮食进，久之经自行矣。

论经不调由风邪客于胞中

陈氏曰：妇人月水不调，由风邪乘虚客于胞中，而伤冲任之脉，损手太阳、少阴之经。盖冲任之脉，皆起于胞中，为经络之海，与手太阳小肠、手少阴心经为表里。上为乳汁，下为月水。然月水乃经络之余，苟能调摄得宜，则经应以时矣。

论三月一来为居经

《脉经》云：师曰，脉微血气俱虚，年少者亡血也。乳子下利为可，否者，此为居经，三月一来。师曰：寸口脉微而涩，微则卫气不足，涩则血气无余。卫不足，其息短，其形燥；血不足，其形逆，荣卫俱虚，言语谬误。趺阳脉浮而涩，涩则卫气虚，虚则短气，咽燥而口苦，胃气涩则失液。少阴脉微而迟，微则无精，迟则阴中寒，涩则血不来，此为居经，三月一来。问曰：妇人妊娠三月，师脉之，言此妇人非躯，今月经当下，其脉何类？何以别之？师曰：寸口脉，卫浮而大，荣反而弱，浮大则气强，反弱则少血，孤阳独呼，阴不能吸，二气不停，卫降荣竭阴为积寒，阳为聚热，阳盛不润，经络不足，阴虚阳往一作实，故令少血。时发洒淅，咽燥汗出，或溲稠数，多唾涎沫，此令重虚，津液漏泄，故曰非躯，畜烦满血，月禀一经，三月一来，阴盛则泻，名曰居经。谓右脉浮大，左脉反弱也。

论师尼寡妇异乎妻妾之治

罗谦甫曰:宋·褚澄疗师尼寡妇,别制方者,盖有谓也。此二种寡居,独阴无阳,欲心萌而多不遂,是以阴阳交争,乍寒乍热,全类温疟,久则为劳。尝读《史记·仓公传》载济北王侍人韩女病腰背寒热,众医皆以为寒热病,仓公曰:病得之欲男子不得也,何以知?诊其脉,肝脉弦出寸口,是以知之。盖男子以精为主,妇人以血为主。男子积盛以思室,女人血盛以怀胎也。夫肝,摄血者也。是厥阴肝脉弦出寸口,上鱼际,则阴盛可知。故知褚氏之言信有谓矣。

论调经当抑气

《济生方》论曰:《内经》云百病皆生于气。经有所谓七气,有所谓九气。喜、怒、忧、思、悲、恐、惊者,七气也。七情之外,益之以寒热二证,而为九气也。气之为病,男子妇人皆有之,惟妇人血气为患尤甚。盖人身血随气行,气一壅滞,则血与气并,或月事不调,心腹作痛,或月事将行,预先作痛,或月事已行,淋沥不断,心腹作痛,或遵腰胁,或引背膂,上下攻刺,吐逆不食,甚则手足搐搦,状类惊痫,或作寒热,或为癥瘕,肌肉消瘦,非特不能受孕,久而不治,转而为瘵疾者多矣。

论调经先去病

李氏曰:月水循环,纤疴不作而有子。若兼潮热腹痛,重则加之咳嗽、汗呕或泻。有潮汗,则血愈消耗。有咳呕,则气往上行。泻则津偏于后。痛则积结于中。是以必先去病,而后可以滋血调经。就中潮热疼痛,尤为妇女常病。盖血滞积入骨髓，便为骨蒸。血滞积瘀于中，与日生新血相搏，则为疼痛。血枯不能滋养百骸，则蒸热于外。血枯胞络火盛，或挟痰气食积、寒冷外邪，则为疼痛。

论调经大法

方氏曰：妇人经病有月候不调者，有月候不通者，然不调不通之中，有兼疼痛者，有兼发热者，此分而为四也。然四者若细推之，不调之中，有趱前者，有退后者，则趱前为热，退后为虚也。不通之中，有血滞者，有血枯者，则血滞宜破，血枯宜补也。疼痛之中，有常时作痛者，有经前经后作痛者，则常时与经前为血积，经后为血虚也。发热之中，有常时发热者，有经行发热者，则常时为血虚有积，经行为血虚有热也。此又分而为八焉。大抵妇人经病，内因忧思忿怒，外因饮冷形寒。盖人之气血周流，忽因忧思忿怒所触，则郁结不行，人之经前产后忽寒也。

叶氏曰：血黑属热，丹溪之论善矣。然风寒外乘者，十中常见一二，何以辨之，盖寒主引涩，小腹内必时常冷痛，经行之际，或手足厥冷，唇青面白，尺脉或迟、或微、或虚、或虽大而必无力。热则尺脉或洪、或数、或实、或虽小而必有力。于此审之，可以得其情矣。

李氏曰：心主血，故以色红为正。虽不对期而色正者易调。其色紫者，风也；黑者，热甚也；淡白者，虚也。或挟痰停水以混之也。如烟尘水，如屋漏水，如豆汁，或带黄混浊模糊者，湿痰也。成块作片、色不变者，气滞也。或风冷乘之也，色变紫黑者，血热也。大概紫者，四物汤加防风、白芷、荆芥；黑者，四物汤加芩、连、香附；淡白者，芎归汤加参芪、白芍药、香附；有痰者，二陈汤加芎、归；如烟尘者，二陈汤加秦艽、防风、苍术；如豆汁者，四物汤加芩、连；成块者，四物汤加香附、延胡索、枳壳、陈皮。随证选用。

论经候愆期

王子亨曰：经者，常候也。谓候其一身之阴阳愆伏，知其安危。故每月一至，太过不及皆为不调。阳太过，则先期而至。阴不及，则后时而来。其有乍多乍少、断绝不行，至崩漏不止，皆由阴阳衰盛所致。

丹溪云：经水不及期而来者，血热也。四物汤加芩、连、香附。肥人不及日数而多者，痰多血虚有热。南星、白术、苍术、黄连、香附、川芎作丸。

薛氏曰：先期而至，有因脾经血燥者，宜加味逍遥散。有因脾经郁者，宜归脾汤。有因肝经怒火者，宜小柴胡汤加生地黄。有因血分有热者，宜四物汤加柴胡、牡丹皮、山栀子。有因劳役火动者，宜补中益气汤。

丹溪云：经水过期，血少也。用川芎、当归、人参、白术兼痰药治之。过期色淡者，痰多也。二陈汤加芎、归。过期紫黑有块，血热也，必作痛。四物汤加香附、黄连。

薛氏曰：过期而至，有因脾经血虚者，宜人参养荣汤。有因肝经血少者，宜六味地黄丸。有因气虚血弱者，宜八珍汤。

论月水多少

《准绳》云：妇人病多是月经乍多乍少、或前或后、将发疼痛。医者不审，一例呼为经病。不知阳胜阴、阴胜阳，所以服药无效。盖阴气乘阳，则包藏寒气，血不运行。经所谓天寒地冻，水凝成冰，故令乍少而在月后。若阳气乘阴，则血流散溢。经所谓天暑地热，经水沸溢，故令乍多而在月前。当和血气，平阴阳，斯为福也。阳胜阴，月候多者，当归饮。阴胜阳，月候少者,七沸汤。

又云:经水过多为虚热,为气虚不能摄血。经水涩少为虚、为涩。虚则补之,涩则濡之。

《脉经》曰:有一妇人来诊,言经水少,不如前者,何也?师曰:曾更下利,若汗出小便利者可。何以故?师曰:亡其津液,故令经水反少。设经下多于前者,当所苦困。当言恐大便难,身无复汗也。

论月水不利

《良方》云:妇人月水不利者,由劳伤气血,体虚而风冷客于胞内,伤于冲任之脉故也。若寸脉弦、关脉沉,是肝病也。兼主腹痛、孔窍生疮、尺脉滑、血气实、经络不利,或尺脉绝,不至,兼主小腹引腰痛、气攻胸膈也。

薛氏曰:前证属肝胆二经。盖肝胆相为表里,多因恚怒所伤。若本经风热,用补肝散。方见胁痛门。血虚,用四物加酸枣仁。若肾水不足,用六味丸。若患诸疮疡,治见后。

论月水不断

《准绳》云:妇人月水不断,淋沥无时,或因劳损气血而伤冲任,或因经行而合阴阳,皆令气虚不能摄血。若时止时行、腹痛、脉沉细,此寒热邪气客于胞中,非因虚弱也。

薛氏曰:前证若郁结伤脾,用归脾汤。恚怒伤肝,用逍遥散。肝火妄动,用加味四物汤。脾气虚弱,用六君子汤。元气下陷,用补中益气汤。热伤元气,前汤加五味、麦门冬、炒黑黄柏。

论过期不止

《产宝》云：男子生于寅，寅属木，阳中有阴，故男子得八数。女子生于申，申属金，阴中有阳，女子得七数。男以气为主，八八则卦数已尽，尽则阳精痿。女以血为主，七七则卦数已终，终则经水绝，冲任脉虚衰，天癸绝，地道不通而无子矣。或劳伤过度，喜怒不时，经脉衰微之际，又为邪气攻冲，所以当止不止而崩下也。

许学士云：妇人经脉过期不止，腰腹疼痛，或七七数尽而月经下者，宜用当归散治之。

论经病疼痛

《产宝》云：经水者，行气血，通阴阳，以荣于身者也。气血盛，阴阳和，则形体通。或外亏卫气之充养，内乏荣血之灌溉，血气不足，经候欲行，身体先痛也。此论身痛。

《良方》云：妇人经来腹痛，由风冷客于胞络冲任，或伤手太阳少阴经，用温经汤、桂枝桃仁汤。若忧思气郁而血滞，用桂枝桃仁汤、地黄通经丸方见经闭。若血结而成块，用万病丸。

丹溪云：经水将来作痛者，血实也，一云气滞。四物汤加桃仁、香附、黄连。临行时腰疼腹痛，乃是郁滞。有瘀血，四物汤加红花、桃仁、莪术、延胡索、木香。有热，加黄芩、柴胡。经行后作痛者，血气俱虚也。以八珍汤加减服。

戴氏曰：经事来而腹痛者，经事不来而腹亦痛者，皆血之不调故也。欲调其血，先调其气，四物汤加吴茱萸半钱、香附子一钱。和气饮加吴茱萸半钱亦可用。痛甚者，延胡索汤，然又恐感外邪，伤饮食致痛。痛不因血，尤宜详审。和气饮却能兼治。因冷而滞、因滞而痛，宜大温经汤。冷甚者，去麦门冬不用。

汪石山治一妇人，瘦小，年二十余，经水紫色，或前或后，临行腹痛，恶寒喜热，或时感寒，腹亦作痛，脉皆细濡近滑，两尺重按，略洪而滑，此血热也。或谓恶寒如此，何谓为热？曰：热极似寒也。遂用酒煮黄连四两、香附、归身尾各二两、五灵脂一两，为末，粥丸，空腹吞之而愈。一妇年二十一岁，六月经行，腹痛如刮，难忍求死，脉得细软而驶，尺则沉弱而近驶。汪曰：细软属湿，数则为热，尺沉属郁滞也。以酒煮黄连半斤，炒香附六两，五灵脂半炒半生三两，归身尾二两为末，粥丸，空心汤下三四钱，服至五六料，越九年，得一子。后屡服屡效。历五十年后，前药罔效。汪复诊之，脉皆洪滑无力，幸其尚有精神。汪曰：此非旧日比矣。旧乃郁热，今则虚寒。东垣曰：始为热中，终为寒中是也。经曰：脉至而从，按之不鼓，乃阴盛隔阳，当作寒治。且始病时而形敛小，今则形肥大矣。医书曰：瘦人血热，肥人气虚。岂可同一治耶？所可虑者，汗大泄而脉不为汗衰，血大崩而脉不为血减耳。其痛日重夜轻，知由阳虚不能健运，故亦凝滞而作痛。以证参脉，宜用助阳。若得脉减痛轻，方为佳兆，遂投参、芪、归、术大剂，加桂、附一贴。来早再诊，脉皆稍宁，服至二三十贴，病且愈。盖病有始终寒热之异，药有前后用舍不同，形有肥瘦壮少不等，岂可以一方而通治哉。

论经病发热 附客热

李氏曰：潮热有时，为内伤为虚，无时为外感为实。虚者，大温经汤；热者，四物汤加柴胡、黄芩；经闭者，滋血汤；骨蒸者，大胡连丸、大乌鸡丸。五心潮者，四物汤加黄连、胡黄连；无汗者，茯苓补心汤；有汗者，逍遥散。经前潮者，血虚有滞，逍遥散加牡丹皮、桃仁、延胡索；经后潮者，血虚有热，逍遥散去柴胡,换地骨皮,加生地黄。此药加减为退热圣药。寻常潮热者,肾气丸、大造丸、或四物汤料加便炒黄芩一两、四制香附一斤,蜜丸服。

吴茭山治一妇经血过多,五心烦热,日晡潮热。诸药不效,以四物加胡黄连,三服而愈。

薛新甫治一妇人,经候过期,发热倦怠。或用四物黄连之类,反两月一度,且少而成块,又用峻药通之,两目如帛所蔽。薛曰:脾为诸阴之首,目为血脉之宗。此脾伤,五脏皆为失所,不能归于目矣。遂用补中益气、济生归脾二汤,专主脾胃,年余寻愈。

《大全》云:客热者,因体虚而将温过度,外热加之,非脏腑自生,故云客热。其状上焦胸膈之间虚热,口燥心烦,手足壮热者是也。

薛氏曰:前证若客邪所侵,补中益气加川芎、防风。肝虚血少,六味地黄丸。胃火饮冷,钱氏泻黄散。胃虚饮汤,七味白术散。潮热时热,八珍汤。晡热内热,逍遥散。发热体倦,补中益气汤。恚怒发热,小柴胡汤。寅卯酉戌时热,升阳益阴汤。

论往来寒热

经水适来适断,或有往来寒热者,先服小柴胡汤以去其寒热,后以四物汤和之。

薛新甫治一妇人,耳内或耳后项侧作痛,寒热口苦,月经不调,此肝火气滞而血凝。用小柴胡加山栀、川芎、丹皮治之,诸证悉退。

《大全》云:师尼寡妇与室女出嫁愆期者,多因欲心萌而不遂,怏怏成病,午寒午热,久则为劳。又有经闭白淫,痰逆头风,膈气痞闷,面黚瘦瘠等证,皆寡妇之病也。

薛氏曰：前证若肝脉弦出鱼际，用小柴胡加生地黄送下生地黄丸。久而血虚，佐以四物汤。若兼怒动肝火而寒热者，佐以加味逍遥散。

一妇人因夫经商久不归，发寒热，月经旬日方止。服降火凉血药，反潮热内热，自汗盗汗、月经频数。余曰：热汗，气血虚也。经频，肝脾虚也。用归脾汤、六味丸而愈。

论热入血室

《良方》云：妇人伤寒，伤风发热，经水适来，昼则安静，暮则谵语，有如疟状，此为热入血室。治者无犯胃气及上二焦，宜服小柴胡汤。若脉迟身凉，当刺期门穴，下针病人五吸，停针良久，徐徐出针。凡针期门穴，必泻勿补，肥人二寸，瘦人寸半也。

许学士治一妇病伤寒发寒热，遇夜则如见鬼状，经六七日，忽然昏塞，涎响如引锯，牙关紧急，瞑目不知人，病势危困。许视之曰：得病之初，曾值月经来否？其家云：经水方来，病作而经遂止。后一二日发寒热，昼虽静，夜则有鬼祟。从昨日不省人事。许曰：此乃热入血室证。仲景云：妇人中风，发热恶寒，经水适来，昼则明了，暮则谵语，如见鬼状，发作有时，此名热入血室。医者不晓，以刚剂与之，遂致胸膈不利，涎潮上脘，喘急息高，昏冒不知人。当先化其痰，后除其热。乃急以一呷散投之，两时顷涎下，得睡，省人事，次授以小柴胡汤加生地黄，三服而热除，不汗而自解矣。

一妇人患热入血室证，医者不识，用补血调气药治之，数日遂成血结胸。或劝用前药。许公曰：小柴胡汤已迟，不可行也。无已，刺期门穴斯可矣。予不能针，请善针者治之。如言而愈。或问？热入血室，何为而成结胸也？许曰：邪气传入经络，与正气相搏，上下流行，遇经水适来适断，邪气乘虚入于血室,血为邪所迫,上入肝经,肝受邪则谵语而见鬼,复入膻中,则血结于胸中矣。何以言之?妇人平居,水养木,血养肝。方未受孕,则下行之为月水。既孕,则中畜之以养胎,及已产,则上壅之以为乳。皆血也。今邪逐血并归于肝经,聚于膻中,结于乳下,故手触之则痛。非药可及,故当刺期门也。

虞恒德治一少妇,夏月行经,得伤寒似疟,谵语狂乱,诸医皆以伤寒内热,投双解散、解毒汤。服之,大汗如雨,反如风状,次以牛黄丸、金石之药,愈投愈剧。一日延虞诊视,脉弦而大,虞思伤寒内热狂乱,六阳俱病,岂不口干舌黑,况脉不数,病体扪之,或热或静,其腹急痛,意必有内伤在前、伤寒在后。今伤寒得汗虽已,内伤则尚存故也。因细问之。患者曰:正行经时,因饮食后多汗,用冷水抹身,因得此证。方知冷水外闭其汗,内阻其血,邪热入室,经血未尽,血得邪热,乍静乍乱,寒热谵语,掉眩类风,须得玉烛散下之而愈。下后谵语已定,次以四物小柴胡汤调理五日,热退身凉,其患遂瘥。

《衍义》云:一妇人温病已十二日,诊之,其脉六七至而涩,寸稍大,尺稍小,发寒热,颊赤口干,不了了,耳聋。问之,病数日经水乃行。此属少阳热入血室也。若治不对病,则必死。乃按其证,与小柴胡汤服之二日,又与小柴胡汤加官桂、干姜一日,寒热遂止。又云脐下急痛,又与抵当丸微利,脐下痛痊,身渐凉,脉渐匀,尚不了了,乃复与小柴胡汤。次日,但胸中热躁、口鼻干,又少与调胃承气汤。不得利,次日,心下痛,又与大陷胸汤半服,利三行。次日,虚烦不宁,时妄有所见,复狂言,虽知其尚有燥屎,以其极虚,不敢攻之。遂与竹叶汤去其烦热,其夜大便自通。至晚两次,中有燥屎数枚,而狂言虚烦尽解。但咳嗽唾,此肺虚也。若不治,恐成肺痿。遂与小柴胡汤去人参、大枣、生姜,加干姜、五味子汤。一日咳减,二日而病悉愈。以上皆用仲景方。

薛立斋治一妇人,怀抱素郁,感冒、经行谵语,服发散之剂不应,用寒凉降火,前证益甚,便加月经不止,肚腹作痛,呕吐不食,痰涎自出,此脾胃虚寒。用香砂六君子,脾胃渐健,诸证渐退。又用归脾汤而全愈。

论经行泄泻

汪石山治一妇,经行必泻三日而后行。诊其脉,皆濡弱,此脾虚也。脾属血属湿,经水将动,脾血先已流注血海,然后下流为经。脾血既亏,则虚而不能运行其湿。令作参苓白术散,每服一钱,一日米饮调下二三次,月余经行不泻矣。

一妇年逾四十,形长色脆,病经不行,右脉浮软而大,左脉虚软而小近驶,常时经前作泄,今年四月感风咳嗽,用汤洗浴汗多,因泄一月,六月复因洗浴发疟六七次。疟虽止而神思不爽。至八月尽而经水过多,白带时下,泻泄,觉右脚疼痛。旧曾闪䐴脚跟,今则假此延痛。臀、腿、腰胁、尻骨、颈项右边筋脉皆掣痛。或咳嗽一声,则腰眼痛如刀扎,日轻夜重,叫号不已。幸痛稍止饮食如常。今详月水过多、白带时下、日轻夜重、泻泄无时,亦属下多亡阴,宜作血虚论治,服四物止痛之剂益甚。九月汪复诊视,始悟此病乃合仲景所谓阳生则阴长之法矣。夫经水多,白带下,常泄泻,皆由阳虚陷下而然,命曰阳脱是也。日轻夜重,盖日阳旺,而得健运之职,故血亦无凝滞之患,而日故轻也。夜则阴旺,而阳不得其任,失其健运之常,血亦随滞,故夜重也。遂以参术助阳之药煎服五七贴痛减。此亦病证之变,治法殊常,故记之。

脉 法

《脉经》曰:尺脉滑,血气实,妇人经脉不利。少阴脉弱而微,微则少血。寸口脉浮而弱,浮则为虚,弱则无血。脉来

至状如琴弦,苦少腹痛,主月水不利,孔窍生疮。肝脉沉,主
月水不利、腰腹痛。尺脉来而断续者,月水不利。寸关脉如
故,而尺脉绝不至者,月水不利,当患小腹引腰痛,气滞上攻
胸臆也。经不通,绕脐寒疝痛,其脉沉紧,此由寒气客于血
室,血凝不行结积,血为气所冲,新血与故血相搏,故痛。

调经通用诸方

四物汤 治妇人冲任虚损,月水不调,经病或前或后,或
多或少,或脐腹疗痛,或腰足中痛,或崩中漏下及胎前产后诸
证。常服益荣卫、滋气血。若有他病,随证加减。

当归和血,如刺痛如刀割,非此不能除 川芎治风、泄肝水,如
血虚头痛,非此不能除 芍药和血理脾,如腹中虚痛,非此不能除。
酒炒用 熟地黄补血,如脐痛,非此不能除酒洗用

上锉,各等分,每服四钱,水煎服。春倍川芎,夏倍芍药,
秋倍地黄,冬倍当归。

若春则防风四物,加防风,倍川芎。若夏则黄芩四物、加
黄芩、倍芍药。若秋则门冬四物,加天门冬,倍地黄。若冬则
桂枝四物,加桂枝,倍当归。若血虚而腹痛、微汗而恶风,四
物加茂桂,谓之腹痛六合。若风眩晕,加秦艽、羌活,谓之风
六合。若气虚弱,起则无力,厎然而倒,加厚朴、陈皮,谓之气
六合。气不足而用泄气之药可乎当以参芪易之。若发热而烦,不
能睡卧者,加黄连、栀子,谓之热六合。若虚寒脉微、自汗、气
难布息,清便自调,加干姜、附子,谓之寒六合。若中湿、身沉
重无力、身凉微汗,加白术、茯苓,谓之湿六合。若妇人筋骨
肢节疼,及头痛脉弦、憎寒如疟,宜治风六合四物汤加羌活、
防风。若血气上冲、心腹胁下满闷,宜治气六合四物加木香、
槟榔。若脐下虚冷腹痛,及腰脊间闷痛,宜延胡六合,四物加
延胡、苦楝。若气冲经脉、月事频并脐下多痛,宜倍芍药、加

黄芪。若经事欲行、脐腹绞痛、临经痛者，血涩也，加延胡、苦练碎，炒焦、木香、槟榔。若妇人血虚，心腹疼痛不可忍者，去地黄、加干姜，名四神汤。补下元，加干姜、甘草。气筑、小腹痛，加延胡索。若腹中刺痛、恶物不下，倍加当归、芍药。若腹痛作声、经脉不快，加熟地黄一倍、添桂心半倍。经行腹痛、腰背痛，加芸薹、牛膝、红花、吴茱萸、庵蔄、甘草、银器、灯心，热服。若经水涩少，加葵花煎，又加红花、血见愁。若经水少而色和者，倍加熟地黄、当归。若经水暴下，加黄芩。若腹痛，加黄连，如夏月不去黄芩。若经水如黑豆汁者，加黄芩、黄连。经水过多，别无余证，宜黄芩六合汤，四物汤加黄芩、白术等分。经血淋漓不断，加干瑞莲房，炒，入药。阴阳交合经脉行，加赤石脂、黄芪、肉桂、百草霜、藕节、败棕灰、肉豆蔻、当归、木香、龙骨、白术、茯苓、地榆。若经水适来适断，或有寒热往来者，先服小柴胡汤以去其寒热，后以四物汤和之。如寒热不退，勿服四物。是谓变证，表邪犹在，不能效也。依前论中变证，随证用药调治。若血崩者，加生地黄、蒲黄。补血住崩，加百草霜、棕灰、首绵灰、蒲黄炒过、龙骨、白姜。血成片，加地黄、藕节。血黑片，加人参、白术。若血脏虚冷、崩中去血过多，加阿胶、艾。月水不调、血崩、或多少、或前后呕逆心膨，加陈艾、黄芪。若赤白带下，宜香桂六合，四物汤加桂枝、香附，各减半。四物汤为细末，炼蜜丸，梧子大，空心米饮下三四十丸，治年高妇人白带良验。白淫浊，加龙骨、地黄、当归。如漏下五色，研麝香好酒下。如鲜红，温酒盐汤下。带下，加肉桂、蒲黄、百草霜、甘草、黑豆、白术、延胡索、白姜、龙骨，空心盐酒下。如白带，加白龙骨，酒下。若妇人血积者，加广茂、京三棱、官桂、干漆炒烟尽，各等分。若经血凝滞、腹内血气作疼，加广茂、官桂等分。王石肤云：熟地黄滞血，安能止痛，不若以五灵脂代之。血滞不通，加桃仁、红花。经闭，加枳壳、大黄、荆芥、黄芩、青皮、滑石、木通、瞿麦、海金沙、山栀子、车前子。血寒,加甘草、乌梅、柴胡、桃柳枝。月经久闭,加肉桂、甘草、黄芪、姜钱、枣子、木通、红花。月水不通,加野苎根、牛膝、红花、苏木,旧酒水同煎。血气不调,加吴茱萸等分、甘草减半。诸虚不足,加香附子。四物汤加甘草半两为细末,炼蜜丸,每两作八丸,酒醋共半盏前汤同化调下,名当归煎,去败血生好血,如人行五里,再进一服,无时。若虚热病,四物汤与参苏饮相合,名补心汤,主之。加柴胡名五神汤,再加黄芪名六神汤,大能补虚退虚热。潮热,加黄芩、地骨皮、柴胡。一方加柴胡、干葛、黄芩、人参。骨蒸,加地骨皮,牡丹皮。虚热口干,加麦门冬、黄芩。虚渴,加人参、干葛、乌梅、栝蒌根。虚而多汗,加煅牡蛎、麻黄根各减半。虚寒潮热,加柴胡、地骨皮、白术、茯苓、甘草、秦艽、知母、黄芩、麦芽、贝母、人参、乌梅、枣子。若四肢肿痛,不能举动,宜与苍术各半汤主之。若大便燥结,四物汤与调胃承气汤各半,名玉烛散主之。若流湿润燥,宜四物理中各半汤。若气血俱虚,四物与四君子汤各半,名八珍汤主之。加缩砂仁保胎气,令人有子。有热,加黄芩。若因热生风者,加川芎、柴胡、防风。血气劳,加荆芥、柴胡。血风两胁筑痛,或盘肠成块,加大黄、荜拨、乳香。血弱生风、四肢痹疼、行步艰难,加人参、乳香、没药、麝香、甘草、五灵脂、羌独活、防风、荆芥、地龙、南星、白附子、泽兰,为末蜜丸,木瓜盐汤下。血风膨胀,加甘草、木香、枳壳、马兜铃、葶苈、紫苏、藿香、地黄,空心服。血风、瘾疹瘙痒,加黄芩、浮萍草。脏腑秘,加大黄,桃仁。滑泄,加官桂、附子。呕,加白术、人参一方有生姜。呕吐不止,加藿香、白术减半,人参再减半。呕逆、饮食不入,加白术、丁香、甘草、人参、缩砂、益智仁、胡椒。若咳嗽,加桑白皮、半夏、人参、生姜、北五味子、甘草。若发寒热,加干生姜、牡丹皮、柴胡。若寒热往来,加炮干姜、牡丹皮各二分半。若平常些少虚眩、肢体瘦倦、月信不通,只用生姜、薄荷,此是妇人常服之药。盖味寡而性缓、效迟而功深。若大渴，加知母、石膏。若水停心下，微吐逆者，加猪苓、茯苓、防己。若心腹胀满，加枳壳、青皮。虚汗，加麻黄根。汗多，加浮麦。肠风下血，加槐角、槐花、枳壳、荆芥、黄芩、大腹皮、红内消、地榆、石楠叶、白鸡冠花为散，煎一半为末，空心盐汤、旧酒调下。鼻衄吐血，加竹青、蒲黄、藕节、半夏、丁香、诃子、桂花、红枣、飞罗面、白茅根、蚌粉。若头昏项强，加人参、黄芩。若虚寒似伤寒者，加人参、柴胡、防风。若虚烦不得睡，加竹叶、人参。若诸痛有湿者，四物与白术相半，加天麻、茯苓、穿山甲，用酒煎服。治老人风秘，加青皮等分。治疮疾，加荆芥，酒煎常服。奶痛，加连翘、茨菰子、红内消、白芷、菰片、荆芥、牛膝、山蜈蚣、乳香、没药、漏芦、生地黄。赤眼头风疾，加薄荷、清茶。赤眼生风，加防风、黄芩。风疮赤肿，加荆芥、牛蒡子、何首乌、甘草、防风、羌活、地黄、盐、酒。脚肿，加大腹皮、赤小豆、茯苓皮、生姜皮。若妇人伤寒汗下后，饮食减少、血虚者，加黄芪、白术、茯苓、甘草，名八物汤。若妊娠伤寒中风、表虚自汗、头痛项强、身热恶寒、脉浮而弱、太阳经病，宜表虚六合汤，四物汤四两，桂枝、地骨皮各七钱。若妊娠伤寒、头痛身热、无汗、脉浮紧、太阳经病，宜表实六合，四物汤四两、麻黄、细辛各半两。若妊娠伤寒、中风湿之气，肢节烦疼、脉浮而热、头痛，此太阳标病也，宜风湿六合，四物汤四两、防风、苍术各七钱。若妊娠伤寒下后，过经不愈、温毒发斑如锦纹，宜升麻六合，四物汤四两、升麻、连翘各七钱。若妊娠伤寒、胸胁满痛、脉弦、少阳头昏项强，宜柴胡六合，四物汤四两、柴胡、黄芩各七钱。若妊娠伤寒、大便硬、小便赤、气满而脉沉数，阳明太阳本病也，急下之，宜大黄六合，四物汤四两、大黄半两、桃仁十个，去皮尖，麸炒。若妊娠伤寒汗下后咳嗽不止，宜人参六合，四物汤四两、人参、五味子各半两。若妊娠伤寒汗下后虚痞胀满者，阳明本病也，宜厚朴六合，亦治咳嗽喘满,四物汤四两、厚朴、枳实麸炒,各半两。若妊娠伤寒汗下后不得眠者,宜栀子六合,四物汤四两、栀子、黄芩各半两。若妊娠伤寒、身热大渴,蒸蒸而烦,脉长而大者,宜石膏六合,四物汤四两、石膏、知母各半两。若妊娠伤寒小便不利,太阳本病也,宜茯苓六合,四物汤四两、茯苓、泽泻各半两。若妊娠伤寒,太阳本病,小便赤如血状者,宜琥珀六合,四物汤四两、琥珀、茯苓各半两。若妊娠伤寒汗下后血漏不止、胎气损者,宜胶艾六合,四物汤四两、阿胶、艾各半两。一方加甘草同上;一方加干姜、甘草、黄芪。若妊娠伤寒、四肢拘急、身凉微汗、腹中痛、脉沉而迟,少阴病也,宜附子六合,四物汤四两、附子炮,去脐、皮,桂各半两。若妊娠伤寒畜血证,不宜堕胎药下之,宜四物大黄汤,四物汤四两、生地黄、大黄酒浸,各半两。四物与麻黄、桂枝、白虎、柴胡、理中、四逆、茱萸、承气、凉膈等皆可作各半汤,不能殚述,此易老用药大略也。安胎及漏下血,加阿胶、大艾、甘草、蒲黄炒过。若胎动不安、下血不止,每服加艾叶五七片,更加葱白、阿胶末、黄芪减四味之半,当归只用小半。如疾势甚者,以四味各半两细锉,以水四盏、熟艾一块如鸡子大、阿胶五七片,煎至二盏半,去滓,分作四服,一日令尽。一方加粉草、干姜、黄芪,日二三服,至二腊以一七日为一腊。加阿胶、艾叶,水煎服,名六物汤。胎前产后,每日可一二服,亦治血痢不止、腹痛难忍。一方加黄芪、柏叶、阿胶、甘草、续断,治平常经血淋沥不断。或多或少、或赤或白、非时漏下,多服有效。受胎小肠气痛,加木香、茴香。胎前嗽,加枳壳、甘草、款冬、知母、马兜铃、半夏、木通、葶苈、人参、苦梗、麦门冬。胎气冲肝、腰脚痹、行步艰难,加枳壳、木通、连翘、荆芥、地黄、羌独活、山栀、甘草、灯心,空心服。妊娠心烦,加竹茹一块。如有败血,则用当归近上节,易白芍药以赤,熟地黄以生者。妊娠作恶生寒、面青、不思饮食、憔悴,加陈皮、枳壳、白术、茯苓、甘草。损孕下血不止、头痛寒热耳鸣,气血劳伤所致。加黄芩、荆芥、生地黄、赤芍药、生姜。临产小腹紧痛,加红花、滑石、甘草、灯心、葵子。产后恶露、腹痛不止,加桃仁、苏木、牛膝。产后腹痛、血块攻肠,加大艾、没药、好酒。若因产后欲推陈致新、补血海治诸疾,加生姜煎。产后因劳下血不止,加升麻、白芷、发灰,立止如神。若产后被惊气滞、种种积滞败血、一月内恶物微少、败血作病,或胀或疼、胸膈痞闷、或发寒热、四肢疼痛,加延胡、没药、香白芷,与四物等分,为细末,淡醋汤,或童子小便、酒调下。如血风于产后乘虚发作,或产后伤风、头疼发热、百骨节痛,每四物汤一两,加荆芥穗、天麻、香附子、石膏、藿香各二钱五分,每服三钱,水一盏,煎至七分服。产后伤风头痛,加石膏等分、甘草减半。若产后虚劳日久而脉浮疾者,宜柴胡四物汤,乃本方与小柴胡汤合用也。

若产后诸证各随六经,以四物与仲景药各半,服之甚效。产后虚羸、发热烦闷,加生地黄。产后腹胀,加枳壳、肉桂。产后寒热往来,加柴胡、麦门冬。产后败血筑心,加地骨皮、芍药。产后潮热,加白术、北柴胡、甘草、牡丹皮、地骨皮。产后病眼,加北细辛、羌活、荆芥、菊花、甘草、木贼、石决明、草决明。产后浮肿、气急腹大、喉中水鸡声,加牡丹皮、荆芥、白术、桑白皮、赤小豆、大腹皮、杏仁、半夏、马兜铃、生姜、葱白、薄荷。产后失音不语,加诃子、人参、沙蜜、百药煎。产后闷乱,加茯神、远志。胎前产后、痫后风,加乳香、龙骨、茱萸、木香、肉桂、苍术、牡丹皮、白薇、人参、甘草、泽兰、大椒、茴香,炼蜜为丸,木瓜酒下。

简易当归散 治经脉不匀,或三四月不行,或一月再至,或腰腿疼痛、不依时而行。

当归 川芎 白芍药炒 黄芩炒,各一两 白术 山茱萸肉各一两半

上为细末,空心温酒调下二钱,日三服。或锉,每服七

钱,加生姜,水煎服。如冷,去黄芩、加肉桂。一方有熟地黄。

增损四物汤　治月事不调,心腹疼痛。补血温经驻颜。

当归　川芎　芍药炒　熟地黄　白术　牡丹皮各一钱半
地骨皮一钱

上㕮咀,作一服,用水二钟煎至一钟,食前服。

大温经汤　治冲任虚损,月候不调,或来多不已,或过期不行,或崩中去血过多,或损娠瘀血停留,小腹急痛,五心烦热,并皆治之。此温剂,内冷者宜。

当归去芦　川芎　白芍药炒　人参　肉桂去粗皮　吴茱萸汤泡　牡丹皮　阿胶碎,炒　甘草炙,各一钱　麦门冬去心,二钱　半夏生姜汤泡七次,二钱半

上锉,作一服,加生姜五片,水煎食前稍热服。

活血饮　治冲任经虚,经事不调,不拘多少前后,并皆治之。

当归　川芎　白芍药　延胡索各四两　肉桂去皮,一两

上㕮咀,每服四钱,水一盏煎七分,食后热服。

严氏抑气散　治妇人气盛,瘀血变生诸证,头晕胸满。

香附子四两　陈皮二两　茯神去木　甘草炙,各一两

上为末,每服二钱,食前沸汤调下。

四制香附丸　治妇人女子经候不调。

香附子擦去皮,一斤,分作四分,好酒浸一分,醋浸一分,盐水浸一分,童便浸一分,各三日,焙干

上为细末,醋糊丸,如桐子大,每服七十丸,空心食前盐酒下。香附子,血中之气药也。开郁行气而血自调,何病不瘳?妇人宜常服。

十味香附丸　治妇人经候不调。

香附四制,一斤　当归　川芎　白芍药炒　熟地黄各四两
白术　泽兰叶　陈皮各二两　黄柏盐水炒　甘草炙,各一两

上为末,醋糊丸,如桐子大,每服七十丸,空心盐汤下。

九味香附丸 治妇人百病皆宜。

香附子童便浸一宿，再用醋煮，晒干，炒，四两 当归酒洗 川芎酒洗 芍药酒炒 生地黄酒洗 陈皮去白，各一两 白术二两 黄芩酒炒，一两五钱 小茴香炒，五钱

上为末，醋糊丸，如桐子大，空心酒下八九十丸。热，加地骨皮、软柴胡酒浸各一两。

艾附暖宫丸 治妇人经水不调，小腹时痛，赤白带下，子宫寒冷。

香附四制，一斤 艾叶醋浸，炒，四两 当归 川芎 白芍药酒炒 熟地黄姜汁炒，各一两 延胡索炒，二两 甘草生用，八钱

上为末，醋糊丸，如桐子大，每七八十丸，米汤酒任下。

百子归附丸 调经养血，安胎顺气，胎前产后，及月事参差，有余不足，诸证悉治，久服有孕。

香附四制，十二两 阿胶碎，炒 艾叶 当归洗 川芎 芍药炒 熟地黄酒洗，各二两

上为末，用陈石榴皮一枚连皮捣碎，煎水打糊丸，如桐子大，每服百丸，空心淡醋汤下。

人参养血丸 治女人禀受素弱，血气虚损。常服补冲任，调经候，暖下元，生血气。

熟地黄五两 乌梅肉三两 当归二两 人参 川芎 赤芍药 蒲黄炒，各一两

上为细末，炼蜜丸，梧子大，每八十丸，温酒米饮任下。

当归地黄丸 治妇人血气不和，月事不匀，腰腿疼痛。

当归 川芎 白芍药 熟地黄各半两 牡丹皮 延胡索各二钱半 人参 黄芪各一钱二分半

上为末，炼蜜丸，如桐子大，每服三十丸，食前米饮下。

治经候先期

先期汤 治经水先期而来，宜凉血固经。

当归　白芍药炒　生地黄各二钱　黄柏炒　知母炒,各一钱　黄芩炒　黄连炒　川芎　阿胶炒,各八分　艾叶　香附子　甘草炙,各七分

上作一服,水二钟煎一钟,食前温服。

《金匮》土瓜根散　治带下,经水不利,小腹满痛,经一月再见者。

土瓜根　芍药　桂枝　䗪虫各七钱半

上四味,捣为散,酒服方寸匕,日三服。

治经候过期

过期饮　治经水过期不行,乃血虚气滞之故,法当补血行气。

当归　白芍药　熟地黄　香附各二钱　川芎一钱　红花七分　桃仁泥六分　蓬莪术　木通各五分　肉桂　甘草炙,各四分

上作一服,水二钟煎一钟,食前温服。

滋血汤　治妇人心肺虚损,血脉虚弱,月水过期。

人参　黄芪　山药各一钱　白茯苓去皮　当归　川芎　白芍药炒　熟地黄各一钱半

上作一服,水二钟煎至一钟,食前服。

治经水过多

当归饮　即芩术四物汤　抑阳助阴,调理经脉。若月水过多,别无余证,用此。

当归微炒　川芎　白芍药　熟地黄酒蒸,焙　白术　黄芩各一钱

上锉,水煎服。如久不止,成血崩者,加阿胶炒、山栀子炒、地榆、荆芥、甘草。或再不止,更加捣茅根汁、磨墨

同服。

胶艾汤 治劳伤气血,冲任虚损,月水过多,淋漓不止,及妊娠调摄失宜,胎气不安,或因损动下血并治。

熟地黄 白芍药各一钱 当归 艾叶各七分半 阿胶炒成珠 川芎 甘草炙,各五分

上锉,水煎服。一方加地榆、黄芪。

丹溪方 治妇人禀受弱,气不足摄血,故经水来多。

白术一钱半 黄芪生 陈皮各一钱 人参五分 甘草炙,三分

上锉,水煎服。

治经水涩少

七沸汤 治荣卫虚,经水愆期,或多或少,腹痛。一云阴胜阳,月候少者,用此。

当归 川芎 白芍药 熟地黄 莪术 川姜 木香各等分

上锉,每服四钱,水一盏半煎至八分,温服。

四物加葵花汤 治经水涩少。

当归 川芎 白芍药 熟地黄 葵花各二钱

一方又加红花、血见愁。

上锉,水煎服。

四物汤加熟地黄当归汤 治经水少而色和。

四物汤四两 再加熟地黄 当归各一两

上每服一两,水煎服。

治月水不利

牛膝散 治月水不利,脐腹作痛,或小腹引腰,气攻

心腹。

牛膝酒洗,一两　桂心　赤芍药　桃仁去皮、尖　延胡索炒　当归酒浸　牡丹皮　木香各七钱半

上为细末,每服三钱,空心温酒调下,或用五六钱,水煎亦可。

牡丹散　治月候不利,脐腹疼痛,不欲食。

牡丹皮　大黄炒,各一两　赤茯苓　桃仁、生地黄　当归　桂心　赤芍药　白术各七钱半　石苇去毛　木香各五钱

上㕮咀,每服三钱,水一盏、生姜三片煎七分,空心温服。

养荣汤　治妇人血海虚弱,心中恍惚,时多惊悸,或发虚热,经候不利。

当归　川芎　白芍药　熟地黄　姜黄　川姜　青橘皮　五加皮　牡丹皮　海桐皮　白芷各等分

上锉,每服五钱,水一盏半、生姜五片、乌梅一个煎至一盏,温服,不拘时。

延归散　治月经壅滞,脐腹疠痛。

当归　延胡索各等分

上为粗末,每服三钱,加生姜三片,水煎稍热服。

归漆丸　治月经不利,脐下憋,逆气胀满。

当归四钱　干漆三钱,炒令烟尽

上为细末,炼蜜丸,如桐子大,每服十五丸,温酒下。

治月水不断

止经汤　治妇人困倦,多睡少食,经水时时淋漓,或成片、或下赤白黄水,面色青黄,头眩目花,四肢酸疼。此证急宜调理,免致崩漏。

当归　川芎　白芍药炒　熟地黄各一钱　白术　黄芩　阿胶炒　蒲黄炒　柏叶盐水炒,各七分　香附一钱　砂仁　甘

草各五分

上作一服，加生姜三片，水煎空心服。

蒲黄散 治经血不止。

黄芩五分　当归　柏叶　蒲黄各四分　生姜二分　艾叶一分　生地黄二十四分　伏龙肝十二分

上㕮咀，用水二升煎取八合，分二服。

补气乌金散 治妇人室女经行不止，或血山崩

当归梢　棕榈皮烧灰　管仲炒，各二两　陈皮一两　香附子炒，五钱　乌梅肉慢火焙　白龙骨各二两五钱

上为细末，每服二钱，空心米饮调下。

固经丸 治经水过多不止，乃阴虚挟热所致，法当补阴清热。

黄柏　白芍药各三两　黄芩二两　龟板炙，四两　椿根皮香附子童便制，各一两半

上为细末，酒糊丸，桐子大，每服五七十丸，白汤下。

治过期不止

芩心丸 治妇人四十九岁已后，天癸当住，每月却行，或过多不止。

黄芩心枝条二两，米泔浸七日，炙干，又浸，又炙，如此七次

上为末，醋糊丸，如桐子大，每服七十丸，空心温酒下，日进二服。

《经验方》 治妇人五十后，经不止，作败血论。

茜根　阿胶　侧柏叶炒　黄芩炙，各五钱　生地黄一两小儿胎发烧灰，另入

上分作六服，每服水一盏半，煎七分，入发灰服。

补中芎䓖汤 治风虚冷热，劳伤冲任，月水不调，崩中暴下、产后失血过多，虚羸腹痛，或妊娠胎动下血。

当归　干姜炮,各三两　川芎蜜炙　熟地黄　黄芪　人参
杜仲炒　吴茱萸炮黄　甘草炙,各一两

上每服三钱,水一钟半,煎一钟,空心服。

茸附汤　补冲任,调血气。

干姜四两　鹿茸三两,酒炙当归　牡蛎煅,各二两　附子
肉桂　龙骨生用　防风各一两

上每服半两,水二钟煎八分,温服。

上二方,寒者宜之。盖亦有血海虚寒而不禁者。

治经病疼痛

越痛散　治血气虚寒,身体作痛。

虎骨五钱　当归　芍药　白术　茯苓　甘草　续断　防
风白芷　藁本　附子各三钱

上为粗末,每服五钱,水二盏、生姜五片、枣二枚煎至一
盏,不拘时服。此治身痛之剂。

八物汤　治经事将行,脐腹绞痛者。气滞血涩故也。

当归　川芎　芍药　熟地黄　延胡索　川楝碎,炒,各一
钱木香　槟榔各五分

上作一服,水煎食前服。

加味四物汤　治经水将来作痛不止。

当归酒洗　川芎各一钱半　芍药炒　熟地黄　延胡索
莪术醋煮,切片　香附醋煮,各一钱　砂仁八分　桃仁去皮、尖,
七分　红花酒炒,五分

上锉,水煎服。

当归止痛散　治妇人月经将行,或将尽前后数日腹痛。

当归　延胡索　没药　干红花各等分

上为末,温酒调下二钱,日再进。

乌药汤　治血海疼痛。

乌药一钱半　香附二钱　当归一钱　木香　甘草炙,各五分

上锉,水煎服。

加味乌药汤　治妇人经水欲来脐腹疼痛。

乌药　缩砂　木香　延胡索各一两　香附炒,去毛,二两甘草炙,一两半

上细锉,每服七钱,生姜三片,水煎温服。

淡寮煮附丸　治经候不调。血气刺痛,腹胁膨胀,头晕恶心、崩漏带下,并宜服之

香附子擦去毛,不以多少,米醋浸一日,用瓦铫煮令醋尽

上为末,醋糊丸,如桐子大,日干,每服五十丸,淡醋汤下。

已上诸方行滞气之剂

姜黄散　治血脏久冷、月水不调,及瘀血凝滞,脐腹刺痛。

姜黄　白芍药炒,各三两当归　牡丹皮　延胡索各三两川芎　莪术煨,切　官桂　红花各一两

上锉,每服一两,水二盏、酒少许同煎,食前服。

琥珀散　治妇人月经壅滞,每发心腹脐疼痛,不可忍,及治产后恶露不快,血上抢心、迷闷不省,气绝欲死者。

京三棱　莪术　赤芍药　刘寄奴　牡丹皮　熟地黄当归官桂　菊花　真蒲黄炒,各一两

上前五味,用乌豆一升、生姜半斤切片、米醋四升同煮,豆烂为度,焙干,入后五味同为细末,每服二钱,温酒调下,空心食前服。《本事方》云:一方不用菊花、蒲黄,用乌药、延胡索亦佳,予家之秘方也。若是寻常血气痛,只一服。产后血冲心,二服便下。常服尤佳。予前后救人急切不少,亦宜多合以济人。

大延胡索散　治妇人经病疼痛并产后腹痛。或腹胁呕

闷,或症痕癖块,及一切心腹暴痛,卒心胃急痛尤宜服之。

延胡索　当归　赤芍药　川芎　京三棱煨　莪术煨　厚朴制　木香　川楝子去核　官桂去皮,各一钱半　桔梗　黄芩　大黄各五钱　槟榔二钱　甘草一钱

上为末,每服三钱,水一盏,煎六分,去滓,热服,食前日三服。如恶物多,去大黄、官桂,加黄药子、染槐子、龙骨各三钱。

延胡索散　治血气攻刺疼痛,及新旧虚实腹痛。

当归酒浸　赤芍药炒　延胡索　蒲黄隔纸炒　桂皮　乳香水研　没药各一钱

上为细末,每服三钱,温酒调,空心服。

延胡索汤　治妇人室女七情伤感,遂使血与气并,心腹作痛,或连腰胁,或引背膂,上下攻刺,甚作搐搦、经候不调,但是一切血气疼痛并可服之。

当归去芦,酒浸,锉,炒　赤芍药　延胡索炒,去皮　蒲黄炒　官桂不见火,各半两　片子姜黄洗　乳香　没药　木香不见火,各三钱　甘草炙,二钱半

上㕮咀,每服四钱,水一盏半、生姜七片煎至七分,去滓,食前温服。吐逆,加半夏、橘红各半两。

延胡索散　治妇人血气走注,疼痛不可忍。

延胡索　当归酒浸　莪术醋浸少时　三棱生用,各等分

上为细末,每服二钱,空心温酒调下。如血气发甚,月水不调,用童便、红花煎酒调服。

当归散　治妇人久积,血气疞痛,小便刺痛,四肢无力。

当归　赤芍药酒炒　刘寄奴　枳壳麸炒　延胡索　没药各等分

上为末,热酒调下,二钱,不拘时。

经验方　治妇人脐腹疼痛,不省人事。只一服立止。人不知者,云是心气痛,误矣。

木通去皮　芍药炒　五灵脂炒,各等分

上㕮咀,每服五钱,醋、水各半盏,煎七分,温服。

三神丸　治室女血气相搏,腹中刺痛,痛引心端,经行涩少,或经事不调以致疼痛。

橘红一两　延胡索去皮,醋煮　当归酒浸,略炒,各一两

上为细末,酒煮,米糊为丸,如梧桐子大,每服七十丸,加至百丸,空心艾汤送下,米饮亦得。

交加散　治妇人荣卫不通,经脉不调,腹中撮痛,气多血少,结聚为瘕,及产后中风。

生地黄　生姜各五两,各研,取汁

上交互取汁,浸渣一夕,汁尽为度,各炒黄,末之。

寻常腹痛,酒调下三钱。产后尤不可缺。

交加散　治荣卫不和,月事湛浊,逐散恶血,脐腹撮痛,腰腿重坠。

生姜二斤,捣取汁,存滓用　生地黄二斤,捣取汁,存滓用　白芍药　当归　延胡索醋纸包煨熟,用布擦去皮　桂心　蒲黄隔纸炒,各一两　红花炒,无恶血不用　没药另研,各半两

上将地黄汁炒生姜滓,生姜汁炒地黄滓,各焙干,同诸药为细末,每服三钱,温酒调下。若月经不依常,苏木煎酒调下。若腰痛,糖球子煎酒调下。

交加地黄丸　治妇人经不调,血块气瘕,肚腹疼痛。

生地黄　老生姜各一斤,俱另捣取汁,存滓　延胡索　当归　川芎　芍药各二两　明乳香　木香各一两　桃仁去皮、尖　人参各半两　香附半斤

上为末,先以生姜汁浸地黄滓、以地黄汁浸生姜滓,晒干,皆以汁尽为度,共十一味,合一处晒干,研为末,醋糊为丸,空心姜汤下五七十丸。

瓦龙丸　治瘀血作痛。

香附醋煮,四两　当归　牡丹皮　桃仁去皮、尖　大黄蒸,

各一两　川芎　红花各半两　瓦龙子煅,醋煮一昼夜,二两

上为末,炊饼丸,空心温酒下三四丸。

已上诸方行瘀血之剂。

桂枝桃仁汤　治经候前偶感风寒,腹痛不可忍。

桂枝　芍药　生地黄各二钱　桃仁去皮、尖,七枚　甘草炙,各一钱

上为粗末,生姜三片、枣一枚,水煎温服。一妇人冬月经行,偶因归宁途中伤冷,遂经止不行,腹痛不可忍,予用此药,一剂而痛立止,经复行,其效如神。

柴胡丁香汤　治妇人年三十岁临经预先腰脐痛,甚则腹中亦痛,经缩二三日。

柴胡一钱半　羌活　当归各一钱　生地黄一分　丁香四分　全蝎一个,洗

上锉作一服,水四盏煎至一盏,去渣,稍热食前服。

小温经汤　治经候不调,脏腑冷痛。

当归　附子炮,各等分

上㕮咀,每服三钱,水煎空心服。

延胡苦楝汤　治脐下冷撮痛,阴内大寒。

延胡索　苦楝子各二分　熟地黄一钱　肉桂　附子炮,各三分　甘草炙,五分

上㕮咀,入黄柏二分为引,水煎,稍热空心食前服。

没药除痛散　逐寒邪,疗腹痛。

莪术煨,一两　当归　延胡索　五灵脂炒　肉桂去粗皮　良姜炒　蒲黄炒　甘草炙　没药各半两

上为末,每服五钱,温酒调服。

已上诸方祛风冷之剂。

治经病发热

逍遥散　治血虚烦热,口燥咽干,减食嗜卧,月水不调。

又主荣卫不和,痰嗽潮热,肢体羸瘦,渐成骨蒸。

当归酒洗　白芍药炒　白术　白茯苓　柴胡各一钱　甘草炙,五分

上加生姜三片、麦门冬二十粒,去心。水煎服,不拘时。一方加牡丹皮、栀子,炒,名加味逍遥散。一方加知母、地骨皮。有嗽,加桑白皮、贝母、桔梗、知母、麦门冬。咳血,加生地黄、山栀、牡丹皮。呕吐,加陈皮、半夏、旋覆花。嘈杂,加姜炒黄连或芩连二陈汤。

加味四物汤　治冲任虚损,月水不行,肌肤发热如劳瘵状。

当归　川芎　白芍药　生地黄各一两　柴胡半两　黄芩二钱半

上㕮咀,每服八钱,水煎服。如骨蒸,四物汤加地骨皮、牡丹皮。一方四物加胡黄连,极效。

六神汤　治血气不足,肌体烦热,四肢倦怠,不进饮食。

当归　川芎　白芍药　熟地黄　黄芪　地骨皮各一钱

上㕮咀,水煎空心服。

治往来寒热

《**本事方**》　治妇人血脉不调,往来寒热,状如劳倦。

当归　川芎　黄芪　甘草炙　官桂各一两　熟地黄　白芍药　白术各二两　柴胡　阿胶碎,炒,各半两

上为细末,每服五钱,枣一枚,水煎空心服,白汤点服亦得。常服不生带下,调血脉,养子宫,终身无病。

地骨皮散　治血风气虚,时作寒热,或晡热内热。

地骨皮　柴胡各一两　桑白皮炒　枳壳麸炒　前胡　黄芪炒,各七钱五分　人参　白茯苓　白芍药　甘草　五加皮　桂心各半两

上咬咀,每服三五钱,水一盏半、生姜三片,煎七分服

柴胡散 治妇人寒热体瘦,肢节疼痛,口干心烦,不欲饮食。

北柴胡　赤茯苓　黄芪　白术各一钱　麦门冬去心,三钱　鳖甲醋炙,二钱　人参　地骨皮　枳壳麸炒　生地黄　桑白皮　赤芍药　桔梗　甘草各五分

上作一服,水二钟、生姜三片煎至一钟,不拘时服。

七宝汤 治寒热往来。

防风去芦　知母　生地黄各半两　柴胡去芦　前胡去芦　秦艽　甘草炙,各二钱半

上咬咀,每服五钱,水一盏半加人参三寸,煎七分服。

柴胡四物汤 治妇人日久虚劳,微有寒热。此四物汤与小柴胡汤合方也。

当归　川芎　芍药　熟地黄各一两半　柴胡八钱　人参　黄芩　半夏　甘草各三钱

上锉,每服一两,生姜三片,水煎服。

柴胡抑肝散 治寡居独阴无阳,欲心萌而多不遂,是以恶寒发热类疟证。

柴胡二钱半　青皮一钱　赤芍药炒　牡丹皮各一钱半　苍术米泔浸,炒　山栀子炒　地骨皮　香附子各一钱　神曲八分　川芎七分　生地黄　连翘各五分　甘草三分

上锉,一服,水煎空心临卧服。

生地黄丸 治师尼寡妇寒热如疟,欲男子不得者。

生地黄二两　赤芍药一两　柴胡　黄芩　秦艽各五钱

上为末,炼蜜丸,如桐子大,每服三十丸,煎乌梅汤吞下,日三服,不拘时。

治热入血室

小柴胡加地黄汤 治妇人中风,发热恶寒,经水适来,昼

则明了,夜则谵语,如见鬼状,发作有时,此名热入血室。亦治产后恶露方来,忽然断绝。

柴胡三钱　半夏　黄芩各二钱　人参一钱半　甘草五分生地黄一钱半

上作一服,水二钟、生姜五片、枣二枚,煎一钟,不拘时服。四物汤用生地黄加柴胡煎服亦可。

干姜柴胡汤　治妇人伤寒,经脉方来,热入血室,寒热如疟,或狂言见鬼。

柴胡一钱　桂枝三分　栝蒌根五分　牡蛎煅　干姜炮甘草炙,各三分

上水煎服,汗出而愈。

牛黄膏　治热入血室,发狂不认人者。

牛黄二钱半　朱砂　郁金　牡丹皮各三钱　脑子　甘草各一钱

上为细末,炼蜜丸,如皂子大,每服一丸,新水化下。

海蛤散　治妇人伤寒,血结胸膈,宜服此药,及针期门穴。

海蛤　滑石煅,水飞　甘草各五钱　芒硝一两

上为末,每服二钱,用鸡子清调下。小肠通利,其结自散,更用桂枝红花汤,发其汗则愈。

经闭门

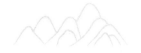

论经闭由二阳之病治宜泻心火养脾血

洁古曰：女子月事不来者，先泻心火，血自下也。《内经》曰：二阳之病发心脾，有不得隐曲，故女子不月，其传为风消。

王启玄注曰：大肠胃热也，心脾受之。心主血，心病则血不流。脾主味，脾病则味不化。味不化则精不足，故其病则不能隐曲。脾土已亏，则风邪胜而气愈消也。

又经曰：月事不来者，胞脉闭也。胞脉属于心，络于胞中。今气上迫肺，心气不得下通，故月事不来。先服降心火之剂，后服《局方》中五补丸，后以卫生汤治脾养血也。

论经闭不行有三治宜补血泻火

东垣曰：经闭不行有三：妇人脾胃久虚，形体羸弱，气血俱衰而致经水断绝不行，或病中消胃热，善食渐瘦，津液不生。夫经者，血脉津液所化。津液既绝，为热所烁，肌肉渐瘦，时见渴燥，血海枯竭。病名曰血枯经绝。宜泻胃之燥热，补益气血，经自行矣。此病或经适行而有子，子亦不成，而为胎病者有矣。此中焦胃热结也。或心包络脉洪数躁作，时见大便秘涩，小便虽清不利，而经水闭绝不行。此乃血海干枯。宜调血脉，除包络中火邪，而经自行矣。此下焦胞脉热结也。或因劳心，心火上行，月事不来者，胞脉闭也。胞脉者，属于心而络于胞中。今气上迫肺，心气不得下通，故月事不来。宜安心补血泻火，经自行矣。此上焦心肺热结也。

娄氏曰:右东垣、洁古治血枯之法,皆主于补血泻火也。补血者,四物之类。泻火者,东垣分上中下。故火在中,则善食消渴,治以调胃承气之类。火在下,则大小便秘涩,治以玉烛之类。玉烛者,四物与调胃承气等分也。火在上,则得之于劳心,治以芩连及三和之类。三和者,四物、凉膈、当归等分也。洁古先服降心火之剂者,盖亦芩连、三和、玉烛之类。后服五补卫生者,亦补气之剂也。

论经闭由风冷客于胞内

《良方》云:妇人月水不通者,由劳伤血气,致令体虚受风冷,邪气客于胞内,伤损冲任之脉,并手太阳、少阴之经,致胞络内血绝不通故也。冲任之脉起于胞内,为经脉之海。手太阳小肠之经也,手少阴,心之经也。此二经为表里,主上为乳汁,下为月水。风冷伤其经血,血性得温则宣流,得寒则涩闭,既为风冷所搏,血结于内,故令月水不通也。

论经闭因肝劳血伤

骆氏曰:经云:有病胸胁支满,妨于食,病至则先闻腥臊臭,出清液,先唾血,四肢清,目眩,时时前后血,病名曰血枯。此年少时因大脱血,或醉而入房,亏损肾肝。盖肝藏血,受天一之气以为滋荣。其经上贯膈,布胁肋。若脱血失精,肝气已伤,肝血枯涸不荣而胸胁满,妨于食,则肝病传脾而闻腥臊臭,出清液。若以肝病而肺乘之,则唾血、四肢清,目眩,时时前后血出。皆肝病血伤之证也。

论经闭因劳伤当大补脾胃

《良方》云:妇人月水不通,或因醉饱入房,或因劳役过度，或因吐血失血，伤损肝脾。但滋其化源，其经自通。若小便不利，苦头眩痛，腰背作痛，足寒时痛，久而血结于内，变为癥瘕。若血水相并，脾胃虚弱，壅滞不通，变为水肿。若脾气衰弱不能制水，水渍肌肉，变为肿满，当益其津液，大补脾胃，方可保生。

王节斋曰：妇人女子经脉不行，多有脾胃损伤而致者。不可便认作经闭死血，轻用通经破血之药。遇有此证，便须审其脾胃如何。若因饮食劳倦损伤脾胃，少食恶食，泄泻疼痛，或因误服汗下攻克药伤其中气，以致血少而不行者，只宜补养脾胃，用白术为君、茯苓、芍药为臣，佐以黄芪、甘草、陈皮、麦芽、川芎、当归、柴胡等药。脾旺则能生血，而经自行矣。又有饮食积滞致损脾胃者，亦宜消积补脾。若脾胃无病，果有血块凝结，方宜行血通经。

论室女经闭成劳因思虑伤心

寇宗奭曰：夫人之生，以气血为本。人之病，未有不先伤其气血者。若室女童男积想在心，思虑过度，多致劳损。男子则神色消散，女子则月水先闭。盖忧愁思虑则伤心，而血逆竭，神色先散，月水先闭。且心病则不能养脾，故不嗜食。脾虚则金亏，故发嗽。肾水绝则木气不荣而四肢干痿，故多怒、鬓发焦、筋骨痿。若五脏传遍，则死。自能改易心志，用药扶持，庶可保生。切不可用青蒿、虻虫等凉血行血，宜用柏子仁丸、泽兰汤益阴血，制虚火。

薛氏曰：《经》云：五谷入于胃，其糟粕、津液、宗气分为三队。故宗气积于胸中，出于喉咙，以贯心肺而行呼吸。荣气者，泌其津液，注之于脉，化以为血，以荣四末，内养五脏六腑。若服苦寒之剂，复伤胃气，必致不起。

一室女年十七，疡久不愈，天癸未通，发热咳嗽，饮食少思,欲用通经丸。余曰:此盖因禀气不足,阴血未充故耳。但养气血,益津液,其经自行。彼惑于速效,仍用之。余曰:非其治也。此乃剽悍之剂,大助阳火,阴血得之则妄行,脾胃得之则愈虚。后果经血妄行,饮食愈少,遂致不救。

《脉经》云:有一妇将一女子年十五所来诊,言女子年十四时经水自下,今经反断,其母言恐怖。师曰:若是夫人亲女,必夫人年十四时亦以经水下,所以断此为避年,勿怪,后当自下。此真气犹怯,禀赋素弱而然也。宜固天元真气,使水升火降,则五脏自和而经脉通矣。

论经闭因积冷结气

《要略》曰:妇人之病,因虚,积冷结气为证。经水断绝,至有历年血寒,积结胞门,寒伤经络,凝坚在上,呕吐涎沫,久成肺痈。形体损分,在中盘结。绕脐寒疝。或两胁疼痛,与脏相连;或结热中,病在关元。脉数无疮,肌若鱼鳞。时着男子,非止女身。在下未多。经候不匀。令阴掣痛,少腹恶寒。或引腰脊,下根气冲。气冲急痛,膝胫疼烦。奄忽眩冒,状如厥颠。或有忧惨,悲伤多嗔。此皆带下,非有鬼神。久则羸瘦,脉虚多寒。三十六病,千变万端。审脉阴阳,虚实紧弦。行其针药,治危得安。其虽同病,脉各异源。子当辨记,勿谓不然。

论经闭因痰饮所隔

张子和云:凡妇人月事不来,用茶调散吐之,次用玉烛散、芎归汤、三和汤、桂苓白术散之类降心火、益肾水、开胃进食、分阴阳、利水道之药也。

一妇人月事不行,寒热往来,口干颊赤,饮食少,日暮咳一二声，诸医皆用虻虫、水蛭、干漆、硇砂、芫青、红娘子、没药、血竭之类，惟戴人不然，曰：古方虽有此法，奈病人服之必脐腹发痛，饮食不进。乃命止药，饮食少进。《内经》曰：二阳之病发心脾，心受之则血不流，故女子不月。既心受积热，宜抑火升水，流湿润燥，开胃诱食，乃涌出痰一二升，下泄水五六行。湿水上下皆去，血气自然湍流。月事不为水湿所隔，自依期而至矣。亦不用虻虫、水蛭之类有毒之药。如用之，则月经总来，小溲反闭，他证生矣。凡精血不足，宜补之以食，大忌有毒之药偏胜而致夭阏多矣。

一妇人年三十四岁，经水不行，寒热往来，面色痿黄、唇焦颊赤，时咳三二声。问其所服之药，黑神散、乌金丸、四物汤、烧肝散、鳖甲散、建中汤、宁肺散，针艾千百，转剧。家人意倦，不欲求治。戴人悯之，先涌痰五六升，午前涌毕，午后食进，余证悉除。后三日复轻涌之，又去痰一二升，食益进。不数日，又下通经散，泻讫一二升。数日，去死皮数重，小者如麸片，大者如苇膜。不月余，经水自行，神气大康矣。

论下利经断利止经来

《脉经》曰：妇人病下利而经水反断者，何也？师曰：但当止利，经当自下，勿怪。所以利不止而经断者，但下利亡津液，故经断。利止，津液复，经当自下。妇人血下，咽干而不渴，其经必断。此荣不足，本自有微寒，故不引饮。渴而引饮者，津液得通，荣卫自和，其经必复下。

论经闭总因血滞血枯

李氏曰：妇人以血为主。天真气降，壬癸水合，肾气全盛。血脉流行，常以三旬一见，以象月盈则亏，故曰月经。经行与产后一般。若其时余血一点未净，或外被风寒湿冷暑热邪气，或内伤生冷，七情郁结，为痰为瘀，凝积于中，曰血滞。或经止后用力太过，入房太甚，及服食燥热，以致火动，邪气盛而津液衰，曰血枯。

《良方》云：经后被惊，则血气错乱妄行。逆于上则从口鼻而出，逆于身则血水相搏，变为水肿。恚怒，则气血逆于腰腿心腹背胁，手足之间重痛。经行则发，过期则止。怒极伤肝，则有眩晕、呕血、瘰疬、血风、疮疡等病，加之经血渗漏于其间，遂成窍穴生疮，淋沥不断。湿热相搏，遂为崩带。血结于内，变为癥瘕。凡此变症百出，不过血滞与枯而已。但血滞亦有虚热，血枯亦有虚热，故重则经闭不通。以滞枯分言，轻则经水不调，止言虚与热而已。血滞经闭宜破者，原因饮食毒热，或暴怒，凝瘀积痰，直须大黄、干漆之类推陈致新，俾旧血消而新血生也。若气旺血枯起于劳役忧思，却宜温和滋补。或兼有痰火湿热，尤宜清之凉之，每以肉桂为佐者，热则血行也。但不可纯用峻药以亏阴道。至于耗气益血之说，虽女科要法，但血为气配，气热则热，气寒则寒，气升则升，气降则降，气行则行，气滞则滞。如果郁火，气盛于血者，方可单用香附丸散、抑气散，常加木香、槟榔、枳壳以开郁行气。若气乱则调，气冷则温，气虚则补，男女一般。阳生则阴自长，气衰则血亦涸。岂可专耗其气耶。论者多泥叔和血旺气衰，不知叔和论肝肺二脉，则宜肝旺于肺，其实气血平和有孕，故继曰：两脏通和。但妇人见偏性鄙，婢妾志不得伸，郁怒无时不起，故香附为女人仙药。

经曰：邪气胜则实，正气夺则虚，可不悟诸。大概只虚热痰气四证而已，不调亦大相同，随证调治，饮食调和，自然血气流通。更有凝滞，然后可用红花当归散、紫葳散、通经丸、导经丸之类。虚者只用当归散以通之。通后又须养血益阴，使津液流通。苟不务气血充和,而惟以毒药攻逼,是求千金于乞丐,必死而后已。

论经闭大法

丹溪云:经不通,或因堕胎及多产伤血,或因久患潮热销血,或因久发盗汗耗血,或因脾胃不和饮食少进而不生血,或因痢疾失血。治宜生血补血、除热调和之剂,随证用之。或因七情伤心,心气停结,故血闭而不行,宜调心气,通心经,使血生而经自行矣。

薛氏曰:经水为患,有因脾虚而不能生血者,有因脾郁伤血耗损者,有因胃火而血消铄者,有因脾胃损而血少者,有因劳伤心而血少者,有因怒伤肝而血少者,有因肾水不能生肝而血少者,有因肺气虚不能行血而闭者。治疗之法,脾虚者,调而补之;脾郁者,解而补之;肾火者,清而补之;脾胃损者,调而补之;劳伤心血者;静而补之;怒伤肝者,和而补之;肺气虚者,补脾胃,肾虚者,补脾肺。

经云:损其肺者益其气,损其心者调其荣卫,损其脾者调其饮食,适其寒温,损其肝者缓其中,损其肾者益其精。审而治之,庶无误矣。

脉 法

《脉经》曰:肾脉微涩为不月。经闭脉法,备前调经门,当参看。

治血枯经闭

玉烛散 治胃热消渴,善食渐瘦,津液为热燥竭,以致血海干枯。此即四物汤与调胃承气汤合方也。

当归　川芎　白芍药　地黄　大黄　芒硝　甘草各等分

上锉，每服八钱，水煎食前服。

三和汤　治劳心，心火上行，以致胞脉闭塞，月事不来。此即四物汤与凉膈散合方也。

当归　川芎　白芍药　地黄　大黄　朴硝　黄芩　栀子　连翘　薄荷　甘草各等分

上锉，每服八钱，水煎服。

二黄散　治妇人室女经脉不通。服之如神。

大黄烧存性，二钱　生地黄三钱

上为末，作一服，空心好酒调下。

二气丸　治月水不调，断绝不产，面黄肌瘦，憔悴不美食，有燥热。以柴胡饮子相参服之。

大黄四两，另为末，醋一升，慢火熬为膏子　当归　白芍药各二两

上为末，以膏子和丸，如桐子大，每服二十丸，淡醋汤下，食前服，日进三服。

五补丸　补诸虚，安五脏，坚膏髓，养精神。凡胞脉闭，先服降心火之剂，后服此丸及卫生汤，以治脾养血也。

熟地黄　人参　牛膝酒浸，去芦，焙干　白茯苓　地骨皮各等分

上为细末，炼蜜丸，如桐子大，每服三五十丸，空心温酒下。

卫生汤

当归　白芍药各二两　黄芪三两　甘草一两

上为末，每服半两，水二盏煎至一盏，空心温服。

如虚者，加人参一两。

洁古先生服降心火之剂者，盖亦芩连、三和、玉烛之类，后服五补，卫生者，亦补气之剂也。

柏子仁丸　治血虚有火，月经耗损，渐至不通，日渐羸瘦而生潮热，并治室女思虑成劳，经闭。慎勿以毒药通之。

宜此兼服泽兰汤。

柏子仁炒，另研　牛膝酒洗　卷柏各半两　泽兰叶　续断各二两　熟地黄三两，酒浸半日，石臼内　杵成膏

上为细末，炼蜜丸，如桐子大，空心米饮下三十丸。

泽兰汤　治证同前。

泽兰叶三两　当归酒洗　芍药炒，各一两　甘草五钱

上为粗末，每服五钱，水二盏煎一盏，温服。

加味补中益气汤　治饮食劳倦，损伤脾胃，气弱体倦，发热作渴，饮食减少而不生血者。

黄芪　人参　甘草炙　白术　当归　陈皮各一钱　升麻柴胡各三分　生地黄　天花粉各八分

上锉，作一服，水煎服。

十全大补汤　治堕胎及多产育伤血，或误服汗下克伐之药，以致血衰气乏而经不行者。

人参　白术　白茯苓　甘草炙　当归　川芎　白芍药熟地黄　黄芪　肉桂各二钱

上锉，作一服，水煎服。

养真汤　治妇人经闭不通。脐下有块已经三载，百药无效，服此数剂经行，又投数剂而块消矣。

当归酒洗　川芎　白芍药酒炒　熟地黄姜汁炒　白茯苓陈皮　栀子炒　山茱萸去核　益母草　小茴香酒炒　香附子醋浸，炒，各等分

上锉，每服一两，水煎服。五六剂后，经通，作丸服。

治血涩经闭

温经汤　治经道不行，绕脐寒疝痛彻，其脉沉紧。此由

寒气客于血室,血凝不行,为气所冲,新血与故血相搏,所以作痛。宜此汤与桂枝桃仁汤。

当归　川芎　芍药　官桂　牡丹皮　莪术各一钱　人参　牛膝各三钱　甘草炙,五分

上㕮咀,水二钟煎至一钟,不拘时服。

桂枝桃仁汤　治证同前。

方见调经门疼痛条

六合汤　治妇人经事不行,腹中结块,腰腿重痛。

当归　川芎　白芍药酒炒　熟地黄酒洗　官桂去皮　莪术炮,各等分

上㕮咀,每服四钱,水一盏煎七分,空心服。

红花当归散　治妇人经候不行,或积瘀血,腰腹疼痛,及室女月经不通。一名凌霄花散。

红花　当归尾　紫葳即凌霄花　牛膝　苏木细锉　甘草各二两　赤芍药九两　刘寄奴五两　桂心　白芷各一两半

上为细末,空心热酒调下三钱,食前临卧再服。若久血不行,浓煎红花,酒下。孕妇勿服。

行经红花汤　治妇人室女经候不行,时作胀痛。

当归尾　赤芍药　紫葳　刘寄奴　牛膝　延胡索　红花　苏木　桃仁炒,各一钱　青皮　香附各八分　桂心五分

上作一服,水煎空心服。

凌花散　治妇人月水不行,发热腹痛。

当归　赤芍药　凌霄花　刘寄奴　牡丹皮酒洗　延胡索　官桂　白芷　红花酒浸,各等分

上㕮咀,每服四钱,水一盏、酒半盏煎服。

瑞金散　治妇人血气撮痛,月经不行。

片姜黄四两　当归　赤芍药　川芎　牡丹皮　莪术　延胡索　官桂　红花各二两

上㕮咀,每服八钱,水一盏、酒三分煎八分,食前服。

桃仁散 治妇人室女血闭不通,五心烦热。

当归 牛膝各一两 桃仁去皮,麸炒 红花各半两

上为细末,每服三钱,空心温酒调服。

当归散 治血脉不通。

当归 穿山甲灰炒 蒲黄炒,各半两 辰砂另研,一钱 麝香少许

上为细末,研匀,每服二钱,食前热酒调下。

紫葳散 治室女月经不通。

紫葳一两 当归稍 芍药 莪术各半两 干漆炒,二钱半

上为末,每服二钱,空心温酒调下。

琥珀散 治心膈迷闷,腹脏撮痛,气急气闷,月信不通等疾。

天台乌药二两 当归 莪术煨,切,各一两

上为细末,每服二钱,温酒调下,后以食压之,忌生冷油腻。产后诸疾,炒,姜酒调下。

桃奴饮子 治妇人室女月经不通,渐成胀满,及治男子坠马,跌扑损伤以致瘀血停积,欲成血蛊病者,悉皆治之。

桃奴桃树上嫩桃,干朽不落者,冬月及正月收 狸鼠粪即雄鼠粪也,两头尖者是 延胡索 五灵脂 肉桂 香附子 砂仁 桃仁去皮、尖,另研,各等分

上为细末,每服三钱,空心温酒调下。

五通丸 治妇人月水不通,脐腹硬痛,寒热盗汗。

当归 牡丹皮 莪术 干漆炒 官桂 丁香 红花各半两

上为末,醋糊丸,如桐子大,每服三十丸,当归酒下,米饮亦得。

万病丸 治经事不来,绕脐痛。

干漆杵碎,炒烟尽 牛膝去苗,酒浸一宿,焙干,各一两

上为末,以生地黄汁一升入二药末,银器内慢火熬,可丸

即丸,如桐子大,每服二丸,空心米饮或酒下。

已上诸方俱轻剂,随寒热选用。

通经丸　治经闭不通及血块疼痛。

归尾　桃仁去皮、尖　大黄煨　牡丹皮　干漆炒烟尽　肉桂牛膝　莪术各一两　三棱醋炒,五钱　麝香八分

上为末,用皂角五钱、芫花二钱,水煮糊为丸,如桐子大,每服五十丸,米汤下。

《产宝》方　治月经不通,腹中痛。

牛膝六分　大黄　桃仁去皮尖,炒　细辛各五分　川芎当归各四分　水蛭三分,糯米炒黄

上为细末,炼蜜丸,桐子大,每服二十丸,空心温酒下。

《千金》桃仁煎　治血积癥瘕,月水不行。

大黄湿纸裹,煨　桃仁去皮、尖,炒　朴硝各二两　虻虫一两,去足、翅,炒黑

上为细末,醋二升半,银、石器中慢火熬膏,却入大黄、桃仁、虻虫末,不住搅,度可丸,却入朴硝再搅,良久出之,丸如桐子大,五更初,温酒下五丸,至日午取下,如赤豆汁、鸡肝、虾蟆衣样,候鲜红住,仍以调气药补之。

和血通经丸　治妇人经水凝滞不行,腰背脐腹疼痛,渐成血块。

芍药一两　当归　木香　肉桂　干漆炒烟尽　五灵脂大黄　莪术煨,各半两　水蛭炒,二钱半　虻虫三十个,去头、足、翅,焙　桃仁二十七个,汤浸,去皮、尖

上为末,醋糊丸,如桐子大,食前醋汤或酒下二十丸。

斑蝥通经丸　治经候闭塞,亦治干血气。

斑蝥二十个,糯米炒　桃仁四十九个,炒　大黄锦纹者,五钱

上为细末,酒糊为丸,如桐子大,空心酒下五丸。甚者十丸。

如血枯经闭者,用四物汤送下。一方加虻虫半钱、水蛭

一钱。

大黄膏 一名将军丸 治妇人干血气，血块有热，脉弦数。

川大黄四两为末，用酽醋熬成膏子，丸如鸡头大，每服一丸，酒化开，临卧温服，大便利一二行，红脉自下，是调经之仙药也。

一方加当归头。一方加香附二两，童便浸，炒为末入膏，丸桐子大，热酒下四十丸。

《圣惠方》 治妇人月水涩滞不快，结成瘕块，胀大欲死。

马鞭草根苗五斤锉细，水五斗煎至一斗，去渣，别以净器盛，熬成膏，食前温酒调下半匙。

通经丸 治妇人室女月候不通，脐腹疼痛，或成血瘕。

当归 桂心 青皮 干姜炮 川椒炒，出汗 川乌炮 莪术干漆炒烟尽 大黄炮 桃仁去皮、尖，炒，各一两 一方有红花，酒浸，七钱，刘寄奴五钱

上为末，先将一半用米醋熬成膏，调余药为丸，如桐子大，晒干，每服二十丸，用淡醋汤下，加至五十丸，温酒亦得，空心食前服。《济生方》去川乌，加红花。如血积或块，加虻虫、水蛭各二十个。《本草》入鸡子清同丸。畏漆，入肠胃生疮也。

已上诸方俱重剂，随寒热斟酌用。

治痰结经闭

丹溪方 治积痰伤经不行，夜则妄语。

瓜蒌子一两 黄连半两 吴茱萸十两 桃仁五十枚 红曲二钱 缩砂三两 山楂末一两

上为末，生姜汁研，炊饼为丸。

一方治月水不通，屡试有验。形实气盛者宜之。

厚朴不以多少，姜汁炙香，细切，浓煎去渣，空心服，不过

三四剂瘥。

加味导痰汤　治躯脂满经闭。

半夏　陈皮　白茯苓　甘草　枳实　黄连　川芎

上加生姜，水煎服。

《经》云：气上迫肺则心气不得下通，故月事不来。今用连朴之类导痰降火，使不上迫于肺，故心气下通而月事来也。

外取通经方

掌中金丸　治妇人干血气，经闭下取法。

穿山甲炮　甘草　苦丁香　川椒　苦葶苈　白附子　猪牙皂角　草乌头各三钱　巴豆一钱，全用，研

上为细末，以生葱绞汁和丸弹子大，每服一丸，新绵包之，纳阴中，一日即白，二日即赤，三日即血，神效。

矾石丸　治妇人经水闭不利，脏坚癖不止，中有干血，下白物

矾石三钱，烧　杏仁一分

上二味末之，炼蜜丸，枣核大，内脏中。剧者再纳之。

一粒仙丹　治妇人干血劳，并赤白带下，种子如神。

巴豆一百二十个，去壳，用新砖一个，将豆纸包，放砖上槌去油，令净如面白，方好用　斑蝥六十个，去翅、足　穿山甲五钱，油煎过　大黄　苦葶苈各一两　皂角一两，刮去粗皮，火炮

上各为末，合一处，以枣煮去皮、核，丸如弹子大，用绵茧张开裹药在内，穿入三寸竹筒上头，后仍留系二、三寸余，挽一转，不令药气出外。用时先以温水洗阴内令洁净，拭干，却以葱汁浸湿药头，送入子宫极深处，整一日一夜取出药，不用，少间，耳冷气下，发寒发热，如伤寒状，不怕，饮食任意，食用无妨。半日即通，或鲜血、或死血，一切恶物悉下。忌生冷发物。自此子宫和暖，而交媾则有孕矣。

通经下取方　曾验试神效。

海蛤粉五钱　苦葶苈　牙皂各二钱半　巴豆略去油　天花粉五钱　苦丁香　红娘子各一钱半　麝香少许

上为细末,每用一钱,葱汁同捣为丸,薄绵裹,以五寸竹管纳阴户中,候热时,先通黄水,次则经行。

崩漏门

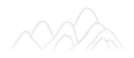

论崩中由伤损冲任

《良方》论曰：妇人崩中，由脏腑伤损冲任，血气俱虚故也。冲任为经脉之海，血气之行外循经络，内荣脏腑。若无伤损，则阴阳和平而气血调适，若劳动过多，致脏腑俱虚，而冲任之气虚不能约制其经血，故忽然暴下。或由阴阳相搏，为热所乘，攻伤冲任，血得热则流散，甚者至于昏闷，其脉数疾小为顺，洪大为逆。大法当调补脾胃为主。

论血崩因虚热

东垣曰：阳虚阴搏谓之崩。妇人脾胃虚损，致命门脉沉细而数疾，或沉弦而洪大有力，寸关脉亦然。皆由脾胃有亏，下陷于肾，与相火相合，湿热下迫，经漏不止，其急紫黑如夏月腐肉之臭。中有白带者，脉必弦细，寒作于中。中有赤带者，其脉洪数，病热明矣，必腰痛或脐下痛，临经欲行而先发寒热往来，两胁急缩，兼脾胃症出见。或四肢困热，心烦闷不得眠卧，心下急，宜大补脾胃而升降气血，可一服而愈。或先贵而后贱，或先富而后贫，病名脱营者，心气不足，其火大炽，旺于血脉之中，又致脾胃饮食失节，火乘其中，形质、肌肉、颜色似不病者，此心病也。不形于脉，故脾胃饮食不调，其症显矣。而经水不时而下，或适来适断，暴下不止，治当先说恶死之言劝谕，令惧死而心不动，以大补气血之药补养脾胃，微加镇坠心火之药治其心，补阴泻阳，经自止矣。

《痿论》云：悲哀大甚则胞络绝，胞络绝则阳气内动。发则心下崩，数溲血也。故经曰：大经空虚，发则肌痹，传为脉痿。此之谓也。

薛氏曰：经云阴虚阳搏谓之崩。又云阳络伤，血外溢；阴络伤，血内益。又云脾统血，肝藏血，其为患，因脾胃虚损不能摄血归源，或因肝经有血，血得热而下行，或因肝经有风，血得风而妄行，或因怒动肝火，血热而沸腾，或因脾经郁热，血伤而不归经，或因悲哀大过，胞络伤而下崩。治疗之法，脾胃虚弱者，六君子汤加当归、川芎、柴胡。脾胃虚陷者，补中益气汤加酒炒芍药、山栀。肝经血热者，四物汤加柴胡、山栀、苓术。肝经风热者，加味逍遥散，或小柴胡汤加山栀、芍药、牡丹皮。若怒动肝火，亦用前药。脾经郁火者，归脾汤加山栀、柴胡、牡丹皮。哀伤胞络者，四君子汤加柴胡、升麻、山栀。故东垣、丹溪诸先生云，凡下血症，须用四君子以收功。斯言厥有旨哉。若大去血后，毋以脉诊，当急用独参汤救之。其发热潮热、咳嗽脉数，乃是元气虚弱，假热之脉也，尤当用人参之类。此等症候无不由脾胃先损而患，故脉洪大。察其中有胃气受补则可救，设用寒凉之药，复伤脾胃生气，反不能摄血归源。是速其危也。

方氏曰：血属阴也，静则循经荣内，动则错经妄行。盖人之七情过极则动五志之火，五志之火亢甚，则经血暴下，失期而来，久而不止，谓之崩中。如风动木摇、火燃水沸类也。治崩次第，初用止血以塞其流，中用清热凉血以澄其源，末用补血以还其旧。若止塞其流而不澄其源，则滔天之热不能遏。若止澄其源而不复其旧，则孤子之阳无以立。故本末勿遗，前后不紊，方可言治也。

张子和云：孟官人母五十余，血崩一载，金用泽兰丸、黑神散、保安丸、白薇散补之不效。戴人见之曰：天癸已尽，本不当下血。盖血得热而流散，非寒也。夫女子血崩多因大悲哭。悲甚则肺叶布，心系为之急，血不禁而下崩。

《内经》曰：阴虚阳搏谓之崩。阴脉不足，阳脉有余，数则内崩,血乃下流。举世以虚损治之,莫有知其非者。可服大剂。大剂者,黄连解毒汤是也。次以香附二两炒、白芍药二两焙、当归二两焙,三味同为细末,水调下。又服槟榔丸,不旬日而安。

西园公治一妇人,年六十二岁,血崩不止,投黄连解毒汤四帖,后服凉膈散合四物六贴,即愈。此妇因悲哀太过,则心闷急,肺布叶举而上焦不通,热气在中,血走而崩,故效。

薛氏曰:一妇人年将七十,素有肝脾之证,每作则饮食不进,或胸膈不利,或中脘作痛,或大便作泻、或小便不利。余用逍遥散加山栀、茯神、远志、木香而愈。后忧女媛居,不时吐紫血。其病每作,先倦怠而后发热。

经曰:积忧伤肺,积思伤脾。肺布叶举,是令子母俱病,不能摄血归经而致前证。遂以前药加炒黑黄连三分、吴茱萸二分,顿愈。复因怒,吐赤血甚多,躁渴垂死。此血脱也,法当补气。乃用人参一两、苓术、当归各三钱,陈皮、炮黑干姜各二钱,炙草、木香各一钱,一剂顿止。

一妇人年六十四,久郁怒,头痛寒热,春间乳内时痛,服流气饮之类益甚,不时有血如经行,又大惊恐,饮食不进,夜寐不宁,乳肿及两胁,焮痛如炙,午后色赤。余以为肝脾郁火血燥,先以逍遥散加酒炒黑龙胆一钱、山栀一钱半,二剂肿痛顿退,又二剂而全消,再用归脾加炒栀、贝母,诸证悉愈。

一妇人因怒崩血,久不已,面青黄而或赤,此肝木制脾土而血虚也。用小柴胡合四物以清肝火,生肝血。又用归脾、补中二汤以益脾气,生肝血而瘥。此证若因肝经有风热而血不宁者,用防风一味为丸,以兼证之药煎送。或肝经火动而血不宁者,用条芩炒为丸,以兼证之药煎送。无有不效。

一妇人性急,每怒非太阳耳项喉齿胸乳作痛,则胸满吞酸吐泻少食,经行不止,此皆肝火之证。肝自病则外证见,土受克则内证作。若自病见,用四物加白术、茯苓、柴胡、炒栀、炒龙胆。若内证作,用四君子加柴胡、芍药、神曲、吴茱萸炒过、黄连,诸证渐愈。惟月经不止,是血分有热,脾气尚虚,以逍遥散倍用白术、茯苓、陈皮,又以补中益气加酒炒芍药,兼服而调。

论崩漏由气虚不能摄血

叔卿按:妇人崩漏下血,世医类云血热妄行,用四物汤加芩连等凉药,此举世所用之常法也。而愈者十三,不愈者十七。其愈者,则少年禀厚,血本不虚,止是火逼妄行,故服之辄愈。其不愈者,或年纪稍长,或禀赋素弱,而其得之也。又或出于劳役损气,忧思伤脾,故服之不愈。医者不察来历,不知变通,往往执用前项凉药,遂致脾胃重伤,饮食减少,渐至发热羸瘦,竟成劳瘵。余所亲见者非一,良可慨也。夫妇人以血为主,而血随气行,所为亡血者,由脾胃有伤,中气虚弱,不能收摄其血,故乘热而妄行耳,故气者,血之统领也。尝譬之血犹水也,气犹堤也。堤坚则水不横决,气固则血不妄行。此一定之理也。今血至于妄行者,良由气馁不能统束其血,非专热所为也。试以治效者言之。余族一妇人年近四十,每经行辄二十余日不止。一医用凉药六七剂无效,一日半夜昏迷不醒,其夫急求救于余。与东垣当归芍药汤一贴,不两时其血顿止。自是多服数十剂,遂获大痊。

又门人靳生者,其姊年亦过四十。每经行亦延绵二十余日不止,荏苒年余,渐成尪羸。历更数医,率用凉血常法,都无寸效。余与当归芍药汤二贴,亦不效。他医更谓血热,欲用凉药。余曰:此下血日久,元气下脱也。当归芍药汤虽有黄芪、白术,而无人参、升麻,所以不速效。更用大补芪归汤,以参芪、升麻等提补之,一剂立止。

又,余族一少妇亦患漏下不止,每经行亦多至二十余日,初用当归芍药汤二贴亦不效，继用大补芪归汤二贴即止。

又一族妇产后半月，因嫁女离蓐太早，劳役过度，一日下血倾盆，急以问余。余用四物汤加升麻、白芷、头发灰一服顿止，其效如神。大抵崩漏之疾，先由劳伤，中气不能摄血，继又因邪热逼之，遂致妄行，故初时当用四物汤加芩连、荆芥穗以止之，如再不愈，用当归芍药汤补之。若延绵日久，清气下陷，须用参芪、白术、甘草及升麻、柴胡之类升提之。古人云：血脱益气，此良法也。余每用此取效，捷于影响。而俗医不悟，率用凉血之药至数十剂不效，而犹不止，亦可谓胶柱鼓瑟之甚矣。刘河间先生谓诸血无寒，余谓诸血无实。学者所当参究也。

汪石山治一妇，年逾四十，形色苍紫，忽病血崩，医者或用凉药，或用止涩，俱罔效。诊之，六脉皆沉濡而缓，按之无力，乃气病，非血病也。当用甘温之剂健脾理胃，使胃气上腾、血循经络则无复崩矣。遂用补中益气汤，多加参芪，兼服参苓白术散，崩果愈。

论气陷血脱法当升举

东垣云：一妇人经候黑血，凝结成块，左厢有血瘕，水泻不止，谷食有时一化，有时不化，至今岁四月，血块暴下，并水注俱作，是前后二阴有形之血脱竭于下。既久，经候尤不调，水泻日见三两行，食罢心烦不快，饮食减少，甚至瘦弱。东垣先生曰：夫圣人治病，必本四时升降浮沉之理，权变之宜。若不本四时，以顺为逆，非其治也。且治之大法，必先岁气，无伐天和，无盛盛，无虚虚，遗人夭殃，无致邪，无失正，绝人长命。故圣人云：阳盛阴虚，下之则愈，汗之则死。阴盛阳虚，汗之则愈，下之则死。大抵圣人立法，各自有义。且如升阳或发散之剂，是助春夏之阳气，令其上升，乃泻秋冬收藏殒杀寒凉之气,此病是也,当用此法治之,乃升降浮沉之至理也。夫天地之气,以升降浮沉,乃从四时,如治病逆之则杀人矣。故经云:顺天者昌,逆天者亡。可不畏哉。夫人之身,亦有天地四时之气,不可止认在外,人体亦同天地也。今经漏不止,是前阴之气血已下脱矣。水泻又数年不愈,是后阴之气血又下陷矣。后阴者主有形之物也,前阴者精气之门户。俱下竭,是病人周身之气常行秋冬之令。阴主杀,此等收藏之病是也。阳生阴长,春夏是也。在人身之中,令气升浮者,谷气上行是也。既病则周身血气皆不生长,谷气又不升,其肌肉消少,是两仪之气俱将绝矣。既下元二阴俱脱,血气消竭,假令当日原是热证,今下焦久脱,已化为寒矣。此病久沉久降,寒湿太胜,当急救之。泻寒以热,降湿以燥,大升大举以助长生,补养气血不致偏枯。圣人立治之法,云湿气大胜,以所胜助之,助甲风木上升是也。故经云:风胜湿是以所胜平之也。当调和胃气,次用白术之类,以燥其湿而滋元气。如其不止,后用风药以风胜湿,此之谓也。此药便是大举大升,以助春夏二湿之久陷下之至治也。

论血瘀腹痛法当收止

戴氏曰:血大至曰崩中,或清或浊,或纯下瘀血,或腐,势不可止,证状非一,所感亦异,甚则头目昏晕,四肢厥冷,并宜胶艾汤咽震灵丹,佐以三灰散,或以童子小便煎理中汤,或以沉香降气汤加入百草霜米饮调下。血崩甚而腹痛,人多疑恶血未尽,又见血色瘀黑,愈信恶血之说,不敢止截。大凡血之为患,欲出未出之际,停在腹中即成瘀色,难尽以瘀为恶,又焉知瘀之不为虚冷乎?若必待见瘀血之后截之,恐并与人无之矣。此腹痛更有说瘀而腹痛,血通而痛止。崩而腹痛,血住则痛止,宜芎归汤加干姜、熟附一钱止其血而痛自止，仍以剌花绣拭黑片烧灰研末，米饮调下。一方以毛蟹壳烧存性，米饮下。亦有以旱黄麻根烧灰为末，米饮下。

论过服寒凉法当温补

薛氏曰：表弟方健甫内五十岁，辛丑患血崩，诸药罔效。壬寅八月，身热体痛，头晕涕出，吐痰少食，众作火治，展转发热，绝粒数日。余诊之曰：脾胃久虚，过服寒药，中病未已，寒病复起。遂用八味丸料一服。翌早，遂索粥数匙。再服，食倍，热减痛止。乃服八味丸而愈。癸卯秋，因劳役忧怒，甲辰夏，病复作，胸饱发热、脊痛腰疼，神气怫郁，或作中暑，崩血便血，烦渴引饮，粒米不进，昏愦时作，脉洪大，按之微弱。此无根之火，内虚寒而外假热也。以十全大补加附子一剂，遂食粥三四匙，崩血渐减。日服八味丸，始得全愈。

大尹王天成之内久患崩，日服四物凉血之剂，或作或辍，因怒发热，其血不止，服前药不应，乃主降火，更加腹胁大痛，手足俱冷。余曰：此脾胃虚寒所致。先用附子理中汤，体热痛止。又用济生归脾、补中益气二汤，崩血顿愈。若泥痛无补法，则误矣。

锦衣杨永兴之内患前证，过服寒凉之剂，其证益甚，更加肚腹痞闷，饮食不入，发热烦躁，脉洪大而虚。余曰：此脾经气血虚而发躁也。当急用八珍汤加炮姜以温之，缓则不能救。不信，乃服止血降火之剂，虚证蜂起，始信余言。缓不及治矣。

论补中去积

东垣云：丁未年冬，郭大方来说其妻经水暴崩不止，先曾殒身失血,自后一次经数日而来,今次不来。其人心窄性急多惊,以余料之,他日必因心气不足、饮食不节得之。大方曰:容到彼诊,得掌中寒,脉沉细而缓,间有沉数,九窍微不利,四肢无力,上喘气短促,口鼻气皆不调,果有心气不足,饮食失节,脾胃虚弱之证,胃脘当心而痛,左胁下急缩有积,当脐有动气,腹中鸣,下气,大便艰,诸虚证极多,不能尽录。拟先治其本,余证可以皆去。与安心定志,镇坠其惊,调和脾胃,大益元气,补其血脉,养其心神。以大热之剂去其冬寒凝在皮肤,内少加生地黄,去命门相火,不令四肢痿弱,制黄芪当归人参汤。

论开痰行气

丹溪云:涩郁胸中,清气不升,故经脉壅遏而降下。非开涩不足以行气,非气升则血不能归隧道。此论血泄之义甚明。盖开胸膈浊涩则清气升,清气升则血归隧道不崩矣。故其证或腹满如孕,或脐腹疼痛,或血结成片,或血出则快,止则闷,或脐上动。其治法宜开结痰、行滞气、消污血。

论杀血心痛

《良方》云:妇人血崩而心痛甚,名曰杀血心痛,由心脾血虚也。若小产去血过多而心痛甚者亦然。用海螵蛸炒为末,醋汤调下。失笑散亦效。

薛氏曰:前证若阴血耗散,用乌贼丸收敛之。若瘀血不散,用失笑散行散之。若心血虚弱,用芎归汤补养之。若郁结伤血,用归脾汤调补之。

一妇人血崩兼心痛三年矣,诸药不应。每痛甚,虚证悉具,面色痿黄。余曰:心主血,盖由去血过多,心无所养以致作痛。宜用千金大补汤,参术倍之。三十余剂稍愈,百余剂全愈。

论崩漏杂治法

丹溪云:崩漏有虚有热。虚则下溜,热则流通。气虚血虚者,皆以四物汤加参芪。因劳者,用参芪加升补药。因寒者,用干姜。因热者,用黄芩。漏下乃热而虚,四物汤加黄连。崩过多者,先用五灵脂末一服。当分寒热,盖五灵脂能行能止。紫色成块者,血热。四物汤加黄连、柴胡之类。急则治其标,用白芷汤调百草霜末。甚者棕榈灰,后用四物汤加炒干姜调理。

《经验简要》治崩中等证。冷者,脉紧细,手足寒,红去淡黑或五色,当归建中汤加白龙骨、血竭、附子,下紫石英丸、震灵丹,炙火。热者脉洪,四肢温,心烦口苦,燥血沸而成。用黄芩汤、荆芥散或清心莲子饮加竹沥、生地黄汁。甚者,生地黄汁磨京墨、百草霜冷服。虚者,胶艾汤加麦门冬、鹿茸、龙骨、酸枣仁、或养荣汤加龙骨、血竭送震灵丹。实者,腹中痛。煮附丸四物汤,加香附子。心虚者,恍惚多梦,健忘舌强、小便多、面红、盗汗。柏子仁汤、酸枣仁汤加龙骨、京墨、百草霜、吞灵砂丹。又灵砂、当归、莲肉、龙骨、枣肉丸,参汤送下。崩中作麝香、当归。崩者,心气已散。急服灵砂、龙骨等。有田妇崩中断下者,用大燕根酒煎,清早服,生麦中如蓬蒿花,或云即蓟根也。

《产宝》分阴崩阳崩。受热而赤谓之阳崩。受冷而白谓之阴崩。

脉 法

《脉经》曰:问五崩何等类? 师曰:白崩者形如涕,赤崩者形如绛津,黄崩者形如烂瓜,青崩者形如蓝色,黑崩者形如衄血也。寸口弦而大,弦则为减,大则为芤,减则为寒,芤则为虚,寒虚相搏,脉则为革,妇人则半产漏下。尺脉急而弦大,风邪入少阴之经,女子漏自下赤。漏血下赤白不止,脉小虚滑者生,大紧实数者死。漏下赤白,日下血数升,脉急疾者死,迟者生。尺寸脉虚者漏血,漏血脉浮,不可治也。

治血热崩漏

荆芩四物汤 治崩漏初起。不问虚实,服之立止。

当归 川芎 白芍药 生地黄 荆芥穗 黄芩炒 香附子炒,各一钱

上锉,水煎服。如不止,加防风、升麻、白术、蒲黄。一方加地榆尤效。一方四物汤单加荆芥穗,止血甚效。

解毒四物汤 治妇人经脉不止,或如豆汁,五色相杂,面色痿黄,脐腹刺痛,寒热往来,崩漏不止。

当归 川芎 白芍药 熟地黄 黄连 黄芩 黄柏栀子炒,各一钱

上锉,作一剂,水煎食前温服。

五黄解毒汤 治血崩初起实热者。

黄连 黄芩 黄柏 生地黄 蒲黄

上锉,水煎空心服。

神效二物汤 周吉甫《金陵琐事》云:内人幼年病血山崩,诸医皆危之,刘春斋用此方,立止如神。

当归 荆芥各一两

上锉散,作一服,用水、酒各一钟煎服,立止。

奇效四物汤 治肝经虚热,血沸腾而崩久不止。

当归酒洗 川芎 白芍药 熟地黄 阿胶炒成珠 艾叶

上锉,水煎服,或加生姜五片。因劳气弱者,加人参、黄芪、升麻。因热者,倍黄芩。紫色成块者,血热之甚。加黄连。因寒者,加炒黑干姜。崩过多者,先用五灵脂,半生半炒,为末,一服后,分寒热用药。有一医疗血崩,往咬咀药铺市药。其方则四物汤加阿胶、大艾也。就铺分作八服,又向铺索黄芩半两加入药内。铺家亦医者,曰:此药何为加黄芩?医曰:非汝所知,吾与此药,正以黄芩为主。夫心主血,血得热行,得寒则止。病者一服而愈,服却八服,至今无恙。又见数妇血崩者,亦用此医,以黄连解毒汤加大艾,治无不效者,又当量其虚实用之。

河间生地黄散　治诸失血,及经漏下血,脉虚洪。

生地黄　熟地黄　白芍药　黄芪　枸杞子　天门冬去心
地骨皮　柴胡　黄连炒　黄芩炒　甘草炙,各等分

上咬咀,水煎服。便血者,加地榆。

凉血地黄汤　治妇人血崩不止,肾水阴虚,不能镇守包络相火,故血走而崩也。

生地黄　当归尾各五分　黄连　黄柏　知母　藁本　川芎　升麻各二分　柴胡　防风　羌活　黄芩　细辛　荆芥蔓荆子　甘草炙,各一分　红花少许

上咬咀,作一服,水煎空心稍热服。

小蓟汤　治崩漏不止,色明如水,得温则烦闷者。此阳伤于阴,令人下血,当补其阴。脉数疾小者顺,大者逆。

小蓟茎叶捣,取汁　生地黄捣,取汁,各一盏　白术半两,锉
上三件,入水一盏,煎减一半,去滓温服。

川芎酒　治崩中,昼夜不止,医不能治。

川芎一两　生地黄汁一盏

上用酒五盏煮芎劳一盏,去滓,下地黄汁再煎二三沸,分为三服。

治崩中去血不止。

大小蓟根五两　白茅根三两

上二味细切，用酒五升，煮取四升，去渣，分四服。

一方　治妇人血崩

槐花半两，炒　黄芩二两，去皮

上二味，共为细末，每服五钱，好酒一碗，用铜秤锤一枚，桑柴火烧红，浸入酒内，调服，不拘时，忌生冷油腻之物。

金华散　治血室有热，崩下不止，服温药不效者。

延胡索　当归　瞿麦穗　牡丹皮　干姜各一两　石膏二两　桂心别研　威灵仙各七钱　蒲黄半两

上为细末，每服三钱，水煎空心温服，日二。

《简易》黄芩汤　治崩中下血。今人多用止血补血之药，惟此方治阳乘阴。所谓天暑地热，经水沸益者。

黄芩一味研为细末，每服三钱，霹雳酒调下。即烧秤锤淬酒。一方荆芥煎汤下。

近朝有王御医直夜，有一宫女血如山崩。其时药笥中只有大顺散两贴，以冷水调服，旋即奏效，以此知医者要在权变也。

治劳伤崩漏

胶艾四物汤　治劳伤血气，月水过多，或崩漏不止，及妊娠胎气不安，或因损动，漏血伤胎者亦宜。

当归　川芎　白芍药　熟地黄　阿胶炒成珠　艾叶各一钱　甘草炙，五分

上锉，水酒各半煎，空心服。

当归芍药汤　治妇人经脉漏下不止，其色鲜红，先因劳役，脾胃虚弱，气短逆，自汗不止，身热闷乱，恶见饮食，四肢倦怠，大便时泄。

黄芪一钱半　白术　苍术泔浸，去皮　当归身　白芍药各一钱　陈皮　熟地黄各五分　生地黄　甘草炙，各三分　柴胡二分

上作一服,水煎,空心热服。东垣为一妇人制此方,一服之后,诸证悉去。予族一妇因劳役下血,每来两旬不止。医者拘血热之说,用四物加芩连,累治不愈。一日血大下,昏迷不醒,急以问予。予用此药一剂,少顷顿醒,过两时血遂止,后常服此药,其疾遂不复作。盖血虚须兼补气。尝譬之,血犹水也,气犹堤也;堤坚则水不横决,气固则血不妄行,自然之理也。此药有黄芪最多,白术次之,所以神效。俗医不达此理,专用凉血,不知凉药伤胃,服久则正气愈弱,血安得固?故特为表而出之。

归脾汤　治妇人思虑伤脾,不能摄血,以致妄行或健忘怔忡,惊悸不寐,或心脾伤痛,怠惰嗜卧,不思饮食。

人参　黄芪炙　白术　白茯苓　当归　龙眼肉　远志去心　酸枣仁炒,各一钱　木香　甘草炙,各五分

上锉,加生姜三片、枣一枚,水煎服。加柴胡、山栀,名加味归脾汤。

柏子仁汤　治妇人忧思过度,劳伤心经,不能藏血,遂致崩中下血不止。

柏子仁炒　香附子炒　川芎　鹿茸燎去毛,酒蒸,焙　茯神去木　当归各一钱半　川续断二钱　阿胶炒　远志去心,各一钱　甘草炙,五分

上作一服,加生姜五片,水煎空心服。

养血平肝散　治大怒经血暴下。

当归酒浸　白芍药炒　香附炒黑,各二钱　青皮醋炒　柴胡　川芎　生地黄各八分　甘草五分

上锉,水煎,食前服

治崩漏气陷

大补芪归汤　治血气大损虚脱,崩漏不止。

黄芪　人参　白术各一钱半　当归二钱　白芍药　熟地黄　茯苓　陈皮各一钱　川芎七分　升麻五分　甘草炙,六分

上作一服,加大枣一枚,水煎食前服。

升阳止血汤　治崩漏多因气所使而下。

白术　当归身　白芍药　熟地黄　香附炒黑　地榆各一钱　黄芪　人参　川芎　蒲黄炒,各五分　升麻三分

上锉,作一服,水煎服。甚者,加棕毛灰,酒调服。

益胃升阳汤　血脱益气,古人之法也。先补胃气以助生长,故曰阳生阴长。诸甘药为之先务,举世皆以为补气,殊不知甘能生血,此阳生阴长之理也。故先理胃气,人之一身,内谷为宝。

黄芪二钱　人参有嗽去之　神曲炒,各一钱半　白术三钱　当归身酒浸　陈皮　甘草炙,各一钱　升麻柴胡各五分　生黄芩二钱,泻盛暑之伏热刑金,肺逆,秋凉不用

上为粗末,每服三钱,或五钱。如食添,再加之。如食减,已定三钱内更减之,不可多服,每服二钱,水煎,去滓热服。如腹痛,每服加白芍药二分、中桂少许。如渴口干,加葛根二分。如嗽,去人参。如服此不止,却服后方柴胡调经汤,大举大升之也。

柴胡调经汤　治经水不止,鲜血,项筋急,脑痛,脊骨强痛,不思饮食,肝家有风热而血不止用此。

羌活　独活　藁本　升麻各五分　苍术一钱　柴胡七分　葛根　当归身　甘草炙,各三分　红花少许

上哎咀,作一服,水煎去滓,稍热空心服,微汗立止。

调经升阳除湿汤　治女子漏下恶血,月事不调,或暴崩不止,多下水浆之物,皆由饮食不节,或劳伤形体,或素有心

气不足，因饮酒劳倦，致令心火乘脾，其人必怠惰嗜卧，四肢不收，困倦乏力，无气以动，气短上气，逆急上冲，其脉缓而弦急，按之洪大，皆中指下得之，脾土受邪也。脾主滋荣周身者也，心主血，血主脉，二者受邪，病皆在脉。脉者，血之府也，人者，脉之神也。心不主令，胞络代之，故曰：心之脉，主属心系。心系者，胞络命门之脉也，主月事生孕。皆由脾胃虚而心胞乘之，故漏下血水不调也。况脾胃为阴阳之根蒂，当除湿去热。益风气上伸以胜其湿，又云，火郁则发之。

黄芪　苍术　羌活各一钱半　防风　藁本　升麻　柴胡甘草炙，各一钱　当归酒浸　独活各五分　蔓荆子七分

上㕮咀，水五大盏，煎至一大盏，去滓，稍热服，空心服药毕，待少时，以早膳压之，可一服而已。如灸足太阴脾经中血海穴二七壮，或三七壮，立已。

此药乃从权衡之法，用风胜湿，为胃气下陷而气迫于下以救其血之暴崩也。若病愈，经血恶物已尽，主病虽除后，必须以黄芪、甘草、人参、当归之类数服以补之，于补气升阳汤中加和血药是也。若经血恶物下之不绝，尤宜救其根源，治其本经。只益脾胃，退心火之亢，乃治其根蒂也。若遇夏月白带下脱，漏不止，宜用此汤，一服立止。

治崩漏血瘀 昏晕 疼痛

五灵脂散　治血崩不止，及昏晕不省。

五灵脂不拘多少，炒令烟尽，研末

上为末，每服一钱，温酒调下。

一方治血崩不止，五灵脂二钱炒热，加当归酒同煎，或水酒童便各半盏，同煎服。

一方五灵脂半生半熟，为末，酒调服。

一方水煎五灵脂半干，去滓，澄清，再煎成膏，入神曲末

为丸,如桐子大,空心温酒下二三十丸便止。

一方每服三钱,水酒、童便各半盏煎至八分,通口服,名抽刀散。治产后有病,服三服,散恶血,或心腹胁肋、脚痛不可忍者。或止用童子小便,尤佳。或中风,即入草乌头半钱同煎。亦治肠风下血。如不饮酒者,煎乌梅柏叶汤调下。如心烦,口干渴者,加蒲黄,炒减半。

一方同蒲黄各炒等分,名失笑散。治失血,及产后半产,恶血攻心,昏迷不省,及心腹绞痛欲死者,其效如神。真救急之良方也。人家不可不备。此药兼能解毒,及蛇、蝎、蜈蚣咬,涂伤处立愈。

香附子散 治血崩不止,或成五色,亦治产后腹痛,及小产血不止。大是妇人仙药,常服益血调气。

香附子不拘多少,舂去毛,中断之,略炒

上为细末,每服二钱,清米饮调下,能止血。好酒调下,能破积。冷气,姜汤下。带下,艾汤入醋少许下。

煮附丸 治崩漏带下,积聚癥瘕,脐腹疞痛。

方见调经门疼痛条。

备金散 治妇人血崩不止。

香附子炒,四两　当归尾一两二钱　五灵脂炒,一两

上为细末,每服五钱,醋汤调,空心服,立效。

如神散 治血崩不止,赤白带下。

香附子炒　赤芍药炒,各等分

上为末,入盐一捻,水煎,食前温服。

一方用香附、白芷为丸。

立效散 治妇人血崩,脐腹痛。

香附炒,三两　当归一两　赤芍药　良姜　五灵脂各半两

上为细末,每服三钱,酒一盏,童便少许同煎服。

一方 治血崩脐腹痛。

当归　赤芍药　熟地黄　香附子　牡丹皮　木贼去节,

各二两　没药　丁香　桂去皮,各三钱

上为细末,酒调三钱温服。

缩砂散　治血崩

缩砂不以多少,新瓦上炒香为细末,米饮调下三钱。

加减四物汤　治室女二七天癸至,亦有当时未至,过时而后至者,亦有卒然暴下,淋沥不止,有若崩漏者。失血过多,变生诸证,悉宜服之。

四物汤四钱　香附子炒,去毛,一钱半

上加生姜五片,水煎服食前。如血色鲜而不止者,去熟地黄,加生地黄。

治崩漏虚寒

丁香胶艾汤　治崩漏不止,盖心气不足,劳役及饮食不节所得,经隔少时,其脉两尺俱弦紧而洪,按之无力,其证自觉脐下如冰,求厚衣被以御其寒,白带白滑之物虽多,间下如屋漏水,下时有鲜血不多,右尺脉时微洪,屋漏水多暴下者,是急弦脉,为寒多,而洪脉时见,乃热少,合而言之,急弦者,北方寒水多也。洪脉时出者,命门包络之火也。黑物多、赤物少,合成屋漏水之状也。

当归一钱二分　白芍药　熟地黄各二分　川芎　丁香各四分　阿胶炒,六分,另后入　生艾叶一钱,后入

上为细末,作一服,水二盏,煎至五沸去渣,入胶艾,再上火煎至一大盏,空心、宿食消尽、带热服,三服效。

川芎汤　治带下漏血不止,及风寒冷热,劳损冲任,月水不调,崩中暴下,腰重里急,淋沥不断,及产后失血过多,虚羸腹痛,或妊娠胎动不安,下血连日,小便频数,肢体烦倦,头晕目暗,不欲饮食。

川芎　黄芪　芍药　干地黄　吴茱萸　甘草炙,各二两

当归　干姜各一两

上㕮咀,以水一斗,煮取三升,分三服。若月经后,因有赤白不止者,除地黄、茱萸,加杜仲、人参各二两。

断下汤　治冲任气虚,崩中漏下,经脉不调,每遇月候将来,脐腹腰脚先痛,渐减饮食,四肢乏力,及带下三十六疾,悉能疗之。

人参去芦　熟地黄　艾叶醋炒,各一两　海螵蛸烧灰　当归酒洗,各二两　阿胶蛤粉炒成珠　川芎各七钱　干姜炮,半两

上㕮咀,水煎食前服。乌贼骨即海螵蛸。

加味四物汤　治崩漏。

四物汤一两　人参二钱　吴茱萸一钱

上锉碎,每服半两,姜枣煎,食前服。五六服,寒热腹痛皆退。崩漏未止,续服后熟附丸。

《大全》方　治血崩。

阿胶半两　熟艾如鸡子大　干姜一钱

上为粗末,用水五盏,先煎艾叶、姜,至二盏半,入胶消温,分二服,空心服。

熟附丸

熟附子　木贼去节　龙骨煅　赤石脂煅,各半两　川芎当归各一两

上为细末,醋糊为丸,如桐子大,每服五六十丸,食前米饮下。

鹿茸丸　治经候过多,其色瘀黑,甚者,崩下吸吸少气,脐腹冷极,则汗出如雨,尺脉微小,由冲任虚衰。为风冷客乘胞中,气不能固,可灸关元百壮,在脐下正中三寸。

鹿茸燎去毛,酥炙　赤石脂制　禹余粮制,各一两　当归熟地黄　续断各二两　附子炮　艾叶一方无　柏叶各半两

上为细末,酒糊丸,如桐子大,每服三十丸,空心温酒下。炼蜜丸亦可。

治崩漏虚脱

《大全》方 治崩中，下血不止，小腹痛。

芍药一两，炒 黄柏叶六两，微炒

上用水一升，煎取六合，入酒五合，煎取七合，空心，分为二服。一方为细末，酒调二钱。一方有鹿角胶等分，酒调治白带脐腹痛。

柏黄散 疗经血不止。

黄芩一两二钱半 侧柏叶 蒲黄各一两 伏龙肝二两，即灶心对月土

上㕮咀，水二升，煎取八合，分为二服。

又方 治患崩中不止，结作血片，如鸡肝色，碎烂。

川芎十二分 生地黄 伏龙肝各十一分 阿胶 青竹茹各八分 当归六分 续断 地榆 小蓟根各三分

上用水九盏，煮取三盏，去渣，分三服。

伏龙肝散 治气血劳伤，冲任脉虚，经血非时，忽然崩下，或如豆汁，或成血片，或五色相杂，或赤白相兼，脐腹冷痛，经久未止，令人黄瘦，口干，饮食减少，四肢无力，虚烦惊悸。

伏龙肝 赤石脂各一两 川芎三两 熟地黄 艾叶微炒，各二两 麦门冬去心，一两半 当归 干姜各七钱半 肉桂 甘草各半两

上为粗末，每服四钱，枣一枚，水同煎服。

地榆散 治妇人崩中漏下不止。

地榆 蒲黄 白芍药 白茯苓 柏叶微炒 蟹爪微炒 熟地黄 鹿角胶碎，炒令黄 漏芦各一两 川芎 当归各七钱半 伏龙肝一两半 干姜炮 桂心 甘草炙赤，各半两

上锉碎，每服三钱，水一中盏，入竹茹一分，煎至七分，去渣，食前温服。

按伏龙肝为止血之圣药,盖燥可去湿也。先贤治崩,用旋覆花、半夏,治膈间湿痰而崩止者,亦此意。

蒲黄散 治崩中不能止。

蒲黄炒 补骨脂炒 千年古石灰炒过,各等分

上为末,每服二三钱,淡酒或醋汤调下。

霹雳散 治经脉妄行。

香附子三两 川芎 石灰油炒,各一两

上为细末,烧秤锤淬酒,调服二钱匕。

鹿茸散 治崩中漏下不止,虚损羸瘦。

鹿茸二两,去毛,涂酥炙微黄 白龙骨 鳖甲涂酥炙令黄,去裙 熟地黄 白芍药 白石脂 海螵蛸炙黄 续断各一两 肉苁蓉一两半,酒浸,去皮,炙干

上为细末,每服二钱,食前粥饮调下。

补宫丸 治妇人诸虚不足,久不妊娠,骨热形羸,崩中带下。

白薇 牡蛎 白芍药 鹿角霜 山药 白术 白茯苓 海螵蛸 白芷各等分

上为细末,面糊和丸,如桐子大,每服五十丸,空心米饮送下。

白矾丸 治久崩不止涩剂,有人经年崩漏,诸药不效,脉濡微,与此,与伏龙肝散,兼服之,愈。

白矾四两 香附二两 黄狗头骨烧灰,四两

上为细末,粥丸桐子大,每服三十丸,空心白汤下。

牡蛎丸 治月水不止,众药不愈者。

牡蛎火煅研细,用醋调成丸,再煅过通红,候冷研细,出火毒,却用醋调艾末,熬成膏和丸,如桐子大,每服五十丸,醋艾汤下。

一方 治妇人血漏。

蚕砂炒，一两　　伏龙肝半两　　阿胶一两

上为末，空心温酒调服二三钱。《大全》名无比散，无阿胶。

血见黑则止

黑金散　治妇人血气虚损，经候不调，崩中漏下。

鲤鱼皮　　棕榈皮　　黄牛角䚡　　补骨脂　　乱发各一两　　干姜　　海螵蛸　　木贼　　当归　　熟地黄各半两

上锉碎，拌匀入磁罐内，盐泥固济，候干，以炭火五斤，煅令通赤烟尽，取放土内埋令冷，取出研细，每服三钱，入麝香少许，空心米饮调下。

五灰散　治下血不止，成血崩。

莲蓬壳　　黄绢　　血余　　百草霜　　棕皮以上各烧灰　　山栀炒黑　　蒲黄炒　　黑墨　　血竭

上为细末调服，或炼蜜丸，桐子大，清米饮下五十丸。

十灰散　治下血不止。

锦片　　木贼　　棕榈　　柏叶　　艾叶　　干漆　　鲫鱼鳞　　鲤鱼鳞　　血余　　当归　　已上逐味火烧存性，各等分，研末　　麝香少许，研

上研匀，每服二钱，空心温酒调服。

十灰丸　治崩中下血不止。

锦灰一云绵灰　　黄绢灰　　马尾灰　　艾叶灰　　藕节灰　　莲房灰　　油发灰　　赤松皮灰　　棕榈灰　　蒲黄灰各等分

上研匀，用醋煮糯米糊和丸，如桐子大，每服七十丸，加至一百丸，空心米饮下。

如圣散　治血山崩。

棕榈　　乌梅肉各一两　　干姜一两五钱，并烧存性

上为细末，每服二钱，乌梅酒调下，空心食前服，久患不

过三服愈。一方去干姜,用甘草二寸,半生半熟,共为末,每服二三钱,淡醋汤调服。

当归散 治妇人血崩不止。

当归 龙骨烧赤,各一两 香附子炒,三钱 棕毛灰五钱

上为末,每服四钱,米饮调,空心服,忌油腻、猪、鱼、鸡等物。

一方 治血崩屡效。

当归 白芍药 干姜 棕榈各等分

上各煅存性,研为细末,醋调,以有节朱筋左搅四十九转,食前服。

琥珀散 一名乌纱帽散 治崩漏不止。

赤芍药 当归 香附子 干荷叶 男子发皂荚水洗 棕榈 乌纱帽是漆纱头巾,取阳气上冲故也

上各等分,并于新瓦上煅成黑灰存性三分,为细末,每服五钱,空心童便调下,如人行十里久,再进一服即止。若产后血去多,加米醋、京墨、麝香少许。一法先以五积散,加醋煎投一二服,次服五灵脂散。

立应散 治妇人血海崩败,又治肠风下血。

香附三两,一半生,一半炒 棕皮一两,烧存性

上为细末,每服五钱,酒与童便各半盏,煎七分,温服无时,如肠风,不用童便。

立效散 治妇人血崩不止。

当归 莲花心 白绵子 红花 茅花各一两

上锉,如豆大,白纸包裹,泥固,火煅存性,为末,每服三钱,温酒调服。如干血气,研血竭为引。如崩甚不止,加麝香为引,并用温酒调服。

必效散 治妇人月经不调,及崩漏不止。

棕皮烧 木贼去节,烧存性,各二两 麝香一钱,另研

上为末,酒调二钱,空心服。

乌金散 治血崩不止。

棕榈毛烧存性,一两　龙骨煅过,二钱

上为细末,研匀,每服三钱,空心好酒调服,二服立止。

香矾散 治血崩神效,带下亦妙。

香附子醋浸一宿,炒焦存性,为末,一两　白矾末二钱

上研匀,米饮调,空心服,神效。一方用荷叶汤调,尤妙。

一方 治血崩。

蒲黄　黄芩各一两　荷叶烧灰,半两

上为末,每服三钱,空心酒调下。

一方 治妇人血崩不止。

槐花一两　棕毛灰五钱

上为末,水二盏,盐少许,煎至七分,去渣,温服。一方用陈槐花一两、百花霜半两,秤锤烧红,淬酒,下一二钱。一方槐花萼烧灰,温酒调下二钱匕。一方槐木耳烧作灰,酒服方寸匕。

一方 治崩漏。

用白芷煎汤,调百草霜服。甚者,加棕榈灰。稍止,即以四物汤加干姜调之,此急则治其标也。

止崩杂方

一方 用槐花、百草霜为末,各等分,每服二钱,空心温酒调下。

一方 荆芥、莲房各等分,烧灰存性,为细末,空心米饮调下二钱。

一方 荆芥穗,灯火烧焦为末,每服三钱,童便调下。

一方 葫芦,去子、穰、实,荆芥穗,烧灰存性,米饮调服。

一方 香附子去毛,炒焦黑,存性,为末,热酒调下二钱,不过两服立止。

一方　砂仁,新瓦炒黑,为末,米饮调服

一方　益智仁炒黑为末,盐米饮调下。

一方　取丁香二两,以酒两升,煎取一升服。

一方　棕榈,白矾煅为末,酒调二钱。

一方　棕榈烧存性,淡酒调下三钱。

一方　乌梅烧灰存性,为末,乌梅汤调下。

一方　槟榔烧灰存性,碾末,温酒调下,甚妙。

一方　乱发,皂角水洗净烧为末,空心,酒调下二钱。

一方　桂心烧存性,为末,米饮或酒调下一二钱。

一方　桃仁烧灰,研细,食前温酒调下二钱。

一方　用蒲黄炒黑,出火毒,防风等分,为末,每服二三钱,酒调下,单用蒲黄亦效。

一方　五灵脂炒令烟尽,为末,温酒调下一钱。

一方　黄牛角䚡,用尖,烧为黑灰,微存性,调服。

一方　鹿角烧灰细研,食前温酒调下二钱。

一方　海螵蛸烧存性,为细末,每二钱,煎木贼汤下。

一方　以盐、白梅烧灰存性,为末,空心米饮调下。

一方　用夏枯草烧存性,为末,米饮调下。

一方　百草霜二钱,狗胆汁拌定,分作二服,当归酒调下。

一方　京墨为末,二钱匕同烧,露蜂房为末,三指摄酒调服。

一方　新绵一口烧研末,空心温酒调下,立止。名一笑散

一方　莲蓬烧灰存性,为细末,酒调下二钱。

一方　棉花子,铜器炒,烟尽,为末,空心温酒调下二钱。

一方　用大蓟,俗呼为马茨芥,连根去土,勿洗,以磁石器捣烂,仍入冷水半盏,取汁服之,立止。

一方　蚕沙为末,热酒调下三五钱。

《千金》方　治妇人无故尿血。

龙骨二两为末，以酒调服方寸匕。

孙真人方　治九窍出血。

荆叶，捣，取汁，酒和服之。

赤白带下门

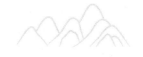

论带下由劳伤冲任

严氏曰:《巢氏病源论》:妇人有三十六疾者,七癥、八瘕、九痛、十二带下也。而带下不显其证,今人唯知赤白二带耳。此由劳伤冲任,风冷据于胞络。妇人平居,血欲常多,气欲常少,百疾不生。或气倍于血,气倍生寒,血不化赤,遂成白带。若气平血少,血少生热,血不化红,遂成赤带。寒热交并,则赤白俱下。其脉右手尺浮,浮为阳,阳绝者无子。苦足冷带下,轻则漏下,甚则崩中,皆心不荣血,肝不藏血所致。其脉寸口弦而大,弦则为减,大则为芤,减为寒,芤为虚,寒虚相搏,其脉为革,主半产漏下。又尺寸脉虚者漏血,漏血脉浮者不可治。

《产宝》云:带下三十六疾者,是十二癥、九痛、七害、五伤、三固,谓之三十六疾也。十二癥者,是所下之物。一者如膏,二者如青血,三如紫汁,四如赤皮,五如脓痂,六如豆汁,七如葵羹,八如凝血,九如青血似水,十如米泔,十一如月浣,十二如经度不应期也。九痛者,一阴中痛,二阴中淋痛,三小便痛,四寒冷痛,五月来时腹痛,六气满来时足痛,七汗出阴中如虫啮痛,八胁下皮痛,九腰痛。七害者,一害食,二害气,三害冷,四害劳,五害房,六害妊,七害睡。五伤者,一窍孔痛,二寒冷痛,三小腹痛,四脏不仁,五子门不正引背痛。三固者,月水闭塞不通,其余二者,文缺不载。而仲景所说,三十六种疾,皆由子脏冷热劳损而夹下起于阴内也。

论带下五色因风邪入于胞门

《良方》云:妇人带下,其名有五。因经行产后风邪入胞门,传于脏腑而致之。若伤足厥阴肝经,色如青泥。伤手少阴心经,色如红津。伤手太阴肺经,形如白涕。伤足太阴脾经,黄如烂瓜。伤足少阴肾经,黑如衃血。人有带脉,横于腰间,如束带之状,病生于此,故名为带。

李氏曰:平时阴阳过多,及产后亡血下虚,风邪乘虚入于胞络,宜暖宫丸加姜、附、吴茱萸,或黄芪建中汤去桂加当归,水煎吞苦楝丸。白带兼痛风者,二陈汤加苍柏、南星、牛膝、川芎。兼头风鼻涕者,苍柏辛芎散。

论带下属湿热冤结不散

《保命集》云:赤者,热入小肠;白者,热入大肠。原其本,皆湿热结于脉,故津液涌溢,是为赤白带下。本不病结,缘五经脉虚,结热屈滞于带,故女子脐下痛,阴中绵绵而下也。

经曰:任脉为病,男子内结七疝,女子带下瘕聚。王注云:任脉自胞上过带脉,贯于脐上,故男子内结七疝,女子带下。带脉起于季胁章门,似束带状。今湿热冤结不散,故为病也。

经曰:脾传之肾,名曰疝瘕。小肠冤结而痛,出白,一名曰蛊。所以为带下冤结也。冤,屈也。屈滞而病热不散,先以十枣汤下后,服苦楝丸,大延胡散,调下之。热去湿除,病自愈矣。

洁古云:治带下冤结而痛者,先以十枣汤下之,次服苦楝丸,大延胡索散调之,是先攻后补之法也。十枣汤,见杂病痰饮。大延胡散,方见调经门,疼痛条。

论带下痰实宜吐下

子和云:顷顿丘,一妇人病带下,连绵不绝,白物或来,已三载矣。命予脉之,诊其两手脉俱滑大而有力,得六七至,常上热口干,眩晕,时呕酢水。余知其实,有寒痰在胸中。以瓜蒂散吐出冷痰二三升,皆酢水也。间吐黄涎,状如烂胶。次以酱粥养其胃气。又次用导水禹功,以泻其下,然后以淡剂渗泄之药,利其水道,不数日而愈。

息城李左衙之妻,病白带如水窈漏中绵绵不绝。臭秽之气不可近,面黄食减,已三年矣。诸医皆云积冷,阳起石、硫黄、姜附之药,重重燥补,污水转多。戴人断之曰,此带浊水,本热乘太阳经,其寒水不禁固,故如此也。夫水自高而趋下,宜先绝其上源。乃涌痰二三升,次日下污水斗余。行三遍,汗出周身。至明旦,病人云污已不下矣。次用寒凉之剂,服及半载,产一男。

丹溪云:带与漏,俱是胃中痰积流下,渗入膀胱。无人知此。只宜升提,甚者,上必用吐,以提其气。下用二陈汤加白术、苍术,仍用丸子。肥人有带,多是湿痰,用海石、半夏、南星、炒黄柏、青黛、苍术、川芎。瘦人带病少。如有,多是热。用炒黄柏、蛤粉、滑石、川芎、青黛、椿根皮。

罗先生法,或十枣汤、或神佑丸,或玉烛散,皆可用之。虚者不可峻攻,实者可行。洁古云:治结痰白带,以小胃丹,半饥半饱,津液下数丸。候郁积行,却服补药。

论带下虚寒宜温补

李氏曰:带下有虚寒带腥臭者,因小水淋沥不已,或崩中暴下,或产后去血过多,以致阴亏阳竭,荣气不升,经脉凝泣,卫气下陷,精气累滞于下焦,蕴积而成,白滑如涕,下流腥臭者,黄芪建中汤去桂加当归,水煎,吞苦楝丸。久不止,脐腹引阴冷痛者,东垣固真丸。虚中有火者,补经固真汤,大乌鸡丸常用。气虚,四君子汤。血虚,四物汤。有火,加黄柏。有寒,加桂附。寒始因亡血,复亡其阳,阳气虚极,带下腥臭,多悲不乐,桂附汤。腹痛阴冷者,四物汤加桂附,常用酒煮当归丸、小乌鸡丸、琥珀调经丸。

韩氏曰:山妻年三十余,十八胎,九殇八夭。会先君松潘难作,贱兄弟皆西奔。妻惊忧过甚,遂昏昏不省人事,唇舌皆疮,或至封喉。下部虚脱,白带如注,如此四十余日。或时少醒,至欲自缢,自悲不能堪。医或投凉剂解其上,则下部疾愈甚。或投热剂,及以汤药薰蒸其下,则热晕欲绝。四弟还,脉之,始知为亡阳证也。大哭曰:宗嗣未立,几误杀吾嫂。急以盐煮大附子九钱为君,制以薄荷、防风,佐以姜、桂、芎、归之属,水煎,入井冰冷与之。未尽剂鼾鼻熟睡通宵。觉,即能识人。时止一嗣子二女,相抱痛哭,疏戚皆悲。执友赵宪长惊曰:君何术也? 弟曰:方书有之,假对假真对真尔。上乃假热,故以假冷之药从之。下乃真冷,故以真热之药反之。斯上下和而病解矣。继后主以女金丹,错综以二三方,不但去其疾,且调治元气。庚午生一子,今应袭也。壬申生一子。去年又患疟疾十三月,亦主以养元气、调生气。待饮食大进,然后劫以毒药,吐下块物甚多。投以附子汤三钱而愈,不责效旦暮间,其用女金丹即胜金丸也。得之异人,倍加香附,而视气血之偏者,又加姜黄、条芩,倍川芎之属,取效甚多。予念无子者往往有之,翻思予得子之难,其苦何如? 乃次第录其方,并女金丹以济人云。女金丹即胜金丸,方见求子门。

论带久枯涸宜润补

《准绳》云:带下久而枯涸者,濡之。凡大补气血皆所以濡之。如以四物汤为末,炼蜜丸,梧子大,空心米饮下三四丸,以疗年高妇人白带,良验。皆润剂也。

治带下当以壮脾胃升阳气为主

薛氏曰：徐用诚先生云，带下白属气而赤属血。东垣先生云，血崩久则亡阳。故白滑之物下流，末必全拘于带脉。亦有湿痰流注下焦，或肾肝阴淫之湿胜，或因惊恐而木乘土位，浊液下流。或思慕为筋痿。戴人以六脉滑大有力，用宣导之法。此泻其实也。东垣以脉微细沉紧，或洪大而虚，用补阳调经。乃兼责其虚也。丹溪用海石、南星、椿根皮之类。乃治其湿痰也。窃谓前证，皆当壮脾胃，升阳气为主，佐以各经见证之药。色青者属肝，用小柴胡加山栀、防风。湿热壅滞、小便赤涩，用龙胆泻肝汤。肝血不足，或燥热风热，用六味丸。色赤者属心，用小柴胡加黄连、山栀、当归。思虑过伤，用妙香散等药。色白者属肺，用补中益气加山栀。色黄者属脾，用六君子加山栀、柴胡，不应用归脾汤。色黑者属肾，用六味丸。气血俱虚，八珍汤。阳气下陷，补中益气汤。湿痰下注，前汤加茯苓、半夏、苍术、黄柏。气虚痰饮下注，四七汤送六味丸。不可拘肥人多痰，瘦人多火，而以燥湿泻火之药经治之也。

一孀妇腹胀胁痛，内热晡热，月经不调，肢体痠麻，不时吐痰。或用清气化痰，喉间不利，带下青黄，腹胁膨胀。又用行气之剂，胸膈不利，肢体如麻。此乃郁怒伤损肝脾。朝用归脾汤以解脾郁生脾气。夕用加味逍遥散以生肝血、清肝火。百余剂而愈。

一妇人久疟兼带，发热口干，体倦，用七味白术散加麦门、五味，大剂煎与恣饮。再发稍可，乃用补中益气加茯苓、半夏，十余剂而愈。

一妇人头晕吐痰，胸满气喘，得食稍缓，苦于白带二十余年矣，诸药不应。此气虚而痰饮也。痰饮愈而带自愈。遂朝用六君子汤，夕用六味地黄丸。不月而验。

一妇人耳鸣胸痞,内热口干,喉中若有一核,吞吐不利,月经不调,兼之带下。余以为肝脾郁结,用归脾汤加半夏、山栀、升麻、柴胡,间以四七汤,下白丸子而愈。

一妇人吞酸饱满,食少便泄,月经不调。服清气化痰丸,两膝渐肿,寒热往来,带下黄白,面痿体倦。此脾胃俱虚,湿痰下注。用补中益气,倍用参术,加茯苓、半夏、炮姜而愈。

一妇人带下,四肢无力。余曰:四肢者,土也。此脾胃虚弱,湿痰下注。以补中益气、济生归脾二药治之而愈。

一妇人带下黄白,怒则胸膈不利,饮食少思。或用消导利气之药,痰喘胸满,大便下血。余曰:此因脾气亏损,不能摄血归源。用补中益气加茯苓、半夏、炮姜。四剂顿减。又用八珍加柴胡、山栀而痊。

论带久不止当补卫厚脾

李氏曰:凡崩中带下,或用升提,如升阳调经汤。或用收涩,如伏龙肝散、白芷散。然暂止而终不止者,盖卫司开阖,而为荣血之主。脾胃为血海水液之会。卫气与胃气俱虚,则血液无所约制。是以古方有用桂枝汤加附子以固卫气者,四君子汤加草果、丁香、木香以燥水健脾者。或用理中汤加陈皮、半夏。或单半夏丸,用芎归汤煎下。或补中益气汤、平胃散。皆补卫厚脾,使气血自循故辙,而不专于收涩以劫夺之也。

论带久属虚当补养脾气

叔卿按:妇人赤白带下,古方多作身虚受风,冷入于胞络,搏其血之所成。此一说也。巢氏亦谓风邪入于胞中,损冲任之经,伤太阳、少阳之血,致秽与血兼带而下。冷则多白,热则多血。此又一说也。张子和辨论，以二家之说俱非，而总归之少腹冤热。其赤者为新积，白者为旧积。此《内经》之旨，与赤白痢同。此又一说也。刘河间谓，赤者热入小肠，白者热入大肠。原其本，皆湿热结于脉，故津液漏溢。是为赤白带下。此又一说也。朱丹溪又谓，带与漏俱是胃中痰积流下，渗入膀胱。此又一说也。妇人患此症者甚多，以上诸法审得其证，惟初时用之甚效。若因循日久，脾气渐虚，不能收摄津液，致秽浊渗淫而下，非大补脾气断无痊理。

一妇人久患带下，兼之腹痛难忍。余用大圣万安散治之。其方出乾坤生意，用白术、黄芪、陈皮、桑白皮、木通、牵牛、木香、胡椒。此方补泻相兼，寒热互用。余爱其方差有意，用之果下恶物。三五次后，以白粥补之，遂大效。然久之复作，不敢再用前药，令以卫生汤补之。荏苒年余，其证不除，更用别医，不知作何治疗，遂致不起矣。

余一侍人患此数年，旋止旋作。以湿热治之，用导水丸及川楝、茴香之类，不效。又以湿痰治之，用星、半、椿根皮之属，亦不效。久之，日晡潮热，形神惨瘁，饮食不思，倦怠嗜卧。诊其脉涩短微细，指下如蚁行之状。余细思，此虚极也。用归脾汤，早进一服，临卧滓查再服。如此数日，精神顿爽，饮食亦进。不旬日，肌肉腴泽如常，而带下亦止矣。后来再作，旋服旋愈，半年后全瘥。余惟妇人以血为主，而带下与崩漏同为虚证。世人止知崩漏属血热，带下属湿热，概用寒凉之药，多致阴胜阳微，血不生而肌渐馁。如此死者，不知几多人矣。余每以血随气行，气为血之统主，如水由地行，地为水之堤防。若堤不决，水安得横流；气不虚，血安得妄行。每用归脾汤、补中益气汤，治男妇之失血，与崩漏带下者，极有大效。盖血脱益气，实阳生阴长之义也，不可不知。

论带下湿热药用正治从治之异

方氏曰:妇人赤白带下,多是怒气伤肝。夫肝属木,脾属土。肝邪乘脾,木气克土,则脾受伤而有湿,湿而生热,热则流通,所以滑浊之物渗入膀胱,从小便而出也。丹溪作湿热而用苦寒之药治之者是矣。虽然古人曾有用辛温治之而愈者,不知苦寒之药,正治之法也;辛温之药,从治之法也。盖湿热怫郁于内,肚腹疼痛,赤白带下,非辛温从治而能开散之乎?然湿热未曾怫郁,但止赤白带下,不若用苦寒正治之为当也。

论带下杂治法

戴氏曰:赤白带下,皆因七情内伤,或下元虚冷,感非一端。大率下白带多,间有下赤者,并宜顺气散,吞震灵丹,仍佐艾附丸,或米饮调沙参末。带下不止,成尫羸者,四物汤加煅牡蛎粉半钱,吞固阳丸,多服取效。有带疾愈后一二月,或再发,半年一发,先血而后下带,来不可遏,停蓄未几,又复倾泻,此名漏带,最为难治。下截之血,小腹主之,有因血虚而虚热间入小肠,致小便涩痛,色白如泔,或成沙粒,皆不可作淋治,用冷剂,宜以四物汤、五苓饮各半贴,和煎。

论室女带下

《产宝》云:未出女子有三病;何也?答曰:女子一病者,经水初下,阴中热,或当风卧,或扇风。二病者,太冲脉盛,气盛则内热,以冷水洗之。三病者,或见丹下惊怖者,若三者一有所受,后必有带下之证也。方用神仙聚宝丹。

排　脓

《准绳》云：带下并肠有败脓，淋漏不已，腥秽殊甚，遂至脐腹，更增冷痛，此盖败脓血所致，卒无已期，须以此排脓，用白芷一两，单叶红蜀葵根二两、白芍药、白矾、烧枯，各半两，为末，用以腊丸，如桐子大，空腹或饭前米饮下十丸，或十五丸，候脓尽，仍别以补药佐之。

消瘀血

仲景云：问妇人年五十所，病下利数十日不止，暮即发热，少腹里急腹满，手掌烦热，唇口干燥，何也？师曰：此病属带下。何以故？曾经半产，瘀血在少腹不去。何以知之？其证唇口干燥，故知之。当以温经汤主之。方见调经门。

论白浊白淫

《大全》云：妇人小便白浊白淫者，皆由心肾不交养，水火不升降。或因劳伤于肾，肾气虚冷故也。肾主水而开窍在阴，阴为溲便之道，胞冷肾损，故有白浊白淫。

李氏曰：白淫盖缘思想无穷，所原不得，意淫于外，入房太甚，发为筋痿，久为白淫。谓白物淫如白精之状，不可误作白带，过服热药。又有日夜流津，如清米泔，或如痴胶者，谓之白崩。与白淫大同，多忧思过度所致，诚难治疗。用平补镇心丹。因思伤脾胃者，四七汤下白丸子，或归脾汤。痞闷少食者，沉香降气汤。因劳伤肾气，心肾不交者，金锁正元丹、小兔丝子丸、威喜丸。

薛氏曰：前证若元气下陷，用补中益气汤。脾胃亏损，六君子加升麻、柴胡。脾经郁结，归脾汤加黄柏、山栀。肝经怒火,龙胆泻肝汤,虚则用加味逍遥散,宜与带下参看主治。

一妇人善怒,或小腹痞闷,或寒热往来,或小便频数,时下白淫,药久不愈,面青口苦。余以为积愤而不能发散所致,用龙胆泻肝汤而愈。用加味逍遥散、八珍汤而安。

脉　法

《脉经》曰:妇人带下,六极之病。脉浮则为肠鸣腹满,紧则为腹中痛,数则为阴中痒,痛则生疮,弦则阴中掣痛。妇人带下,脉浮恶寒者不治。

治湿热带下

清白散　治白带

当归　川芎　白芍药炒　生地黄　黄柏盐水炒　椿根皮酒炒　贝母各一钱　干姜炒黑　甘草各五分

上锉,加生姜三片,水煎服。肥白人多湿痰,加白术、半夏。赤白,加酒炒条芩、荆芥。久下,加熟地黄、牡蛎。气虚,加人参、黄芪。腰腿酸痛,加鹿角胶,或只以二陈汤加苍、白术。如升膀胱之湿,加升麻、柴胡、苍、白术。

解带散　治血气不调,湿热白带,四肢倦怠,五心烦热,痰郁嘈杂。

当归身酒洗　香附子醋炒,各一钱半　白芍药酒炒　白术土炒,各一钱二分　苍术　白茯苓　陈皮去白　牡丹皮各一钱　川芎　延胡索各八分　甘草炙,四分

上锉,一剂,加生姜水煎,空心服。

八妙丸　治经脉不调,湿气白带,腹痛胃弱。

归身酒洗　生地黄姜汁、酒炒　白茯苓各三两　南川芎酒炒　香附童便浸,炒　延胡索去皮,炒　牡丹皮各二两　赤芍药

酒炒,一两半

上为末,酒糊丸,如绿豆大,每服五十丸,空心滚汤下。腹痛,酒下七十丸。

椿根皮丸 治赤白带,有湿热者。

芍药五钱 良姜三钱,烧灰 黄柏二钱,炒成灰 椿根皮一两半

上为末,粥丸,桐子大,每服三五十丸,空心米饮下。

胜湿丸 治赤白带,因湿热胜而下者。

苍术盐炒 白芍药 滑石炒,各一两 椿根皮炒 干姜煨,各二两 地榆半两 枳壳 甘草各三钱

上为末,粥丸,桐子大,空心米饮下一百丸。干姜,一方只用二钱。

苍曲椿根皮丸 治带下。

椿根皮二两 芍药一两半 苍术 神曲炒 麦皮曲炒 黄柏炒,各一两 滑石 枳壳各半两

上为末,粥丸桐子大,每服五十丸,空心米饮下。

侧柏椿根皮丸 治白带因七情所伤,而脉数者。

椿根皮炒,二两 香附子醋炒 白芍药 白术炒,各一两 侧柏叶酒蒸 黄连炒 黄柏炒,各半两 白芷烧存性 木香各三钱

上粥丸,桐子大,米饮下七十丸。

按椿根皮,性凉而燥,湿热盛者宜之。后一方有黄连、香附、木香,故可治七情所伤。

苦楝丸 治赤白带下甚妙。

苦楝碎,酒浸 茴香炒,一方大茴香 当归各等分

上为末,酒糊丸,如桐子大,每服三五十丸,空心温酒下。瘀血,加桃仁。血海寒,加桂。如腰腿疼,四物汤四钱,加羌活、防风各一钱,煎汤送下。

四神丸 治带下。

香附四制,八两　苍术泔浸,牡蛎粉炒　椿根皮蜜水炒　砂仁炒,各二两

上为末,黄米煮饭丸,桐子大,每服五六十丸,空心酒下。

丹溪方　治有孕白带。

苍术三钱　山茱萸去核　白芍药各二钱半　黄芩炒　白芷各二钱　椿根皮炒　黄连炒　黄柏炒,各一钱半

上为末糊丸,空心温酒下五十丸。

上上诸方俱轻剂。

万安散　治女人赤白带下,或出白物如脂,或有臭浊污水,并神效。

小茴香炒香　木香各二钱半　黑牵牛一两,另取头末

上为细末,以生姜自然汁调二钱,临卧服,取尽恶物为效。未尽,间日再服二钱,后以白粥补之。忌热毒物。

大圣万安散　治女人癥瘕癖气,腹胀胸满,赤白带下,久患血气虚弱,痿黄无力,并休息赤白痢疾,并皆治之。其效不可具述。孕妇不可服,天阴晦不可服。

白术　木香　胡椒各二钱半　黄芪　陈皮去白　桑白皮木通各五钱　白牵牛炒,取头末二两

上为末,每服二钱,用生姜五片,水一钟半煎至一钟,去姜,调药临卧服。须臾,又用姜汤,或温白汤,饮三五口催之。平明可行三五次,取下恶物及臭污水为度,后以白粥补之。服药不可食晚饭及荤酒等物。

《宣明》导水丸　治湿热郁于下焦之分,赤白带下不止,燥热烦渴。

大黄　黄芩各二两　牵牛头末　滑石各四两

上为末,水丸如桐子大,每服四五十丸,滚水下,随证加减。

已上诸方俱重剂。

治湿痰带下

渗湿消痰饮 治湿热痰积,渗入膀胱,白带不止。

白术　苍术炒　半夏姜汤泡七次　橘红　白茯苓　白芷
香附各一钱　甘草炙,五分

上锉,水煎服。有热,加黄芩。血虚,加芎归。气虚,加参
芪。久不愈,加升麻、柴胡提升之。

苍柏椿根皮丸 治肥人白带是湿痰。

苍术　黄柏　椿根皮　南星　半夏　川芎　香附　海
石　干姜炮,各等分　暑月去干姜,加滑石

上为末,醋糊丸,如桐子大,每服五六十丸,白汤下。

小胃丹 上可取胸膈之痰,下可利肠胃之痰,及湿痰热
痰。并治妇人结痰白带。惟胃虚少食者忌用。

甘遂湿面裹煨熟,一方面裹,长流水煮,晒干　芫花好醋拌经
宿,瓦器内炒黑,不可焦　大戟长流水煮一时,再用水洗净,晒干,
各半两　黄柏炒,二两　大黄湿纸裹,煨,勿令焦,切,焙干,再以酒
润,炒熟,焙干,一两半

上为末,以白术膏丸,如萝卜子大,临卧津液咽下五七
丸,或白汤送下,取膈上湿痰热积,以意消息之,欲利空心
服。一方加木香、槟榔各半两。

补药方 治痰结白带。先以小胃丹,半饥半饱,津液咽
下数丸,候郁开,却服此药补之。

白术二两　黄芩五钱　红白葵花二钱半　白芍药七钱

上为末,蒸饼丸,如桐子大,每服三五十丸,煎四物汤
下。一方有苍术,无黄芩。

治风邪带下

胃风汤 治风邪入于胞门,或中经脉,流传脏腑,带下

五色。

人参　白术　茯苓　当归　川芎　芍药　肉桂各等分

上锉，每服八钱，入粟米一撮，水煎服。腹痛，加木香。五积散去麻黄，亦可用。

小柴胡汤　治风邪带下五色。

柴胡二钱　黄芩　半夏　人参　甘草各一钱

上锉，加生姜三片、枣二枚，水煎服。色青属肝，加山栀、防风。色赤属心，加黄连、山栀、当归。色白属肺，用补中益气汤加山栀。色黄属脾，用六君子加山栀、柴胡。不应用归脾汤。色黑属肾，用六味地黄丸。

苍柏辛芎散　治妇人上有头风鼻涕，下有白带。

辛夷　川芎　苍术　黄柏　南星　半夏　滑石　牡蛎黄芩酒炒

上水煎，食前服。

地榆散　治漏下五色，一十二带，兼治呕吐下血。

地榆三两

锉碎，以醋、水各半升，煮十余沸，去滓，食前稍热服一合。

《本草》注云：地榆主带下十二病。一曰多赤。二曰多白。三曰月水不通。四曰阴蚀。五曰子脏坚。六曰子门游。七曰合阴阳患痛。八曰小腹寒痛。九曰子门闭。十曰子宫冷。十一曰梦与鬼交。十二曰五脏不定。

一方　治五色带下，服大豆紫汤，日三服。

治虚损带下

卫生汤　治带下不止，脉微弱、腹痛。

黄芪三两　当归　白芍药炒，各二两　甘草炙，一两上为粗末,每服半两,水煎,空心服。一方下苦楝丸三十粒。虚者,加人参一两。

补中益气汤　治劳役过度,饮食不节,损伤脾胃,以致阳气下陷,白带日久不止。

黄芪　人参　白术　甘草炙,各一钱　当归　陈皮各七分　升麻　柴胡各三分

上作一服,水煎服。

六君子汤　治胃虚有痰,饮食减少,中气不和,时时带下。

人参　白术　白茯苓　甘草炙　陈皮去白　半夏汤泡七次,各一钱

上锉一服,加生姜三片,水煎服。

归脾汤　治思虑过伤心脾,以致健忘怔忡,惊悸不寐,怠惰嗜卧,不思饮食,时常白带不止。

方见崩漏门劳伤条

加味八珍汤　治妇人气血两虚,赤白带下。

当归　川芎　白芍药酒炒　生地黄　人参　白术　白茯苓　山药炒　杜仲酒炒　香附各炒一钱　甘草炙,五分

上加乌梅一个,生姜三片、枣一枚,水煎食前温服。肥人加半夏。瘦人加黄柏。饱闷去人参,加砂仁。腹痛去人参,加小茴香、延胡。冬月加煨干姜。日久元气下陷,加升麻、柴胡升提之。

当归泽兰丸　治妇人经脉不调,赤白带下,久无子者。

香附子用极大者,杵,去毛,一斤,分四分,童便浸四两,酒浸四两,醋浸四两,米泔浸四两,各浸一宿,取出晒干　当归酒浸　白芍药　川芎　熟地黄酒洗　生地黄各二两　泽兰叶　艾叶　白术各一两五钱　黄芩一两

上为末,醋糊为丸,如赤小豆大,每服六十丸,空心白汤

或酒下。

　　止带丸

　　当归酒洗　川芎　白术　人参　山药　杜仲姜汁酒炒，去丝　香附　补骨脂酒炒　牡蛎火煅　椿根皮酒炒　续断各等分　青黛减半

　　上为细末，炼蜜丸，如桐子大，每服五十丸，空心米汤下。腹痛，加延胡索、小茴香。肥人，加姜制半夏。瘦人，加酒炒黄柏。冬月，加煨干姜少许。夏月，加黄柏。

　　严氏当归煎　治赤白带下，腹内疼痛，不欲饮食，日渐羸瘦。

　　当归酒浸　赤芍药炒　白芍药炒　熟地黄酒蒸，焙　阿胶炒　续断酒浸　牡蛎煅，各一两　地榆半两

　　上为末，醋糊丸，如桐子大，每五十丸，空心米饮下。

　　苁蓉兔丝丸　治赤白带下。此药不热不寒，得其和平，助阴生子。

　　肉苁蓉酒浸　兔丝子酒蒸　覆盆子　蛇床子各一两二钱　当归酒洗　白芍药炒　川芎各一两　牡蛎火煅　海螵蛸各八钱　五味子　防风各六钱　黄芩五钱　艾叶三钱

　　上为末，炼蜜丸，桐子大，每服三四十丸，盐汤下，早晚各进一服。

　　丹溪方　治白带属真阴虚者。

　　龟版炙　枳子各二两　黄柏炒，一两　香附子　山茱萸　苦参　椿根皮　贝母各半两　白芍药七钱半　干姜炒，二钱半

　　上为末，酒糊丸，如桐子大，每服五十丸，空心米饮下。

　　《千金》方　治带下。脉数者，阴虚有热也。

　　枸杞根一斤　生地黄五两，一方五斤

　　上二味，以酒一斗煮取五升，分三服。水煮亦得。

　　上二方补肾水。真阴虚者宜之。

　　补真固经汤　一妇人白带漏久，服诸药不效。诊得心胞

尺脉极微,其白带流而不止。

《脉经》云:崩中日久为白带,漏下多时骨水枯。言崩中者,始病血崩不已,久下则血少。复亡其阳,故白滑之物下流不止,是本经血海将枯,津液俱亡。枯干不能滋养筋骨,以本经行经药为引,用为使。以大辛甘油腻之药,润其枯燥而滋益津液。以大辛热之气味,补其阳道,生其血脉。以苦寒之药,泄其肺而救其上热。伤气,以人参补之。以微苦温之药,佐而益元气,名曰补真固经汤。

人参 干姜各二钱 生黄芩另锉 郁李仁去皮、尖,研 柴胡 甘草炙,各一钱 橘皮不去白,五分 白葵花十六朵,去萼

上除黄芩外,以水三大盏,煎至一盏七分,再入黄芩同煎,至一盏,去滓,空心热服,候少时,以早膳压之。

补真润肠汤 治白带下,阴户中痛,控心而急痛,身黄皮缓,身重如山,阴中如水。一名升阳燥湿汤。

柴胡一钱二分 良姜二钱 防风 郁李仁 干姜 甘草各一钱 白葵花七朵 陈皮 生黄芩各五分

上锉散,只作一服,水二盏,煎至一盏,食前热服。

上二方,用葵花、郁李仁之滑以润燥。盖枯涸滞着者宜之。

治虚寒带下

元戎四物汤 治妇人赤白带下,脉沉微腹痛,或阴中痛。

四物汤四钱 官桂 附子炮,各五分

上锉,水煎,食前服。一方四物汤加茴香、桂。

玉仙散 治赤白带下。

干姜焙黄 白芍药炒 香附炒焦,各一两 甘草生用,五钱

上为细末,每服三钱,用水、白酒调下。一方只用白芍

药,酒炒二两,干姜,炮半两,为细末,米饮调下二钱。

延胡苦楝汤 治脐下冷,撮痛,阴冷大寒,白带下。

延胡索 苦楝子各二分 黄柏一分 附子 肉桂各三分
甘草炙,五分 熟地黄一钱

上作一服,水煎,食前温服。

桂附汤 治白带腥臭,多悲不乐,大寒。

肉桂一钱 附子三钱 黄柏 知母各五分

上作一服,水煎,食远热服。如少食常饱,有时似腹胀,加白芍药半钱。如不思饮食,加五味子二十个。如烦恼,面上麻木如虫行,乃胃中元气极虚,加黄芪一钱、人参七分、甘草二分、升麻五分。此补阳气极虚,用黄柏等为引用,又升降阴阳药也。

当归附子汤 治脐下冷痛,赤白带下。

当归二钱 良姜 干姜 附子各一钱 柴胡七分 升麻
蝎梢各五分 甘草炙,六分 炒黄盐三分 黄柏少许

上为粗末,每服五钱,水煎温服。为丸亦得。东垣回阳丹注云:必用炒黄盐,无则不效,盖寒疝之要药也。

龙骨散 治淳下十二病绝产。一曰白带,二曰赤带,三曰经水不利,四曰阴胎,五曰子脏坚,六曰藏癖,七曰阴阳患痛,八曰内强,九曰腹寒,十曰藏闭,十一曰五藏酸痛,十二曰梦与鬼交,宜服之。淳下,一本作腹下。

龙骨三两 黄柏 半夏 灶中黄土 桂心 干姜各二两
石韦 滑石各一两 海螵蛸 代赭各四两 白僵蚕五枚

上十一味,治下筛,酒服方寸匕,日三,白多者,加海螵蛸、僵蚕各二两。赤多者,加代赭五两。小腹冷,加黄柏二两。子藏坚,加干姜、桂心各二两。已上各随病增之,服药三月有子,即住药。药太过多,生两子,当审方,取好药。寡妇、童女不可妄服。

酒煮当归丸 治癞疝,白带下注,脚气,腰以下如在冰雪

中。居火炕，以厚衣重盖犹冷。小便不止，与白带长流而不禁固，肌肉消瘦，面白目青，目慌慌无所见，身重如山，行步欹侧，腿膝枯细，大便闭结，心下痞闷，懊侬，饮食不下，面垢背寒，小便遗而不知。此上中下三阳真气俱竭，故哕吐不止，胃寒之极也。其脉沉紧而涩，按之空虚。若脉洪大而涩，按之无力，犹为中寒之证，况按之空虚者乎？按之不鼓，是为阴寒之极也。其空虚乃气血俱虚之极也。

当归一两　茴香半两　黑附子炮，去皮、脐　良姜各七钱

上四味，锉如麻豆大，以好酒一升半同煎，煮至酒尽为度，炭火焙干，同为细末，入后药。

炒黄盐　丁香各半两　全蝎三钱　柴胡二钱　升麻根木香各一钱　苦楝子　甘草炙，各五分　延胡索四钱

上同为细末，酒煮，面糊丸，如桐子大，每服二十丸，空心宿食消尽，淡醋汤下，忌油腻冷物酒面。

暖宫妙应丸　治妇人赤白带下，及子宫虚冷无子。

当归　川芎　白芍药　熟地黄　艾叶　牡丹皮　茯苓龙骨　牡蛎　赤石脂各等分

上为末，面糊丸，桐子大，每服五十丸，空心艾醋汤下。

鹤顶丸　治带下之证有三：未嫁之女，月经初下，止而即得，或浴之以冷水，或热而扇，或当风。此室女病带下之由。有家之妇，阴阳过多，即伤胞络，风邪乘虚而入，胞经触冷，遂成秽液，与血水相连而下。产后带下，由亡血失气，伤动包络，门开而外风袭，肌体虚而冷风入。冷风与热气相连，故成液而下。冷则多白，而热则多赤。冷热相交，赤白俱下。

当归七钱半，酒浸　附子炮，去皮，半两　龙骨盐泥包，煅吴茱萸汤泡，去涎　赤石脂火煅，醋淬　干姜炮，各两半　牡蛎一两三钱，盐泥包，煅　艾叶一两，以醋半盏煮干

上为细末，研匀，醋糊和丸，如桐子大，以赤石脂末为衣，每服五十丸，空心用艾叶盐汤、乌梅煎汤下。

白蔹丸　治室女冲任虚寒，带下纯白。

鹿茸酒蒸,焙,二两　白蔹　狗脊燎去毛,制,各一两

上为细末，艾煎醋汁打糊丸，如桐子大，每服五十丸，空心温酒送下。

神仙聚宝丹　一名琥珀朱砂丸。治妇人血海虚寒，外乘风冷，搏结不散，积聚成块，或成坚癖，及血气攻注，腹胁疼痛，小便急胀，或虚鸣，呕吐涎沫，头旋眼花，腿膝重痛，面色痿黄，肢体浮肿，月候欲行，先若重病，或多或少，带下赤白，崩漏不止，惊怖健忘，小便频数或白，时见虚热，盗汗羸瘦。此药不问胎前、产后、室女，并皆治之。常服安心去邪，逐败血，养新血，令有子。

当归　木香　琥珀　没药各一两　滴乳香二钱半　麝香　辰砂各一钱

上各另研为细末，合一处研匀，水丸如龙眼核大，每用一丸，温酒磨下，不拘时。胎息不顺，腹内疼痛，一切产难，酒和童便磨下。产后血晕，败血奔心，口噤舌强，或恶露未尽，发渴面浮，煎乌梅汤，和童便磨下。室女月候不调，温酒磨下半丸。产后血气不调，童便磨下。

大黄丸　治带下百病，无子。服药十日下血，二十日下长虫，及青黄汁，三十日病除，五十日肥白。

大黄破如豆粒,熬令黑色　柴胡　朴硝　干姜各一升　川芎五两　蜀椒二两　茯苓如鸡子大,一枚

上七味为末，蜜丸如桐子大，先食服七丸，米饮下，加至十丸，以知为度，五日微下。

白石脂丸　治妇人三十六疾，胞中痛，漏下赤白。

白石脂　海螵蛸　禹余粮　牡蛎各十八铢　赤石脂　干地黄　干姜　龙骨　桂心　石韦　白蔹　细辛　芍药　黄连　附子　当归　黄芩　蜀椒　钟乳　白芷　川芎　甘草各半两

上二十二味为末,蜜和丸,如梧子大,每日空心酒下十五丸,日再。一方有黄柏二两。

白马蹄丸 治女人下焦寒冷,成带下赤色浣。

白马蹄 鳖甲 龟甲 鲤鱼甲 蜀椒各一两 磁石 甘草 杜仲 萆薢 当归 川芎 禹余粮 桑耳 续断 附子各二两

上十五味为末,蜜丸,梧子大,以酒服十丸,加至二十丸,日三服。一方无龟甲。

治女人带下诸病方

大黄蒸三斗米下 附子 茯苓 牡蒙 牡丹皮 桔梗 葶苈各三两 厚朴 川芎 人参 当归 虻虫 蜀椒 吴茱萸 柴胡 干姜 桂心各半两 细辛二两半

上十八味为末,蜜和丸,如梧子大,每日空心酒服二丸。不知加之,以腹中温温为度。一方有麻子三两、泽兰半两,而无蜀椒、葶苈。

茱萸浴汤 治下焦虚冷,脐腹疼痛,带下五色,月水崩漏,淋沥不断。

吴茱萸汤泡 杜仲炒,去丝 蛇床子 五味子 丁皮各一两木香 丁香各半两

上锉,如麻豆大,每用半两,以生绢袋盛,水三大碗,煎数沸,乘热熏下部,通手淋浴,早晚二次熏洗。

坐药龙盐膏 治带下。

延胡索五钱 厚朴三钱 当归 茴香 炒黄盐 酒防己 肉桂 红豆 龙骨各二钱 川乌头炮 丁香 木香各一钱半 良姜 木通各一钱 全蝎五枚 枯矾五分

上为末,炼蜜丸,弹子大,绵裹留丝在外,纳阴户内。

胜阴丹 为上药力小,再加三钱,内加行性热药。

羌活 柴胡各二钱 大蒜一钱 补骨脂与蒜同焙,一钱 山柰子 川乌头 大椒各五分 甘松三分 升麻 枯白矾各

二分　全蝎三个　麝香少许

上为细末,同前法制用。

回阳丹　势胜者用此。

全蝎　升麻　甘松各二分　草乌头　羌活各三分　大椒
山奈子　荜拨　枯矾各五分　川乌头　柴胡各七分　水蛭三
条,炒焦　虻虫三个,去翅、足,炒　大蒜　补骨脂各二钱　炒黄
盐一钱,必用之药,去之则不效

上为极细末,依前制如指尖大,用绵裹,纳阴户中,觉脐
下暖为效。

如圣丹　治妇人经脉不调,赤白带下。

枯矾四两　蛇床子二两

上为末,醋糊丸,如弹子大,用胭脂为衣,绵裹放阴户中,
定坐半日,热极再换。大抵月水不通,赤白带下,多因子宫不
洁,服药难效,下取易瘥,且速效而不伤脏气也。一方用枯
矾、川乌各等分,炼蜜丸,如弹子大,绵裹纳阴中,治带下
绝产。

治带下滑脱

侧柏地榆汤　治赤白带下,以致不能成孕。

黄芪　侧柏叶　地榆　海螵蛸　白僵蚕　牡蛎用盐泥固
济,火煨透去泥,研,各一钱　肉苁蓉酒浸　白芷　蛇床子各一钱
二分

上锉,加生姜三片,水煎,半饥时服。

白芷散　治赤白带下。

白芷二两　海螵蛸二个,煅　胎发一团,煅
上为细末,空心,温酒调下二钱。

伏龙肝散　治赤白带下,久患不瘥,尪悴乏力,六脉
微濡。

棕榈不拘多少,烧炽,急以盆盖,阴冷存性　伏龙肝于灶直下去取赤土,炒令烟尽　屋梁上悬尘炒令烟尽,出火毒

上各等分,研匀,入龙脑、麝香各少许,每服三钱,温酒或淡醋汤下,患十年者,半月可安。

马蹄丸　治白漏不绝。

白马蹄　禹余粮各四两　龙骨三两　海螵蛸　白僵蚕　赤石脂各二两

上为细末,炼蜜和丸,如桐子大,每服十丸,空心酒下。不止,加至三十丸。

固真丸　治白带大下不止。脐腹疼痛,其寒扪之如冰,阴中亦然;目中溜火上壅,视物晄晄无所见;齿皆恶热饮痛,须得黄连末擦之,其痛乃止,惟喜干食,大恶汤饮。此病皆寒湿乘其胞内,故喜干而恶湿。肝经阴火上溢走于标,故上壅而目中溜火。肾水侵肝而上溢,故目中晄晄无所见。齿恶热饮者,是少阳阳明经中伏火也。当大泻寒湿,以丸药治之。故曰寒在下焦,治主宜缓,大忌汤散。以酒制白石脂、白龙骨,以枯其湿。以炮干姜大辛热泻寒水。以黄柏之大寒为因用,又为向导。治法云,古者虽有重罪不绝人之后。又为之伏其所主,先其所因之意。又泻齿中恶热饮也。以柴胡为本经之使,以芍药半钱以导之。又恐辛热之药太甚,损其肝经,故微泻之。以当归身之辛温,大和其血脉。此用药之法备矣。

白石脂烧赤,水飞,研细,晒干　柴胡各一钱　白龙骨二钱,酒煮,水飞　当归酒洗,三钱　干姜炮,四钱　黄柏酒洗　白芍药各五分

上为细末,水煮稀糊为丸,如鸡子大,每服三十丸,空心宿食消尽,煎白沸汤放温送下。无令胃中停住,侍少时,以早膳压之,是不令热药犯胃。忌生冷硬物,与酒湿面。

一方　治妇人赤白带下。不问远年近日,并皆治之。

龙骨半两　舶上硫黄三钱

上为细末，每服半钱，空心无灰酒下。

茅花散　治妇人血崩不止，赤白带下。

茅花一握　棕榈皮三寸　嫩荷叶三张　甘草节二寸

上为细末，空心酒调半匙服。

双白丸　治白带如神。

石灰一两　白茯苓二两

上为末，水丸桐子大，每服三十丸，空心白水下。

治妇人及女子赤白带方

禹余粮　当归　川芎各一两半　赤石脂　白石脂　阿胶　龙骨　石韦各一两六钱　海螵蛸　黄柏　白蔹　黄芩一用黄连　续断　桑耳　牡蛎各一两

上十五味为末，蜜丸，桐子大，空心饮下十五丸，日再。加至三十丸为度。

地榆膏　治赤白带下骨立者。此涩血凉剂，湿热胜而滑脱者宜之。

地榆一斤

用水三升，煎至一半，去渣，再煎如稠饧，绞净，空心服三合，日二服。

治白浊白淫

加味四七汤　治妇女小便不顺，白浊白带，甚者阴户疼痛，以理气为主。

半夏汤洗七次，一两　厚朴姜汁制　赤茯苓　香附子炒，各五钱　紫苏　甘草各二钱

上㕮咀，分四贴，每服水二钟、生姜三片，煎八分，去滓，加琥珀末一钱调服。一方有陈皮、益智、乌药。

锁精丸　治小便白浊，或白带淋沥。

补骨脂炒　青盐　白茯苓　五味子

上为末,酒糊丸,桐子大,空心盐汤或酒下三十丸。

固精丸 治下虚胞寒,小便白浊,或如泔,或如凝脂,或小便无度,腰重等证。

牡蛎煅粉 桑螵蛸酒炙 龙骨 白石脂 白茯苓 五味子 兔丝子酒蒸,焙 韭子炒,各等分

上为末,酒糊丸,桐子大,每服七十丸,空心盐汤下。

内金鹿茸丸 治妇人劳伤血脉,胞络受寒,小便白浊,日夜无度,脐腹疼痛,腰膝无力。

鹿茸 黄芪 鸡内金 肉苁蓉 五味子 远志肉 牡蛎 桑螵蛸 龙骨 附子各等分

上为细末,炼蜜和丸,如桐子大,每服五十丸,食前温酒或米饮任下。

金锁正元丹 治真气不足,吸吸短气,四肢倦怠,脚膝酸软,目暗耳鸣,遗精盗汗,及妇人白浊白淫等证。

肉苁蓉洗,焙 紫巴戟去心 胡芦巴炒,各一斤 补骨脂酒浸,炒,十两 五倍子八两 茯苓去皮,六两 朱砂三两,另研 龙骨二两

上为末,入研药令匀,酒糊丸如桐子大,每服二十丸,空心温酒盐汤任下。

威喜丸 治丈夫元阳虚惫,精气不固,余沥常流,小便浊,梦寐频泄,及妇人血海久冷,白带、白漏、白淫,下部常湿,小便如米泔,或无子息。

黄蜡四两 白茯苓去皮,四两,作块,用猪苓二钱半,同于磁器内煮二十余沸,取出日干,不用猪苓

上以茯苓为末,熔黄蜡搜为丸,如弹子大,空心细嚼满口生津,徐徐咽服。以小便清为度。忌米醋,只吃糠醋,尤忌使性气。

乌金散 治身热口燥,气块筑痛,下黄水如葵汁。

百草霜炒 紫金皮米泔浸,煮,炒黄 粉草炙,各等分

　　上为末，每服二钱，艾汤或醋汤，空心调下。心嘈，猪血入盐酒下。白带，用鲤鱼一尾，去肠不去鳞，将油发一团，入鱼肚内，黄泥固济，炭火内煅存性，去泥研鱼为末，每用一钱，以陈酒调，同前药服。

　　一方　治妇人久积虚寒，小便白浊，滑数不禁。

鹿茸屑

炒黄为细末，每服二钱，空心温酒调服。

济阴纲目

卷之二

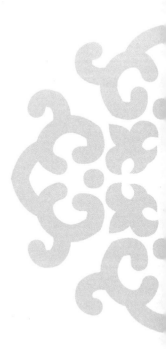

关中阳纡武之望叔卿　编次

虚劳门

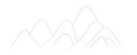

论妇女虚劳与男子不同

《准绳》云：劳倦所伤，用补中益气汤，证治乃暴病也。失治而有发热潮热，盗汗咳嗽，诸证出焉，谓之虚劳。又复失治，而有皮聚毛落，饮食不为肌肤，骨髓中热，经闭不行，诸证出焉，谓之瘵骨蒸热。至于传尸之疾，别自一种，其源不起于劳馘，其流或至于减门。余于杂病首册，则既条分而备列矣。然男以精为主，女以血为主。其致病既殊，其施治亦异。故应别著方法，而陈氏《良方》分劳瘵骨蒸、劳血风劳、气虚风劳、冷劳热劳、客热等门，未免惑乱，后人靡所适从，今厘正如左。医者更参杂病虚劳、传尸劳二门而用之，则无道少之患矣。

叔卿按：妇女虚劳，与男子毫不相同，而世俗庸医，率泥于滋阴降火之说，一概施治。此与以方枘纳圆凿何异？夫男子以精为主，故其病起于心肾；女子以血为主，故其病起于心脾。故《经》云：二阳之病发心脾是也。盖五脏之中，心主血，脾统血。心脾二经为血之统主，而妇女多忧思，故忧能伤心，思能伤脾，所以女子二脏为易亏。既心亏不能主，脾亏不能统，则血失所御，而在上为吐咯，在下为崩漏，斯虚劳之所由来也。及劳症已成，其所见发热潮热、咳嗽唾痰，骨蒸盗汗之证，与男子虚劳无异。第以治男子之法治之，则毫厘之差，千里之谬矣。故治男子以补精为主，治妇人以补血为主。初时发热困怠，不思饮食，宜用逍遥散加减，以养血清热。热既退，只多服归脾汤，诸病悉除。盖此药为心脾二经之药，久久服之，心脾强健，血自得所主统，而生发无穷矣。世人不察，或疑此药为补气。不知血脱益气，正古人之良法。又曰：阳生阴长,诸甘剂为之先务。盖补脾胃以助生发之气,又东垣先生之妙旨也。余尝用此以治妇人虚劳,及男子之失血者,验如影响,故特著之。

论初病大法

《保命集》云:治妇人虚劳,《局方》中谓首尾六合,如大圣散、熟地黄丸,是治无热虚劳也。中道药,牡丹煎丸,空心食前,人参荆芥散,临卧食后,是治有热虚劳也。

戴氏曰:有病后血虚者,有本体血虚者,其人往来寒热,或五心发热,言语无力,面色痿黄,头目昏晕,变生诸疾,芎归汤加羊肉少许,或十全大补汤、四物汤、养荣汤服之。血虚而气旺者,宜抑气汤,即香附末。

论无热虚劳

《大全》云:妇人冷劳,属血气不足,脏腑虚寒,以致脐下冷痛,手足时寒,月经失常,饮食不消,或时呕吐,恶寒发热,骨节疼疼,肌肤羸瘦,面色痿黄也。

薛氏曰:前证有内外真寒,然有内外真热,亦有内真热而外假寒者,又有内真寒而外假热者。若饮食难化,大便不实,肠鸣腹痛,饮食畏寒,手足逆冷,面黄呕吐、畏见风寒,此内外真寒之证也。宜用附子理中汤以回阳、八味地黄丸以壮火。若饮食如常,大便坚实,胸腹痞胀,饮食喜冷,手足烦热,面赤呕吐,不畏风寒,此内外真热之证也。宜用黄连解毒汤以消阴,六味丸以壮水。若饮食如常,大便坚实,胸腹痞胀,饮食喜寒,手足逆冷,面黄呕吐,畏见风寒,此内真热而外假寒也。亦用解毒汤、六味丸。若饮食少思,大便不实,吞酸嗳气,胸腹痞满,手足逆冷,面赤呕吐,畏见风寒,此内真寒而外假热也。亦用附子理中汤与八味丸,当求其属而治之。

经曰:益火之源,以消阴翳。壮水之主,以制阳光。使不知真水火之不足,泛以寒热药治之,则旧疾未去,新病复生矣。夫所谓属者,犹主也,谓心肾也。求其属也者,言水火不足而求之于心肾也。火之源者,阳气之根,即心是也。水之主者,阴气之根,即肾是也。非谓火为心源为肝,水为肾主为肺也。

一妇食少作呕,口吐痰涎,面黄腹痛,月经不调,手足逆冷,此内外俱寒之证,以六君加香附、木香,治之而愈。

一妇忽呕吐酸水,内热作渴,饮食不进,惟喜冷水,面色青赤,投之以药,入口即吐,此内外真热之证,积十余日,以黄连一味煎汤饮之,徐加白术、茯苓,仍加陈皮、当归、炙甘草,至月余,始进米饮稀粥,调理而愈。

一妇内热作渴,大便秘结,畏恶风寒,手足逆冷,此内真热而外假寒。先用黄连解毒汤,后用六味丸而愈。

一妇初患痰喘热渴,医以降火散气治之,肌日削而气日索。延至甲辰,木旺痰盛,身热口腐,腹胀神昏,绝食几死,此虚热无火。投以壮水生土之剂,随服随效。越数岁,夏初,坐则头坠,不能起视,卧则背冷,觉风透体,烦热晕眩,咳呕痰涌,手足麻冷,此内真寒外假热之证也。遂以大补姜附之剂投之,不三四服而大势已平,仍以前药加减而愈。

韩懋治其嫂,年三十余,十八胎,九殇八夭,会家难作,惊忧过甚,遂昏昏不省人事,口唇舌皆疮,或至封喉,下部虚脱,白带如注,如此四十余日。或时少苏,至欲自缢,悲不能堪。医或投凉剂解其上,则下部疾愈甚,或投热剂,及以汤药熏蒸其下,则热晕欲绝,此亡阳证也。急以盐煮大附子九钱为君,制以薄荷、防风,佐以姜、桂、芎、归之属,水煎,入井水冷与之,未尽剂,鼾睡通宵,觉即能识人。或曰:此何谓也?曰:方书有之,假对假,真对真尔。上乃假热,故以假冷之药从之。

下乃真冷,故以真热之药反之。斯上下和而病解矣。继以女金丹,错综以三二方,不但去其疾,且调治元气。无何,连生二子。以上论及治验,有无当于虚劳者,而实治寒热变通之大法。不可不察也。

论有热虚劳

《大全》云:妇人热劳,由心肺壅热,伤于气血,以致心神烦躁,颊赤头疼,眼涩唇干,口舌生疮,神思昏倦,四肢壮热,饮食无味,肢体痿疼,心忪盗汗,肌肤日瘦,或寒热往来,当审其所因,调补气血,其病自愈矣。

薛氏曰:热劳乃壮火食气、虚火煎熬真阴之所致也。王太仆云:如大寒而甚,热之不热,是无火也。热来复去,昼见夜伏,夜发昼止,是无火也。当治其心。如大热而甚,寒之不寒,是无水也。热动复止,倏忽往来,时动时止,是无水也。当助其肾。心盛则生热,肾盛则生寒;肾虚则寒动于中,心虚则热收于内。窃谓前证,若肝脾血虚,用四物参术。肝脾郁怒,小柴胡合四物汤。脾胃气虚,补中益气汤。肝脾血虚,加味逍遥散。肝经风热,加味小柴胡汤。心经血虚,天王补心丹。肺经气虚,人参补肺汤。肝经血虚,加味四物汤。大抵午前热属气分,用清心莲子饮。方见杂病赤白浊。午后热属血分,用四物汤参、术、牡丹皮。热从左边起,肝火也。实则四物汤、龙胆、山栀。虚则四物参、术、黄芪。热从脐下起,阴火也。四物参、术、黄柏、知母,酒拌,炒黑,五味子、麦门冬、肉桂。如不应,急用加减八味丸。不时而热,或无定处,或从脚心起,此无根虚火也。用加减八味丸,及十全大补汤,加麦冬、五味主之。

一妇经行不调,饮食少思,日晡热甚,此肝脾气血俱虚,用十全大补加山茱萸、山药、牡丹皮、麦门、五味而愈。次年秋,寒热如疟,仍用前药而愈。

一妇生育多胎,月经不调,两足发热年余,其身亦热,劳则足酸痛。又年许,唇肿裂痛。又半年,唇裂见血,形体瘦倦,饮食无味,月水不行,此气血俱衰之证。彼误用通经丸等药,复伤气血,遂致不起。

论瘵骨蒸热

《准绳》云:五劳、六极、七伤诸证治,已见杂病虚劳门,兹不赘叙。妇人致此,多因经行胎产,或饮食起居,七情重伤肝脾之所致。又或失于调摄,或过于攻伐而成,与男子治法稍有不同,故汇集古禁方专治妇人者于此。若欲穷其源流,更当稽之彼籍。

《良方》云:骨蒸劳者,由积热附于骨而然也。亦曰传尸,殗殜、复连、无辜,其名不一。此病皆由脾胃亏损所致。其形羸瘦,腹胀泄痢,肢体无力。传于肾,则盗汗不止,腰膝冷痛,梦鬼交侵,小便赤黄。传于心,则心神怔悸,喜怒不时,颊唇赤色,乍热乍寒。传于肺,则胸满短气,咳嗽吐痰,皮肤甲错。传于肝,则两目昏暗,胁下妨痛,闭户忿怒。五脏既病,则难治疗。

论传尸劳

《上清紫庭追劳方》云:三尸九虫之为害,治者不可不知其详。九虫之内,三虫不传,猬、蛔、寸白也。其六虫者,或脏种毒而生,或亲属习染而传。疾之初,觉精神恍惚,气候不调,切在戒忌酒色,调节饮食。如或不然,五心烦热,寝汗怔悸,如此十日,顿成羸瘦,面黄光润,此其证也。大抵六虫,一旬之中,遍行四穴,周而复始,病经遇木气而生,立春一日后,方食起，三日一食，五日一退，方其作苦，百节皆痛，虫之食也。退即还穴醉睡，一醉五日，其病乍静。候其退醉之时，乃可投符用药。不然，虫熟于符药之后，不能治也。一虫在身中，占十二穴，六虫共占七十二穴。一月之中，上十日虫头向上，从心至头游四穴，中十日虫头向内，从心至脐游四穴，下十日虫头向下，从脐至足游四穴。阳日长雄，阴日长雌，其食先脏腑脂膏，故其色白，五脏六腑，一经食损，即皮聚毛脱，妇人即月信不行，血脉皆损，不能荣五脏六腑也。七十日后，食人血肉尽，故其虫黄赤。损于肌肉，故变瘦劣，饮食不为肌肤，节缓不能收持。一百二十日外，血肉食尽，故其虫紫，即食精髓，传于肾中，食精故其虫色黑，食髓即骨痿不能起于床，诸虫久即生毛，毛色杂花，锺孕五脏、五行之气，传之三人，即自能飞，其状如禽，亦多品类。传入肾经，不可救治。利药下虫后，其虫色白，可三十日服药补。其虫黄赤，可六十日服药补。其虫紫黑，此病已极，可百二十日服药补。又云：虫头赤者，食患人肉可治。头口白者，食患人髓，其病难治，只宜断后。故《经》曰：六十日者，十得七八。八十日内治者，十得三四。过此以往，未知生全，但为子孙除害耳。又云：传尸、伏尸，皆有虫，须用乳香熏病人之手，乃仰手掌，以帛覆其上，熏良久，手背上出毛，长寸许，白而黄者可治，红者稍难，青黑者即死。若熏之良久，无毛者，即非此证，属寻常虚劳症也。又法：烧安息香令烟出，病人吸之，嗽不止，乃传尸也。不嗽，非传尸也。

苏游论曰：传尸之候，先从肾起。初受之，两胫酸痛，腰背拘急，行立脚弱，饮食减少，两耳飕飕，真似风声，夜卧遗泄，阴汗痿弱。肾既受讫，次传于心。心初受气，夜卧心惊，或多恐悸，心悬悬气，吸吸欲尽，梦见先亡，有时盗汗，饮食无味，口内生疮，心气烦热，惟欲眠卧，朝轻夕重，两颊口唇，悉皆纹赤，如傅胭脂，有时手足、五心烦热。心既受已，次传于肺，肺初受气，咳嗽上气，喘卧益甚，鼻口干燥，不闻香臭，如或忽闻，惟觉朽腐气，有时恶心欲吐，肌肤枯燥，时或疼痛，或似虫行，干皮细起，状如麸片。肺既受已，次传于肝，肝初受气，两目㬠㬠，面无血色，常欲颦眉，视不能远，目常干涩，又时赤痛，或复睛黄，常欲合眼，及时睡卧不着。肝既受已，次传于脾，脾初受气，两胁虚胀，食不消化，又时泻利，水谷生虫，有时肚痛，腹胀雷鸣，唇口焦干，或生疮肿，毛发干耸，无有光润，或时上气，撑肩喘息，利赤黑汁，见此证者，乃不治也。

叔卿按：男妇诸病，多有兼虫者，而妇女尤多，虚劳尤甚，非独传尸一证为然也。夫人身血肉津液，与水木之类同。水久贮未有不生虫者，木将朽未有不生蠹者。人之五脏六腑，总是血液之会通，水谷之灌注。或郁积不散，或腐败不出，而又为热气所熏蒸，则必变生诸虫，此理势之自然也。历观古人治虫诸法，往往奇中而神验。

往岁万历甲申，余一嫂年二十余，患虚劳日久，势已不起。余时稍能阅医书，见方书中载有劳虫一证，心疑之。而族叔带川公素精医术，私与计之曰：倘有尸虫，即病不可疗，亦须绝其根本。乃相与制天灵盖散，于五更时密投之。比天明，下涎秽数升。其中小虫无数，始信古人虫证之不诬也。

后丙午冬，长子妇病虚劳泄泻，势已危笃，诸医莫能疗，而三原来星海以精医名，余使次儿往请之，时渠初荐乡书，以冗不至，止附药数十丸。比服之，则下虫一条，长尺许，遍身紫色。病虽不起，亦大异矣。此可见久劳之证必有虫也。大抵妇女虚劳，多生于经脉不调，故败血凝滞，尤易生虫。用药之际，须细察脉理，详观面色。如面上颜色不一，或如蟹爪纹，或如红丝者，必系有虫。若不先去其虫，则补养血气之药祇为诸虫增长养之资耳。然杂病之虫，率生于脾胃不和，饮食郁积所化。其用药则锡灰、槟榔、苦练根、芜荑、雷丸之类是也。劳瘵之虫，多生于肝肾损伤，精血腐败所化。其用药则天灵盖、麝香、阿魏、雄黄、轻粉之类是也。盖物各有所嗜，亦各有所畏。投之以所嗜，则益蕃。投之以所畏，则立死。凡五谷、草木、水浆，所生之虫，无不皆然，不可不知也。

治虚劳平补诸方

增损四物汤 治妇人气血不足，四肢怠惰，乏力少气，兼治产后下血过多，荣卫虚损，阴阳不和，乍寒乍热。

当归 川芎 白芍药 人参 干姜炮 甘草炙，各等分

上㕮咀，每服四钱，水一盏，煎至六分，去滓热服。

六神汤 治脾气不和，荣卫不足，怠惰困倦，不嗜饮食，服之补养真气，进美饮食，充泽肌肤。

当归 川芎 白芍药 熟地黄 黄芪 地骨皮各等分

上为粗末，每服五钱，水煎，空心温服。

圣愈汤 治血虚心烦，睡卧不宁，或五心烦热。

黄芪 当归酒洗，各一钱 人参 川芎 熟地黄酒洗 生地黄酒洗，各五分

上水煎服。

加减大建中汤 治妇人胎前产后一切虚损，月水不调，脐腹疼痛，往来寒热，自汗，口干烦渴。

芍药二两 当归 川芎 黄芪 桂各一两 白术 甘草炙，各七钱半

上为末，每服二钱半，加姜枣水煎，食前温服。

当归建中汤 治妇人一切血气不足，虚损羸乏。

当归四两 白芍药炒，六两 肉桂去皮 甘草炙，各二两

上㕮咀，每服三钱，加生姜三片，枣一枚，水煎，空心服。

双和散 治一切大病之后虚劳乏力，补血益气。

黄芪 熟地黄 当归 川芎 白芍药炒，各一钱 肉桂

甘草炙,各五分

上㕮咀,每服四钱,加生姜三片,枣二枚,水煎服。

补中益气汤 治形神劳倦,或饮食失节,以致脾胃虚损,清气下陷,发热头痛,四肢倦怠,心烦肌瘦,日渐羸弱。

黄芪 人参有嗽去之 白术各一钱 甘草炙,五分 当归 陈皮各七分 升麻 柴胡各三分

上作一服,水煎,食远稍热服。

八珍汤 治脾胃亏损,气血俱伤。盖人之生,以脾胃为主。脾胃一虚,诸脏失所,百病生焉。

即四君子四物汤合,加姜枣煎服。

归脾汤 治脾经失血,少寐,发热盗汗,或思虑伤脾,不能摄血妄行,或健忘怔忡惊悸,或心脾伤痛,怠惰嗜卧,饮食不思。此治妇人虚劳之圣药也。

方见崩漏门劳伤条。

黄芪散 治劳气食后身疼倦,夜间盗汗。此因失血荣卫损也。

黄芪一两 防风 当归 白芍药 干地黄各七钱五分 甘草炙,半两

上每服五钱,姜三片,枣一枚,水煎,食前温服。

桔梗饮子 治心气不足,解劳倦,益血气。

黄芪 人参 麦门冬去心 苦梗 甘草炙,各一两 青皮 半两

上为末,每服三钱,水一盏,煎七分,温服。

劫劳散 治心肾俱虚劳,嗽二三声无痰,遇夜发热,热过即冷,时有盗汗,四肢倦怠,体劣黄瘦,饮食减少,夜卧恍惚,神气不宁,睡多异梦。此药能治微嗽有唾,唾中有红线,名曰肺痿。失治,便成羸劣之疾。

白芍药六两 黄芪蜜炙,四两 人参去芦 甘草炙 白茯苓 半夏汤泡七次 当归去芦酒洗 熟地黄洗净,焙干 五味

上㕮咀，每服三钱，生姜七片、枣三枚，水煎温服，日三。

补肺汤　治劳嗽，五脏亏损，晡热发热，盗汗自汗，唾痰喘嗽。

人参　黄芪炒　紫菀　五味子炒，各五分　熟地黄　桑白皮炒，各一钱

上锉，水煎，入蜜少许，食后服。

补中丸　治妇人虚损诸疾。

白术　熟地黄各一两　当归　白芍药炒　川芎　黄芪人参　陈皮各半两

上为细末，炼蜜丸，如桐子大，每服五七十丸，温水下。

人参丸　养阴、生血、补虚。

人参　白术　鹿角胶炒　当归　芍药　川芎　熟地黄各等分

上为末，炼蜜丸，如桐子大，每服三十丸，空心米饮下。

七补丸　治妇人气血虚弱，冲任不和，腹中经结，状若怀孕，月候尚来，未分经脉，宜服此方。

当归　川芎　芍药各三分　熟地黄　白术　白芷　阿胶炒，各二分

上为细末，炼蜜丸，桐子大，每五六十丸，空心米饮下。

十补丸　治妇人诸虚百损，荣卫不调，形体羸瘦，面黄背倦，口苦舌干，心忪多汗，血衰气盛，寒热往来。一切血崩带下，堕胎落孕，此药皆治。孕妇服之，尤有神效。

熟干地黄净洗，酒浸，蒸过，焙干，秤重四两　肉苁蓉酒浸，焙干　人参　黄芪去芦蜜炙　当归酒浸　川芎　白芍药洗　白茯苓　白术去芦，炒，各二两　肉桂去皮，一两　甘草半两

上为细末，用好酒调山药末，打糊丸，如桐子大，每服六七十丸，食前米汤或温酒下。

　滋阴百补丸　治妇人劳伤气血，诸虚百损，五劳七伤，阴

阳不和,乍寒乍热,心腹疼痛,不思饮食,尪羸乏力。

香附一斤,用酒、醋、盐汤、童便各浸四两,焙干　益母草半斤
当归酒洗,六两　川芎　熟地黄姜汁炒　白术各四两　白芍药
炒,三两　延胡索炒　人参　白茯苓各二两　甘草炙,一两

上为细末,炼蜜丸,如桐子大,每服五六十丸,砂仁汤或
酒或醋汤,白滚水任下,空心服。

羊乳丸　治虚劳羸瘦。

黄芪蜜炙　地黄酒浸,蒸　秦艽　山茱萸肉　柴胡　地骨
皮各等分

上为末,炼蜜丸,如桐子大,每服五十丸,煎人参汤下,不
拘时候,日进三服。

六味丸　一名地黄丸,一名肾气丸。治肾经不足,发热作
渴,小便淋闭,气壅痰嗽,头目眩晕,眼花耳聋,咽燥舌痛,齿
牙不固,腰腿痿软,自汗盗汗,便血诸血,失音,水泛为痰,血
虚发热等证,其功不能尽述。

熟地黄八两,杵膏　山茱萸肉　干山药各四两　牡丹皮
白茯苓　泽泻各三两

上各另为末,和地黄膏加炼蜜丸,如桐子大,每服七八十
丸,空心食前滚汤下。

八味丸　治命门火衰,不能生土,以致脾胃虚弱,饮食少
思,大便不实,脐腹疼痛,夜多漩溺等证。

即六味丸加肉桂、附子各一两

益阴肾气丸　治诸脏亏损,发热晡热,潮热盗汗,或寒热
往来,五心烦热,或口干作渴,月经不调,或筋骨酸倦,饮食少
思,或头目不清,痰气上壅,咳嗽晡甚,胸膈痞闷,或小便赤
数,两足热痛,或脚足痿软,肢体作痛等证。此壮水之主,以
制阳光之剂也。

熟地黄八两,杵膏　山茱萸肉　山药各四两　白茯苓　牡
丹皮　泽泻各三两　当归　生地黄酒浸,杵膏　五味子炒,各

二两

上为末，入二膏，加炼蜜丸，如桐子大，朱砂为衣，每服五十丸，空心淡盐汤下。

温中丸　治冲任虚损，血气亏伤，月水断续，来不应期，或多或少，腹中疼痛，不实，寒热烦壅，咽燥舌干，心神怔悸，头目眩晕，肢体倦怠，腰背引痛，筋脉拘急，带下赤白，饮食进退，或发寒热。

生地黄　生姜二味各一斤，切碎，各研取汁，将姜汁炒地黄滓，将地黄汁炒生姜滓　白芍药二两　人参去芦　当归酒洗　蒲黄炒　琥珀另研　白茯苓　黄芪蜜炙　延胡索炒　麦门冬去心　乌梅肉焙，各一两

上为末，别用白艾叶一斤，水一斗，煎取浓汁，熬成膏和前药丸，如桐子大，每服五十丸，温米饮下，空心食前服。

乌鸡煎丸　治妇人百病，血气虚劳，赤白带下等证。

黄芪　当归各六两　香附子四两　白茯苓三两　人参　官桂　熟地黄　生地黄　地骨皮各一两

上用乌骨白鸡一只，男用雌，女用雄，笼住，将黄芪末和炒面丸鸡头实大，喂鸡眼生眵，吊死，去肠肚及毛洗净槌碎骨，入前药并纳鸡腹内，用酒醋各一瓶煮一宿，取骨焙干，并研为末，用汁打糊丸，如桐子大，每服五十丸，盐汤下。

人参鳖甲丸　治妇人一切虚损，肌肉瘦瘁，盗汗心忪，咳嗽上气，经脉不调，或作寒热，不思饮食。

人参　当归　赤芍药　杏仁汤浸，去皮、尖，炒　甘草炙　桔梗去芦　柴胡各一两　地骨皮　宣黄连　胡黄连各七钱半　肉桂去粗皮　木香各半两　麝香另研，五分　鳖甲一枚，重二两者，醋炙黄色

上为细末，用青蒿一斤，研烂绞汁，童子小便五升，酒五升，同熬至二升，次入真酥三两，白砂蜜三两，再熬成膏冷，方下众药末，搜和令匀，丸如桐子大，每服五十丸，温酒送下，

无时。

艾煎丸　治妇人诸虚。

北艾叶　大当归各二两　香附子四两

上醋煮半日,焙干为末,再用醋煮糊丸,艾醋汤下。

芪味丸　补虚败。

黄芪四两,盐水浸,火炙　北五味二两

上为末,秫米糊丸,空心盐酒下。

治无热虚劳

附子理中汤　治真阳不足,饮食难化,大便不实,肠鸣腹痛,饮食畏寒,手足逆冷。

白术　人参　干姜炮　甘草炙　附子炮,去皮、脐,各等分

上锉,每服四钱,加生姜十片,水煎服。

黄芪建中汤　治男子妇人诸虚不足,羸乏少力。此药大生气血,补益荣卫。

黄芪三钱　白芍药炒,四钱　肉桂一钱半　甘草炙,二钱

上咬咀,作一服,加姜枣,水煎,食前服。

加味黄芪汤　治阳虚恶寒。

黄芪二钱　人参　白术　甘草炙,各一钱　肉桂五分

上锉,水煎服。甚者加附子。

十全大补汤　治妇人冷劳最妙。

方见经闭血枯条

浑身碎痛饮子　治妇人劳倦

虎骨五钱　防风　藁本　白芷　茯苓　甘草炙　白术

当归　芍药炒　续断　附子各二钱

上为粗末,姜枣煎服,不拘时。

当归木香汤　治妇人血气虚劳,令人头目昏眩,语声沉重,舌根强硬,言语謇涩,口苦不食,白日困睡,夜有虚汗,神

思恍惚，梦寐惊悸，面色痿黄，频发喘嗽，遍身疼痛，脚气走注，四肢沉重，背胛拘急，时发寒热，五心烦躁，唇干多渴，胸膈不利，咽喉噎塞，尪羸瘦弱，经曰，大脉为劳，宜服。

当归　青皮　陈皮　五加皮　海桐皮　丁皮　桑白皮
地骨皮　牡丹皮　棕榈皮烧存性，各一两　赤芍药　木香各半两

上为末，每服一钱，水一盏，入香油一二点，古钱一文洗，同煎至七分，不拘时温服。

煮肝散　治妇人冷劳，脾胃虚乏，大肠转泄，水谷不化，四肢羸瘦，口内生疮，不思饮食，渐至无力。

北柴胡　缩砂仁　莳萝　荜拨各三分　白术　白芷　胡椒　白姜　陈皮　山茵陈　人参　芜荑仁　紫菀　白芍药
北细辛　木香　桂心各半两

上为细末，以獖猪肝一具，去脂膜，切如柳叶片，以新汲水洗过，入葱白三寸，细切入药末半两于铫内，以新水二大醆，入盐醋少许，以瓷碗合煮，令水尽，空心任意食之，吃前饮下，食后良久，饮暖酒一盏为妙，晚食前热服。

木香丸　治妇人冷劳，经脉不调，脏腑气滞，四肢疼痛，饮食无味，渐加羸瘦。

木香　琥珀　吴茱萸泡　当归　牡丹皮　赤芍药　三棱
附子炮　延胡索　川芎各七钱半　干姜　人参　桂心各半两
北柴胡　白术　鳖甲醋煮，去裙，炙　厚朴　熟地黄　陈橘皮
各一两

上为末，炼蜜丸，如桐子大，每服三十丸，空心温酒下。

戊己丸　治新婚男子、女人素禀虚寒，滑泄，饮食无味，肌肉不生，多睡少寐，终日昏蒙，夜多异梦，畏寒喜热，吃食呕吐清水，状如翻胃。此药养脾开胃，滋血气，长肌肉，添精益髓，补暖丹田。

茴香　白茯苓　香附子炒，各三两　胡椒五两　人参　甘

草炙,各一两　白术二两　朱砂半两,细研

上为细末,生姜汁打糊丸,如桐子大,每服二三十丸,空心食前,白汤下,日三服。

硇砂丸　治妇人冷劳,心腹积聚,腹胁疼痛,四肢羸瘦不食。

鳖甲醋炙　桃仁去皮、尖,麸炒　木香　五灵脂炒,去土、石　当归各一两　硇砂二两,醋一升,熬成膏

上为细末,用硇砂膏为丸,如梧桐子大,空心温酒下二十丸。此方硇砂太多,不宜轻用。

治有热虚劳

逍遥散　治血虚劳倦,五心烦热,肢体疼痛,头目昏重,心忪颊赤,口燥咽干,发热盗汗,减食嗜卧,及血热相搏,月水不调,脐腹胀痛,寒热如疟。又主室女血弱阴虚,荣卫不和,痰嗽潮热,肢体羸瘦,渐成骨蒸。

当归酒洗　白芍药酒炒　白术　白茯苓　柴胡各一钱　甘草炙,五分,一方用一钱半

上锉散,水一盏半,生姜三片,麦门冬二十粒,去心,煎七分,不拘时服。一方用薄荷少许,无门冬。热甚加牡丹皮、栀子、炒,名加味逍遥散。骨蒸加知母、地骨皮。咳嗽加五味子、紫菀。吐痰加半夏、贝母、瓜蒌仁。饮食不消加山楂、神曲。发渴加麦门冬、天花粉。胸中作热,加黄连、栀子。心慌加远志、酸枣仁。吐血加阿胶、生地黄、牡丹皮。自汗加黄芪、酸枣仁。久泻加炒黑干姜。遍身痛加羌活、防风、川芎,以利关节。手足颤掉,加防风、荆芥、薄荷。气脑胸膈,痞闷,加枳实、青皮、香附。怒气伤肝,眼目昏花,加龙胆草、黄连、栀子。小腹痛加延胡索、香附子。经闭不通,加桃仁、红花、苏木。左腹血块,加三棱、莪术、桃仁、红花。右腹气块,加木

黄芪散 治妇人劳热羸瘦,四肢烦疼,心躁口干,不欲饮食。

人参 黄芩 当归各七钱半 赤茯苓 赤芍药炒 生地黄 麦门冬去心 黄芪 地骨皮各一两 柴胡一两半 甘草炙,一钱半

上㕮咀,每服四钱,水一盏,生姜五片,煎至六分,去滓,温服,无时。

子芩散 凉心肺,解劳除热,使荣卫顺,血不绝。

黄芪一两 人参 白芍药 白茯苓 子芩 麦门冬去心 生地黄各半两 苦梗二钱半

上为粗末,先用竹叶一握,小麦七十粒,水三盏,姜三片,煎至一盏半,入药末三钱,重煎至七分,去滓温服。

知母散 治妇人劳热,体瘦壮热,四肢烦疼,咽喉不利,少思饮食。

柴胡 生地黄各一两 知母 黄芩炒 赤芍药炒 麦门冬去心 射干 升麻各七钱半 甘草炙微赤,半两

上为粗散,每服四钱,水一中盏,入生姜半分,淡竹叶二十七片,同煎至六分,去滓,不拘时温服。

半夏散 治妇人热劳,烦渴口干,体瘦无力,四肢疼痛,或时寒热,痰逆呕吐,不思饮食。

黄芪 北柴胡 鳖甲醋炙,各一两 大腹皮七钱半 半夏知母 苦梗 人参 赤茯苓 秦艽 赤芍药 麦门冬 乌梅肉各半两 甘草炙,二钱半

上为粗末,每服四钱,生姜三片,水煎温服。

秦艽散 治血经有热,血脉凝滞,五心烦倦。

秦艽 麦门冬各一两 当归 生地黄各半两 地骨皮郁金 苏木各二钱半

上为细末,每服一钱半,水一盏,红花少许,同煎至七分

温服。若经脉调，不用红花。忌酒与热物。此方可服一年。

清气汤 治肌热骨瘦者，阴衰阳盛也。是气弱而血热，则外蒸肌肉，内蒸骨髓，烦渴口干，颊赤头疼，饮食无味，心神惊悸，肢体痠疼，或时盗汗，或时咳嗽，或月经断绝，或经水极少，俗谓血劳。产后曰蓐劳，及羸瘦之人，与清气汤、羊乳丸治之。

白术　柴胡　地骨皮　桑白皮微炒　秦艽　独活　葛根枳壳麸炒　菖蒲　紫苏子　五味子　大腹子　甘草炙,各等分

上咬咀，每服五钱，水一盏，入紫苏叶七片，乌梅一个，煎至七分温服。

如圣散 治妇人所禀血气不足，不耐寒暑，易冒疾伤，月水不调，久而心虚，状若心劳，四肢倦怠，筋骨少力，盗汗易惊，或时不宁，五心烦热，肌肤不长，间作头昏，饮食无味，胸膈不利，或产前产后受病，并可服之。

当归　熟地黄　人参　白茯苓　北柴胡　甘草炙,各一两　知母　胡黄连　鳖甲　沉香各半两　桑寄生　葛根各七钱半

上为细末，每服二钱，水一盏，乌梅一个，枣二枚，麦门冬数粒，煎至八分服，无时。

鳖甲地黄汤 治热劳手足烦，心怔忡悸闷，妇人血室有干血，身体羸瘦，不为肌肉。

鳖甲醋炙　熟地黄酒浸　当归　柴胡　白术　茯苓　麦门冬去心　石斛　秦艽各一两　人参　肉桂不见火　甘草炙,各半两

上锉，每服四钱，生姜四片、乌梅半个，水煎温服。

胡黄连散 治妇人热劳体瘦，经脉不通，四肢疼痛，口干烦渴，不得眠卧，饮食全少。

鳖甲一两半,醋炙黄,去裙　天灵盖酥炙黄　柴胡　生地黄

地骨皮　黄芪　大黄微炒　犀角屑各一两　胡黄连　当归
青蒿　黄芩各七钱半　赤芍药　木香　麝香细研,各半两

上为粗末,每服四钱,以水一中盏,入生姜一钱三分,桃
柳心各七茎,煎至六分,去滓,不拘时温服。

犀角散　治妇人热劳,心胸烦热,不思饮食,四肢多疼,
经脉涩滞。

犀角屑　黄芩　甘草炙,各半两　赤芍药　虎杖　茯苓
地骨皮　麦门冬去心　枳壳麸炒微黄　当归各七钱　柴胡
红蓝花　鳖甲醋炙黄,去裙襕,各一两

上为粗散,每服三钱,以水一中盏,入生姜半分,煎至六
分,去滓,温服无时。

红蓝花散　治妇人热劳,四肢羸瘦,经脉不通。

柴胡一两半　红蓝花　当归　生地黄　赤芍药　鬼箭羽
虎杖　大腹皮　麦门冬去心　土瓜根　地骨皮　枳壳麸炒,各
一两　甘草炙微赤,半两

上为粗散,每服四钱,以水一中盏,入生姜半分,煎至六
分,去滓,温服无时。

鳖甲散　治妇人热劳,发渴壮热,四肢烦疼,渐渐黄瘦,
心胸躁闷。

鳖甲醋炙黄,去裙襕　柴胡各一两半　麦门冬去心,一两
知母　川大黄微炒　地骨皮　赤芍药　黄芪　人参　黄芩
桑白皮各七钱半　甘草炙微赤,半两

上为粗散,每服四钱,以水一中盏,入生姜半分,葱白五
寸,豉五十粒,煎至六分,去滓,温服无时。

宁肺汤　治荣卫俱虚,发热自汗,肺气喘急,咳嗽痰唾。

当归　川芎　芍药　熟地黄　白术　茯苓　五味子
麦门冬去心　桑白皮炙　甘草炙,各五分　阿胶一钱二分

上作一服,入生姜水煎服。

黄芪散　治咳血成劳。

黄芪　白芍药　熟地黄　麦门冬去心　桔梗各一钱　甘草炙,八分

一方加人参、五味子各六分。

上㕮咀,作一服,水煎服。

温金散　治劳嗽。

黄芩　桑白皮　防风　甘草各一两　杏仁二十七枚,制　人参　茯神各半两　麦门冬一分

上前五味,以米泔浸一宿,晒干,次入人参、茯神、麦门冬三味,同为细末,每服二钱,水一盏,蜡一豆大,煎八分,食后温服。

和肺饮子　治咯血后肺虚,咳嗽多痰。

阿胶　人参　麦门冬去心　山药炒　贝母去心　茯苓　百合　杏仁去皮、尖,炒　甘草炙,各一钱

上作一服,入黄蜡如皂角子大一块,水煎食后服。

紫菀散　治咳中有血,虚劳肺痿。

紫菀　阿胶蛤粉炒　人参各一钱　茯苓　知母　桔梗各一钱半　贝母一钱二分　五味子十五粒　甘草炙,五分

上锉,水煎,食后服。

蛤蚧散　治肌瘦、咯血、肺痿等疾。

蛤蚧一双全者,酒浸一宿,酥炙　知母　贝母去心　人参　甘草　杏仁制炒　枇杷叶　鹿角胶炒,各一两

上为细末,每服三钱,水一盏,入桑白皮,煎服。

阿胶丸　治劳嗽出血,咯血发热,晡热口渴,盗汗。

阿胶炒　生地黄　卷柏叶　山药炒　大蓟根　五味子炒　鸡苏各一两　柏子仁炒　人参　防风　麦门冬去心,各半两

上为末,炼蜜丸,如弹子大,每服一丸,细嚼,麦门冬煎汤下。

乌骨鸡丸　治妇人虚弱,咳嗽吐痰,骨蒸劳热,带下,经水不调,瘦倦无力,口干舌燥。

当归酒洗　白芍药酒炒　熟地黄姜汁浸　白茯苓　香附童便浸,各一两　川芎　陈皮　延胡索　牡丹皮　贝母去心秦艽各七钱　人参　甘草各五分

上用黄芪为末,拌饭喂乌骨鸡至肥,眼生眵,缢死燥去毛,破开取出肠秽,好酒洗净,将前药入肚内缝定,用酒醋等分,煮鸡烂捞起,焙干为末,鸡汁打糊为丸,如桐子大,每服五十丸,空心米汤下。

猪肚丸　治妇人热劳羸瘦。

北柴胡　赤茯苓　人参　黄芪各一两　黄连三两　地骨皮　木香各半两　桃仁去皮、尖　鳖甲各一两半

上为细末,用好猪肚一枚,净洗,将药末入猪肚内,以线缝合,蒸令烂熟,于磁盆内研如膏,丸如桐子大,

食前粥饮下三十丸,午食前再服。

治骨蒸劳瘵

加味四物汤　治妇人骨蒸。

当归　白芍药炒　川芎　生地黄　地骨皮　牡丹皮各等分

上㕮咀,每服六钱,水煎服。一方加白术。

清骨散　专退骨蒸劳热。

银柴胡一钱半　胡黄连　秦艽　鳖甲　地骨皮　青蒿知母各一钱　甘草五分

上锉,水煎,食远服。血虚甚加当归、芍药、生地黄。嗽多加阿胶、麦门冬、五味子。

清骨散　治男子妇人五心烦热,欲成劳瘵。

北柴胡　生地黄各二两　人参　防风　赤茯苓　熟地黄秦艽各一两　胡黄连半两　薄荷七钱半

上锉,每服四钱,水煎温服。

五蒸汤 治男妇诸虚,烦热、蒸痿、自汗等证。

人参　黄芩　知母　生地黄　葛根　石膏　麦门冬　粳米各一钱　甘草炙,五分　小麦一撮　竹叶十片

上锉,水煎服。

黄连散 治妇人骨蒸劳热,四肢昏沉,背膊疼痛,面色痿黄,渐渐无力。

黄连去须　知母各一两　鳖甲醋炙,二两　柴胡　木通各一两半　麦门冬去心　白术　地骨皮　黄芩　犀角屑各七钱半　龙胆草去芦　甘草炙微赤,各半两

上为粗散,每服四钱,以水一中盏,生姜一钱,大淡竹叶二七片,煎至六分,去滓,温服无时。

青蒿散 治妇人骨蒸劳热,四肢烦疼,日渐羸瘦。

青蒿　鳖甲醋炙,各二两　柴胡一两半　黄连去须　黄芪　桑白皮　白术各一两　栀子仁　知母各七钱半　地骨皮　甘草炙,各半两　龙胆草二钱半

上为粗散,每服四钱,以水一中盏,入生姜一钱三分,煎至六分,去滓,温服。

柴胡散 治妇人骨蒸,劳热咳嗽,胸膈痰壅,腹胁妨闷,不欲饮食。

柴胡　桑白皮　麦门冬去心　赤茯苓各一两　川大黄锉碎,微炒　枳壳去穰,麸炒　百合　秦艽　紫菀洗　黄芩　赤芍药　知母　木通各七钱半　半夏汤洗七遍,去滑　甘草炙,各半两　鳖甲醋炙,二两

上为粗散,每服三钱,以水一中盏,入生姜一钱三分,煎至六分,去滓,温服无时。

人参散 治妇人骨蒸劳,身体壮热,手臂疼痛,月水不通,日渐瘦瘁,两胁气刺,四肢羸弱,腹内块生,时有咳嗽,不欲饮食。此方攻补兼施。

人参去芦　鳖甲醋炙黄,去裙　柴胡　地骨皮各三两　羚

羊角屑　赤茯苓　枳壳_{麸炒,去穰}　牛膝_{去芦}　栝楼根　贝母_{各二两}　知母_{一两半}　赤芍药　桃仁_{汤浸,去皮、尖、双仁,麸炒微黄,各一两}　当归　黄芩_{各七钱五分}

上为细末,每服半两,以猭猪肝一具,用盐、醋、葱白各少许和煮,空心食之后,饮温酒二盏。

河车丸　治劳嗽。一切劳瘵,虚损,骨蒸等疾得效。

紫河车_{一枚,初生男胎者尤良,长流水中荡洗血净,入磁器内,重汤煮极烂,杵入药}　白茯苓_{雪白者,半两}　拣参_{一两}　干山药_{二两}

上为细末,入河车汁,加面糊为丸,如桐子大,以少麝香末为衣,每服三五十丸,米饮、温酒、盐汤任下,空心服。嗽甚者,五味子汤下。

黄芪丸　治妇人骨蒸烦热,四肢羸瘦,疼痛,口干心躁,不得眠卧。服此补虚退热润燥。

黄芪　麦门冬_{去心}　茯神_{去木}　北柴胡　生地黄　甘草_{各一两}　酸枣仁_炒　郁李仁　杏仁_{去皮、尖,麸炒黄}　枸杞子　人参_{去芦}　黄芩_{各七钱半}　百合　枳壳_{去穰,麸炒}　赤芍药　知母　秦艽_{各半两}　鳖甲_{制,二两}

上为细末,炼蜜丸,桐子大,清粥吞下三十丸,无时。

地黄煎丸　解劳生肌,进食,活血,养心。

生地黄汁　杏仁汁　生姜汁　藕汁_{各五升}　薄荷汁　鹅梨汁_{各一升}　法酒_{二升}　沙蜜_{四升}

上共合一处,慢火熬成膏,入后药。

北柴胡_{三两}　木香　人参　茯苓　山药　柏子仁_{去皮,炒,研}　远志肉　枳实_{麸炒}　白术_{各一两}　秦艽　苦梗_{各二两}　麝香_{半两,研}　熟地黄_{洗,焙,酒蒸,四两}

上为细末,以前膏和丸,如桐子大,食后,甘草汤下二三十丸。

治传尸劳

鳖甲生犀散 治瘵疾,杀瘵虫,取出恶物。

天灵盖一具,男者,色不赤,可用女者,色赤勿用。以檀香煎汤候冷洗。咒曰:电公灵,雷公圣,逢传尸即须应,急急如律令。咒七遍讫,次用酥炙黄 生鳖甲一枚,去裙,醋炙黄 虎长牙二枚,醋炙酥。如无,则用牙关骨半两 安息香 桃仁水浸,去皮,焙 槟榔鸡心者,各半两 生犀角 木香 甘遂 降真香 干漆杵碎,炒烟略尽,存性 阿魏酒浸,研,各三钱 雷丸二钱 穿山甲取四趾,醋炙焦 全蝎三个 蚯蚓十条,生研和药。

上件为末,每服半两,先用豉心四十九粒,东向桃李桑梅小稍各二茎,长七寸,生蓝青七叶,青蒿一小握,葱白连根洗五茎,石臼内同杵,用井水一碗半,煎取一盏,入童子尿一盏,内药末,煎取七分,入麝一字,月初旬五更,空心温服。即以被覆汗,恐汗中有细虫,软帛拭之,即焚其帛。少时必泻虫,以净桶盛,急钳取虫,付烈火焚之。并收入磁器中,瓦片、傅雄黄盖之,泥和灰扎埋深山绝人行处。

天灵盖散 即前方之变治劳瘵,取虫。

天灵盖两指大,洗,咒,炙,如前法 槟榔如鸡心者,五枚,为末 阿魏五钱,细研辰砂另研 麝香另研,各二钱半 连珠甘遂五钱,为末,一方不用此味 安息香铜刀子切,入乳钵内研,同诸药拌和,七钱半

上六味,研极细,和令匀,每服三大钱,用后汤使下。薤白二七茎 青蒿二握 甘草二茎,五寸许 葱白二七茎 桃枝 柳枝 桑白皮 酸石榴根一云枝,已上各二握,长七寸许,并用向东南嫩者

上八味,须选净洁处采,用童子小便四升于银石器内,以文武火煎至一升,滤去滓,分作三盏,将前药末调下,五更初服。男患女煎,女患男煎。服药后如觉欲吐,即用白梅肉止

之。五更尽,觉脏腑鸣,须转下虫及恶物黄水,异粪异物。若一服未下,如人行五七里,又进一服。至天明,更进一服,并温吃。如泻不止,用龙骨、黄连等分为末,熟水调下五钱,次吃白梅粥补之。

天灵盖散 治妇人传尸骨蒸劳,四肢无力,每至晚间即热,两颊红色,饮食不下,心神烦躁。

天灵盖酥炙 安息香 地骨皮 当归 人参去芦 山栀子仁 贝母去心 黄连 桃仁去皮、尖,麸炒黄 槟榔各一两 鳖甲醋炙 北柴胡 生干地黄 赤茯苓 麦门冬各一两半 阿魏半两

上为粗末,每服四钱,以童子小便一大盏,桃、柳枝各七寸,生姜五片,葱白五寸,煎至七分,去滓温服。

益母草丸 治妇人骨蒸劳瘦,月候不通,心神烦热,四肢疼痛,不能饮食。

益母草 青蒿各二斤 桃枝 柳枝各一握,长一尺

已上四味,锉细,用童子小便一斗于银锅中煎至三升,绞去滓,煎成膏。

柴胡 赤芍药 犀角屑各二两 鳖甲制,三两 桃仁制净,五两 天灵盖酥炙,微黄 朱砂细研,水飞过 木香 甘草炙,各一两麝香半两,细研

上为末,用前膏和,捣五七百杵,丸如桐子大,每服三十丸,煎乌梅甘草汤下,无时。

獭肝丸 治妇人骨蒸劳热,体瘦烦疼,不欲饮食。

獭肝一具 鳖甲醋炙 北柴胡各一两半 川升麻 桃仁制 天灵盖酥炙 犀角屑 栀子仁 地骨皮 知母各一两 黄芪七钱半 甘草半两 麝香二钱半,另研 朱砂一两,细研,水飞

上为细末,炼蜜丸,如桐子大,每三十丸,温水下,无时。

杀鬼方治妇人骨蒸,传尸劳瘦,鬼气伏连。

麝香七钱半　犀角屑　木香　白术　鬼箭羽各一两　虎头骨酥炙,黄色　天灵盖醋炙黄　桃仁去皮、尖,麸炒黄　雄黄另研　朱砂光明者,另研,各一两半

上为细末,入研药和匀,炼蜜丸,如桐子大,每服二十丸,温水下。此药辟瘟疫亦可带。

茯神散　不问远年近日,取效下虫,红色便可治,肚下黑次之,肚下白色,是食髓也,万不一瘥。补方服此。

白茯神去木　白茯苓　人参　远志去心　龙骨　肉桂　陈皮　甘草各一两　黄芪二两　当归　五味子各一两半

上为散,分作八服,每服入枣七枚,生姜二钱,用水一升半煎至一升,趁前药后吃,亦空心服,神效。

血风门

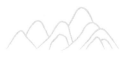

论血风证

叔卿按：中风之证，男妇皆有之，而所以受病则异。男子之中，多起于气虚痰壅，故其证多暴厥瘫痪，治以顺气豁痰为主。妇女之中，多起于血虚经涩，故其证多疼痛搐搦，治以养血调经为主。盖妇人经血一证，乃其偏有。而经之来也，或取凉而为风所中，或洗浴而为湿所中，或冲冒霜雪而为寒所中。又或产后调护不谨，而为诸邪所中。外邪乘虚而入，随血而行，留滞经络，久之不去。或遍身痛，或走注痛，或头项痛，或腰腿痛，连绵不已。或致瘰疬，或致颤振，或致筋脉拘挛，或致四肢麻木。总之，皆风所为。而血受病也，因循失治，则肌体羸瘦，渐发寒热，遂成风劳而不救者有矣。治疗之法，专以养血和血为主，而兼之以流滞祛风之剂，则诸证悉除。此妇人之治法，与男子不同也。若兼气虚，或有痰，更当于男子杂病方中参用之。

论血风劳

《大全》云：妇人血风劳证，因气血素虚，经候不调，或外伤风邪，内挟宿冷，致使阴阳不和，经络痞涩，腹中坚痛，四肢酸疼，月水或断或来，面色痿黄羸瘦。又有因产后未满百日，不谨将护，脏腑虚损，百脉枯竭，遂致劳损。久不瘥则变寒热，休作有时，饮食减少，肌肤瘦瘁，遇经水当至即头目昏眩，胸背拘急，四肢疼痛，身体烦热，足重面浮，或经水不通，故谓之血风劳气也。

薛氏曰：东垣云，喜怒不节，起居不时，有所劳伤，皆损其气。气衰则火旺,火旺则乘其脾土。脾主四肢,故困热懒言,动作喘乏,表热自汗,心烦不安。当病之时,宜安心静坐,存养其气。以甘寒泻其热气,以酸味收其散气,以甘温补其中气。

经言:劳者温之,损者温之。

《要略》云:平人脉大为劳。以黄芪建中汤治之。

一妇人劳则足跟热痛,此足三阴血虚,用圣愈汤而痊。后遍身瘙痒,误服风药,发热抽搐,肝脉洪数。此肝家血虚火盛而生风。以天竺黄、胆星为丸,用四物、麦门、五味、芩、连、炙甘草、山栀、柴胡煎送而愈。

一妇素清苦,勤于女工,因感风邪,自用表散之剂,反朝寒暮热,自汗盗汗,形气虚甚。其脉或浮洪,或微细,其面或青白,或痿黄。此邪去而气血愈虚也。用十全大补汤三十余剂渐愈。又用加味逍遥散兼治半载而痊。

论身体痛

《大全》云:妇人血风,身体骨节疼痛者,由体虚气血不调,为风所侵故也。其状风邪在于皮肤肌肉,历于骨节,邪气与正气交击,故令疼痛也。

薛立斋治一妇人,自汗盗汗,发热晡热,体倦少食,月经不调,吐痰甚多。二年后遍身作痛,阴雨益甚。此气虚而风寒所乘。用小续命汤疼痛顿止。又用补中益气汤、加味归脾汤三十余剂,诸证悉愈。

一妇人月经不调,且素有痛风,遇劳必作,用众手重按,痛稍止,此气血俱虚也。用十全大补汤加独活而痛痊。用六味丸、逍遥散而经调。

一妇人肢体作痛,面色痿黄,时或赤白,发热恶寒,吐泻食少,腹痛胁胀,月经不时,或如崩漏,或痰盛喘嗽,头目眩痛,或五心烦热,口渴饮汤,或健忘惊悸,盗汗无寐等证。卧床年许,悉属肝脾亏损,气血不足所致。用十全大补汤、加味归脾汤兼服月余,诸证悉痊。

论走注痛

《大全》云:妇人体虚受风邪之气,随血而行,或淫溢皮肤,卒然掣痛,游走无有常处,故名为走痓也。加减小续命汤主之。

薛氏曰:东垣云,若人身体沉重,走痓疼痛,此湿热相搏,或风热郁而不得伸,附著于有形也。是证多因饮食起居失节,或因七情劳役失宜,脾胃亏损,腠理不密,外邪所侵,以致内热晡热,自汗盗汗,或经候不调,饮食不甘。治法:湿热肿痛者,清燥汤。兼痰,佐以二陈汤。肝火作痛者,加味逍遥散。脾郁作痛者,加味归脾汤。血虚作痛者,四物汤。气虚作痛者,四君子汤。气血俱虚者,八珍汤,俱加羌活、川芎。月经先期而痛者,加味逍遥散。头眩倦怠而痛者,补中益气汤。大抵按之痛甚者,病气实。按之痛缓者,元气虚。劳役而痛者,亦元气虚也。饮食失宜而痛者,脾气虚也。恼怒而痛者,肝火盛也。若昼轻而夜重者,血分病也。

一妇人历节发热作渴,饮食少思,月经过期。其脉举之洪大,按之微细。用附子八物汤四剂而痛止。用加味逍遥散而元气复。用六味丸而月经调。

一妇人体肥胖,素有热,月经先期,患痛风,下体微肿,痛甚则小便频数,身重脉缓。此风湿血虚有热。用羌活胜湿汤二剂,肿痛渐愈。用清燥汤数剂,小便渐清。用加味逍遥散,内热渐愈。又为饮食停滞,发热仍痛,面目浮肿,用六君子加柴胡、升麻而愈。又因怒气,小腹痞闷,寒热呕吐,用前药加山栀、木香而安。惟小腹下坠,似欲去后,此脾气下陷。用补中益气汤而愈。后因劳役怒气,作呕吐痰,遍身肿痛,经行寒热,此肝木侮脾土。用六君子加柴胡、山栀,肿痛呕吐悉退。后用补中益气而安。

一妇人饮食少思,畏风寒,患痛风,呕吐寒热,脉弦紧,用附子八物汤而四肢痛愈。用独活寄生汤而腰痛渐痊。惟两膝肿痛,用大防风汤而痛渐愈。用归脾逍遥而元气复。

论头痛 附眩晕

薛氏曰:东垣云,足太阳头痛,脉浮紧,恶风寒,川芎、羌活、独活、麻黄为主。手少阳经头痛,脉弦细,往来寒热,柴胡为主。足阳明头痛,身热目痛鼻干,恶寒发热,脉浮缓而长,升麻汤,或石膏、白芷为主。手太阳头痛,有痰体重,或腹痛,为痰癖,脉沉缓,苍术、半夏、南星为主。足少阴经头痛,足寒气逆,为寒厥,脉沉细,麻黄附子细辛汤为主。足厥阴头项痛,或吐涎沫,厥冷,脉浮缓,吴茱萸汤主之。诸血虚头痛,当归、川芎为主。诸气血虚头痛,人参、黄芪为主。气血俱虚头痛,调中益气汤,少加川芎、蔓荆、细辛。痰厥头痛,半夏白术天麻汤。厥逆头痛,羌活附子汤。如湿气在头者,以苦吐之。不可执方而治。若脉杂乱,而病见不一,且补胃为主。

一妇人因劳耳鸣,头痛体倦,用补中益气汤加麦门、五味子而痊。三年后得子,因饮食劳倦,前证益甚。月经不调,晡热内热,自汗盗汗。用六味地黄丸、补中益气汤顿愈。经云:头痛耳鸣,九窍不利,肠胃之所生也。故脾胃一虚,耳目九窍皆为之病。

一妇人两眉棱痛,后及太阳,面青喜怒,此肝经风热之证。用选奇汤合逍遥散,加山栀、天麻、黄芪、半夏、黄芩而愈。此证失治,多致伤目,或两耳出脓则危矣。

《良方》云:妇人头眩,由气虚,风入脑,循脉引于目系,目系急而然也。邪甚则必癫。《素问》云：头痛癫疾，下虚上实，过在足少阴、巨阳，甚则入肾，徇蒙招摇，目瞑耳聋；下实上虚，过在足少阳、厥阴，甚则在肝。下虚者，肾虚也，故肾厥则头痛。上虚者，肝虚也，故肝虚则晕。徇蒙者，如以物蒙其首。招摇不定，目眩耳聋，皆晕之状。故肝厥头痛不同也。

许学士云：妇人患头风者十居其半，每发必掉眩，如在车船之上。盖因肝经血虚，而风邪袭之尔。用川芎当归散。若头痛连齿，时发时止，连年不已，此风中脑，谓之厥逆头痛。宜用附子散，及灸曲鬓穴，在耳掩前正尖上。灸七八壮，左痛灸左，右痛灸右。

论项筋强痛

大抵肝火旺则肝血虚而筋燥，颈项强急，或腰背反张，或四肢挛拳，或颈项等处结核。

许学士治项筋强痛不可转则，以木瓜煎。

薛氏曰：前证若因肝木自旺，用泻青丸。精血不足，用六味丸。风热淫肝，用逍遥散加牡丹皮、炒栀子。怒动肝火，用小柴胡汤加生地黄。肝经血虚，用四物汤加柴胡、牡丹皮、山栀子。肾虚不能生肝，用六味丸。膀胱气滞，用羌活胜湿汤。

论腰脚痛

药隐老人论曰：夫肾主于腰。女人肾藏系于胞络。若肾气虚弱，外感六淫，内伤七情，皆致腰痛。古方亦有五种之说：如风腰痛，宜小续命汤加桃仁、杜仲煎服。脾胃气痞及寒湿腰痛，宜五积散加桃仁。如虚损及五种腰痛，服青娥丸，神应丸，皆可用也。如气滞腰痛，服如神汤。

妇人脚气乃肝脾肾三经或胞络气虚，为风毒所搏而患。

盖胞络属于肾,主于腰脚,三经脉络,起于足中指。若风邪客于足,从下而上动于气,故名脚气。皆因六淫七情,或产后,或经行,风毒相搏,其证或头痛身热,肢节作痛;或大便秘结,小便不利;或脚膝缓弱,足胫肿满;或腰膝枯细,忪悸呕逆;或小腹不仁,举体转筋;或胸满气急,遍体酸痛。用香苏散加槟榔、生姜。若寒中三阳必冷,用小续命汤。若暑中三阴必热,小续命汤去附子。大燥者,紫雪最良。大便秘,用约脾丸、麻仁丸、三和散。若补药淋洗,皆大禁也。

论瘛疭

薛氏曰:《医学纲目》云:瘛者,筋脉急也。疭者,筋脉缓也。急则引而缩。缓则纵而伸。或缩或伸,动而不止者,名曰瘛疭。俗谓之发搐是也。凡癫痫、风痉、破伤风三证皆能瘛疭。但癫痫则仆地不省。风痉瘛疭,则角弓反张。破伤风瘛疭,则有疮口。窃谓瘛者属肝经,风热血燥,或肝火妄动血伤。疭者属肝经血气不足,或肝火汗多亡血。以致手足伸缩不已,抽搐不利。若因风热血燥,用羚羊角散加钩藤、山栀。若肝火妄动,用四物汤加柴胡、牡丹皮、山栀子、钩藤钩。若肝经血气不足,用八珍汤加钩藤钩、山栀。若肝火亡血,用加味逍遥散加钩藤钩、山栀。如不应,须用六味丸。以补肾水、生肝木为主,佐以前剂治之。若其脉长弦者,是肝之本脉,则易治。其脉短涩者,是肺金克肝木也,则难治。其面色青中见黑者,是水生木也,当自愈。青中见白者,是金克木也,必难愈。

一妇人素口苦,月经不调,或寒热。妊娠五月,两臂或拘急,或缓纵。此肝火伤血所致也。用四物汤加柴胡、山栀、丹皮、钩藤钩而愈。

一妊妇因怒寒热,颈项动掉,四肢抽搐。此肝火血虚风热。用加味逍遥加钓藤钩数剂痊。

论颤振

黄帝曰:人之颤者,何气使然? 岐伯曰:胃气不实则诸脉虚,诸脉虚则筋脉懈堕,筋脉懈堕则行阴用力不复,故为颤,因其所在,补分肉间。

《医学纲目》云:颤振与瘛疭相类。瘛疭则手足牵引而或伸或屈。颤振则但颤动而不伸屈也。胃虚有痰,用参术以补气,茯苓、半夏以行痰。如实热积滞,用张子和三法。

薛氏曰:颤振者,掉眩也。《易》曰:鼓万物者,莫疾乎风。鼓之为言动也。大抵掉眩乃风木之摇运也。诸风掉眩,皆属于肝。治法:若肝木实热,用泻青丸。肝木虚热,用六味丸。肺金克肝木,用泻白散。肝木虚弱,用逍遥散加参、术、钩藤钩。脾血虚弱,用六君子汤加芎、归、钩藤钩。胃气虚弱,用补中益气汤加钩藤钩。若产后颤振,乃气血亏损,虚火益盛而生风也。切不可以风为论,必当大补,斯无误矣。

一妇人性善怒发热,经水非过期则不及,肢体倦怠,饮食少思而颤振。余谓脾气不足,肝经血少而火盛也。午前以调中益气汤加茯苓、贝母送六味丸,午后以逍遥散送六味丸。两月余而愈。

一妇人身颤振,口妄言,诸药不效。余以为郁怒所致,询其故,盖为素嫌其夫而含怒久矣。投以小柴胡汤稍可,又用加味归脾汤而愈。

论拘挛

《内经》言挛皆属于肝,肝主身之筋故也。又阳明之复甚,则入肝,惊骇筋挛。又脾移寒于肝,痈肿筋挛。挛有热有寒,有虚有实。热挛者,经所谓肝气热则筋膜干,节膜干则筋急而挛。用生地黄、当归之属濡之。又云大筋受热则缩而短,故挛急不伸,可用薏苡仁。寒挛者,经所谓寒多则筋挛骨痛者是也,乌头汤,千金薏苡仁汤。虚挛者,经所谓虚邪搏于筋,则为筋挛。又云:脉弗荣则筋急。又仲景云:血虚则筋急。此皆血脉弗荣于筋而筋成挛。故丹溪治挛,用四物汤加减。《本事》治筋急极用养血地黄丸,盖本乎此。实挛者,丹溪治一村夫,背伛偻而足挛,已成废人。诊其脉两手皆沉弦而涩,遂以戴人煨肾散与之,上吐下泻。过月余久,吐泻交作,如此凡三贴,然后平复。

论麻木

麻木者,物得湿则滑泽,干则涩滞,麻犹涩也。由水液聚少而燥涩,气行壅滞而不得滑泽通行,气强攻冲而为麻也。俗方治麻病多用乌附者,令气行之暴甚,以故转麻。因之冲开道路,以得通利,而麻愈也。然六气不必一气独为病,气有相兼。若亡液为燥,或麻木无热证,即当此法。或风热胜湿为燥,因而病麻,则宜以退风散热、活血养液、润燥通气之凉药调之。

论瘾疹瘙痒

《大全》云:妇人体虚,为风邪气客于皮肤,复为风寒所伤,则发风瘙瘾疹。若赤者,由寒湿客于肌中,极热热结,则成赤疹也。得大热则发,取冷则瘥也。白疹者,由风气客于肌中,寒热与风相搏,则成白疹也。得天阴雨寒则发出,风伤亦发,得晴暖则减,著衣暖亦瘥,脉浮而洪。浮即为风,洪则为气。风气相搏则主瘾疹,身体瘙痒。凡人汗出,不可当风露卧,及浴后出早,使人身振寒热以生风疹也。

药隐老人云:治妇人遍身时发瘙痒,或赤肿瘾疹,五心烦热,血风攻疰,与人参荆芥散,消风散、四物汤加荆芥,或人参当归散,或逍遥散兼服导赤丸。如不通者,食后服皂角丸。气虚老人不可久服。如服皂角丸,不退者,此凝滞热甚者,宜先服青木香丸三两服,以开气道,服蒺藜散立效。

薛氏曰:前证有身发疙瘩,或如丹毒,痒痛不常,或浓水淋漓,发热烦渴,或头目昏眩,日晡益甚,或寒热发热,月经不调,皆肝经风热血燥,用加味逍遥散为主,佐以四君、芎、归。若忿怒身发疙瘩。痛痒寒热,乃肝火血燥,用加味小柴胡汤。气血俱虚,用八珍汤加柴胡、牡丹皮。若夜间发热,作渴谵语,乃热入血室,用小柴胡汤加生地黄。血虚,四物合小柴胡。后用加味逍遥散调理。若郁结食少,体倦内热,晡热,乃脾经血燥,用加味归脾汤,寒热加山栀、熟地黄。若游走瘙痒,乃血风走注,用何首乌散。血虚,逍遥散。风热,消风散。若专用风药,复伤阴血,必致筋挛等证。

一妇人身发疙瘩,或如丹毒,痒痛不常,搔碎成疮,浓水淋漓,发热烦渴,头目眩晕,日晡益甚,此血虚内热之证也。以当归饮加柴胡、山栀仁治之而愈。

一妇人患前证,肢体疼痛,头目不清,自汗盗汗,月水不调,肚腹作痛,食少倦怠,先用人参荆芥散,后用逍遥散治之而痊。

一妇人因忿怒身发疙瘩,憎寒发热。余谓肝火,用小柴胡汤加山栀、黄连治之而愈。后口苦胁痛,小便淋漓,复用前药全愈。

一妇人患前证,发热,夜间谵语,此血分有热,以小柴胡汤加生地黄治之而安。后用四物加柴胡、山栀、丹皮而热退。又用逍遥散全愈。

一室女年十四岁,天癸未至,身发赤癍,痒痛,左关脉弦数。此因肝火血热，以小柴胡汤加山栀、生地黄、牡丹皮治之而愈。若因怒而致者，又当治以前药。

论飞尸血厥

《准绳》云：夫飞尸者，游走皮肤，穿脏腑，每发刺痛，变作无常。遁尸者，附骨入肉，攻凿血脉，每发不可得近，见尸丧闻，哀哭便发。风尸者，淫濯四肢，不知痛之所在，每发昏沉，得风雪便作。沉尸者，缠骨结脏，冲心胁，每发绞切，遇寒冷便作。注尸者，举身沉重，精神错乱，常觉昏发，每节气至变，辄成大恶，皆宜用忍冬叶，锉数斛，煮令浓，取汁，煎之，服如鸡子大，日三服。

人平居无疾苦，忽如死人，身不动摇，默默不知人，目闭不能开，口噤不能言，或微知人，恶闻人声，但如眩冒，移时方寤，此由汗过多血少，气并于血，阳独上而不下，气壅塞而不行，故身如死。气过血还，阴阳复通，故移时方寤。名曰郁冒，亦名血厥。妇人多有之，宜服白薇汤、仓公散。

丹溪云：凡人忽手足逆冷，肌肤起如米粒，头面青黑，精神恍惚，或错言妄语，或牙关紧急，或昏寐仆倒。吊死问丧，入庙登墓，多有此病。先以苏合香丸灌之，次服调气散、平胃散。

《玉机微义》云：卒厥飞尸，客忤鬼击，口噤，用麻黄汤。寒厥，表热裹寒，则下利清谷，食入则吐，脉沉，手足冷，用四逆汤。热厥，腹满，身重难转，面垢谵语，遗溺，手足厥冷、自汗、脉沉滑，用白虎汤。

锦衣杨永兴举家避青。有仆沉醉失避者，既而神思昏昧，遍身青伤。各煎金银藤即忍冬叶汤灌之愈。

一妇人忽昏愦，发谵语。自云为前谋赖某人银两，某神责我，将你起解往城隍理问，两脚踝膝臀处皆青肿，痛不可忍,口称苦楚,次日方苏,痛尚不止,用金银藤两许,水煎服即愈。

一妇人入古墓,患前证,以紫金锭磨汁灌之,即苏。通政余子华太常汪用之皆因往吊而卒死丧家,想即是证也。

治血风劳

人参荆芥散 治妇人血风发热,身体疼痛,头昏目涩,心松烦倦,寒热盗汗,颊赤口干,痰嗽胸满,精神不爽。

人参 荆芥穗 生干地黄 北柴胡 鳖甲醋炙 酸枣仁炒 枳壳制 羚羊角别镑 白术各七钱半 当归 川芎 防风 桂心 甘草各半两

上为粗末,每服五钱,生姜三片,水煎热服。

地骨皮散 治妇人血风,气体虚弱,时作寒热,或晡热内热。

地骨皮 桑白皮 枳壳 前胡 黄芪各一钱半 人参 白茯苓 白芍药 五加皮各一钱 柴胡二钱 官桂 甘草各半钱

上作一服,水二钟,生姜三片,煎至一钟,不拘时服。

滋血汤 治妇人血风,经候涩滞,凝结不通,四肢麻痹。或为浮肿,肌体倦怠,将成劳瘵,宜以此药滋养通利。

马鞭草 荆芥穗各四两 当归 川芎 赤芍药 枳壳麸炒 肉桂各二两 牡丹皮一两

上㕮咀,每服四钱,入乌梅一个,水煎服,以经调为度。

大效油煎散 治血风劳气攻注,四肢腰背疼痛,呕逆醋心,不思饮食,日渐羸瘦,面色痿黄,手足麻痹,血海冷败,神效。又治鸡爪风,手足摆动,不能举物。

川乌 白芍药 海桐皮 五加皮 牡丹皮各一两 川芎 桂心 干姜各半两

上为细末,每服三钱,水一盏,生麻油浸古铜钱一文,同煎至六分,温服,常服以油浸二钱,煎药时不可搅,吃药时不可吹。一方无川芎、桂心、干姜三味,名异方油煎散。

治血风劳方

荆芥穗二两　白芍药　牡丹皮　地骨皮　防风　白芷黑豆　甘草各一两　川芎二钱半

上为细末,每服二钱,水一中盏,姜三片、枣一个、葱白一寸,煎至八分,温服无时。

万全逍遥散　治血风劳,五心烦躁,心多怔忡,恍惚忧惧,头目昏重,夜多盗汗。

人参　黄芪　白术　白茯苓去皮　柴胡去苗,各等分

上为散,每服三钱,入甘草一寸,同煎温服。

熟干地黄散　治妇人血风劳,冷气攻心,腹疼痛,四肢不和,饮食减少,日渐羸瘦。

熟干地黄　柴胡　黄芪　苍术　牛膝各一两　鳖甲醋炙黄,二两　白芍药　当归　姜黄　琥珀　厚朴姜汁涂,炙　川芎　陈皮去白,各七钱半　木香　羌活　桂心各半两

上为散,每服四钱,加生姜半分,水煎热服。

茯神散　治妇人风虚,与鬼交通,妄有见闻,言语错乱。

白茯神一钱半　白茯苓　人参　石菖蒲各一钱　赤小豆五分

上锉,水煎服。外用辟邪丹祛之。

治身体痛

加味四物汤　治妇人血风,筋骨痛及头痛,脉弦,增寒如疟。

当归　川芎　白芍药　熟地黄　羌活　防风各等分

上锉,每服八钱,水煎服。

大川芎散　治妇人血风，身体骨节疼痛，心胸壅滞，不思饮食。

川芎一钱　当归　赤芍药　赤茯苓　牛膝酒洗　官桂酸枣仁炒　木香各七分半　羌活　枳壳麸炒　甘草炙，各五分

上为粗末，加生姜三片，水煎温服，不拘时。

海桐皮散　治妇人血风，身体骨节疼痛。

海桐皮　当归　川芎　漏芦　桂心　白芷　羚羊角屑各一两　赤芍药　川大黄　木香　槟榔　没药另研，各半两

上为细末，每服二钱，温水调下，不拘时。

羚羊角散　治血风身疼痛，手足无力。

羚羊角镑　酸枣仁炒　生地黄　槟榔各一两　当归酒洗赤芍药　川芎　骨碎补炒　五加皮　海桐皮　防风各五钱甘草三钱

上为末，每服二钱，温酒调下。

治走注痛

小续命汤　治妇人历节走注掣痛，如虎啮者。

麻黄　桂心　防风　人参　白术　川芎　芍药炒　防己酒浸　附子炮　黄芩炒　甘草炙，各等分

上锉，每服五钱，水煎入姜汁少许温服。

陈氏治一妇人先自两足踝骨痛，次日流上于膝，三日流于髀骨，渐至肩肘，后溪，痛不可忍，诊之六脉紧，此真历节证也。非解散之药不能愈，用小续命汤一剂而痊。

虎骨散　治妇人血风走注，疼痛不可忍。

虎胫骨酥炙，二两　当归炒　威灵仙　牛膝酒浸　羌活桂心各一两　漏芦去芦　川芎　没药另研，各七钱半　干蝎炒琥珀另研，各半两

上为细末，每服二钱，温酒调下，不拘时。日进二服。

漏芦散　治妇人血风走注疼痛,无有常处。

漏芦　当归　牛膝各三分　防风　羌活　白芷　地龙去土　没药研　甜瓜子　桂心各半两　虎胫骨酥炙　败龟版醋炙,各一两

上为细末,每服二钱,热酒调下,无时。

附子八物汤　治血风,历节疼痛,四肢如锤铄不可忍。

附子　干姜　芍药　茯苓　人参　甘草　桂心各三两　白术四两

上㕮咀,每服四大钱,水二盏,煎七分,去滓,食前服。一方去桂,用干地黄二两

治头痛附眩晕

旋覆花汤　许叔微云:妇人患头风者,十居其半。每发必掉眩,如在车釭上。盖因血虚,肝有风邪袭之尔,予尝处旋覆花汤,修合服之,比他药甚效。

川芎　当归酒洗　羌活　旋覆花　细辛　蔓荆子　防风去芦　石膏　藁本去芦　荆芥穗　半夏曲　生地黄　甘草炙,各半两

上㕮咀,每服五钱,加生姜五片,水煎温服。日进二服。

川芎茶调散　治诸风上攻,头目昏重,偏正头痛。

薄荷八两　川芎　荆芥各四两　羌活　白芷　防风　甘草炙,各二两　细辛一两

上为末,每服二钱,食后茶清调下。

四神散　治妇人血风,眩晕头痛。

当归　菊花　旋覆花　荆芥穗各等分

上为细末,每服二钱,葱白三寸,茶末一钱,水煎,通口服,良久,去枕仰卧少时。

独活散　治妇人风眩,头疼呕逆,身体时痛,情思昏闷。

独活一两　白术　防风　细辛　人参　川芎　荆芥各七钱半　半夏汤洗七次,切片子　赤芍药　甘草炙,各半两　石膏二两

上㕮咀,每服八钱,生姜七片、薄荷七叶,水煎服,无时。

调中益气汤　治气血俱虚而头痛。

黄芪一钱　甘草炙,五分　人参　白术　当归　芍药各三分　橘皮　升麻　柴胡各二分　五味子七粒

上锉,水煎服。

半夏白术天麻汤　治脾胃有痰,头目眩晕。

半夏一钱半　白术　神曲炒,各一钱　天麻　黄芪　人参　苍术　陈皮　茯苓　泽泻各五分　麦芽一钱半　干姜三分　黄柏酒制,二分

上锉,每服半两,水煎服。

治项筋强痛

加味四物汤　余意诸筋急,悉属血虚风燥,特立此方治之。

当归酒洗　川芎　白芍药　生地黄酒洗　羌活　荆芥穗　木瓜各一钱　甘草炙,五分

上锉,作一服,水煎服。有热,加黄芩、柴胡。

木瓜煎　治项筋强痛,不可转侧。

木瓜二枚,切顶作盖,刳去穰　没药二两,另研　乳香二钱半,另研

上以二味入木瓜中,用盖子合了,竹签定之,饭上蒸三四次,烂,研成膏子,每服三匙,生地黄汁半盏,无灰好酒二盏,调和服之。

柴胡调经汤　治经水色鲜不止,头项脊骨强痛,不思饮食。

羌活　苍术各一钱　独活　藁本　升麻各五分　柴胡七

分　葛根　当归　甘草各三分

上锉,作一服,加红花少许,水煎热服,取微汗。

治腰脚痛

独活寄生汤　夫腰痛者,皆由肾气虚弱,卧冷湿地,当风所得,不时速治,流入脚膝,为偏枯冷痹,缓弱疼重,或腰疼拘挛,脚膝重痹,宜急服之。

独活三两　桑寄生　续断　杜仲炒,去丝　川牛膝　当归川芎　白芍药　熟地黄　人参　茯苓　防风　北细辛　秦艽　桂心　粉草各二两

上㕮咀,每服三钱,水煎,空心温服。心气虚下利,除地黄。《肘后》有附子,无寄生、人参、当归、粉草。近人治历节风,脚气流注亦效。

如神汤　治男子妇人气虚腰痛。

当归　延胡索　桂心各等分

上为细末,每服三钱,温酒调下。甚者不过数服。

舒筋散　治腰痛神效,闪挫亦良。

羌活　芍药　延胡索炒　杜仲姜汁炒　官桂去粗皮,各等分

上为末,酒调下二钱。

骨碎补散　治妇人血风气攻,腰脚疼痛,腹胁拘急,并宜服之。

骨碎补炒　萆薢酒浸　牛膝酒浸　当归　海桐皮　桃仁麸炒　桂心　槟榔各一两　附子炮,去皮、脐　赤芍药　川芎各七钱半　枳壳麸炒,半两

上㕮咀,每服五钱,水一大盏半,生姜三片、枣一枚,煎至一大盏,去滓温服。

大腹皮散　治妇人风毒脚气,肢节烦疼,心神壅闷,或头

晕,喘嗽不食,并宜服之。

大腹皮　紫苏　木通　桑白皮炒　羌活　独活　荆芥
木瓜不犯铁器　赤芍药炒　青皮各五分　枳壳麸炒,一钱

上锉,加生姜五片,葱白七寸,水煎,食前温服。

附子散　治妇人腰脚积年疼痛不瘥。

附子炮,去皮、脐　桂心　威灵仙　牛膝酒浸　干漆炒,去
烟　没药另研,各一两

上为细末,每服二钱,温酒调下,食前,日进二服。

治瘈疭颤振

交加散　治瘈疭,或颤振,或产后不省人事,口吐痰涎。
当归　荆芥穗各等分

上为细末,每服三钱,水一盏,酒少许,煎至七分,灌下
咽,即有生理。

星附散　治中风能言而手足軃曳,脉虚浮而数。

天南星制同半夏　半夏切片,姜汁浸透　黑附子炮　白附
子炮　川乌头炮　人参　白茯苓　没药各等分

上为粗末,每服二钱,酒水各一盏,同煎至八分,去滓,热
进三二服,汗出即瘥。

《三因》独活散　治气虚感风,或惊恐相乘,肝胆受邪
使上气不守正位,致头招摇,手足颤掉,渐成目昏。

独活　防风　川芎　甘菊花　细辛　地骨皮　甘草炙,
各等分

上为粗末,每服三钱,水一盏半,煎至一盏,去滓,煎取清
汁六分,入竹沥少许,再煎一二沸,食后温服,日二服。

治拘挛麻木

　《千金》薏苡仁汤　治筋挛不可屈伸。

薏苡仁　白蔹　芍药　桂心　酸枣仁　牛膝　干姜甘草各一两　附子三枚

上以醇酒一斗,渍一宿,微火煎三沸,每服一升,日三,扶杖起行。不耐酒,服五合。

防风散　治风虚劳,筋脉拘挛,腰膝疼痛。

防风　五加皮　萆薢酒浸　薏苡仁　海桐皮　枳壳麸炒赤芍药　熟地黄　黄芪　桂心　杜仲炒,去丝　牛膝酒浸,各一两　续断　牛蒡子　羚羊角屑各七钱半

上为细末,每服二钱,温酒调下,日三四服,忌生冷油腻,毒滑鱼肉。

开结舒经汤　治妇人七情六郁,凝结经络,手足麻痹不仁。

当归　川芎　橘红　半夏曲　南星　乌药　香附　紫苏　羌活　苍术各八分　桂枝　木香各五分　甘草炙,四分

上锉,用生姜五七片,取汁水煎,入姜汁、竹沥各半盏,食后徐徐服。

防风汤　治血痹,皮肤不仁。

防风二钱　当归一钱半　独活　桂心　秦艽去芦　赤茯苓　赤芍药　黄芩　杏仁去皮、尖　甘草炙,各一钱

上作一服,用水二钟,生姜五片,煎至一钟,不拘时服。一方有葛根、麻黄,无独活、赤芍药。

治瘾疹瘙痒

加味四物汤　治风虚,瘾疹瘙痒,血不荣于腠理。

当归　川芎　芍药　生地黄　黄芩各一钱　浮萍草为末,另入

上前五味,锉散煎汤,调入浮萍末服之。

何首乌散　治妇人血风,皮肤瘙痒,心神烦闷,及血风游

走不定,并宜服之。

何首乌　防风　白蒺藜　枳壳　天麻　僵蚕　胡麻　茺蔚子　蔓荆子各等分

上为细末,每服二钱,煎茵陈汤调下,无时。

一方　治皮肤有风热,遍身生瘾疹。

牛蒡子水煮,一两,净,晒干,炒令香　浮萍蒸过,焙干,各等分

上为细末,每服二钱,薄荷汤调下,日二服。

治飞尸血厥

白薇汤　治血厥卒死,不知人。

白薇　当归各一两　人参半两　甘草二钱半

上㕮咀,每服五钱,水二盏,煎至一盏,温服。

仓公散　治卒鬼击、鬼疰、鬼刺,心腹痛如刺,下血即死,不知人及卧魇齿脚趾不觉者,并诸毒气等疾。

瓜蒂末《九籥卫生方》无瓜蒂末,有皂角末　黎芦末　雄黄研　礜石煅,研,各等分

上为细末,研停用少许,吹入鼻中,得嚏气通便活,未嚏再吹,以得嚏为度。此药能起死人,恐皂角者为宜。

积块门

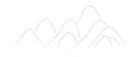

论妇人诸积形状

《准绳》云：《大全良方》分痃癖诸气、疝瘕、八瘕、腹中瘀血癥痞、食癥、血癥，凡七门。痃者在腹内近脐左右，各有一条筋脉急痛，大者如臂，次者如指，因气而成如弦之状，故名曰痃。癖者，僻在两肋之间，有时而痛，故名曰癖。疝者，痛也。瘕者，假也。其结聚浮假而痛，推移乃动也。八瘕者，黄瘕、青瘕、燥瘕、血瘕、脂瘕、狐瘕、蛇瘕、鳖瘕。积在腹内，或肠胃之间，与脏气结搏坚牢，虽推之不移，名曰癥。言其病形可徵验也。气壅塞为痞，言其气痞塞不宣畅也。伤食成块，坚而不移，名曰食癥。瘀血成块，坚而不移，名曰血癥。若夫腹中瘀血，则积而未坚，未至于成块者也。大抵以推之不动为癥，推之动为瘕也。至夫疝与痃癖，则与痛俱，痛即现，不痛即隐。在脐左右为痃。在两肋之间为癖。在小脐而牵引腰胁为疝。恐学者一时难了，未免淆乱，故总叙而条析之。

论妇人八瘕所因

《病源》曰：八瘕者，皆胞胎生产，月水往来，血脉精气不调之所生也。肾为阴，主开闭，左为胞门，右为子户，主定月水生子之道。胞门子户，主子精神气所出入，合于中黄门、玉门四边，主持关元，禁闭子精。脐下三寸，名曰关元。主藏魂魄，妇人之胞，三焦之府，常所从止。然妇人经脉俞络合调，则月水以时来至，故能生子而无病。妇人荣卫经络断绝不通，邪气便得往来，入合于脏。若生血未尽而合阴阳，即令妇人血脉挛急，小腹重急，支满胸胁，腰背相引，四肢酸痛，饮食不调,结牢恶血不除,月水不时,或月前月后,因生积聚,如怀胎状。邪气甚盛者,令人恍惚、多梦、寒热,四肢不欲动,阴中生气,肿内生风。甚者,小便不利,苦痛如淋状,面目黄黑。岁月久即不复生子也。

黄瘕者,妇人月水始下,若新伤隋,血气未止,卧寝未定,五脏六腑虚羸,精神不足,因向大风便利,阴阳开阖,关节四远,中于风湿,气从下上入于阴中,稽留不去,名为阴虚,则生黄瘕。黄瘕之聚,令人苦四肢寒热,身重淋露,卧不欲食,左胁下有气结牢,不可得仰。若腰背相引痛,月水不利,令人不产,小腹急,下引阴中如刺,不得小便,或时寒热,下赤黄汁,令人无子,当刺关元、气冲,行以毒药,瘕下即愈。

青瘕者,妇人新产,未满十日,起行,以浣洗太早,阴阳虚,玉门四边皆解散,子户未安,骨肉皆痛,手臂不举,饮食未复,内脏吸吸,又当风卧,不自隐蔽。若居湿席,令人苦寒洒洒入腹,烦闷沉淖,恶血不除,结热不得散,则生青瘕。聚在左右胁下,藏于背脊,上与肩胛、腰下挛急,腹下有气起,喜唾,不可多食,四肢不欲动摇,手足肿,面目黄,大小便难,其后月水为之不通利,或不复禁,状如崩中,此自过所致,令人少子,疗之当刺胃管,行以毒药有法,瘕当下即愈。

燥瘕者,妇人月水下,恶血未尽,其人虚惫,而以夏月热行疾步。若举重移轻,汗出交流,气血未平,而卒以恚怒,致腹中猥咽不泄,经脉挛急,内结不舒,烦蕴少力,气上达胸膈背脊,少腹壅急,月水与气俱不通利,而反以饮清快心,月水横流,溢入他脏不去,有热则生燥瘕之聚,大如半杯,上下腹中苦痛,还两胁,下上引心而烦,害饮食,欲呕吐,胸及腹中不得太息,腰背重,喜卧盗汗,足酸削,久立而痛,小便失时,忽然自出。若失精,月水闭塞,大便涩难。病如此者,其人少子。疗之以长针,按而刺之法度,行以毒药,瘕当下即愈。

血瘕者,妇人月水新下,未满日数而中止,因饮食过度,五谷气盛，溢入他脏。若大饥寒，吸吸不足，呼吸未调，而自劳动，血下未定，左右走肠胃之间，留络不去，内有寒热，与月水合会为血瘕之聚。令人腰痛，不可以俯仰。横骨下有积气，牢如石，少腹里急，苦痛，背脊疼，深远腰腹下挛，阴里若生风冷，子门僻，月水不时，乍来乍不来。此病令人无子。疗之，瘕当下即愈。

脂瘕者、妇人月水新来，若生未满三十日以合阴阳，络脉分，胞门伤，子户失禁，关节散，五脏六腑津液流行，阴道瞤动，百脉关枢四解，外不见其形，子精与血气相遇，犯禁，子精化不足成子，则生脂瘕之聚，令人支满里急，痹引少腹重，腰背如刺状，四肢不举，饮食不甘，卧不安席，左右走腹中切痛，时瘥时甚，或时少气头眩，身体解㑊，苦寒恶风，膀胱胀，月水乍来乍去，不如常度，大小便血不止。如此者，令人无子。疗之当刺以长针，行以毒药，瘕当下，即愈。

狐瘕者，妇人月水当日数来，而反悲哀忧恐。若以远行逢暴风疾雨，雷电惊恐，衣被沉湿，罢倦少气，心中恍惚未定，四肢懈惰振寒，苦痦寐气绝，精神游亡，邪气入于阴里不去，则生狐瘕之聚，食人子脏，令人月水闭不通，少腹瘀滞，胸胁腰背痛，阴中肿，小便难，胞门子户不受，男精不藏，气盛令人嗜食，欲呕喜唾，多所思，如有身状，四肢不举。有此病者，终身无子。其瘕有手足成形者杀人，未成者可疗，以长针急持刺之，行以毒药有法，瘕当下即愈。

蛇瘕者，妇人月水已下新止，适闭未复，胞门子户劳伤，阴阳未平，荣卫分行。若其中风，暴病赢劣，饮食未调。若起行当风及度泥涂，因冲寒太早。若坐湿地，名阴阳乱，腹中虚。若远行道路，饮污井之水，食不洁之食，吞蛇鼠之精，留络不去，因生蛇瘕之聚，上食心肝，长大其形若漆，在脐上下，还疗左右胁，不得吐气，两股胫间苦疼，少腹多热，小便赤黄，膀胱引阴中挛急，腰目俱痛，难以动作，喜发寒热，月水或多或少。有此病者，不复生子。其瘕手足成形者杀人，未成者可治。疗有法，行以毒药，瘕当下即愈。

鳖瘕者，妇人月水新至，其人剧作罢劳，汗出衣服润湿不以时去之。若当风睡，足践湿地，恍忽觉悟，蹠立未安，颜色未平，复见所好，心为之开，魂魄感动，五内脱消。若入水浣洗沐浴，不以时出，而神不守，水精与邪气俱入，至三焦之中幕，玉门先闭，津液妄行，留络不去，因生鳖瘕之聚，大如小柈，令人少腹内切痛，恶气左右走，上下腹中苦痛。若存若亡，持之跃手，下引阴里，腰背亦痛，不可以息，月水不通，面目黄黑，脱声少气。有此病者，令人绝子。其瘕有手足成形者杀人，未成者可治。疗有法度，以长针按疗之，行以毒药，瘕当下即愈。

论妇人癥痞

《大全》云：妇人癥痞，由饮食失节，脾胃亏损，邪正相搏，积于腹中，牢固不动，有可徵验，故名曰癥。气道壅塞，故名曰痞。得冷则发，冷入子脏则不孕，入胞络则月水不通。

薛氏曰：前证若脾胃虚弱，用六君子加芎归。若肝脾虚弱，用补中益气及归脾汤。若肝火郁滞，佐以芦荟丸，六味丸，外贴阿魏膏。患者须慎七情六淫，饮食起居。治者不时审察病机而药之，庶几有效。

论食癥

《大全》云：妇人食症，脏腑虚弱，月候来时食生冷之物，脾胃既虚，不能消化，与脏气相搏，结聚成块，日渐生长，盘牢不移，故谓之食癥也。

薛氏曰：前证若形气虚弱，须先调补脾胃为主，而佐以消导。若形气充实,当先疏导为主,而佐以补脾胃。若气壅血滞而不行者,宜用乌药散,散而行之。散用乌药、莪术、醋浸,炒。桂心、当归、桃仁、青皮、木香,各等分,为末,每二钱,热酒调下。脾气虚而血不行者,宜用四君、芎归,补而行之。若脾气郁、血不行者,宜用归脾汤,解而行之。若肝脾血燥而不行者,宜用加味逍遥散,清而行之。大抵食积痞块之证为有形。盖邪气胜则实,真气夺则虚。当养正辟邪,而积自除矣。虽然,坚者削之,客者除之,胃气未虚,或可少用。若病久虚弱者,不可轻试也。

论血瘕

《大全》云:妇人寒热失节,脏腑气虚,风冷在内,饮食不消,与血气相结,渐生颗块,盘牢不移动者是也。皆因血气劳伤,月水往来,经络痞塞,恶血不除,结聚所生。久而不瘥,则心腹两胁苦痛,害于饮食,肌肤羸瘦。

问瘕一也,何以知是血瘕?曰:血之外证,瞀闷烦躁,迷忘惊狂,痰呕汗多,骨热肢冷。其蓄在下焦者,必脐下结急,外热内痛,尺脉洪而数也。桃仁、五灵脂、生地黄、牛膝、大黄、甘草,祛逐之。

薛氏曰:前证多兼七情,亏损五脏,气血乖违而致。盖气主嘘之,血主濡之;脾统血,肝藏血。故郁结伤脾。恚怒伤肝者,多患之。腹胁作痛,正属肝脾二经证也。洁古云:养正积自除。东垣云:人以胃气为主,治法当主于固元气,而佐以攻伐之剂,必需之岁月。若期速效,投以峻剂,反致有误。

论腹中瘀血

《大全》云:妇人月经否涩不通,或产后余秽未尽,因而乘风取凉,为风冷所乘,血得冷则成瘀血也。血瘀在内,则时时体热面黄;瘀久不消,则为积聚癥瘕矣。

薛氏曰:前证若郁结伤脾,用加味归脾汤。若恚怒伤肝,用加味逍遥散。若产后恶露,用失笑散。若肝脾亏损,用六君子柴胡。以补元气为主。胃气虚弱,用补中益气汤加茯苓、半夏为主。大凡腹中作痛,畏手按者,此内有瘀血。若形体如常,属病气元气俱实,用桃仁承气汤直下之。若痛而肢体倦怠,饮食少思,此脾胃受伤,属病气有余,元气不足,用当归散调和之。若痛而喜手按腹,形体倦怠,饮食少思,此形气病气俱不足,用六君、炮姜、芎、归纯补之。若痛而大便不实,饮食难化,此脾肾虚寒,用六君、炮姜、肉果温补之。若痛而作呕、少食,此脾胃虚弱,用六君、炮姜、藿香。若痛而呕吐,不食泄泻,用六君加姜、桂。若兼手足逆冷,自汗,更加附子。此证多有因攻伐而致者。

论疹癖

《大全》云:疹者,在腹内近脐左右,各有一条筋脉急痛,大者如臂,次者如指,因气而成,如弦之状,名曰疹也。癖者,为僻侧在两肋之间,有时而痛,故曰癖也。二者皆阴阳不和,经络痞隔,饮食停滞,不得宣流,邪冷之气搏结不散,得冷则发作疼痛。夫疹癖、癥瘕,血气块硬,发歇刺痛,甚则欲死。究而言之,皆血之所为。

仆尝治一妇人,血气刺痛,极不可忍,甚而死,一二日方省,医巫并治数年不愈。仆以葱白散,乌鸡煎丸遂安。又尝治一妇人,血气作楚,如一小盘样,走注刺痛,要一人扶定方少止,亦用此二药而愈。寻常小小血气,用此二药亦有奇效,故录于后。

论疝瘕

《大全》云：妇人疝瘕，由饮食不节，寒温不调，气血劳伤，脏腑虚弱，风冷入腹与血相结所生。疝者，痛也。瘕者，假也。结聚浮假而痛，推移乃动也。妇人之病，有异于丈夫者，或因产后血虚受寒，或因经水往来，取冷过度。非独因饮食失节，多挟于血气所成也。其脉弦急者生，虚弱小者死。尺脉涩而浮牢，为血实气虚，其发腹痛，逆气上行，此为胞中有恶血，久则结成血瘕也。

薛氏曰：子和云：遗溺闭癃，阴痿腨痹，精滑白淫，皆男子之疝也。若血涸月事不行，行后小腹有块，或时动移，前阴突出，后阴痔核，皆女子之疝也。但女子不谓之疝，而谓之瘕。

一妇人小腹痞胀，小便时下白带，小水淋沥。此肝经湿热下注，用龙胆泻肝汤而愈。

一妇人小腹胀痛，小水不利，或胸乳作痛，或胁肋作胀，或气逆心吻。余以为肝火而血伤脾，用四物、柴胡、青皮、延胡索、木香而愈。

一妇人小腹痞闷，小便不利，内热体倦懒食，用八珍汤加柴胡、山栀、龙胆草治之而安。

论肠覃

李氏曰：肠覃乃寒气客于大肠，与胃相搏，大肠为肺传送。肺主气，气得热则行，得冷则凝。凝则清气散，而浊气结而为瘕。覃延日久不已，瘜肉乃生，始如鸡卵，久如怀胎，按之坚，推之移，月事时下，或多或少，气病而血未病也。宜二陈汤加香附以开之，或香粉丸。

论妇人癥瘕并属血病

《准绳》云：古方有五积、六聚、七癥、八瘕之名。五脏之气积名曰积，故积有五。六府之气聚，名曰聚，故聚有六。杂病，《准绳》言之详矣。若夫七癥、八瘕，则妇人居多。七者，火数，属心。盖血生于心。八者，木数，属肝。盖血归于肝。虽曰强分，理似不混。夫癥者坚也，坚则难破。瘕者假也，假物成形。古人将妇人病为瘕疾，以蛟龙等为生瘕，然亦不必如此执泥。妇人癥瘕并属血病，龙、蛇、鱼、鳖、肉、发、虱、瘕等事，皆出偶然。但饮食间误中之，留聚腹脏，假血而成，自有活性。亦犹永徽中僧病噎者，腹中有一物，其状如鱼，即生瘕也。与夫宿、血停凝结为痞块，虽内外所感之不同，治法当以类相从，所为医者意也。如以散梳治虱瘕，铜屑治龙瘕，曲蘖治米瘕，石灰治酒瘕，如此等类，学者可以理解也。

李氏曰：癥者，坚而不移。瘕者，坚而能移。七癥八瘕，经亦不详。虽有蛇、蛟、鳖、肉、发、虱、米等名，偶因食物相感，假血而成形耳。瘕比症稍轻。其为病所以异于男子者，皆由产后及经水行时或食生冷，以致脾虚，与脏气相结；或七情气郁生痰，皆必挟瘀血而后成形。要知癥瘕、痃癖、石瘕、肠覃、食癥、血癥、食瘕、血瘕种种不一，尽皆痞块之异名耳。

论癥瘕亦有热

李氏曰：经云：大肠移热于小肠，小肠移热于大肠，两热相搏则血溢而为伏瘕，月事不利。以此推之，癥瘕皆有热者。盖瘀血亦有热燥逼成，况阳气怒，火蕴聚饮食，湿热拂郁结成，未可专以寒冷论也。大概虚冷者，内炙散、琥珀丸、温白丸。热者，消块丸、黄连化积丸，外贴三圣膏、神效阿魏散。久不愈者，猪肝散、辰砂一粒丹、神圣代针散。

论治积须养正气

薛新甫云：妇人疝癖、癥瘕，大抵因饮食起居，七情失宜，亏损脏腑、气血乖违，阴络受伤，循行失度所致。

罗谦甫云：养正积自除，必先调养，使荣卫充实。若不消散，方可议下。但除之不以渐，则必有颠覆之害。若不守禁忌，纵情嗜欲，其有不丧身者鲜矣。

一妇人内热作渴，饮食少思，腹内初如鸡卵，渐大四寸许，经水三月一至，肢体消瘦，齿颊似疮，脉洪数而虚，左关尤甚。此肝脾郁结之证。外贴阿魏膏，午前用补中益气汤，午后用加味归脾汤。两月许，肝火稍退，脾土少健。午前补中益气下六味丸，午后逍遥散下归脾丸。又月余，日用芦荟丸二服，空心以逍遥散下，日晡以归脾汤下，喜其谨疾，调理年余而愈。

一妇人腹内一块不时上攻，或作痛有声，或吞酸痞闷，月经不调，小便不利，二年余矣。面色青黄。余以为肝脾气滞，以六君加芎归、柴胡、炒连、木香、吴茱萸各少许，二剂，却与归脾汤送下芦荟丸，三月余，肝脾和而诸证退。又与调中益气汤加茯苓、牡丹皮，中气健而经自调。

一妇人性多郁善怒，勤于女工，小腹内结一块，或作痛，或痞闷，月经不调，恪服伐肝之剂，内热寒热，胸膈不利，饮食不甘，形体日瘦，牙龈蚀烂。此脾土不能生肺金，肺金不能生肾水，肾水不能生肝木。当滋化源，用补中益气汤、六味丸，至仲春而愈。

一妇人经候过期，发热倦怠，或用四物黄连之类，反两月一度，且少而成块。又用峻药通之，两目如帛所蔽。余曰：脾为诸阴之首，目为血脉之宗。此脾伤五脏，皆为失所不能归于目也。遂用补中益气、济生归脾二汤，专主脾胃，年余而愈。

松江太守何恭，人性善怒，腹结一块，年余，上腭蚀透，血气虚极，时季冬，肝脉洪数，按之弦紧，或用伐肝木，清胃火之药。余曰：真气虚而邪气实也。恐伐肝木至春不能发生耳。用八珍汤以生气血，用地黄丸以滋肾水，肝脉顿退。因大怒，耳内出血，肝脉仍大，烦热作渴。此无根之火也。仍以前药加肉桂二剂，脉敛热退。复因大怒，果卒于季冬辛巳日，乃金克木故也。

李氏曰：善治瘕者，调其气而破其血，消其食而豁其痰，衰其大半而止，不可猛攻峻施，以伤元气，宁扶脾正气，待其自化。此开郁正元散之由名也。愈后宜大小乌鸡丸、八珍汤、交加散、交加地黄丸调之。凡攻击之药，病重病受，病轻胃气受之而伤矣。或云待块消尽而后补养，则胃气之存也几希。

论痰积用吐下

子和云：戴人过谯，遇一卒，说出妻事。戴人问其故，答曰：吾妇为室女时，心下有冷积，如覆杯，按之如水声，以热手熨之如冰。娶来已十五年矣，恐断我嗣，是故弃之。戴人曰：公毋黜也。如用吾药，病可除，孕可得。卒从之。戴人诊其脉，沉而迟，尺脉洪大而有力，非无子之候也。可不逾年而孕？其良人笑曰：试之。先以三圣散吐涎一斗，心下平软。次服白术调中汤、五苓散，后以四物汤和之，不再月，气血合度，数月而娠二子。戴人尝曰：用吾此法，无不子之妇。此言不诬。三圣散用防风、瓜蒂各三两，藜芦一两，为粗末，以韭汁煎服，制煎法详见《儒门事亲》。白术调中汤，用白术、茯苓、泽泻、橘红各半两，甘草一两，干姜、官桂、砂仁、藿香各二钱半，为末，白汤化，蜜调，服二钱，无时。

阳夏张主簿之妻病肥气，初如酒杯大，发寒热，十五余年。后因性急悲感,病益甚,惟心下三指许无病,满腹如石片,不能坐卧,针灸匝矣,徒劳人耳。乃邀戴人诊之曰:此肥气也,得之季夏戊己日,在左胁下如覆杯,久不愈,令人发痎疟。以瓜蒂散吐之,鱼腥黄涎约一二缶。至夜继用舟车丸、通经散投之,五更黄涎脓水相半五六行。凡有积处皆觉痛,后用白术散、当归散,和血流经之药,如斯涌泄,凡三四次方愈。瓜蒂散、舟车丸,方见杂病伤食、痰饮二门。通经散,用橘红、当归、甘遂,以面包不令透水,煮百余沸,用冷水浸过,去面晒干,三味各等分,为细末,每服三钱,临卧温淡酒调下。白术散,白术、黄芩、当归各等分,为末,每服二三钱,水煎食前服。当归散,当归、杜蒺藜等分,为末,米饮调服,食前。此吐下兼施,且甘遂等,逐水太峻,用者审之。

脉　法

《脉经》曰:妇人疝瘕积聚,脉弦急者生,虚弱者死。少阴脉浮而紧则疝瘕,腹中痛,半产而堕伤;浮则亡血,恶寒绝产。

通治诸积

开郁正元散　治痰饮血气郁结,食积气不升降,积聚胀痛,宜此利气行血,和脾消导。

白术　陈皮　青皮　香附　山楂　海粉　桔梗　茯苓
砂仁　延胡索　神曲炒　麦芽炒　甘草炙,各等分

上锉,每服一两,生姜三片,水煎服。

大七气汤　治积聚癥瘕,随气上下,心腹疞痛,上气窒塞,小腹胀满,大小便不利。

京三棱　莪术各煨,切　青皮去白　陈皮去白　香附炒
藿香叶　益智仁　桔梗　肉桂不见火,各一两　甘草炙,五钱

上咬咀,每服五钱,水二盏,煎至一盏,食前温服。

荆蓬煎丸 治癥瘕疢癖,冷热积聚,宿食不消,呕吐辛酸。

久服通利三焦,升降阴阳,顺气消食。

京三棱酒浸 莪术醋浸。已上二味各浸,冬三日,夏一日,晒干秤,各二两,同以去壳巴豆二十粒,炒黄色,去豆不用 枳壳麸炒 青皮去穣 茴香微炒 木香不见火 槟榔各一两

上为细末,生姜汁打为糊丸,如豌豆大,每服三五十丸,白汤或生姜汤下,食远服。

助气丸 治三焦痞闭,胸膈满闷,气不流通,蕴结成积。疢癖气块,并皆治之。

京三棱 莪术已上二味,各用湿纸包,灰火中煨透切片,各三两二钱 青皮去白 陈皮去白 白术各一两五钱 枳壳麸炒,去穣 槟榔 木香各一两

上为末,糊丸桐子大,每服五十丸,滚水下。

胜红丸 治脾积气滞,胸膈满闷,气促不安,呕吐清水,丈夫酒积,女人脾血积气,小儿食积。

京三棱 莪术二味同醋煮 青皮 陈皮去白 干姜炮良姜炒,各一两 香附子净炒,二两

上为末,醋糊丸,如桐子大,每服三十丸,生姜汤下。

虚者以补药下之。一方加神曲、麦芽。

三棱煎 治妇人血瘕血癥,食积痰滞。

三棱 莪术各二两 青皮去白 半夏汤泡七次 麦芽炒,各一两

上用好醋六升,煮干为末,醋糊丸,如桐子大,每服五十丸,淡醋汤下。痰积姜汤下。

香棱丸 治一切积聚,破痰癖,消癥块。

木香 丁香各半两 枳壳麸炒 三棱酒浸一夕 莪术细锉,每一两用巴豆三十粒,去壳同炒,待巴豆黄色,去巴豆不用 青

皮制　川楝子肉　茴香炒,各等分

上为末,醋煮,面糊丸,如桐子大,朱砂为衣,每服三十丸,姜盐汤或温酒下,无时。

大硝石丸　治七癥八瘕,聚结杯块,及妇人带下绝产,腹中有癥瘕者,当先下,此药但去癥瘕,不下水谷,不令人困。

硝石六两,朴硝亦得　大黄八两　人参　甘草各二两

上为末,以三年苦酒三升,置铜石器中,先内大黄微火熬,微沸,常搅不息,至七分,内余药复熬成膏,至可丸即丸,如鸡子中黄大。凡合药当先斋戒一宿,勿令小儿妇人奴婢等见之,每服二丸。若不能服大丸者,可分作小丸,然亦不可过四丸也。羸者少与,强者可二十日五服。妇人服之,或下如鸡肝,或如米泔,赤黑等物二三升,后忌风冷,作一杯粥食之,然后作羹臛自养。

剪红丸　治妇人伏梁积聚,心下硬块不散。

白牵牛生用,一两二钱　槟榔　芫荑仁去扇,各六钱　雷丸五钱　土朱即红土,三钱　巴豆去油净,一钱

上为细末,滴水为丸,如指顶大,每服一丸,空心蜜水下,二时许下积块,温米汤补之。

鸡鸣紫丸　治妇人腹中癥瘕积。

大黄二两　前胡　人参各四分　皂荚炙,去皮、子　藜芦巴豆去皮、心,熬　礜石炼　乌喙炮,去皮,各一两半　代赭五分阿胶一两半,炙　桂心二分　杏仁去皮、尖,熬　干姜　甘草各三分

上一十四味,捣筛为末,炼蜜和丸,如桐子大,鸡鸣时饮服一丸,日益一丸,至五丸止,仍从一丸起。下白者风也,赤者癥瘕也,青者疝也,黄者心腹病也。如白泔烂腐者水也。

乌头丸　主治心腹积聚,膈中气闷,胀满疝瘕,内伤瘀血,产乳余疾及诸不足。

乌头炮,去皮　巴豆去心、皮,熬,各半两　人参　消石各一

大黄二两 戎盐一两 苦参 黄芩 䗪虫熬 半夏洗
桂心各三分

上一十一味,捣筛为末,内蜜、青牛胆汁拌和,捣三千杵
丸,如桐子大,宿不食,酒服五丸,卧须臾当下。黄者心腹积
也。青如粥汁。膈上邪气也。下崩血如腐肉者,内伤也。赤
如血者,乳余疾也。如虫刺者,虫也。下已必渴,渴饮粥,饥
食苏糜,三日后当温食。食必肥脓,四十日平复。

温白丸 治心腹积聚,症瘕大如杯碗,胸胁胀满,及十种
水气,痞塞反胃,吐逆并治。

川乌二两半 茯苓 人参 蜀椒 肉桂 干姜 柴胡
桔梗 菖蒲各一两 吴茱萸 紫菀 黄连 厚朴 皂角 巴
豆霜各五钱

上为末,炼蜜丸,如桐子大,每服五丸,生姜汤下。

猪肝丸 治一切症瘕刺痛。数年不愈者神效。

用猯猪肝一具,入巴豆五十粒扎在肝内,以醋三碗熬令烂
熟,去巴豆,捣烂入三棱末,和丸,如桐子大,每服五丸,热
酒下。

阿魏膏 治一切痞块。

羌活 独活 玄参 官桂 赤芍药 穿山甲 生地黄
两头尖 大黄 白芷 天麻各五钱 红花四钱 木鳖子十枚,
去壳 槐、柳、桃枝各三钱 乱发鸡子大一团

上用香油二斤四两,煎黑去粗入发,前发化,仍去粗,徐
下黄丹,煎软硬得中,入芒硝、阿魏、苏合油、乳香、没药各五
钱,麝香三钱,调匀,即成膏矣,摊贴患处。黄丹须用真正者
方效。凡贴膏药先用朴硝随患处铺平半指厚,以纸盖,用热
熨斗熨良久,如硝耗再加熨之,二时许方贴膏药。

分治八瘕

皂荚散 疗黄瘕导方。

皂荚一两,炙,去皮、子　蜀椒一两,去汗　细辛一两半

上捣散,以三角囊,大如指,长二寸,贮之,内阴中。欲便闷则出之,已则复内之。恶血毕出乃洗以温汤。三日勿近男子,忌生菜等。

疗青瘕坐导方

戎盐一升　皂荚半两,去皮、子,炙　细辛一两

上捣散,以三角囊,大如指,长三寸,贮之,内阴中,但卧瘕当下,青如葵汁,养之如产法。

疗燥瘕方

大黄如鸡子许　干姜各二两　黄连三两　桂心一尺　厚朴十颗,炙　郁李仁一两,去皮、尖,炒　䗪虫三枚,炒　鸡胜胫中黄膜一枚,炙

上捣散,早朝空腹,以温酒一盏和三钱顿服,瘕当下。毕,养之如产妇法,三月勿合阴阳,无子者当有。

疗血瘕攻刺腹胁时痛导药方

大黄　当归各半两　山茱萸　皂荚去皮、弦,各一两　细辛　戎盐各二钱半

上捣,以香脂丸如指大,每用一丸,绵裹内阴中,正坐良久,瘕当自下,养如乳妇法。

疗妇人血瘕痛方

干姜　海螵蛸炙,各一两　桃仁一两,去皮、尖

上捣散,酒服二方寸匕,日二。一方无桃仁。

桃仁煎　治妇人血瘕血积,经候不通。

桃仁　大黄各一两　虻虫半两,炒黑　朴硝另研,一两

上为末,以醇醋二升半,银石器中慢火煎,取一升五合,下大黄、虻虫、桃仁,不住手搅,煎至可丸,下朴硝,搅匀出之,丸如梧桐子大。前一日不用吃晚饭,五更初,用温酒吞下五丸,日午取下,如赤豆汁,或如鸡肝、虾蟆衣之状。未下再服,如鲜血来即止,续以调补气血药补之。

《本事方》云:顷年在毗陵,有一贵宦妻患小便不通,脐腹胀不可忍。众医皆作淋治,以八正散之类愈甚。予诊之曰:此血瘕也,非瞑眩药不可去。用此药更初服,至日午,大痛不可忍,遂卧,少顷下血块如拳者数枚,小便如黑豆汁一二升,痛止得愈。此药治病的切,然猛烈伤人,气虚血弱者不可轻用也。

疗脂瘕方

皂荚七钱半,去皮、子　矾石烧,二钱半　五味子　蜀椒去汗　细辛　干姜各半两

上捣散,以香脂和如大豆,著男子阴头以合阴阳,不三行其瘕即愈。

导散方

皂荚炙,去皮、子　吴茱萸　当归各一两　蜀椒去汗　干姜　大黄　戎盐各二两　细辛炒　矾石烧　五味子各二分

上捣筛为散,以轻绢袋,如指大,长三寸,盛药令满,内阴中,坐卧随意,勿行走,小便时去之,别换新者。

疗狐瘕方

取新死鼠一枚,裹以新絮,涂以黄土,穿地坎,足没鼠形,置其中,桑柴火灼其上,一日一夜,出之研为末,内桂心末二钱半,酒服二方寸匕,病当下。甚者不过再服瘥。

疗蛇瘕方

大黄　黄芩　芒硝各半两　甘草大如指,一尺,炙　海螵蛸二枚　皂荚六枚,去皮、弦、子,酥炙

上捣,以水六升,煮之三数沸,绞去滓,下硝,适寒温服之,十日一剂,空腹服之,瘕当下。

疗鳖瘕方

大黄一两半　干姜　侧子各半两　附子　人参各三钱七分半　䗪虫一寸匕,炒　桂心一两二钱半　细辛　土鳖各七钱半白术一两

上捣散,以酒服方寸匕,日三。

穿山甲散　治妇人癥痞,及恶血气攻,心腹疼痛,面无颜色,四肢瘦弱。

穿山甲灰炒燥　鳖甲醋炙　赤芍药　大黄炒　干漆炒令烟尽　桂心各一两　川芎　芫花醋炒　当归各半两　麝香二钱半,另研

上为细末,入麝和匀,每服一钱,热酒调下,无时。

莪术丸　治妇人癥痞,腹胁妨痛,令人体瘦,不思饮食。

莪术七钱半　当归焙　桂心　赤芍药　槟榔　昆布　琥珀研　枳壳　木香各半两　桃仁　鳖甲　大黄各一两

上为末,炼蜜丸,如桐子大,食前米饮下二十丸。

丁香丸　治妇人癥痞,结块不散,心腹疼痛。

雄雀粪炒黄　鳖甲各一两　硇砂　当归焙　芫花醋炒干,各半两　巴豆去皮、心、油,二分半

上为末,研匀,醋煮,面糊丸,如小豆大,当归酒下三丸。

桃仁散　治妇人癥痞,心腹胀满,不能饮食,体瘦无力。

桃仁一两,汤浸,去皮、尖、双仁者,麸炒,令微黄　诃子皮　白术　赤芍药　当归各七钱半　京三棱微炒,一两　陈皮去白,三两　鳖甲醋炙,去裙襕,一两半

上为散,每服三钱,水一盏,入生姜一钱三分,煎至六分,去滓,食前稍热服。

上方皆攻积之药,性多犷悍,用者慎之。

治食癥

黄连化积丸　治妇人死血食积,痰饮成块,在两胁,动作

济阴纲目

卷之二

雷鸣，嘈杂眩晕，身热时作时止。

黄连一两五钱，用吴茱萸、益智各炒一半，去萸、智　萝卜子炒，一两半　香附　山楂各一两　川芎　山栀炒　三棱煨，切　莪术煨，切　神曲炒　桃仁去皮、尖，各五钱

上为末，蒸饼丸，如桐子大，每服七八十丸，白汤下。一方有白芥子炒，一两半、青皮五钱。

小三棱煎丸　治食癥酒癖，血瘕气块时发刺痛，全不思食，及一切积滞不消，心腹坚胀，痰饮，呕哕噫酸，胁肋刺痛，脾气横泄。

三棱　莪术各四两　芫花一两

上同入磁器中，用米醋五升浸满，封器口，以灰火煨令干，取出棱术，将芫花以余醋炒令微焦，同棱术焙干为末，醋糊丸，如绿豆大，每服十五丸，生姜汤下。妇人血分，男子脾气横泄，肿满如水，桑白皮煎汤下。

硇砂丸　治妇人食癥久不消，令人瘦弱食少。

硇砂　青礞石　穿山甲炙　三棱炒　干漆炒令烟尽　硫黄各半两　巴豆三十枚，去皮、心、炒，不去油

上为末，用软饭丸，如小豆大，每服五丸，生姜橘皮汤下。

礞石丸　治妇人食癥块久不消，攻刺心腹疼痛。

青礞石　巴豆去皮、心、油　朱砂　粉霜并研　木香末各二钱半　硇砂半两

上研匀，以糯米软饭和丸，如绿豆大，每服二丸，空心温酒下，取下恶物为度。

上二方犯硇砂、巴豆。非胃气强壮，而积气坚顽，势不两立者，不可轻用也。

芦荟丸　治疳癖，肌肉消瘦，发热潮热，饮食少思，口干作渴，或肝疳食积，口鼻生疮，牙龈蚀烂等证。

芦荟　胡黄连　黄连炒焦　木香　白芜荑炒　青皮各五

钱　当归　茯苓　陈皮各一两半　甘草炙,七钱

上为末,米糊丸,如桐子大,每服七八十丸,米饮下。

治血癥

增味四物汤　治妇人血积。

当归　川芎　芍药　熟地黄　三棱　莪术　肉桂　干漆炒烟尽,各等分

上为粗末,每服五钱,水煎服。予妻曾患小腹积块,每遇寒触,剧痛不可忍,诸医治莫效。予用此一服立止。

六合汤　治妇人经事不行,腹中结块,腰腿重痛。

当归　川芎　白芍药　熟地黄酒洗　官桂　莪术煨,切,各等分

上㕮咀,每服四钱,水煎空心服。

血竭散　治妇人血瘕作痛,脐下胀满,月经不行,发热体倦。

当归八分　芍药炒　桂心　血竭　蒲黄炒,各六分　延胡索炒,四分

上为细末,每服二钱,空心酒调下。

牡丹散　治妇人久虚羸瘦,血块走注,心腹疼痛。

牡丹皮　当归　延胡索　桂心各一两　赤芍药　牛膝　莪术各三两　京三棱一两半

上为粗末,每服三钱,水酒各半盏煎服。

乌金散　治妇人血气癥,血风劳,及心烦躁,筋骨冷痛,四肢困瘦。

黑豆　没药　当归

上先将黑豆入瓶内,固济留嘴通气,用炭火二斤煅存性,以泥塞嘴,退火,次日出研,入后药同研,每服温酒下二钱,重者不过三五服,忌食鱼物。

神圣代针散　治血积疝气，及心惊欲死，小肠气撮如角弓，膀胱肿硬。一切气刺虚痛，并妇人血癖、血迷、血晕、血刺冲心，胞衣不下难产，及一切痛疾，服之神效。

当归　白芷　乳香　没药各五钱　青红蜻蜓去足、翅，一两

上为末，每服一字，甚者五分，先点好茶一盏，次糁药末在茶上，不得吹搅，立地细细呷之。

当归丸　治妇人月经不调，血积证。

当归　赤芍药　川芎　熟地黄　莪术　京三棱各半两神曲炒　百草霜各二钱半

上为细末，酒糊丸，如桐子大，温水下六七十丸。

破血丸　治妇人血海虚冷，百病变生。或月候不调，崩中带下，癥瘕癖块，并皆治之。

当归　芍药　熟地黄　牛膝　肉桂　莪术　延胡索蒲黄炒　香附子炒　菊花　茴香炒，各一两

上为末，用乌豆一升，醋煮，焙干为末，再入醋三碗煮至一碗，留为糊丸，如桐子大，每服三十丸，温酒醋汤任下。血气攻刺姜汤下。癥块绞痛当归汤下。忌鸭肉、羊血。

琥珀丸　治妇人血瘕，腹中有块，攻刺小腹痛重，或腰背相引为痛，久而不治，黄瘦羸乏。

琥珀　白芍药　川乌　牛膝　鳖甲　莪术　当归　厚朴各一两　木香　泽兰　官桂各五钱　麝香五分

上为末，酒糊丸，如桐子大，每服七十丸，米饮下。

万病丸　治室女月经不通，脐下坚结如杯升，发热往来，下痢羸瘦，此为血瘕。若生肉瘕，不可为也。

干漆杵碎，炒令出烟一时久　牛膝酒浸一宿，各一两六钱生地黄四两八钱，取汁

上以地黄汁入二药末，慢火熬，候可丸即丸，如桐子大，空心米饮，或温酒下一丸，日再，勿妄加。病去药止。女人气

血虚,经不行者,不可服之。

大黄煎 治妇人血癥血瘕,食积痰滞。

川大黄七钱半,碎,微炒 鳖甲醋炙黄,去裙襕,一两 牛膝去芦,一两 干漆一两,炒烟尽

上为末,用米醋一升,煎为膏。每服一钱,食前温酒调下。

大红花丸 治妇人血积癥瘕,经络涩滞。

川大黄 红花各二两 虻虫十个,去翅、足

上取大黄七钱,醋熬成膏,和药丸,如桐子大,每服五七丸,食后温酒下,日三服。

治腹中瘀血

桃奴散 治血蛊及瘀血停积,经水不通,男子跌损扑伤皆效。

桃奴炒 猴鼠粪炒 延胡索 肉桂 五灵脂炒 香附炒砂仁 桃仁各等分

上为末,每服三钱,酒调服。

大黄汤 治妇人血瘀不消,及扑损血瘀。

大黄生用 桃仁汤浸,去皮、尖、双仁,各一两 桂去粗皮郁李仁去皮,研,各半两 生姜 地黄各一两

上粗捣筛,每服三钱,水、酒各半盏,同煎至七分,去滓温服。

川当归散 理荣卫,消瘀血,出声音,治痰嗽。

生地黄一两 川当归 白芍药 牡丹皮 子芩 木通华阴细辛 麦门冬去心 甘草各半两

上㕮咀,每服三钱,生姜三片,水煎温服。

琥珀散 治妇人经络痞塞,腹内瘀血,痛不可忍。

琥珀 乳香 没药各另研细末,五钱

　　上每服二钱,水、酒各半盏,煎至七分,入地黄自然汁二合,再煎数沸,去渣入温酒服,不拘时候。

　　地榆散　治败血。

　　何首乌　肉桂　地榆　香白芷各等分

　　上为粗末,每服二钱,米泔一盏半、沙糖一小块,煎至八分,去滓空心食前服。

治疝癖

　　当归散　治妇人疝癖,气攻心腹,痛不能饮食。

　　当归微炒　槟榔各七钱半　木香　桂心　陈橘皮去白,各半两　京三棱　郁李仁去皮,微炒　桃仁去皮,炒微黄　吴茱萸汤泡七次,焙干,各一两

　　上件粗捣筛,每服三钱,水一中盏,煎至六分,去滓不计时候,稍热服。

　　麝香丸　治妇人疝癖冷气。兼疰气心腹痛,不可忍。

　　麝香半两,另研　阿魏二钱半,面裹煨,令面熟　五灵脂　桃仁　三棱各七钱半　芫花醋炒　槟榔各一两　莪术　桂心　没药　木香　当归各半两

　　上为细末,入麝香令匀,粳米软饭为丸,如桐子大,每服十丸淡醋汤下,无时。

　　鸡爪三棱丸　治五脏疝癖。气块年深者一月取效。

　　鸡爪三棱　石三棱　京三棱　青皮去白　陈皮去白　木香各半两　槟榔　肉豆蔻各一两　硇砂三钱

　　上为末,生姜汁打糊丸,如桐子大,每服二十丸,生姜汤下,空心、临卧,各一服。忌生冷、硬粘物。

　　葱白散　专治一切冷气不和,及本脏膀胱气攻冲疼痛。大治妇人胎前后腹痛胎不安,或血刺痛者。兼能治血脏宿冷。百节倦痛,肌体怯弱,劳伤带癖,久服尽除。但妇人一切

疾病，最宜服此。与后乌鸡煎丸兼服。

　　川芎　当归　枳壳　厚朴　桂心　干姜　芍药　舶上茴香　青皮　苦楝子　木香　熟地黄　麦芽　三棱　莪术　茯苓　神曲　人参各等分

　　上为细末，每服三钱，水一盏，连须葱白二寸，拍破，盐半钱，煎至七分，内大黄、诃子，宜相度病状，如大便不利，入大黄同煎，不入盐。如大便自利，入诃子煎。

　　乌鸡煎丸　治妇人胎前产后诸般疾患，并皆治之。

　　乌雄鸡一只　乌药　石床　牡丹皮　人参　白术　黄芪各一两　苍术米泔浸，切，焙，一两半　海桐皮　肉桂去粗皮　附子炮，去皮、脐　白芍药　莪术　川乌炮　红花　陈皮各二两　延胡索　肉豆蔻　木香　琥珀　熟地黄洗，焙　草果各半两

　　上细锉，用乌雄鸡一只，汤挦去毛及肠肚，将上件药安放鸡肚中，用新磁瓶以好酒一斗同煮，令干，去鸡骨，以油单盛焙干为细末，炼蜜和丸，如梧桐子大，每服三十丸。

　　胎前产后伤寒，蜜糖酒下。胎前气闷壮热，炒姜酒下。赤白带下，生姜地黄酒下。

　　产后败血注心，童子小便，炒姜酒下。产后血块填筑，心腹疼痛，延胡索酒下。胎前呕逆，姜汤下。催生，炒蜀葵子酒下。安胎，盐酒下。室女经脉当通不通，四肢疼痛，煎红花酒下。血气攻刺，心腹疼痛，煎当归酒下。血晕，棕榈烧灰，酒调吞下。血邪，研朱砂、麝香酒下。血闷，煎乌梅汤，研朱砂下。子宫久冷，温酒或枣汤下，空心，日一服。血风劳，人参酒吞下。小腹疠痛，炒茴香，盐酒吞下。血散四肢，遍身虚浮黄肿，赤小豆酒下。常服，温酒醋汤任下，并空心食前服。

　　朱先生云：此药大治心气脾疼，用之见效。仆尝以此治浮肿，立效。陈宜人病血气作楚，痛不可忍，服诸药无效。召仆诊之，两关脉弱沉，为肝脉沉差紧，此血气渐成疝癖也，只以此二药治之愈。四明马朝奉后院亦病此，用二药亦愈。

四等丸 治妇人疰癖气,心腹疼痛,饮食不消。

大黄锉碎,微炒 诃梨勒去核 槟榔 木香各等分

上为细末,酒煮面糊和丸,如桐子大,每食前以生姜橘皮汤下十五丸,温酒亦得。

又方

鳖甲醋炙黄,去裙襕 川大黄锉碎,微炒 京三棱炮制,各等分

上为末,醋煮,面糊丸,如桐子大,每食前以生姜汤下十丸。

硇砂煎丸 消磨积块疰癖,一切凝滞。

黑附子二个,各重五钱已上者,炮,去皮、脐,剜作瓮子 硇砂三钱,用水一盏。续续化开,任瓮子内火上熬干 木香三钱 补骨脂隔纸微炒 荜拨各一两

上将飞过硇砂末,封在瓮子内,却用剜出附子末盖口。用和成白面裹附子,灰火中煨黄色,去面,同木香等为细末,醋调煮糊为丸,如桐子大,每服十五丸至三十丸,生姜汤下。

木香硇砂丸 治妇人疰癖积聚,血块刺痛,脾胃虚寒,宿食不消,久不瘥者。

木香 硇砂另研 丁香 官桂 附子炮 干漆炒烟尽细墨 大黄锉碎为末 乳香另研 莪术 青皮 京三棱 没药另研 猪牙皂角 干姜炮,各等分 巴豆霜减半

上除硇砂、乳香、没药外,同为末。以好醋一升化开硇砂,去滓,银器中慢火熬,次下巴豆霜、大黄熬成膏,将前药末与膏子为丸,如麻子大,每服三五十丸,食后温酒送下,加至大便利为度。

上四方皆攻积之剂,全无补性,虚人禁用,实者亦须以四君子、四物汤药兼服乃可。

治疝瘕

蟠葱散 治妇人脾胃虚冷,气滞不行,攻刺心腹,痛连胸胁间,膀胱小肠疝气,及妇人血气癥瘕痛。

三棱 莪术 茯苓 青皮各六两 苍术米泔浸一宿 缩砂 槟榔 丁皮 甘草炒,各四两 延胡索 肉桂 干姜各二两

上为末,每服三钱,水一盏,连须葱白一茎煎,空心热服。

宝鉴蒺藜汤 治阴疝小腹作痛,小便不利,手足逆冷,或腹胁闷痛。

蒺藜去刺 附子炮 栀子去皮,各半两

上为末,每服三钱,水煎,食前温服。

丹溪定痛散 治寒疝疼痛速效。

枳壳十五枚 山栀子炒 棠球子 吴茱萸 荔枝核炮,各等分

上为末,用长流水调下一二钱,空心服。

辰砂一粒丹 治气郁心疼,及小肠膀胱疝气痛不可止。

附子 郁金 橘红各等分

上为末,醋糊丸,如枣核大,辰砂为衣,每服一丸,男子酒下,女人醋汤下,又服神圣代针散。

干漆散 治妇人疝瘕久不消,令人黄瘦尪羸,两胁妨闷,心腹疼痛。

干漆炒令烟尽 木香 芫花醋炒 赤芍药 桂心 当归 川芎 琥珀各半两 大黄炒,一两 牛膝七钱半 桃仁一两 麝香一钱半

上为细末,每服一钱,温酒调下,无时。

当归散 治妇人疝瘕,及血气攻刺,心腹疼痛不可忍。

鳖甲醋炙,二两 当归锉,微炒 桂心 槟榔 大黄锉,微

炒,各一两　　川芎　　吴茱萸汤泡七次　　木香　　青皮去白,各半两
莪术　　赤芍药　　桃仁汤浸,去皮、尖,麸炒微黄,各七钱五分

上为散,每服三钱,姜一钱三分,水煎热服,不拘时。

硇砂丸　　治妇人疝瘕,及积瘀血在脏,时攻腹胁疼痛。

川芒硝　　硇砂各一两　　当归　　雄黄　　桂心各半两　　大黄
炮　　三棱各二两

上为细末,米醋一碗,熬大黄末为膏,次入余药末和丸,如桐子大,空心温酒下十丸,渐加至二十丸,以利下恶物为度。

巴豆丸　　治妇人疝瘕及血气疼痛。

巴豆去皮、心,醋煮半日,二钱半　　硇砂　　大黄炒,各一两
五灵脂　　桃仁各七钱半　　木香半两,以上各另为末

上炼蜜丸,如绿豆大,空心淡醋汤下五丸,热酒亦可。

黑神丸

神曲　　茴香各四两　　木香　　椒炒香出汗　　丁香各半两　　槟
榔四两　　漆六两,半生,半用重汤煮半日令香

上除椒、漆外,五物皆半生半炒,为细末,用前生熟漆和丸,如弹子大,又用茴香末十二两铺阴地阴干,候干,并茴香收器中,至极干去茴香。治肾气膀胱疝癖,及疝坠五膈,血崩,产后诸血,漏下赤白,并一丸,分四服。死胎一丸,皆绵灰酒下。难产,炒葵子四十九枚,捣碎,酒煎下。诸疾不过三服,疝气十服,膈气癥瘕五服,血瘕三丸当瘥。一妇病腹中有大块如杯,每发痛不可忍,诸药莫愈。投此丸尽三服,杯气尽消,终身不作。

晞露丸　　治寒伤于内,气凝不流,结于肠外,久为癥瘕,时作疼痛,腰不得伸,名曰肠覃。

莪术酒浸,锉　　三棱酒浸,锉,各一两　　干漆洗去腥,炒烟尽
川乌各五钱　　硇砂四钱　　青皮雄黄另研　　茴香盐炒　　穿山甲
炮,各三钱　　轻粉一钱,另研　　麝香半钱,另研　　巴豆三十个,去

皮,切开

上除研药外,将巴豆炒三棱、莪术二味深黄色,去巴豆不用,共为末,入研药匀,生姜汁打糊丸,如桐子大,每服二十丸至三十丸,姜汤或酒下,空心食前。

乌喙丸 治肠覃,亦治乳余,并男子疝气。

乌喙炮,去皮、尖,一钱 半夏汤洗,四钱 石膏煅 藜芦炒 牡蒙 茯苓酒浸 桂心 干姜炮,各一钱 巴豆七个,研膏

《千金翼》有苁蓉,无茯苓,名牡蒙丸

上为末,炼蜜丸,如绿豆大,每服三五丸,食后酒饮任下。

见睍丹 治寒客于下焦,血气闭塞而成瘕,日以益大,状如怀子,名曰石瘕。

附子炮,去皮、脐,四钱 鬼羽箭 紫石英各三钱 泽泻 肉桂 延胡索 木香各二钱 血竭一钱半,另研 水蛭一钱 槟榔二钱半 桃仁三十个,另研 三棱五钱 大黄三钱

上为细末,用酒糊为丸,如桐子大,每服三十丸,醋汤或温酒下,食前。

石英散 治妇人血结胞门,或为癥瘕在腹胁间,心腹胀满肿急,如石水状,俗谓之血蛊。

紫石英一两 归尾 马鞭草 乌梅 红花炒,各半两 莪术炮 三棱炮 苏木节 没药 琥珀研,各一钱 甘草一钱

上为末,浓前苏木,酒调下二钱。不饮酒,姜汤调服。

四香散 治脾气、血气、血蛊、气蛊、水蛊、石蛊。

大茄焙,五两 桂心 干姜 砂仁 茴香各一两 陈皮 人参 川芎 胡椒 白矾各五钱 木香 沉香 乳香 甘草各一分

上为末,每服二钱,陈米饮调服,忌羊肉。

浮肿门

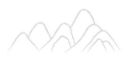

《良方》论曰：妇人经水不通，则化为血，血不通，复化为水。故先因经水断绝，后至四肢浮肿，致小便不通，名曰血分。宜用椒仁丸。若先因小便不通，后身面浮肿，致经水不通，名曰水分。宜用葶苈丸。经水不通而化为水，流走四肢，悉皆肿满，亦名血分。其证与水证相类，实非水也。用人参丸。

薛氏曰：按前证或因饮食起居失养，或因六淫七情失宜，以致脾胃亏损，不能生发统摄，气血乖违，行失常道。若先断经，后浮肿，此血化为水，名曰血分。宜椒仁丸治之。若先浮肿，后经水不通，此水化为血，名曰水分。宜葶苈丸治之。此属形气不足，邪淫队道，必用此药以宣导其邪，而佐以补辅元气之剂，庶使药力有所仗而行，则邪自不能容，而真气亦不至于复伤矣。大凡月水不通，凝结于内，久而变为血瘕，血水相并，亦为水肿。

李氏曰：经水断而后肿，名曰血分，乃瘀血化水，闭塞胞门，比水肿更难治。但能调其经，则水自消，小调经散、葶归丸。先浮肿而后经水不通，名曰水分，乃脾不能制血与水并浮，肌肉为之虚肿，红矾凡、通用肾气丸。水分，君泽泻，加防己、葶苈、木通。血分，君牡丹皮，加牛膝、红花。有经闭脚肿者，桑白皮散。

脉 法

仲景云：寸口脉沉而迟，沉则为水，迟则为寒，寒水相搏，趺阳脉伏，水谷不化。脾气衰则鹜溏，胃气衰则身体肿。少阳脉滑，少阴脉细，男子则小便不利，妇人则经水不通。经为血,血不利则为水,名曰血分是也。师曰:寸口脉沉而数,数则为出,沉则为入;出则为阳实,入则为阴结。趺阳脉微而弦,微则无胃气,弦则不得息。少阴脉沉而滑,沉则为在里,滑则为实;沉滑相搏,血结胞门。其瘕不泻,经络不通,名曰血分。

治　方

椒仁丸　治先因经水断绝,后至四肢浮肿,小便不通,血化为水,名曰血分。

椒仁　随续子去皮,研　甘遂　附子炮　郁李仁　黑牵牛　五灵脂研碎　当归　吴茱萸　延胡索各五钱　芫花醋浸　石膏各二钱　胆矾　信砒各一钱　蚖青糯米炒黄,去头、翅、足　斑蝥糯米炒黄,各十个

上为末,面糊丸,如豌豆大,每服一丸,橘皮汤下。此方药虽峻利,所用不多。若畏而不服,有养病害身之患。常治虚弱之人,亦未见其有误也。

葶苈丸　治先因小便不利,后至身面浮肿,经水不通,水化为血,名曰水分。

甜葶苈炒,另研　随续子去壳,另研,各五钱　干笋末一两

上为末,枣肉丸,如桐子大,每服七丸,煎扁竹汤下。如大便利者,减随续子、葶苈各一钱,加白术五钱。

人参丸　一名葶归丸　治经脉不利化为水,流走四肢,悉皆肿满,名曰血分。其候与水相类。若作水治之非也,宜用此方。

人参　当归　大黄湿纸裹,饭上蒸熟,切,炒　桂心　瞿麦穗　赤芍药　白茯苓各半两　葶苈炒,另研,一钱

上为末,炼蜜丸,如桐子大,每服十五丸至二三十丸,空心米饮下。

小调经散　治败血停积五脏，日久腐烂成水，变为浮肿，忌用利水之药。产后浮肿亦宜。

当归　赤芍药　桂心各一两　没药　琥珀　甘草各一钱　细辛　麝香各五分

上为末，每服五分，温酒入姜汁调服。

桑白皮散　治脚气感发两脚浮肿，小便赤涩，腹胁胀满气急，坐卧不得。

桑白皮炒　郁李仁各一钱　赤茯苓二钱　木香　防己酒洗　大腹皮各五钱　苏子炒　木通　槟榔　青皮各七分半

上锉一服，加生姜三片，水煎服。

正脘散　治中焦虚痞，两胁气痛，面目手足浮肿，大便秘涩。兼治脚气。

白术　川芎　木香　陈皮　槟榔　甘草各七钱半　大腹皮　紫苏　沉香　木瓜　独活各一两

上㕮咀，每服三钱，水煎，食后服。

大调经散　治荣冲不调，阴阳相乘，增寒发热，自汗肿满。

大豆炒，去皮，一两半　茯苓一两　真琥珀一钱

上为末，每服一钱，浓煎乌豆、紫苏汤下。

大腹皮饮　治妇人血婴，单单腹肿。

大腹皮　防己　木通　厚朴　瓜蒌　黄芪　枳壳　桑白皮　大黄　陈皮　青皮　五味子各等分

上锉，每服一两，水煎去滓，入酒少许服。

大黄甘遂汤　治妇人小腹满如敦敦状，小便微微而不竭，产后者，惟水与血并结血室也。

大黄半两　甘遂炮　阿胶炒，各一两

上锉，每服二钱，水一盏，煎七分服，其血当下。

前阴诸证门

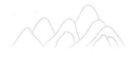

论阴户肿痛

《良方》论曰：妇人横痃，一名便痈，一名便毒，俗名癌子。或肝经湿热下注，或郁怒伤损脾肝，其外证或两拗小腹肿痛，或玉门燉肿作痛，或寒热往来，增寒壮热。其内证或小便涩滞，或腹内急痛，或小腹痞闷，或上攻两胁，或晡热重坠。若两拗小腹肿痛，肝经湿热壅滞也。用龙胆泻肝汤。玉门肿胀，肝火血虚也。用加味逍遥散及龙胆泻肝汤加木香。若概投散血攻毒之剂，则误甚矣。

又曰：妇人阴肿，因胞络素虚，风邪客之，乘于阴部，与血气相搏，令气痞涩，腠理壅闭不泄越，故令肿也。

薛氏曰：妇人阴肿，若气血虚弱，用补中益气汤举而补之。肝经湿热，用龙胆泻肝汤渗而清之。

李氏曰：阴户两傍肿痛，手足不能舒伸者，用四物汤，入乳香末同捣成饼，安阴中立效。阴肿痛极，便秘欲死者，枳橘熨。但肿痛者，四物汤加柴胡、山栀、牡丹皮、龙胆草。如时常阴痛者，四物汤加藁本、防风。阴户肿痛不闭者，逍遥散、十全大补汤。肿消不闭者，补中益气汤。肿痛者，加山栀、牡丹皮。湿痒出水又痛者，忧思过也，归脾汤加柴胡、山栀、牡丹皮、芍药、生甘草。溃烂者，逍遥散。阴户肿痛不闭，寒热溺涩体倦少食者，补中益气汤加升麻、柴胡至一钱量，入茯苓、山栀。阴户不闭，小便淋沥，腹中一物攻动胀痛者，逍遥散加柴胡、山栀、车前子。

论阴痒生虫

《大全》云：妇人阴痒者是虫蚀所为。三虫在于肠胃之间，因脏虚三虫动作，蚀于阴内。其虫作热微则为痒，重者乃痛也。

薛氏曰：前证属肝经所化，当用龙胆泻肝汤、逍遥散以主其内；外以桃仁研膏，和雄黄末或鸡肝纳阴中以制其虫。一妇人胸膈不利，内热作渴，饮食不甘，肢体倦怠，阴中闷痒，小便赤涩。此郁怒伤肝所致，用归脾汤加山栀而愈。复因怒，患处并小腹胀痛，用小柴胡加山栀、芎、归、芍药痛止，用逍遥散加山栀而愈，又因劳役，患处肿胀，小便仍涩，用补中益气加山栀茯苓、丹皮而痊。一妇人阴内痛痒，不时出水，食少体倦。此肝脾气虚，湿热下注。用归脾加丹皮、山栀、芍药、生草主之而安。一妇人阴内痒痛，内热倦怠，饮食少思。此肝脾郁怒，元气亏损，湿热所致。用参、芪、归、术、陈皮、柴胡、炒栀、车前、升麻、芍药、丹皮、茯苓而瘥。若阴中有虫痒痛，亦属肝木。以桃仁、雄黄，研，纳阴中以杀之，仍用清肝解郁之药。有以鸡肝纳之者，乃取虫之法也。一方捣新桃叶绵裹纳阴中，日三两易。

李氏曰：阴中生虫蟨如小蛆者，乃湿热甚而心气又郁，气血凝滞而生。宜藿香养胃汤、补心汤、硫鲤丸。外用生艾汁调雄黄末，烧烟薰之。更用雄黄锐散纳阴中。阴中生细虫，痒不可忍，食入脏腑即死，令人发寒热，与劳证相似。先以蛇床子煎汤洗净拭干，后用梓树皮焙干为末，入枯矾四分之一、麝香小许敷之。立效。如下疳生虫，所下如柿汁臭秽，及心中疼痛，闷绝虚烦，甚者不治。

论阴户生疮

《大全》云：妇人少阴脉数而滑者，阴中有疮。名曰蟨。或痛或痒，如虫行状，脓水淋沥，亦有阴蚀几尽者，皆由心神烦郁，脾胃虚弱，致气血留滞耳。故经云：诸痛痒疮，皆属于心。又云：阳明主肌肉，治之当补心养胃，外以薰洗坐导药治之乃可。

薛氏曰：妇人阴中生疮，乃七情郁火伤损肝脾，湿热下注。其外证有阴中舒出如蛇，俗呼阴挺。有翻突如饼，俗呼阴菌。亦有如鸡冠花，亦有生诸虫，亦有肿痛湿痒，溃烂出水，胀闷脱坠者。其内证，口干内热，体倦，经候不调，或饮食无味，晡热发热，胸膈不利，胁肋不调，小腹痞胀，赤白带下，小水淋涩。其治法，肿痛者宜用四物汤加柴胡、山栀、牡丹皮、龙胆草。湿痒者宜用归脾汤加山栀、牡丹皮、柴胡。淋涩者宜用龙胆泻肝汤加白术、牡丹皮。溃腐者宜用加味逍遥散。肿闷脱坠者宜用补中益气汤加山栀、牡丹皮，佐以外治之法。

论阴挺下脱

《大全》云：妇人阴挺下脱，或因胞络伤损，或因子脏虚冷，或因分娩用力所致。

薛氏曰：阴挺下脱，当升补元气为主。若肝脾郁结，气虚下陷，用补中益气汤。若肝火湿热，小便涩滞，用龙胆泻肝汤。一妇人阴中突出如菌，四围肿痛，小便频数，内热晡热，似痒似痛，小便重坠。此肝脾郁结。盖肝火湿热而肿痛，脾虚下陷而重坠也。先以补中益气加山栀、茯苓、车前子、青皮以清肝火、升脾气。更以加味归脾汤调理脾郁。外以生猪脂和藜芦末涂之而收。一妇人阴中挺出五寸许，闷痛重坠，水出淋沥，小便涩滞。夕与龙胆泻肝汤分利湿热，朝与补中益气汤升补脾气，诸证渐愈。再与归脾汤加山栀、川芎、茯苓、黄柏间服，调理而愈。后因劳役或怒气，下部湿痒，小水不利，仍用前药即愈。

论阴冷

《良方》云:妇人阴冷,因劳伤子脏,风冷客之也。

薛氏曰:阴冷属肝经有湿热,外乘风冷所致。若小便涩滞或小腹痞痛,用龙胆泻肝汤。若内热寒热或经候不调,用加味逍遥散。若寒热体倦,饮食少思,用加味四君子汤。若郁怒发热,少寐懒食,用加味归脾汤。

一妇人阴中寒冷,小便黄涩,内热寒热,口苦胁胀。此因肝经湿热,用龙胆汤祛利湿热,用加味逍遥散调补气血而安。

一妇人所患同前,更寒热呕吐,两股肿痛,先用小柴胡加山栀一剂,寒热呕吐顿止,次用龙胆泻肝汤一剂,肿痛顿消。

一妇人阴中寒冷,小便澄清,腹中亦冷,饮食少思,大便不实,下元虚冷。治以八味丸,月余,饮食渐加,大便渐实;又月余,诸证悉愈。

论交接出血作痛

薛氏曰:女人交接辄出血作痛,此肝火动脾而不能摄血也。用补中益气汤、济生归脾汤。若出血过多而见他证,但用前药调补肝脾。

一妇人交接出血作痛,发热口渴、欲呕。或用寒凉药,前证益甚,不时作呕,饮食少思,形体日瘦。余曰:证属肝火而药复伤脾所致也。先用六君子汤加山栀、柴胡,脾胃健而诸证愈。又用加味逍遥散而形气复。

一妇人阴肿下坠,闷痛出水,胸腹不利,小便频数,内热晡热,口苦耳鸣。此肝脾火证,用小柴胡汤加车前、龙胆草、苓、术、升麻二剂,稍愈。又用加味逍遥散加升麻数剂渐愈。乃以加味归脾汤加升麻、柴胡并补中益气汤加山栀数剂顿愈。仍用加味逍遥散、加味归脾汤二药调理,全愈。

一妇人患前证。或用寒凉败毒药,饮食不人,时欲作呕,小腹重坠。余谓,此脾胃复损,元气下陷。先用补中益气汤加炮姜二剂,重坠顿愈。又加茯苓、半夏二十余剂而愈。乃以归脾汤少加柴胡、升麻,并六味地黄丸而康。

论伤丈夫头痛

薛氏曰:女人交接伤丈夫头痛,当用补中益气汤、六味地黄丸,以滋化源为主。

补遗《局方》来复丹,治妇人与男子交接相伤,因而四肢沉重,头痛昏晕,米饮吞下五十丸。

脉　法

《脉经》曰:少阴脉滑而数者,阴中生疮。少阴脉弦者,白肠必挺核。

治阴户肿痛

龙胆泻肝汤　治肝经湿热,下部两拗肿焮作痛,小便涩滞,阴挺如菌,或出物如虫等症。

龙胆草酒炒　泽泻各一钱　车前子炒　木通　生地黄酒炒　当归酒拌　山栀子炒　黄芩炒　生甘草各五分

上锉,水煎服。玉门肿胀加木香。

加味四物汤　治阴户肿痛。

当归　川芎　芍药　生地黄　柴胡　山栀子　牡丹皮龙胆草

上锉,水煎服。

九味柴胡汤　治肝经湿热下注,便毒肿痛,或小腹胁肋结核。凡肝胆经部分一切疮疡，或风热，结核瘰疬，并皆治之。

柴胡　黄芩炒，各一钱　人参　山栀炒　半夏　龙胆草炒焦　当归　芍药炒　甘草各五分

上锉，水煎服。

加味小柴胡汤　治肝经下部肿胀，小便不利，或寒热往来，或晡热潮热，或胸胁作痛。

柴胡二钱　黄芩炒，一钱　人参　半夏　山栀子　牡丹皮各七分　甘草炙，五分

上锉，加生姜，水煎服。

加味逍遥散　治妇人肝脾血虚，湿热流注下部，阴内溃烂痒痛，发热晡热，寒热等症。

当归　芍药　白术炒　茯苓　甘草炙，各一钱　柴胡　牡丹皮　山栀炒，各五分

上锉，水煎服。外以鹤虱草煎汤洗。

菖蒲散　治妇人阴户肿痛，月水涩滞。

菖蒲　当归各一两，炒　秦艽二两　吴茱萸制，五钱

上为末，每服五钱，空心葱汤调下，或水煎服。《千金翼方》有阿胶、葱白，无秦艽。

麻黄汤洗方　治妇人阴肿或疮烂。

麻黄　黄连　蛇床子各二两　北艾叶一两半　乌梅十个

上锉细，以水一斗，煮取五升，去滓热洗，避风冷。

当归汤　治妇人产后中风阴肿

当归　独活各三两　白芷　地榆皮　矾石熬，各二两

《千金方》有败酱，分两小异。

上五味㕮咀，以水一斗五升，煮取一斗二升，洗浴之。

经心录方　治妇人阴中肿痛不可忍。

艾叶五两　防风三两　大戟二两

上锉细，以水一斗，煮取五升，热洗，日三次，宜避风冷。

白矾散　治妇人阴肿坚痛

白矾半两　甘草半分，　生大黄一分

上为末，水和如枣大，绵裹内阴中，日两换，以愈为度。

黑白散　治妇人阴中肿痛

小麦　朴硝　白矾　五倍子　葱白

上件煎汤频洗。

枳橘熨　治妇人阴肿如石，痛不可忍，二便不利。

枳实　陈皮各四两

上二味，炒令香热，以绢袋盛之，遍身从上至下，及阴肿处，频频熨之，冷则又换，直至喉中觉枳实气，则痛止肿消便利矣。

杂方　治妇人阴中肿痛。

用枳壳半斤切碎，炒热，布裹包熨之，冷即易。一方用枳实。一方用铁精粉傅上。一方以甘菊苗研烂，百沸汤淋洗熏浸。一方用马鞭草捣烂涂之。

治阴痒生虫

大黄散　治妇人阴痒入骨。

大黄微炒　黄芩　黄芪炙，各一两　赤芍药　玄参　丹参　吴茱萸　蛇床子各半两

上为细末，每服二钱，食前温酒调服。

硫鲤丸　治阴中生虫。亦治茄子疾

大鲤鱼一个，去头、皮，入硫黄一两，故纸裹，黄泥固济，火煅烟尽，为末，米糊丸，如桐子大，每服二十丸，温酒下。

《广济》方　疗妇人阴痒不止。

蚺蛇胆　雄黄　硫黄　朱砂　硝石　芜荑各半两　藜芦二钱半

上为细末，以腊月猪脂和如膏，用故布作缠子，如指长一

寸半,以药涂上,内阴中,日一易之,易时宜用猪椒根三五两,水煮稍热洗,干拭内之。

　　一方　治阴中生细虫,痒不可忍,若食入脏腑,即死。

梓树皮焙干,为末,二钱　枯矾五分　麝香少许

上和一处,研匀敷之,立效。

治阴中痒如虫行状方

川芎一两　矾石十八铢　丹砂少许

上三味治下,筛取绵裹药,着阴中虫自死。

　　又方　桃仁、雄黄研匀纳阴中,仍服清肝解郁之药。

　　又方　蛇床子、白矾煎水淋洗即止。

　　又方　狼牙二两,细锉　蛇床子三两

以水三升,煮十沸热洗。

　　又方　蒲黄、水银二味研匀,傅入阴内。

　　又方　取牛肝或牛肝截五寸,绳头纳阴中半日,虫入肝取出,立效。

　　又方　取鸡肝乘热内阴中,如有虫,当尽下。

　　又方　新桃叶捣烂,绵裹纳阴中,日三两易。

　　又方　生艾汁调雄黄末,烧烟薰之。更用雄黄末纳阴中。

　　《圣惠方》　疗阴中有虫,痒且痛,目肿身黄,欲得男子,漏血下白,少气思美食。

用鲤鱼长一尺,去头、肉,取骨捣末,熬黄黑,以猪脂和,以绢袋盛,如常法内阴中至痛处即止,虫当自出。

崔氏疗阴痒不可忍方

杏仁烧作灰,乘热绵裹纳阴中,日二易之。

　　又方　蒜煮汤洗之。

　　一方　用枸杞根。

　　又方　小蓟不拘多少,水煮作汤热洗,日三次。

治阴户生疮

补心汤 治妇人阴户生疮,名曰䘌疮,或痛或痒,如虫行状,脓水淋沥,阴蚀已尽。治之当补心养胃。

人参 茯苓 前胡 半夏汤泡七次 川芎各七钱半 陈皮 枳壳去穰,麸炒 紫苏 桔梗 干姜 甘草各五钱 当归 白芍药各一两 熟地黄一两半

上锉,每服四钱,加姜枣煎服。如湿热有虫者,去姜、苏、参、梗四味,加苦参、北艾、桃仁、吴茱萸、水炒黄连。

藿香养胃汤 治阳明经虚不荣肌肉,阴中生疮不愈。

藿香 薏苡仁 神曲炒 乌药去木 砂仁 半夏曲 茯苓 白术 人参各五分 荜澄茄 甘草各三分半

上锉,姜枣煎服。

一方 治阴内生疮,脓水淋沥,或痒痛。

升麻 白芷 黄连 木通 当归 川芎 白术 茯苓

上锉,水煎服。更用塌肿汤浴洗。

塌肿汤 治妇人阴户生疮,或痒痛,或脓水淋沥。

甘草 干漆各三钱 生地黄 黄芩 当归 川芎各二钱 鳖甲炙,五钱

上锉,作一剂,用水数碗,煎数沸,去粗,常洗患处。

治阴疮方

芜荑 川芎 黄芩 甘草 黄连 白芷 附子 矾石 雄黄各六铢

上㕮咀,取猪脂四两,合煎傅之。

治妇人阴疮与男子妒精疮大同小异方

黄丹 枯白矾 萹蓄 藁本各一两 荆芥 蛇床子研极细 白蛇皮一条,烧灰 硫黄各半两

上为细末,另以荆芥、蛇床子煎汤温洗,软帛渗干,清油调涂。如疮湿,干末掺之。

治瘑疮，因月后便行房，致成湛浊，伏流阴道，瘑疮遂生，瘙痒无时。先用胡椒、葱白作汤，一日两三度淋洗，却服后药。

黄芪盐水炙　菟丝子酒浸，蒸　沙苑蒺藜炒黑　牵牛炒　赤石脂　龙骨

上为末，炼蜜丸，桐子大，每服二十丸，燕窝蒸酒澄上清者吞下。

黄芩汤洗方　疗妇人阴中生疮。

当归　大黄　黄芩　川芎　雄黄　矾石各二分　黄连一分。凡方中有云分者，音作忿，每一分二钱半也

上切，以水五升，取四升洗疮，日三度。

雄黄散

雄黄　川芎　当归　北细辛　川椒　藜芦　辰砂

上为末，绵裹纳阴中，又傅外疮上，忌如常法。

当归汤　治妇人阴蚀疮。

当归　川芎　芍药　甘草各二两　地榆三两

一方有蛇床子，不用川芎。

上细切，以水五升，煮取三升，去滓熏洗，日三夜二。

又方

五倍子　甘草　滑石　黄丹各等分

上为末，先以甘草汤洗，然后傅之。

治男女阴蚀略尽方

虾蟆　兔屎各等分

上二味为末，取傅疮上。

又方

蒲黄一升　水银一两

上二味，研以粉其上。

肘后方　治妇人阴户生疮，作痒或痛。

杏仁炒　雄黄　白矾各五钱　麝香二分

上为细末,傅入阴中。一方单用硫黄,研细傅之亦效。

铜绿散　治男妇阴部湿淹疮。

五倍子五钱　白矾一钱　乳香五分　轻粉一字　铜绿少许

上为末,洗净掺之。

麝香杏仁散　治妇人阴疮。

麝香少许　杏仁不以多少,烧存性

上为细末,如疮口深,用小绢袋子二个,盛药满,系口,临上药炙热,安在阴内,立愈。

柏蛤散　治下疳湿疮。

黄柏以磁锋刮末　蛤粉各等分

上掺上即愈。盖黄柏去热,蛤粉燥湿故也。

又方　平胃散加贯众末,每服二钱,煮熟猪肝拌药,内阴户数日可安。

治阴痔

治妇人阴中生痔。凡九窍有肉突出者,皆名为痔。

用乌头七个,烧存性,用小瓦罐盛酽醋淬之,乘热熏,候通手沃之良。

洗方　治茄子疾。

茄皮　白矾　马椿头根　朴硝　泽兰　石灰炒,少许

上煮,水熏洗,妙。

傅药　治茄子疾。

朴硝为末,黄荆柴烧沥调傅,或浓铁浆水调傅。

治茄子疾　心躁连绵,黄水易治,白水难愈。

用生枳壳为散,煎汤熏洗,却用绵帛包枳壳淬纳入阴中,即日渐消。

治阴挺下脱

当归散 治妇人阴中突出一物，长五六寸，名阴挺，又名癞疝。

当归 黄芩各二两 牡蛎一两五钱 猬皮炙，一两 赤芍药五钱

上为末，每服二钱，食前温酒调下，滚汤亦可。禁举重。如不应，更以补中益气汤，倍加升麻、柴胡兼服之。

黄芩散 治妇人阴脱。

黄芩 猬皮各半两 芍药一两 当归七钱半 牡蛎炒竹皮各二两半 松皮及实百日阴干，烧灰。一方用狐茎

上七味，捣筛为散，饮服方寸匕，日三，禁劳及冷食。

又方 治阴挺。

当归 穿山甲 蒲黄炒，各半两 辰砂一钱 麝香少许

上为末，每服二钱，酒调下尤效。

三茱丸 治阴中生一物，所大牵引，腰腹膨痛至甚，不思饮食，皆因多服热药及煎煿，或犯非理房事，兼意淫不遂，名阴挺。

食茱萸 吴茱萸汤浸，微炒 山茱萸肉 舶上茴香 白蒺藜 桔梗慢火炒 青皮去白，各一两 五味子 海藻洗，焙大腹皮酒洗，晒干 川楝子去核 延胡索各一两二钱半

上为末，酒糊丸，如梧子大，每服三十五丸，木通汤下。下虚加川乌，炮，去皮，肉桂去粗皮，各一两。腰腹痛甚，加桃仁，去皮、尖，麸炒，别研。青皮去白，枳实去穣，各一两。真南木香七钱半服之。一方每服二钱，生地黄汤调，仍用金毛狗脊、五倍子、白矾、水杨根、鱼腥草、山黄连各一两为散，分作四服，以有嘴瓦罐煎熟，预以银锡作一长小筒，下透罐嘴，嘴上贯挺上，先熏后洗，立效。更服白薇散，凌霄花少许煎。

一捻金丸 服前药未效，却用。

延胡索　舶上茴香　吴茱萸炒　川楝子去核　青木香各二两

上为末，粳米饮糊丸，如桐子大，每服三五十丸，空心木通汤服，又用梅花脑子半钱、铁孕粉一钱，水调刷上。如阴畔生疱，以凉血饮，每服三钱加凌霄花少许煎，空心服见效。

治妇人阴挺出下脱方

桂心一方作川椒　吴茱萸各一两,生用　戎盐二两

上药并炒令色变，捣罗为末，以绵裹如指大，内阴中，日再易之，甚妙

又方

川椒　川乌头并生用　白及各半两

上捣罗为末，绵裹一钱，内阴中，深三寸，腹中热即止，来日再用之。

又方

蛇床子五两　乌梅二七枚

以水五升煮取三升，去滓，稍热洗之，每日夜三五度用。

又方

硫黄　海螵蛸各半两

捣罗为末傅之。

又方　铁精细研，以羊脂调，布裹炙热熨之，以瘥为度。

又方　用羊脂煎，令适冷暖，取涂上，以铁精傅之，多少令调，以火炙布暖熨肛上，渐推内之，然后末磁石酒服

方寸匕，日三服。亦治脱肛。

熏洗法

用荆芥穗、臭椿树皮、藿香叶煎汤，熏洗即入。

托药　用蓖麻子叶，有九角者好，飞过白矾为末，以纸片摊药托入。

掺药　先以淡竹根煎汤洗，仍用五倍子、白矾为末，干掺立效。

敷药 用温盐水洗软,却用五灵脂烧烟熏,次用蓖麻子研烂,涂上吸入,如入即洗去。

治阴冷

五加皮浸酒方 治妇人癖瘦阴冷。

五加皮 干姜 丹参 蛇床子 熟地黄 杜仲各三两 地骨皮 天门冬各一两 钟乳粉四两

一方用枸杞子,无地骨皮。

上九味,锉碎,以生绢袋盛,用酒十五升渍二宿,每服一盏,空心食前饮之。

八味丸 治血弱不能荣养脏腑,津液枯涩,风寒客于子脏,以致阴冷。

熟地黄半斤,杵膏 山茱萸肉 干山药各四两 牡丹皮 白茯苓 泽泻各三两 肉桂 附子各一两

上为末,和地黄膏,加炼蜜为丸,如桐子大,每服七八十丸,空心食前白滚汤下。

治妇人阴冷方

远志 干姜生用 莲花各半两 蛇床子 五味子各一两

上捣罗为末,每用兼以兔粪涂阴门,用绵裹一钱,内阴中,热即为效。

又方

蛇床子 吴茱萸 甜葶苈各半两 没石子一枚

上为末,绵裹枣许大,内阴中,令腹内热为度。

又方

蛇床子一两 吴茱萸一两半,生用

一方用麝香。

上为末,炼蜜丸,如酸枣大,以绵裹纳阴中,下恶物为度。

温中坐药 用蛇床子为末,白粉少许和匀如枣大,绵裹

纳之自然,温热为效。

又方　吴茱萸入牛胆中令满,阴干百日,每取二十粒研碎,帛裹纳阴中,良久如火热。

治交接出血作痛

《千金》方　治女人交接出血。

桂心　伏龙肝各五钱

为末,酒服方寸匕,瘥止。

又方

黄连六分　牛膝　甘草各四分,每一分二钱半也

上细切,以水四升,煮取二升洗,日三四度,瘥。

又方

乱发　青皮

二味烧灰敷之。

又方　用熟艾紧裹一团,然后以绵裹内阴中。

《集验方》　疗女人交接阳道违理及他物所伤犯,血流沥不止。取釜底墨,断葫芦涂药内之。

又方　疗女童交接,阳道违理,血出不止。用烧发并青布灰为粉涂之。

一方　割鸡冠血涂之。

一方　以赤石脂末掺之。

一方　五倍子末掺,亦良。

一方　烧玺絮灰傅之。

治合阴阳辄痛不可忍方

黄连一两半　牛膝　甘草各一两

上三味,㕮咀,以水四升,煮取二升洗,日四度。

治小户嫁痛方

甘草　生姜各五分　白芍药四分　桂心二分

上锉，以水二升，煎三四沸服，神效。

又方 牛膝五两，以酒三升，煮取一升半，去滓，分三服。

又方 大黄十八铢，好酒一升，煮三沸，顿服之佳。

又方 海螵蛸烧为末，酒调服方寸匕，日三服。

又方 小麦、甘草二味，各等分，煎汤洗，甚效。

治伤丈夫头痛

《集验方》 疗女人伤丈夫四肢沉重，嘘吸头痛。

生地黄八两　芍药五两　甘草二两　香豉一升　葱白一斤　生姜四两

上以水七升，煮取二升半，分三服，不得重作，忌房事。

桑白皮汤 治妇人伤丈夫苦头痛，欲呕心闷。

桑白皮半两　干姜一两，《千金》作二两　桂心五寸　大枣二十枚，擘

上四味，切，以酒一斗，煮三四沸，去滓，分温服，衣适厚薄，毋令汗出。一方以水二大升，煮取八合，分二服。

附治脚疾

金莲稳步膏 治妇人脚指缝坏痛。

黄连　黄柏　黄丹　荆芥微炒，各等分

上为细末，掺脚指缝内，布扎缚自然，平稳不痛。

济阴纲目

卷之三

关中阳纡武之望叔卿　编次

求子门

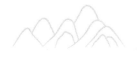

论求子须知先天之气

胡氏曰：男女交媾，其所以凝结而成胎者，虽不离乎精血，犹为后天渣质之物，而一点先天真一之灵气萌于情欲之感者，妙合于其间。朱子所谓禀于有生之初，《悟真篇》所谓生身受气初者是也。医之上工因人无子，语男则主于精，语女则主于血。著论立方，男以补肾为要，女以调经为先，而又参之以补气行气之说，察其脉络、究其亏盈，审而治之。夫然后一举可孕，天下之男无不父，女无不母矣。

论求子脉须和平

陈楚良曰：人身气血各有虚实寒热之异，惟察脉可知，舍脉而独言药者，妄也。脉有十二经、应十二时，一日一周，与天同运，循环无端。其至也，既不宜太过而数，数则热矣；又不宜不及而迟，迟则寒矣。不宜太有力而实，非正气能自实也。正气虚而火邪来乘以实之也。治法先当散郁以伐其邪，邪去而后正可补也。不宜太无力而虚，虚乃正气正血虚也。治法惟当补其气血耳。亦有男妇上热下寒，表实里虚而未得子者。法当临睡时服凉膈之药以清其上，每晨食未入口时服补药以温其下，暂进升散之药以达其表，久服厚味之药以实其里。又有女人气多血少，寒热不调，月水违期，或后或先，白带频下而无子者，皆当诊脉而以活法治之。务欲使其夫妇之脉皆和平有力，不热不寒，交合有期，不妄用精，必能生子，子不殇夭。故欲得子者，必须对脉立方，因病用药。

论求子先调经

娄氏曰：求子之法莫先调经。每见妇人之无子者，其经必或前或后、或多或少、或将行作痛、或行后作痛、或紫或黑、或淡或凝而不调。不调则血气乖争，不能成孕矣。详夫不调之由，其或前或后及行后作痛者，虚也。其少而淡者，血虚也。多者，气虚也。其将行作痛及凝块不散者，滞也。紫黑色者，滞而挟热也。治法，血虚者，四物。气虚者，四物加参芪。滞者，香附、缩砂、木香、槟榔、桃仁、延胡索。滞久而沉痼者，吐之下之。脉证热者，四物加芩连。脉证寒者，四物加桂附及紫石英之类是也。直至积去滞行虚回，然后气血和平，能孕子也。予每治经不调者，只一味香附末，醋为丸。服之，亦百发百中也。

论求子贵养精血

袁了凡先生云，聚精之道：一曰寡欲，二曰节劳，三曰息怒，四曰戒酒，五曰慎味。今之谈养生者，多言采阴补阳，久战不泄，此为大谬。肾为精之府。凡男女交接，必扰其肾。肾动则精血随之而流，外虽不泄，精已离宫。未能坚忍者，亦必有真精数点随阳之痿而溢出。此其验也，如火之有烟焰，岂有复反于薪者哉？是故贵寡欲。精成于血，不独房室之交损吾之精，凡日用损血之事，皆当深戒。如目劳于视，则血以视耗；耳劳于听，则血以听耗；心劳于思，则血以思耗。吾随事而节之，则血得其养而与日俱积矣。是故贵节劳。主闭藏者，肾也；司疏泄者，肝也。二脏皆有相火，而其系上属于心。心，君火也。怒则伤肝而相火动。动则疏泄者用事，而闭藏不得其职。虽不交合，亦暗流而潜耗矣。是故当息怒。人身之血各归其舍，则常凝。酒能动血，人饮酒则面赤手足俱红，是扰其血而奔驰之也。血气既衰之人，数月无房事,精始厚而可用;然使一夜大醉,精随薄矣。是故宜戒酒。《内经》云:精不足者,补之以味。然浓郁之味不能生精,惟恬淡之味乃能补精耳。盖万物皆有真味,调和胜而真味衰矣。不论腥素淡,煮之得法,自有一段冲和恬淡之气益人肠胃。《洪范》论味而曰:稼穑作甘。世间之物,惟五谷得味之正。但能淡食谷味,最能养精。又,凡煮粥饭而中有厚汁滚作一团者,此米之精液所聚也。食之最能生精。试之有效。炼精有诀,全在肾家下手。内肾一窍名玄关,外肾一窍名牝户。真精未泄,干体未破,则外肾阳气至子时而兴,人身之气与天地之气两相吻合。精泄体破而吾身阳生之候渐晚,有丑而生者,次则寅而生者,又次则卯而生者,有终不生者,始与天地不相应矣。炼之之诀,须半夜子时即披衣起坐,两手搓极热,以一手将外肾兜住,以一手掩脐而凝神于内肾,久久习之而精旺矣。

论孕子必知缢缊之时

袁了凡先生云,天地生物,必有缢缊之时;万物化生,必有乐育之时。猫犬至微,将受妊也,其雌必狂呼而奔跳,以缢缊乐育之气触之而不能自止耳。此天然之节候,生化之真机也。世人种子有云:三十时辰两日半,二十八九君须算。此特言其大概耳,非的论也。《丹经》云:一月止有一日,一日止有一时。凡妇人一月经行一度,必有一日缢缊之候,于一时辰间,气蒸而热,昏而闷,有欲交接不可忍之状,此的候也。于此时逆而取之则成丹,顺而施之则成胎矣。其曰三日月出庚,又曰温温铅鼎,光透帘帏,皆言其景象也。当其欲情浓动之时,子宫内有如莲花蕊者,不拘经净几日,自然挺出阴中,如莲蕊初开。内人洗下体,以手探之自知也,但含羞不肯言耳。男子预密告之,令其自言,一举即中矣。

论合男女必当其年

褚尚书《求男论》云:建平孝王妃姬皆丽。无子,择民家未笄女子入御,又无子。问曰:求男有道乎? 澄对曰:合男女必当其年。男虽十六而精通,必三十而娶,女虽十四而天癸至,必二十而嫁,皆欲阴阳完实然后交而孕,孕而育,育而子坚壮强寿。今未笄之女天癸始至,已近男色,阴气早泄,未完而伤,未实而动,是以交而不孕,孕而不育,育而子脆不寿。此王之所以无子也。然妇人有所产皆女者。有所产皆男者。大王诚能访求多男妇人至宫府,有男之道也。王曰:善。未再期,生六男。夫老阳遇少阴,老阴遇少阳,亦有子之道也。

论男女精血盛衰

褚尚书曰:饮食五味,养髓骨、肉血、肌肤、毛髮。男子为阳,阳中必有阴,阴之中数八。故一八而阳精升,二八而阳精溢。女子为阴,阴中必有阳,阳之中数七。故一七而阴血升,二七而阴血溢。阳精阴血,皆饮食五味之秀实也。方其升也,智虑开明,齿牙更始,发黄者黑、筋弱者强;暨其溢也,凡充身肢体手足耳目之余,虽针芥之沥,无有不下。凡子形肖父母者,以其精血尝于父母之身无所不历也。是以父一肢废,则子一肢不肖其父。母一目亏,则子一目不肖其母。精未通而御女以通其精,则五体有不满之处,异日有难状之疾。阴已痿而思色以降其精,则精不出内败,小便道涩而为淋。精已耗而复竭之,则大小便道牵疼,愈疼则愈欲大小便,愈便则愈疼。女人天癸既至,逾十年无男子合则不调;未逾十年思男子合亦不调。不调则旧血不出,新血误行,或溃而入骨,或变而之肿,或虽合而难子。合男子多则沥枯虚人,产乳众则血枯杀人。观其精血,思过半矣。

论成胎分男女之异

褚尚书曰：男女之合，二精皆畅，阴血先至，阳精后冲，血开裹精；精入为骨，而男形成矣。阳精先入，阴血后参，精开裹血，血入为本，而女形成矣。阳气聚面，故男子面重，溺死者必伏；阴气聚背，故女子背重，溺死者必仰。走兽溺死，仰伏皆然。阴阳均至，非男非女之身；精血散分，骈胎品胎之兆。父少母老，产女必赢。母壮父衰，生男必弱。古之良工，首察乎此。气受偏瘁，与之补之。补赢女则养血壮脾，补弱男则壮脾节色。赢女宜及时而嫁，弱男宜待壮而婚。此疾外所务之本，不可不察也。

丹溪曰：成胎以精血之后先分男女者，褚澄之论也。愚窃惑焉，后阅东垣方有曰：经水断后一二日，血海始净，精胜其血，感者成男。四五日后，血脉已旺，精不胜血，感者成女。此论亦为未莹。何以言之？《易》曰：乾道成男，坤道成女。夫乾坤，阴阳之性情也；左右，阴阳之道路也；男女，阴阳之仪象也。父精母血，因感而会，精之泄，阳之施也。血能摄之，阴之化也。精成其骨，此万物资始于干元也。血成其胞，此万物资生于坤元也。阴阳交媾，胎孕乃凝。胎之所居，名曰子宫。一系在下，上有两歧，一达于左，一达于右。精胜其血及刚日阳时感者，则阳为之主，受气于左子宫，而男形成。精不胜血及柔日阴时感者，则阴为之主，受气于右子宫，而女形成。或曰：分男分女，吾知之矣，其有双胎者，将何如？曰：精气有余，歧而分之，血因分而摄之故也。若夫男女同孕者，刚日阳时，柔日阴时感，则阴阳混杂，不属左，不属右，受气于两歧之间者也。亦有三胎、四胎、五胎、六胎者，犹是而已。或曰：其有男不可为父，女不可为母，与男女之兼形者，又若何而分之耶？予曰：男不可为父，得阳气之亏者也。女不可为母，得阴气之塞者也。兼形者，由阴为驳气所乘而为状不一。

以女兼男形者有二：一则遇男为妻，遇女为夫；一则可妻而不可夫。又有下为女体，上具男之全形，此又驳之甚者也。或曰：驳气所乘，独见于阴，而所乘之形又若是之不同耶？予曰：阴体虚，驳气易于乘也。驳气所乘，阴阳相混，无所为主，不可属左，不可属右，受气于两歧之间，随所得驳气之轻重而成形，故所兼之形有不可得而同也。

论男女各由百脉齐到

程鸣谦云：褚澄氏言男女交合，阴血先至，阳精后冲，而男形成。阳精先入，阴血后参，而女形成。信斯言也。人有精先泄而生男，精后泄而生女者，独何欤？东垣曰：经水才断一二日，血海始净，感者成男。四五日，血脉已旺，感者成女。至于六七日后，则虽交感，亦不成胎。信斯言也。人有经始断交合生女，经久断交合生男者，亦有四五日以前交合无孕，八九日以后交合有孕者，独何欤？俞子木撰《广嗣要略》著方立图。谓实阳能入虚阴，实阴不能受阳，即东垣之故见也。又谓微阳不能射阴，弱阴不能摄阳。信斯言也。世有尪羸之夫，怯弱之妇，屡屡受胎，虽欲止之而不能止者，亦有血气方刚，精力过人，顾乃艰于育嗣而莫之救者，独何欤？朱丹溪论治，专以妇人经水为主。然富贵之家，侍妾已多，其中宁无月水当期者乎？有已经前夫频频生育，而娶此以图其易者，顾亦不能得胎，更遣与他人，转盼生男矣。岂不能受孕于此，而能受孕于彼乎？愚以为父母之生子如天地之生物。《易》曰：坤道其顺乎，承天而时行。夫知地之生物，不过顺承乎天，则知母之生子亦不过顺承乎父而已。知母之顺承乎父，则种子者果以妇人为主乎，以男子为主乎？然所谓主于男子者，不拘老少、不拘强弱、不拘康宁病患、不拘精易泄难泄，只以交感之时百脉齐到为善耳。交感而百脉齐到，虽老虽弱、虽病虽患,虽易泄,亦可以成胎。交感而百脉参差,虽少虽强、虽康宁,虽难泄,亦难以成胎矣。妇人所构之血,固由于百脉合聚,较之男子之精,不能无轻重之分也。孔子赞干元资始曰大,赞坤元资生曰至,得无意乎?若男女之辨,又不以精血先后为拘,不以经尽几日为拘,不以夜半前后交感为拘、不以父强母弱、母强父弱为拘,只以精血各由百脉之齐到者别胜负耳。是故精之百脉齐到,有以胜乎血则成男矣。血之百脉齐到,有以胜乎精则成女矣。至有既孕而小产者,有产而不育、有育而不寿者,有寿而黄耇无疆者,则亦精血之坚脆分为修短耳。世人不察其精血之坚脆已定于禀受之初,乃以小产专责之母,以不育专付之儿,以寿夭专诿之数,不亦谬乎?

赶经法

《求嗣全书》载赶经调和诀云,有一女人月经来时专在下弦之期,必用养血之法以逐之。视其色紫,则知血热,服凉血药以缓其气,则气血和而来迟。渐渐赶之,定到初头。视其色淡短少者,则服养血和血药养其命门,亦赶到初头。察女人肥瘦强弱而用药,一月便不能合,赶之之久,定到上弦。此赶经之法也,以女人上弦交多生男耳。又有一等女人,身体肥胖,子宫脂膜长满,经水虽调,亦令无子,须服开子宫之药以消其脂膜。

逐月养胎法

袁先生云:巢氏论妇人妊娠。一月名胎胚,足厥阴脉养之。二月名始膏,足少阳脉养之。三月名始胎,手少阴脉养之。四月始受水精以行血脉,手少阳脉养之。五月始受火精以成其气,足太阴养之。六月始受金精以成其筋,足阳明脉养之。七月始受木精以成其骨，手太阴脉养之。八月始受土精以成肤革，手阳明脉养之。九月始受石精以成毛发，足少阴脉养之。十月脏腑关节人神俱备，足太阳脉养之。此其大略也。若求其细，则受胎在腹七日一变，辗转相成，各有生相，大集经备矣。今妇人堕胎，在三月、五月、七月者多。在二、四、六月者少。脏阴而腑阳，三月属心，五月属脾，七月属肺，皆在五脏之脉，阴常易亏，故多堕耳。如昔曾三月堕胎，则心脉受伤，须先调心，不然至三月复堕。昔曾五月堕胎，则脾脉受伤，宜先治脾，不然至五月复堕。惟有一月之内堕胎，则人皆不知有胎，但知不受妊，不知其受而堕也。一月属肝，怒则堕。多洗下体则窍开，亦堕。一次既堕则肝脉受伤，他次亦堕。今之无子者，大半是一月堕胎，非尽不受妊也。故凡初交之后最宜将息，勿复交接以扰其子宫，勿令怒，勿令劳，勿令举重，勿令洗浴，而又多服养肝平气之药，胎可固矣。

论痰饮不孕

张子和云：戴人过谯都营中饮，会有一卒说出妻事。戴人问其故。答曰：吾妇为室女时，心下有冷积如覆盆，按之如水声，以热手熨之如冰。娶来已十五年矣，恐断吾嗣，是以去之。戴人曰：公勿黜也。如用吾药，病可除，孕可得。卒从之。戴人诊其脉，寸脉沉而迟，尺脉洪大有力，非无子之候也。可不逾年而孕，其良人叹曰：试之。先以三圣散吐涎一斗，心下平软，次服白术调中汤、五苓散，后以四物汤和之，不再月气血合度，数月而娠一子。戴人常曰：用吾此法，无不子之妇。此言不诬。

一妇人年三十四岁，梦与鬼神交，惊怕异常，及见神堂阴司，舟楫桥梁，如此一十五年竟无妊娠。巫祈觋祷，无所不至,钻肌炙肉,孔穴万千,黄瘦发热,引饮中满足肿,委命于天。一日苦请戴人,戴人曰:阳火盛于上,阴水盛于下。见鬼神者,阴之灵;神堂者,阴之所;舟楫桥梁,水之用。两手寸脉皆沉而伏,知胸中有实痰也。凡三涌、三泄、三汗,不旬日而无梦,一月而有娠。

论求子禁用热剂

丹溪·秦桂丸论曰,无子之因,多起于妇人。医者不求其因起于何处。遍阅古方,惟秦桂丸,其辞确,其意专,用温热药近乎人情,欣然受之,锐然服之,甘受燔灼之祸,犹懵然不悔。何者? 阳精之施,阴血能摄之,精成其子,血成其胞,胎孕乃成。今妇人之无子者,率由血少不足以摄精也。血之少也,固非一端,然欲得子者,必须调补阴血,使无亏欠,乃可推其有余,以成其胎孕。何乃轻用热剂,煎熬脏腑。血气沸腾,祸不旋踵矣。或曰:春气温和,则万物发生;冬气寒凛,则万物消陨。非秦桂丸之温热,何以得子脏温暖而成胎耶? 予曰:诗曰:妇人和平,则乐有子。和则血气均,平则阴阳不争。今得此药,经血必转紫黑,渐成衰少,或先或后,始则饮食骤进,久则口苦而干,阴阳不平,血气不和,疾病蜂起,焉能成胎? 纵然成胎,生子亦多病而不寿。以秦桂丸耗损天真之阴也。戒之慎之。

按秦桂丸施于肥人而少其丸数,兼服调理补药亦无妨,但忌施于瘦人火多者也。

论孕子杂法

丹溪曰:妇人无子者,多由血少不能摄精。俗医悉谓子宫虚冷,投以辛热之药,煎熬脏腑,血气沸腾,祸不旋踵。或有服艾者,不知艾性至热,入火炙则下行,入药服则上行,多服则致毒,咎将谁挽。若是肥盛妇人,禀受甚厚,恣于酒食之人,经水不调,不能成胎,谓之躯脂满溢。闭塞子宫,宜行湿燥痰,用星、半、苍术、台芎、防风、羌活、滑石,或导痰汤之类。若是瘦怯性急之人,经水不调,不能成胎,谓之子宫干涩。无血不能摄受精气,宜凉血降火,或四物汤加香附、黄芩、柴胡,养血养阴等药。东垣用六味地黄丸以补妇人之阴血不足。无子服之者能使胎孕。

薛氏曰:妇人之不孕,亦有因六淫七情之邪,有伤冲任,或宿疾淹留,传遗脏腑,或子宫虚冷,或气旺血衰,或血中伏热。又有脾胃虚损,不能营养冲任,审此更当察其男子之形质虚实何如:有肾虚精弱不能融育成胎者,有禀赋元弱气血虚损者,有嗜欲无度、阴精衰惫者,各当求其其源而治之。至于大要,则当审男女之尺脉。若左尺微细,或虚大无力者,用八味丸。左尺洪大,按之无力者,用六味丸。两尺俱微细,或浮大者,用十补丸。若误用辛热燥血,不惟无益,反受其害。

脉 法

《素问》曰:督脉生病,女子不孕。

《脉经》曰:妇人少腹冷,恶寒久,年少者得之,此为无子;年大者得之,绝产。脉微弱而涩,年少得此为无子;中年得此为绝产。肥人脉细胞有寒,故令少子,其色黄者,胸中有寒。

治血虚不孕

加味四物汤 治妇人不孕,久服有子。甚好。

当归　川芎各二钱　白术微炒　熟地黄酒洗,各一钱半　白茯苓　芍药微炒　续断　阿胶各一钱　香附醋煮,八分　橘红七分　甘草炙,三分

上锉,水二钟,煎八分,食远服。

加味四物汤　治血气两虚不孕。

当归酒洗　白芍药炒　肉苁蓉各二钱　川芎　熟地黄酒洗　白术　白茯苓各一钱　人参五分

上锉,水煎服。每月经前三服,经正行三服,经行后三服。

调经种玉汤　凡妇人无子,多因七情所伤,致使血衰气盛,经水不调,或前或后、或多或少、或色淡如水,或紫如血块,或崩漏带下,或肚腹疼痛,或子宫虚冷,不能受孕,宜进此药。百发百中,效可通神。

当归酒洗　川芎　吴茱萸炒,各四钱　熟地黄酒洗　香附子炒,各六钱　白芍药酒炒　白茯苓去皮　陈皮　牡丹皮　延胡索各三钱

上锉,作四剂,每一剂加生姜三片,水一碗半,煎一碗,空心温服,渣再煎,临卧服,待经至之日服起,一日一剂,药尽经止,则当交媾,即成孕矣。纵不成孕,经当对期,俟经来再服四剂,必孕无疑。若过期而经水色淡者,加官桂、炒干姜、熟艾,各二钱。若先期三五日色紫者,加条芩三钱。

经验育胎丸　治妇人久无子嗣。服此经调血盛,子宫温暖成孕;孕后服之,可保胎气坚固。

当归酒浸　熟地黄酒蒸　白术　香附各四两　砂仁三两　芍药酒炒　川芎　川续断酒洗　陈皮　黄芩酒炒,各二两

上为细末,糯米糊丸,如桐子大,每服七、八十丸,空心淡醋汤下,酒亦可,以干物压之。

妇人归附丸　不但种子,且无小产,产后诸症。

香附子大者,砂罐内醋煮极熟,水洗、焙干为末,一斤　当归

大者，去芦稍，用身，酒洗，切片，焙干为末，十两　　鹿角大者，刮去粗皮，镑末，二三两，绵纸垫，铁锅内文火炒为细末，用二两

上三味和匀，醋糊丸如桐子大，每服三钱，早起临睡各一服，白滚汤下，一月，经后入房即孕。

神仙附益丹　不惟治妇人百病，而生育之功效如神。

香附米一斤，用童便浸透取出，水洗净，露一宿晒干，再浸，再露，再晒，如此二次，用好醋浸透过宿，晒干为末　　益母草十二两，东流水洗净，烘干为末

上再用香附四两、北艾一两，煮汁用三分，醋七分，和前药为丸，如桐子大，每服五七十丸，空心临卧，淡醋汤下。

加味地黄丸　治妇人久无孕育者，效如影响。

熟地黄四两　　山茱萸肉　　山药各二两　　白茯苓　　牡丹皮各一两五钱　　泽泻　　香附子童便炒，各一两　　蕲艾醋煮，五钱

上为末，炼蜜丸，如桐子大，每服七、八十丸，滚汤下。

金莲种子仙方　女人服之有孕。

熟地黄酒洗　　川芎酒洗　　当归酒洗　　白芍药酒炒黄　　益母草　　苍术米泔水浸一宿，各三两　　蛇床子酒洗，炒　　条芩酒炒覆盆子炒　　延胡索微炒　　陈皮水洗，去白　　丹参水洗，各二两砂仁去壳，一两五钱　　山茱萸酒浸，去核　　香附四制，各五两

上为极细末，先用白毛乌骨雄鸡一只，预先喂养一月，勿令与雌鸡同处，临时将鸡缢死，不出血，干去毛，剖开去肠内污物并嗉内宿食、肫内黄皮，用酒洗净，一应事件，仍装入鸡肚内，不令见水，置坛内，入酒二斤封固，重汤煮烂，取出割下净肉，捣如泥，仍将鸡骨用酥油和原汁，或酒炙㪺为末，入前药末内拌匀，再用醋煮米糊，同鸡肉末臼内捣极细为丸，如桐子大。每服四、五十丸，渐至八九十丸，空心清米饮下。如月信先期而至者，加黄芩、地骨皮、黄连各一两半，清米饮下。

如月信后期而至者，加黄芪一两，人参、白术各一两半，温酒或淡盐汤下。如白带者，加苍术、白术、升麻、白芷各一

两半,淡姜汤下。

百子建中丸　女人服此药,调经养血,安胎顺气。不问胎前产后,月事参差,有余不足诸证,悉皆治之。

当归酒洗　南川芎　白芍药酒炒　熟地黄姜汁浸,焙　真阿胶蛤粉炒成珠　蕲艾叶醋煮,各二两　香附子醋浸,炒干,十二两

上为细末,炼蜜丸,如桐子大。每服八十丸,空心白沸汤点醋少许下。内寒者温酒下。

加味养荣丸　此方服之有孕,且无小产之患。

当归酒浸　熟地黄酒浸　白术各二两　芍药　川芎　黄芩　香附各一两半　陈皮　贝母去心　茯苓　麦门冬去心,各一两　阿胶　甘草炙,各五钱　黑豆炒,去皮,四十九粒

上为细末,炼蜜丸,如桐子大。每服七八十丸,食前空心汤酒任下。忌食诸血。

加味香附丸　男服聚精丸,女服此。

香附一斤,分四分一分酒浸二宿,捣碎,炒。一分米醋浸,同上。一分童便浸,同上。一分用山栀四两,煎浓汁浸,同上　泽兰净叶六两,酒洗　海鳔蛸六两,捣稍碎,炒　当归四两,酒洗　川芎三两　白芍药四两,酒炒　熟地黄八两,捣膏,焙干

上为末,用浮小麦、面、酒、醋、水打糊为丸,如绿豆大。每日早晚两服,白汤酒任下。忌食莱菔及牛肉生冷。

大五补丸　瘦人无孕,乃无血摄精,宜润。

天门冬去心　麦门冬去心　菖蒲　茯苓　人参　益智枸杞子　地骨皮　远志肉　熟地黄各等分

上为细末,炼蜜丸,如桐子大。每服三十丸,空心酒下。服本方数服后,以七宣丸泄之。

神效墨附丸　治妇人久无子而经事不调,及数堕胎者。服之可立致效。

香附子一斤,分四分,用米醋、童便、盐水、酒,各浸一日夜

绵艾四两,用醋二碗,同香附煮干,捣烂成饼,新瓦焙干　白茯苓　人参　当归　川芎　熟地黄酒浸一宿　上等徽墨火煅,醋淬,各一两木香五钱

上九味,各另为末,醋糊丸,如桐子大。每服五十丸,空心好酒下。

青蒿乌鸡丸　妇人服,能令多子。

青蒿即野蒿,五月采,一斤　香附子童便、盐水、酒、醋,各浸四两,炒,共一斤　蕲艾醋煮　秦当归酒浸一宿,炒　牡丹皮　地骨皮　白芍药酒浸,炒　黄芪蜜炙　茯苓　人参　白术　川芎各二两　鳖甲醋煮,一两五钱

上为细末,取白毛乌骨雄鸡一只,初发声者,绞杀,干去毛,不用水汤,亦不用水洗,惟用水去脚上粗皮,用好酒入磁器内,同熟地黄二两,煮鸡熟去骨合前药捣烂作饼,复晒干为末,仍用煮鸡酒调糯米粉为糊丸,如桐子大。每服七、八十丸,酒下,日二三服,不拘时,一月见效。造药忌铁器。

大乌鸡丸　治女人羸瘦,血虚有热,经水不调,崩漏带下,不能成胎及骨蒸等证。

香附一斤,四制　熟地黄四两　生地黄　当归　白芍药　人参各三两　川芎　鳖甲各三两半　白术　黄芪　牛膝　柴胡　牡丹皮　知母　贝母各二两　黄连　地骨皮　延胡索　干姜各一两白茯苓二两半　秦艽一两半　艾叶　青蒿各四两

上香附等二十一味,俱为细末,用白毛乌骨鸡一只,缢死去毛与肠。将艾、蒿各一半装入腹内,将鸡并余艾、蒿同入坛内,以童便和水浸过鸡二寸许,隔汤煮烂,取出去骨,焙肉干为末。如有筋骨疼痛者,去肉焙骨焦为末,与前末和匀,鸡汁打糊为丸,如桐子大。每服五六十丸,渐加至七八十丸,温酒或米饮下。忌煎、炒,苋菜。

十全济阴丸　《方论》曰:胎嗣主于济阴者何也? 盖人之所禀,阳常有余,阴常不足;气常有余,血常不足。在女人,

癸水易亏而难盈，以至不育。旧方多以辛香燥热之剂，为温暖子宫，偏助阳气，反耗阴血，岂能成胎？况女性多气多郁，气多则为火，郁多则血滞。故经脉不行，诸病交作，生育之道遂阻矣。又如脾胃虚弱者，偏用四物寒凉等药，则脾胃益虚，饮食顿减，使气血无资生之地，何以得成胎孕？为子嗣之计者，莫如养血顺气、调经为本，而兼以甘温养脾、辛温开郁，斯为至当。其调经之法，又当因人而加减之，初无一定之法也。此方则以当归身养血和气为君，入手少阴经，以心主血也，入足太阴经，以脾裹血也，入手厥阴经，以肝藏血也。熟地黄补肾中元气，生心血，与芍药同用又生肝血。川芎乃血中之气药，下行血海，通经导气为臣。人参通经活血，助熟地黄以补下元。白术利腰脐间血，与人参同用，补益脾气。香附疏气散郁，佐泽兰能生新血而和平气体。牡丹皮养新血、去坏血、固真气、行结气，同山药能强阴补虚。枸杞子补肾水而止下血，腰疼为佐。紫石英补心气，散心中结气，填补下焦。艾叶助香附、和百脉，温子宫，兼行血药而平其寒。炙甘草通经脉血气而和诸药，且缓肝经之急，为使。十年不孕者，此药主之。

当归身酒洗　熟地黄　香附子童便煮，各四两　干山药　白术各二两五钱　枸杞子　人参各二两　蕲艾叶去梗、筋，二两，同香附用陈醋老酒煮一时，捣烂，焙干　川芎　白芍药　牡丹皮　紫石英火煅，淬，各一两五钱　泽兰一两　紫河车一具，在净水内洗去秽血，用银针挑去紫筋

上各药，俱咀片，同河车入砂锅内，用陈老酒三碗、陈米醋一碗、清白童便一碗、米泔水数碗和匀，倾入锅内，浮于药寸许。如尚少，再加米泔，以锅盖盖密，勿令透气，桑柴火慢煮，以河车融化汁干为度，同药俱取出，在石臼内捣极烂，捻作饼子，日晒夜露三昼夜，宜在月满之时以受日精月华，仍焙干为末，炼蜜捣千余杵，丸如桐子大。每服五十丸，渐加至八九十丸。空心淡盐汤下，随用早饭，使药下行。忌食生萝卜。

凡月经过期而行，或少、或不行，皆血寒血少也，尺脉必微弱，加桂心五钱，夏月三钱，黄芪一两，炙。先期而来者，血热也。脉来必数，加条实黄芩二两，炒，酒制生地黄一两五钱；腹痛加白芍药一两。凡经将行而腹中先作痛者，血实而气滞也。去血成块者，气凝也。脉来弦数滑大，加延胡索一两，酒炒，陈皮八钱、广木香、柴胡梢各五钱。凡经水行后作痛者，气血俱虚也。尺脉必虚涩而兼紧，加炒干姜三钱、白茯苓一两、桂心、夏月二钱，余月五钱。凡经行三五日后腹中绵绵作痛，或淋沥不止，血因气滞未尽也。尺脉见沉涩或沉弦，加广木香五钱、柴胡六钱。凡经水紫色及黑色，血热之甚也。尺脉见洪数，加条实黄芩一两、黄柏一两，炒，生地黄一两五钱、酒浸。凡过期行经而色淡者，肥人则有湿痰，加白茯苓，水淘，陈皮、苍术，米泔浸一宿，盐水炒，各一两，白术五钱，减去熟地黄一两。瘦人则血虚少而水混之，加桂心五钱。经行或来或断、或发寒热者，加柴胡八钱、白茯苓一两。凡经脉不调、多白带者，肥人主胃中湿痰流注，加制过苍术、白茯苓各一两五钱，减熟地黄一两。凡瘦人气多血少脾虚，加木香五钱、牡蛎火煅，赤石脂火煅，白茯苓各一两。凡多崩漏者，减香附、艾叶各一两，加荆芥穗炒黑，一两、黄芩一两五钱，血崩或多，加阿胶珠一两、干姜五钱炒黑，黄芪一两炙，元气虚弱、经水闭者，加牛膝二两酒洗，属寒加桂心五钱，属热加黄芩一两，酒炒，凡婢妾素见忌于嫡室者，必多抑郁，以致经水不调，加法制香附二两。或血弱心虚、交感时惊恐不宁，则精气不聚，加琥珀另研，酸枣仁隔纱略炒，茯神各一两、辰砂水飞，紫石英各五钱。

治宫冷不孕

调生丸　一名诜诜丸。治妇人冲任虚寒，胎孕不成，成多损坠。

泽兰叶　当归洗,焙　熟地黄洗焙　川芎　白芍药　牡丹皮延胡索　石斛酒浸,炒,各一两　白术一两半　干姜炮　肉桂去皮,各五钱

上为末,醋糊丸,如桐子大。每服五十丸,空心酒下。

调气暖宫丸

当归酒洗　川芎　肉桂各二两　白芍药煨　香附　艾叶醋炒　阿胶蛤粉炒成珠,各四两

上为末,醋糊丸,如桐子大。每服五十丸,食前米汤下。

艾附暖宫丸　治妇人子宫虚冷,带下白淫,面色痿黄,四肢疼痛,倦怠无力,饮食减少,经脉不调,血无颜色,肚腹时痛,久无子息,服药更能戒恼怒生冷,累用经验。

香附子六两,用醋五升,以砂石罐煮一昼夜,捣烂成饼,慢火焙干　艾叶大者,去枝、梗　当归酒洗,各三两　大川芎　吴茱萸去梗　黄芪　白芍药淡酒炒,各二两　续断去芦,一两五钱　生地黄酒洗,一两　官桂五钱

上共为细末,用上好醋打糊丸,如桐子大。每服五、七十丸,淡醋汤下,择壬子日或天德、月德日,修合。

胜金丸　一名女金丹治妇人久虚,或产后失调,触犯禁忌,断产少子,及经事迟来、赤白带下,腰脚重痛,寒热不一,身体瘦削,眩晕呕逆。此药善调经候。每日一丸。若胎前三日一丸,产后二日一丸。去一切杂证,效难具述,珍之宝之。

香附子十五两,醋浸三日　当归　川芎　白芍药　人参白术　茯苓　甘草炙　桂心　白薇　延胡索　牡丹皮　藁本香白芷　没药另研　赤石脂另研,各一两

上除香附、没药、赤石脂,其余十三味,用好酒浸三日,去酒晒干,同前香附一处为末,方入没药、石脂,炼蜜为丸,如弹子大。每服一丸,五更初嚼服,温酒送下,白汤亦可。此药多在四十九丸后,以癸水调平受孕为度。倘有孕,依前三日一

服，无所忌戒。一方去没药，加沉香。一方去桂心，加熟地黄，丸如桐子大，每服五十丸，空心温酒或白汤水下，以干物压之。

白薇丸　治妇人无子，或断绪，上热下冷，百病皆主之。

白薇　熟地黄　川椒去目及闭口者，微炒出汗　白龙骨各一两　麦门冬去心，一两半　藁本　卷柏　白芷　覆盆子　桃仁汤浸，去皮、尖，双仁，麸炒微黄　人参　白茯苓　桂心　菖蒲　远志去心，各七钱半　车前子　当归微炒　川芎　蛇床子　细辛　干姜炮，各半两

上为细末，炼蜜丸，桐子大。每服三十丸，空心日午温酒下。

昔有数人无嗣，俱用此方，逾年而皆有子。

秦桂丸　治妇人血海久冷，不能孕育。

附子一方用香附　白薇　半夏　茯苓　杜仲　厚朴　当归　秦艽各三两　防风　肉桂　干姜　牛膝　沙参各二两二钱　细辛　人参各四钱

上为末，炼蜜丸，如桐子大。每服五十丸，空心酒下。无效，更加丸数。经调受补者，服七日即交合，孕后忌服。

南岳魏夫人济阴丹　治妇人血海虚冷，久无孕育，及数堕胎，一切经候不调，崩中漏下，积聚诸证。

秦艽　人参　藁本　石斛　甘草　蚕布烧灰　桔梗各二两　京墨煅，醋淬　木香　桃仁去皮、尖，炒，各一两　糯米炒，一升　川芎　当归　肉桂　干姜炮　细辛　牡丹皮各一两半　茯苓三两　熟地黄酒蒸　香附子炒　泽兰叶各四两　川椒炒，去目　山药各三两　苍术米泔浸，八两　大豆　黄卷炒，半斤

一方　川椒　山药各七钱半

上为末，炼蜜为剂。每两作六丸，每服一丸。细嚼，空心温醋酒汤任下，或以醋调糊，如桐子大，每服五十丸亦可。

紫石英丸　治妇人子宫久冷，不成孕育，及数经堕胎。

月候不匀,崩中漏下,七癥八瘕,白淫白带,并宜服之。

紫石英　天门冬　桂心　川芎　卷柏　乌头炮　熟地黄　辛夷仁　禹余粮煅,醋淬　当归　石斛各三两　紫葳　牡蒙各二两粉草　海螵蛸烧灰　薯蓣各一两半　牛膝　柏子仁炒　食茱萸　桑寄生　牡丹皮　人参　细辛　厚朴　续断　干姜炮,各一两

上为末,炼蜜丸,如桐子大。每服五十丸,空心米饮温酒任下,以腹中热为度。不禁房室,如夫不在不可服。

荡胞汤　治妇人全不产育,及断绝久不产二三十年者。

朴硝　牡丹皮　当归　大黄蒸一饭久　桃仁各三两　细辛　厚朴姜汁炙　苦梗　赤芍药　人参　茯苓　桂心　甘草　牛膝　陈皮各二两　附子炮,一两半　虻虫炒焦,去翅足　水蛭炒,各十枚

上为末,每服六钱,水酒各半盏,煎至六分,温服,日二服、夜一服,温覆得少汗,必下积血与冷赤脓,如小豆汁;若斟酌不尽、力弱大困,不堪更服,只一二服止。如恶物不尽,用坐导药。

坐导药　治妇人全不产及断续。服前荡胞汤,恶物不尽,用此方。

皂角去皮、子,一两　吴茱萸　当归各二两　大黄　细辛　五味子　干姜炮,各一两　白矾枯　戎盐　蜀椒各半两

一方无大黄,有黄葵花半两。

上为细末,以绢袋盛如指状,入妇人阴户中,坐卧任意,勿行走,小便时去之,一日一度易新者,必下清黄冷汁,汁尽止。若未见病出,可十日安之,本为子宫有冷恶物,故令无子,值天阴冷则发疼痛,须候病出尽方已,不可中辍。每日早晚用苦菜煎汤熏之。

内药续生丸

母丁香　附子　肉豆蔻　枯矾　海螵蛸

上为末,糊丸为软丸,绵裹纳阴中。

治痰塞不孕

丹溪楂芝汤　治妇人肥盛无子,以身中有脂膜闭塞子宫也。宜先服此调理。

当归酒洗,一两　川芎七钱半　白芍药　白术　半夏汤泡　香附　陈皮各一两　茯苓二两　甘草半两

上锉,作十帖,每帖加生姜三片,水煎吞后丸子。

丹溪茂芝丸

白术二两　半夏曲　川芎　香附子各一两　茯苓　神曲炒,各半两　橘红四钱　甘草炙,二钱

上为末,粥丸,桐子大。每服八十丸,煎汤下。如热多,加黄连、枳实各一两。服此药后,却服螽斯丸。

螽斯丸　即前秦桂丸,无当归、防风二味。

上每服五丸,空心酒下,加至十丸不妨,觉有娠三月后,不可更服。按此方即秦桂丸也,丹溪忌服之者。盖忌于瘦人无血者,若肥人湿多者,又兼前调理药,而所服丸数十减其九,只服五分无妨也。累试有效。

消脂膜导痰汤

半夏姜制　南星火炮　橘红　枳壳去穰,麸炒　茯苓　滑石研细,各一钱　川芎　防风　羌活各五分　车前子七分

上细切,作一服,加生姜五片,水煎,空心服,以干物压之

一方　治肥盛妇人,禀受甚厚,恣于酒食,经水不调,不能成胎,谓之躯脂满溢,闭塞子宫。

南星　半夏　羌活　苍术　台芎　防风　滑石

上锉,水煎服,或导痰汤亦可。

治婢妾不孕

煮附丸　治妾婢多郁,情不宣畅、经多不调,故难孕。此

方最妙,不须更服他药。

香附子不拘多少,去毛与粗皮,米泔水浸一宿晒干,用上好米醋,砂锅内煮之,旋添醋旋煮,以极烂为度,取出焙干为末,仍用醋糊为丸,如桐子大。每服五七十丸。经不调者即调,久不孕者亦孕。

一方　治妇人妒妾,误夫无子。常服不妒。

天门冬去心赤　赤黍米去壳,微炒　薏苡仁去壳,炒,各四两

上为末,炼蜜丸,如桐子大。每服八九十丸,白汤下。

附断子法

用白面曲一升,无灰酒五升,打作糊,煮二升,用绢帛滤去渣,作三服,候月经将来日,晚下吃一服,天明吃一服,月经不行,终身绝子。一方用故蚕纸,方圆一尺,烧为末,酒饮调服,终身不复怀孕。一云,产后酒服之。一方用油煎水银一日方息,空心服枣核大一丸,永断孕,不损人。一方四物汤五钱,加芸薹子二钱,于经行后,空心温服。

《良方》论曰,《易》曰:天地之大德曰生。然妇人有临产艰难,或生育不已而欲断之,故录验方以补用。若服水银、虻虫、水蛭之类,不惟孕妇不复怀,且祸在反掌。

薛氏曰:大抵断产之法,多用峻厉往往有不起者,是则产之害,未若断产之害也。吾闻阁老张罗峰太常,李恒斋之妇人,俱因服断产之剂,自谓形体俱怯,遇劳必病,有由然也。按《夷坚志》载。东京女子白牡丹以受堕胎药,生得恶报。今虽列如上方,以备万一之用,用者尚其慎之。

胎前门

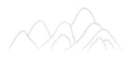

论胎属十二经所养

虞氏曰:《脉经》云:诊其脉,手少阴之脉动甚者,妊子也。盖手少阴,心脉也,心主血脉故也。又肾为胞门子户,尺中肾脉,按之不绝,当妊子也。又曰:妇人妊娠一月之时,足厥阴脉养之。二月,足少阳脉养之。三月,手少阴脉养之。四月,手少阳脉养之。五月,足太阴脉养之。六月,足阳明脉养之。七月,手太阴脉养之。八月,手阳明脉养之。九月,足少阴脉养之。十月,足太阳脉养之。是以诸经脉各养三十日也。若夫至期当养之经,虚实不调,则胎孕为之不安,甚则下血而堕矣。夫手足十二经,气血盈亏不同。如手足厥阴、太阳,少气多血。手足太阴、少阴,少血多气。手足少阳,气多血少。手足阳明,气盛血多。安胎之法,宜各按月依经。视其气血虚实而调之,庶无胎堕之患。其或感冒风寒,别生异证,又宜各按法而调治之。

论治胎产三禁

洁古云:治胎产之病,从厥阴经论之,是祖气生化之源也。厥阴与少阳相为表里,故治法,无犯胃气及上二焦,为三禁,不可汗,不可下,不可利小便。发汗者同伤寒下早之证;利大便则脉数而已动于脾;利小便则内亡津液。胃中枯燥、制药之法能不犯三禁,则荣卫自和而寒热止矣。如发渴则白虎;气弱则黄芪;血刺痛而和以当归;腹中疼而加之芍药。大抵产病天行,从增损柴胡;杂证,从增损四物。宜详察脉证而用之。

论胎前调理法

《集略》云：母之肾脏系于胎，是母之真气，子之所赖也。受妊之后，宜令镇静，则血气安和。须内远七情，外薄五味；大冷大热之物，皆在所禁；使雾露风邪不得投间而入，亦不得交合阴阳、触动欲火。务谨节饮食：若食兔缺唇，食犬无声，食杂鱼而致疮癣，心气大惊而癫疾，肾气不足而解颅，脾胃不和而羸瘦，心气虚乏而神不足。儿从母气，不可不慎也。苟无胎痛、胎动、泻痢，及风寒外邪，不可轻易服药。不得已，在审度疾势轻重，药性高下，不必多品。然父少母老，产女必羸；母壮父衰，生男必弱。气受偏瘁，与之补之：补羸女则养血壮脾；补弱男则壮脾节色。羸女宜及时而嫁；弱男及待壮而婚。昔人论年老有子者，男不过八八，女不过七七，则知血气在人，固自有量，夫岂逃阴阳之至数哉。

论胎前脾胃气血为要

张叔承曰：孕一月始名膏，二月始名胚，三月始名胎。当胚膏之始，真气方遇，如桃花凝聚，其柔脆易坏也。食必忌辛辣，恐散其凝结；味必稍甘美，欲扶其柔脆。二气既凝如泥，在钧如金，在熔惟陶冶之所成。故食气于母，所以养其形；食味于母，所以养其精。形精为滋育，气味为本。故天之五气，地之五味，母食之而子又食之，外则充乎形质，内则滋乎胎气。母寒亦寒，母热亦热，母饥亦饥，母饱亦饱。皆因虚而感，随感而变。胎教之说，信不可忽。膏粱之家，纵恣口腹，暴怒淫欲，饮食七情之火钟之于内。胎气受之，怯者即变诸病，壮者毒不即发，而痘疹疮惊，遗祸于后。呼神吁天，咎将谁执？故孕妇以脾胃气血为要。如或饮食不节、七情内伤、脾胃受亏、气血无助而生诸病，随其所苦，以法治之，务底于平。如护婴儿，三步一回头，中病即止，慎无过治。

论胎前用药法

丹溪曰：胎前当清热养血。产妇因火逼动胎逆上作喘急者，急用条芩、香附之类，为末调下。条芩，水中取沉者为佳。黄芩安胎，乃上中二焦药，能降火下行。天行不息，所以生生而无穷。茺蔚子治血行气，有补阴之妙。命名益母，以其行中有补也。故曰：胎前无滞，产后无虚，难产可煎作膏。条芩、白术，乃安胎之圣药。俗以黄芩为寒而不用，反谓温热药能养胎。殊不知胎孕宜清热养血，使血循经而不妄行，乃能养胎。怀妊嗜物，乃一脏之虚。如爱酸物，乃肝脏不能养胎而虚也。有孕八九个月，必用顺气。须用枳壳、紫苏梗。

孕妇食忌

鸡肉合糯米食，令子生寸白虫。食犬肉，令子无声。鲤鱼同鸡子食，令子生疳多疮。食兔肉，令子缺唇。食羊肝，令子多厄。食鳖肉，令子项短缩头。鸭子与桑椹同食，令子倒生心寒。鲜鱼同田鸡食，令子暗痖。雀肉同豆酱食，令子面生黥黑子。食螃蟹，令子横生。食生姜，令子多指。食水浆，令绝产。食雀肉饮酒，令子多淫无耻。食茨菰，消胎气。食驴马肉，过月难产。豆酱合藿香食之，堕胎。食山羊肉，令子多病。食鳅鳝、无鳞鱼，难产。食诸般菌，生子惊风而夭。食雀脑，令子患雀目。

孕妇药忌

歌曰：蚖斑水蛭及虻虫，乌头附子与天雄。野葛水银并巴豆，牛膝薏苡连蜈蚣。三棱代赭芫花麝。大戟蛇脱黄雌雄。牙硝芒硝牡丹桂，槐花牵牛皂角同。半夏南星与通草，瞿麦干姜蟹甲爪。硇砂干漆兼桃仁，地胆茅根莫用好。

孕妇起居忌

《便产须知》云：勿乱服药，勿过饮酒，勿妄针灸，勿向非常地便，勿举重登高涉险。心有大惊，犯之产难，子必癫痫。勿多睡卧，时时行步；勿劳力过伤，使肾气不足，生子解颅、脑破不合。衣毋太温，食毋大饱，若脾胃不和，荣卫虚怯，子必羸瘦多病。自家及邻家修造动土，犯其胎气，令子破形殒命：刀犯者，形必伤；泥犯者，窍必塞；打击者，色青黯；系缚者，相拘挛。有此等，验如影响，切宜避之。

候胎法

《脉经》曰：妇人怀躯七月而不可知，时时衄血而转筋者，此为躯也；衄时嚏而动者，非躯也。《素问》云：妇人足少阴脉动甚者，妊子也。阴搏阳别，谓之有子。

王注云，阴，谓尺中也。搏，谓搏触于手也。尺脉搏击，与寸脉殊别，则为有孕之兆。

《脉经》曰：妊娠初时，寸微小，呼吸五至。三月而尺数也。脉滑疾，重以手按之散者，胎已三月也。脉重手按之不散，但疾不滑者，五月也。尺脉左偏大为男，右偏大为女，左右俱大产二子。大者如实状。妇人妊娠四月，欲知男女法，左疾为男，右疾为女，俱疾为生二子。

王子亨云：妊娠三部俱滑而疾，在左为男，在右为女。

遣妊娠人面南行，还复呼之，左回首者是男，右回首者是女。看上圊时，夫从后急呼之，左回首是男，右回者首是女也。娄全善云：按丹溪云：男受胎在左子宫，女受胎在右子宫。斯言大契是说也。盖男受胎在左，则左重，故回首时慎护重处而就左也。女胎在右，则右重，故回首时慎护重处而就右也。推之于脉，其义亦然。胎在左则血气护胎而盛于左，故脉亦从之，而左疾为男，左大为男也。胎在右则血气护胎而盛于右，故脉亦从之，而右疾为女，右大为女也。亦犹经云：阴搏阳别，谓之有子。言受胎处在脐腹之下，则血气护胎而盛于下，故阴之尺脉鼓搏有力，而与阳之寸脉殊别也。又如痈疽发上，则血气从上，而寸脉盛。发下则血气从下，而尺脉盛。发左则血气从左，而左脉盛。发右则血气从右，而右脉盛也。丹溪以左大顺男、右大顺女为医人之左右手，盖智者之一失也。

诊妇人有妊歌

　　肝为血兮肺为气，血为荣兮气为卫。阴阳配偶不参差，两脏通和皆类例。血衰气旺定无孕，血旺气衰应有体。寸微关滑尺滞数，流利往来并雀啄。不儿之脉已见形，数月怀耽犹未觉。左疾为男右为女，流利相通速来去。两手关脉大相应，已形亦在前通语。左手带从两个儿，右手带横一双女。左手脉逆生三男，右手脉顺远三女。寸关尺部皆相应，一男一女分形证。有时子死母身存，或即母亡存子命。往来三部通流利，滑数相参皆替替。阳实阴虚脉得明，遍满胸膛皆逆气。左手太阳浮大男，右手太阴沉细女。诸阳为男诸阴女，指下分明长记取。三部沉正等无疑，尺内不止真胎妇。夫乘妻兮从气雾，妻乘夫兮横气助，子乘母兮逆气参，母乘子兮顺气护。小儿日足胎成聚，身热脉乱无所苦。汗出不食吐逆时，精神结备其中住。滑疾不散三月胎，但疾不散五月母。弦紧牢强滑利安，沉细而微归泉路。

神方验胎散　妇人三两个月,月经不行疑是两身,却疑血滞,心烦寒热恍惚,此药可验。

真雀脑芎一两　当归全,用重一两者,只用七钱

上二味,为细末,分作二服,浓煎。好艾汤一盏调下,或好酒调服亦得,可待三两个时辰间,觉脐腹微动仍频,即有胎也。动罢即愈,安稳无虞。如不是胎,即不动,所滞恶物自行,母亦安也。如服药不觉效,再煎红花汤调下,必有神效。

验胎方经脉不行已经三月者。

用川芎为细末,浓煎艾叶汤空心调下二钱,觉腹内微动,则有胎也,否则是经滞。

艾醋汤　如过月难明有无,或月数未足难明。

用好醋炆艾,服半盏后,腹中番,大痛是有孕,不为痛,定无。

探胎散　妇人胎气有无,疑似之间,以此探之,有胎则吐,无则不吐。

皂角去皮　甘草炙,各一钱　黄连五分

上为细末,作一服,温酒调服。

逐月养胎法

北齐名医徐之才云,妊娠一月名始胚,饮食精熟,酸美受御,宜食大麦,毋食腥辛,是谓才正。妊娠一月,足厥阴脉养,不可针灸其经。如大敦、行间、太冲、中封、五里、中都等穴是也。足厥阴内属于肝,肝主筋及血,一月之时,血行否涩,不为力事,寝必安静,无令恐畏。

妊娠二月名始膏,无食辛臊,居必静处,男子勿劳,百节皆痛,是为胎始结。妊娠二月,足少阳脉养,不可针灸其经。如胆窍、丘墟、付阳、绝骨、外立。阳陵泉等穴是也。足少阳内属于胆,胆主精,二月之时,儿精成于胞里,当慎护惊

动也。

妊娠三月名始胎，当此之时，未有定仪，见物而化，欲生男者，操弓矢，欲生女者，弄珠玑，欲子美好，数视璧玉，欲子贤良，端坐清虚，是谓外象而内感也。妊娠三月，手心主脉养，不可针灸其经。如中冲、劳宫、大陵、内关、间使、郄门、曲泽等穴是也。手心主内属于心，无悲哀、思虑、惊动。

妊娠四月，始受水精，以成血脉，食宜稻粳，羹宜鱼雁，是谓盛血气，以通耳目而行经络。妊娠四月，手少阳脉养，不可针灸其经。如关冲、阳池、内关、三阳、大井、曲垣等穴是也。手少阳内输三焦，四月之时，儿六腑顺成，当静形体，和心志，节饮食。

妊娠五月，始受火精，以成其气，卧必晏起，沐浴浣衣，深其居处，厚其衣服，朝吸天光，以避寒殃，其食稻麦，其羹牛羊，和以茱萸，调以五味，是谓养气以定五脏。妊娠五月，足太阴脉养，不可针灸其经。如隐白、大都、公孙、商丘、三阴交、漏谷、阴陵泉等穴是也。足太阴内输于脾，五月之时，儿四肢皆成，无大饥，无甚饱，无食干燥，无自炙热，无大劳倦。

妊娠六月始受金精，以成其筋，身欲微劳、无得静处，出游于野，数观走犬，及视走马，食宜鸷鸟猛兽之肉，是谓变腠理、纫筋以养其力，以坚背膂。妊娠六月，足阳明脉养，不可针灸其经。如厉兑、丰隆、阴市、上下廉、三里等穴是也。足阳明内属于胃，主其口目，六月之时，儿口目皆成，调五味，食甘美，无太饱。

妊娠七月，胎受木精，以成其骨，劳身摇肢，无使定止，动作屈伸，以运血气，居处必燥，饮食避寒，常食稻粳，以密腠理，是谓养骨而坚齿。妊娠七月，手太阴脉养，不可针灸其经。如少商、鱼际、列缺、尺泽、天府等穴是也。手太阴内属于肺，主皮毛，七月之时，儿皮毛已成，无大言，无号哭，无薄衣，无洗浴，无寒饮。

妊娠八月,始受土精,以成肤革,和心静息,无使气极,是谓密腠理而光泽颜色。妊娠八月,手阳明脉养,不可针灸其经。如商阳、二间、合谷、上下廉、三里、曲池、肩井、肩髃等穴是也。手阳明内属于大肠,主九窍,八月之时,儿九窍皆成,无食燥物,无辄失食,无忍大起。

妊娠九月,始受石精,以成皮毛,六腑百节,莫不毕备,饮醴食甘,缓带自持而待之,是谓养毛发,致才力。妊娠九月,足少阴脉养,不可针灸其经。如涌泉、然谷、太溪、交信、筑宾、伏溜等穴是也。足少阴内属于肾,肾主续缕,九月之时,儿脉续缕皆成,无处湿冷,无著炙衣。

妊娠十月,五脏俱备,六腑齐通,纳天地气于丹田,故使关节人神皆备,但俟时而生。

妊娠一月始胚,二月始膏,三月始胞,四月形体成,五月能动,六月筋骨立,七月毛发生,八月脏腑具,九月谷气入胃,十月诸神备,即产矣。宜服滑胎药,八月即服。

乌雌鸡汤 妊娠一月,阴阳新合为胎,寒多为痛,热多卒惊,举重腰痛,腹满胞急,卒有所下,当预安之,宜服此。

乌雌鸡一只,治如食法　茯苓　阿胶各二两　吴茱萸一升　麦门冬五合,去心　人参　白术　芍药各三两　甘草　生姜各一两

上㕮咀,以水一斗二升,煮鸡汁取六升,去鸡下药,煎取三升,内酒三升,并胶烊尽,取三升,每服一升,日三。

补胎汤 若曾伤一月胎者,当预服此。

细辛一两　防风二两　干地黄　白术各三两　生姜四两　吴茱萸　大麦各五合　乌梅一升

上㕮咀,以水七升,煮取二升半,分三服,先食服。寒多者,倍细辛、茱萸。热多渴者去之,加瓜蒌根二两。若有所思,加柏子、人参。一方有人参一两。

艾叶汤 妊娠二月始,阴阳踞经,有寒多坏不成,有热即

萎悴,中风寒有所动摇,心满脐下悬急,腰背强痛,卒有所下,乍寒乍热,宜服此。

艾叶　丹参　当归　麻黄_{各二两}　人参　阿胶_{各三两}甘草_{一两}　生姜_{六两}　大枣_{十二枚}

上㕮咀,以酒三升,水一斗,煮减半,去滓,内胶煎取三升,分三服。一方用乌雌鸡一只煮汁,并头血煎药。

黄连汤　若曾伤二月胎者,当预服此。

黄连　人参_{各一两}　吴茱萸_{五合}　生姜_{三两}　生地黄_{五两}

一方用阿胶。一方用当归半两。

上㕮咀,以酢浆七升,煮取三升,分四服,日三夜一,十日一修合,若颇觉不安,加乌梅一升,水煎,不用浆。

雄鸡汤　妊娠三月为定形,有寒大便青,有热小便难,不赤即黄,卒惊恐,忧愁嗔怒,喜顿仆,动于经脉,腹满,绕脐苦痛,或腰背卒有所下,宜服此。

雄鸡一只,_{治如食法}　黄芩　白术　生姜_{各一两}　麦门冬_{五合}芍药　人参　茯苓　甘草　阿胶_{各二两}　大枣_{十二枚,擘}

上㕮咀,以水一斗三升,煮鸡减半,出鸡,内药煮取半,内清酒三升,并胶煎取三升,分三服,一日令尽。

一方用当归、川芎各二两,不用黄芩、生姜。

茯神汤　若曾伤三月胎者,当预服此。

茯神　丹参　龙骨_{各一两}　人参　当归　阿胶　甘草_{各二两}　大枣_{二十一枚,擘}　赤小豆_{二十粒}

上㕮咀,以酢浆一斗,煮取三升,分四服,先食服,七日后服一剂。腰痛者,加桑寄生二两。《深师》有薤白二两、麻子一升。

菊花汤　妊娠四月有寒,心下愠愠欲呕,胸膈满,不欲食,有热,小便难,数数如淋,脐下苦急,卒风寒,颈项强痛,寒热,或惊动身躯腰背腹痛往来有时,胎上迫胸,心烦不得安,卒有所下,宜服此。

菊花鸡子大,一枚　麦门冬一升　人参一两半　甘草　当归各二两　麻黄　阿胶各三两　半夏四两　生姜五两　大枣十二枚

上叹咀,以水八升,煮减半,内清酒三升,并阿胶煎取三升,分三服,温卧当汗,以粉粉之,护风寒四五日。一方用乌雌鸡一只,煮汁煎药。

调中汤　若曾伤四月胎者,当预服此。

白术　枳实　李根白皮　厚朴　柴胡各三两　白芍药　生姜各四两　当归一两半　川芎　续断　甘草各一两　乌梅一升

上叹咀,以水一斗,煮取三升,分四服,日三夜一,八日后,复服一剂。

阿胶汤　妊娠五月有热,苦头眩心乱呕吐,有寒,苦腹满痛,小便数,卒有恐怖,四肢疼痛,寒热,胎动无常处,腹痛闷顿欲仆,卒有所下,宜服此。

阿胶四两　人参一两　当归　芍药　甘草　黄芩各二两　麦门冬一升　吴茱萸七合　旋覆花二合　生姜六两

上叹咀,以水九升,煮药减半,内清酒三升并胶,微火煎取三升半,分四服,日三夜一,先食服,便愈,不瘥再服。一方用乌雌鸡一只,割取咽血,内酒中,以水煮鸡汁煎减半,内酒并胶,煎取三升半,分四服。

安中汤　若曾伤五月胎者,当预服此。

黄芩一两　当归　川芎　干地黄　人参各二两　甘草　芍药各三两　麦门冬一升　五味子　大麻仁各五合　生姜六两　大枣三十五枚

上叹咀,以水七升、清酒五升,煮取三升半,分四服日三夜一,七日复服一剂。

麦门冬汤　妊娠六月,卒有所动不安,寒热往来,腹内胀

满,身体肿,惊怖,忽有所下,腹痛如欲产,手足烦疼,宜服此。

麦门冬一升 人参 甘草 黄芩各二两 干地黄三两 阿胶四两 生姜六两 大枣十五枚

上以水七升,煮减半,内清酒二升并胶,煎取三升,分三服,中间进糜粥。一方用乌雌鸡一只,煮汁煎药。

柴胡汤 若曾伤六月胎者,当预服此。

柴胡四两 干地黄五两 白术 芍药一作紫葳 川芎 麦门冬 甘草各二两 苁蓉一两 生姜六两 大枣三十枚

一方有黄芩二两

上以水一斗,煮取三升,分四服,日三夜一,中间进糜粥,勿食生冷及坚硬之物,七日更服一剂。

葱白汤 妊娠七月,忽惊恐摇动,腹痛,卒有所下,手足厥冷,脉若伤寒,烦热,腹满短气,常苦颈项及腰背强。

葱白三四寸长,十四茎 黄芪 当归 甘草各三两 人参一两半 黄芩一两 阿胶四两 麦门冬 半夏各一升 旋覆花二合 生姜八两

上㕮咀,以水二升,煮减半,内清酒三升及胶,煎取四升,每服一升,日三夜一,温卧当汗出。若不出者,加麻黄二两煮服,如前法。若秋后勿强责汗。一方以黄雌鸡一只,割咽取血内酒中,煮鸡取汁以煎药。

杏仁汤 若伤七月胎者,当预服此。

杏仁 甘草各二两 紫菀一两 钟乳 干姜各三两 麦门冬 吴茱萸各一升 五味子三合 粳米五合

上㕮咀,以水八升,煮取三升半,分四服,日三夜一,中间进食,七日服一剂。一方用白鸡一只,煮汁煎药。

芍药汤 妊娠八月,中风寒,有所犯触,身体尽痛,乍寒乍热,胎动不安,常苦头眩痛,绕脐下寒,时时小便白如米汁,或青或黄,或使寒慄,腰背苦冷而痛,目晼晼。

芍药　生姜各四两　人参　白术　当归　甘草各三两厚朴二两　薤切,一升

上㕮咀,以水五升,清酒四升,合煮取三升,分三服,日三夜一。一方用乌雌鸡煮汁,以煎前药。

葵子汤　若曾伤八月胎者,当预服此。

葵子二升　芍药四两　白术　柴胡各三两　厚朴　甘草各二两　生姜六两　大枣二十枚

上㕮咀,以水九升,煮取三升,分三服,日三,凡十日一剂。一方用乌雌鸡一只,煮汁煎药。

半夏汤　妊娠九月,若卒得下痢,腹满悬急,胎上冲心,腰背痛不可转侧,短气,宜服此。

半夏　麦门冬　吴茱萸　当归　阿胶各三两　生姜一两大枣十二枚

上㕮咀,以水九升,煮取三升,去滓,内白蜜八合,微火上温服,四服,痢即止。一方用乌雌鸡一只,煮汁煎药。

猪肾汤　若曾伤九月胎者,当预服此。

猪肾一具　白术四两　茯苓　桑寄生　干姜　干地黄川芎各三两　附子中者,一枚　大豆三合　麦门冬一升

上㕮咀,以水一斗煮肾令熟,去肾,内诸药,煎取三升半,分四服,日三夜一,十日更一剂。

恶　阻

恶阻,谓呕吐,恶心、头眩、恶食、择食是也。《千金方》云:凡妇人虚羸,血气不足,肾气又弱,或当风饮冷太过,心下有痰水者,欲有胎,而喜病阻。所谓欲有胎者,其人月水尚来,颜色肌肤如常,但苦沉重愦闷,不欲食饮,又不知其患所在,脉理顺时平和,则是欲有娠也。如此经二月,日后便觉不通,则结胎也。阻病者,患心中愦愦,头重眼眩,四肢沉重,懈惰,不欲执

作,恶闻食气,欲唤咸酸果实,多卧少起,世谓恶食,其至三四月日已上,皆大剧吐逆,不能自胜举也。此由经血既闭,水渍于藏,藏气不宣通,故心烦愦闷,气逆而呕吐也。血脉不通,经络否涩,则四肢沉重,挟风则头目眩也。觉如此候者,便宜服半夏茯苓汤数剂,后将茯苓丸,痰水消除,便欲食也。既得食力,体强气壮,力足养胎,母便健矣。

《大全》云:妊娠禀受怯弱,便有阻病,其状颜色如故,脉息和顺,但觉肢体沉重,头目昏眩,择食,恶闻食气,好食咸酸,甚者或作寒热,心中愦闷,呕吐痰水,恍惚不能支持,巢氏谓之恶阻,但证有轻重耳,轻者不服药亦不妨,重者须以药疗之。《千金方》以半夏茯苓汤、茯苓丸专治阻病,然此二药,比来少有服者,以半夏有动胎之性,盖胎初结,虑其易散,此不可不谨也。张仲景《伤寒论》有用黄龙汤者,小柴胡汤中去半夏是也。此盖为妊娠而设焉。

李茂翁云:若左脉弱而呕、服诸药不止者,当服理血归原药则愈。经云:无阴则呕是也。

薛氏曰:前证若中脘停痰,用二陈汤加枳壳。若饮食停滞,用六君子加枳壳。若脾胃虚弱,用异功散。若胃气不足,用人参橘皮汤。兼气恼加枳壳。胸肋痞闷,再加苏梗。胁痛,再加柴胡。若饮食少思,用六君子加紫苏、枳壳。头晕体倦,用六君子汤。若脾胃虚弱,呕吐不食,用半夏茯苓汤。盖半夏乃健脾气、化痰滞之主药也。脾胃虚弱而呕吐,或痰涎壅滞,饮食少思,胎不安,必用茯苓半夏汤倍加白术。然半夏、白术、茯苓、陈皮、砂仁,善能安胎气、健脾胃,予常用之,验。

张叔承曰:孕三二月,恶心而阻隔饮食是也。亦有六七个月尚病呕者,治同。恶阻,治先脾胃,清火化痰。吐甚者,愈止愈急。仲景法,停药月余自安。有因饮食失宜、停滞作呕者,当和中消导,不可作恶阻治,脾胃弱者,加参术。恶阻必用大半夏汤加减,头眩痰多加旋覆花。有火加姜汁炒黄连、竹茹。日久津液损、胃燥、干哕、不纳汤水，二陈合四物，加竹沥、姜汁，润以降之。右脉必弦数，左脉微弱昧者，谓半夏犯胎、地黄泥膈，乃知常而不知变者。吐多、脉弱、体倦、不纳谷，六君子汤加麦蘖、生姜。吐而心烦，竹茹、麦蘖、前胡、橘红、芦根煎汤，徐徐饮。恶阻兼腰痛，胎欲堕，二陈、四物加白术、黄芪、黄芩、阿胶煎服。胀闷加缩砂。左脉弦急，心下胀闷，恶心不止，挟肝气上冲也，茯苓汤，下抑青丸二十四粒。孕妇口酸，或吐虽定，每食粥则口酸，皆肝火盛，用川芎、陈皮、炒栀子、茯苓、生姜，下抑青丸。方见杂病火门，吐定之后须大补，参术、归芪、陈皮、茯苓。有火加条芩，腰痛加杜仲、续断作汤，每日一服。因食冷物及凉药，吐不止，丁香、炮姜，加半夏汤温之。

半夏茯苓汤 治妊娠恶阻，呕吐心烦，头目眩晕，恶闻食气，好食酸咸，多卧少起，百节烦疼，羸瘦有痰，胎孕不牢。

半夏汤洗七次，姜汁炒黄　白茯苓　陈皮各一钱　熟地黄胸满者去　旋覆花无嗽痰涎不用　桔梗　人参　芍药　川芎细辛　甘草各五分　生姜三片

上十二味㕮咀，水煎空心服，兼服后茯苓丸。一方无旋覆花，有紫苏叶。有热加黄芩。有客热烦渴、口疮，去橘皮、细辛，加前胡、知母各七分半。若腹冷下利，去地黄，加炒桂心五分。若胃中虚热、大便秘、小便赤涩，去地黄，加大黄七分半、黄芩一钱。

陈皮半夏汤 治怀妊气血不足、胎气始盛，逆动胃气，恶阻呕吐，不进饮食。

陈皮去白，盐水炒　茯苓各一钱　半夏制，一钱半　子芩淡姜汁炒　枳壳麸炒　紫苏各八分　甘草炙，五分

上切一剂，生姜三片，水一钟，煎七分，食远温服。

旋覆花汤 疗妊娠六七月间，胎不安常处。亦治阻病。

旋覆花五分　白术　厚朴　枳壳　黄芩　茯苓各一钱五

分 半夏 芍药 生姜各一钱

上咬咀，作一服，水煎，食前温服。

缩砂二陈汤 治妊娠脾胃虚弱，饮食不化，呕吐不止。

半夏 陈皮去白 砂仁炒，各一钱 白茯苓二钱 甘草炙，五分

上加生姜三片、枣一枚、乌梅肉少许，水煎服。一二剂后，服茯苓丸。

人参橘皮汤 治妊娠恶阻吐逆，痰水不食，心虚烦闷。

人参 橘皮去白 茯苓 麦门冬去心 白术 厚朴姜汁炒，各一钱 甘草炙，五分

上作一服，加生姜七片、竹茹如弹子大，水煎服。

青竹茹汤 妊娠恶阻，呕吐不食，多从痰治。

竹茹弹子大，一团 橘皮 白茯苓各一钱半 半夏汤泡七次 生姜各二钱

上锉，水煎温服，忌羊肉、饧、鲊等物。

芦根汤 治妊娠呕吐不食，兼吐痰水。

生芦根七分 橘红四分 生姜六分 槟榔二分 枇杷叶三分

上切，以水二盏煎七分，空心热服。

一方 治妊娠恶食，心中烦愦，热闷呕吐。

青竹茹 麦门冬各三两 前胡二两 橘皮一两 芦根一握 如体热、四肢烦热，加地骨皮一两

上切细，以水一大升，煮半升，去渣，分两服，食前。

人参半夏丸 治妊娠恶阻醋心，胸腹冷痛，吐逆不食。

人参 半夏汤泡七次 干生姜各半两

上为末，以生地黄汁浸蒸饼为丸，如桐子大，每服四十丸，米饮下。娄氏曰：《大全方》论半夏动胎而不用，今仲景岂独不知此而用于此方乎？予治妊娠阻病，累用半夏，未尝动胎也。经云，有故无殒是也。

茯苓丸　治妊娠恶阻,心中烦闷,吐痰眩晕。先服半夏茯苓汤两剂,后服此药。

赤茯苓　人参　桂心熬　干姜炮　半夏洗七次,焙　陈皮各一两　白术　葛根　甘草炙　枳壳去白,麸炒黄,各二两一方枳壳作枳实。

上为细末,炼蜜丸,如桐子大,每服五十丸,空心米饮下。日三服。一方加麦门冬。妊娠忌桂,故熬。

归原散　治妊娠恶阻呕吐不止、头痛全不入食,服诸药无效者。

人参　甘草　川芎　当归　芍药　丁香各半两　白茯苓白术　陈皮各一两半　桔梗炒　枳壳炒,各二钱半　半夏洗,炒黄,一两

上㕮咀,每服三钱,加生姜五片、枣一枚,水煎服。

橘皮汤　治妊娠呕吐、不下食。

橘皮　竹茹　人参　白术各二钱　生姜一钱　厚朴一钱半

上锉,水煎服。恶阻、恶食,责之脾虚;呕吐,责之有火。所谓诸逆冲上,皆属于火也。此方竹茹能平少火。厚朴能下逆气。橘皮、生姜,所以开胃。人参、白术,所以益脾开胃。益脾,欲其安谷云尔。

白术汤　治胃虚、恶阻、吐水,甚至十余日水浆不入者。

白术炒,一两　人参五钱　丁香二钱半　甘草一钱

上为细末,每服二钱,加生姜五片,水煎,食前温服。

人参丁香散　治妊娠恶阻,胃寒吐逆,翻胃吐食及心腹刺痛。

人参五钱　丁香　藿香各二钱半

上㕮咀,每服五钱,水煎服。

二香散　治妊娠始动不安,气不升降,呕吐酸水,起坐觉重。

香附子一两　　霍香叶　甘草各二钱

上为细末，每服二钱，沸汤调下，不拘时。

保生汤　治妊娠恶阻，少食，呕吐，或兼吐泻作渴。

人参一钱　　白术炒　甘草炒　香附　乌梅一方作乌药
橘红各五分

上锉，加生姜，水煎服。觉恶心呕吐，加丁香。

缩砂散　治妊娠胃虚气逆，呕吐不食。

缩砂仁为末，每服二钱，生姜汤或米饮调服。

胎动不安

《大全》云：妊娠胎动不安者，由冲任经虚，受胎不实也。亦有饮酒、房室过度，损动不安者。有误击触而胎动者。有喜怒气宇不舒、伤于心肝、触动血脉者。有信医宜服暖补、反为药所害者。有因母病而胎动者，但治母病，其胎自安。有胎不坚固，动及母疾，但当安胎，其母自愈。当以母形色察之，若面赤舌青，儿死母活；面青舌赤、口中沫出，母死子活；若唇口青，两边沫出者，子母俱死。

张叔承曰：气血旺，脾胃和，胎自无虞，一或有乖，其胎即堕，以胎元全赖气血以养，气血又藉脾胃饮食化生。如胎妇脾胃不和，食不甘美，急宜酌量调理。有因饮食不节而致者、有郁结伤中而致者，诊脉审证，理脾进食为要。

丹溪曰：因火动胎、逆上作喘者，急用条实黄芩、白术、香附之类。俗以黄芩寒而不用，反谓温热养胎。殊不知人之怀孕，如钟悬在梁，梁软则钟坠。用白术益脾以培万物之母，条芩固中气泻火，能滋子户之阴，使火不妄动，与其利而除其害，其胎自安，所以为安胎之圣药也。缩砂安胎，以其止痛行气故耳。劳神动怒，情欲之火，俱能坠胎，推原其本，皆因于热。火能消物，造化自然。古方谓风冷伤于子宫而堕，未达病情者也。如惯坠之妇，或中气不调、食少且不必养血，先理脾胃，次服补中益气汤，使血气自生。左脉微弱，身痛夜热，腰痛胎不安，属血虚。四物加杜仲、芩术、秦艽。右脉寸关大而无力、似滑而不流利、倦怠惰于言语，属气虚。补中益气汤加山药、杜仲、子芩。两手脉俱弱，胎常坠，属气血虚。八珍汤加山药、杜仲、续断、芩术。如有扑跌所伤，逐污生新为主，佛手散神妙。腹痛加益母草，服下痛止，母子俱安。若胎已损，则污物并下，再加童便浸香附、益母草、陈皮，煎浓汁饮之如从高坠下，腹痛下血，烦闷，加生地、黄芪，补以安之。因使内腹痛、下血，加参术、陈皮、茯苓、炙甘草、砂仁末，痛时加五灵脂一钱。

安胎散 妊娠常服安胎。

白术 当归各一钱 黄芩一钱五分 甘草炙，三分

上锉，水煎服。如腹胀，加神曲、麦芽各二分半。气虚泄泻，加人参三分、陈皮二分。潮热，加柴胡一钱。气上逆，加枳壳三分。

芩术汤 常服健脾清热，致胎不动。

子芩一两，炒 白术五钱

一方芩、术各半两，再加当归二钱。

上锉，水煎服。一方用芩、术等分为末，粥丸，桐子大，每服五十丸，白汤下，名安胎丸。一方加砂仁五钱。

金匮当归散 此方养血清热，孕妇宜常服之。如瘦人血少有热、胎动不安、素曾半产者，皆宜服之，以清其源而无后患也。

当归 川芎 白芍药 黄芩各一两 白术二两

上为末，每服二钱，酒饮调服，日再服。或用酒糊为丸，如桐子大，每服五十丸，茶汤任下，日三服。

益母丸 常服安胎，能令小儿无热毒奶牙之患。

益母草四两，酒蒸 当归三两，酒洗 熟地黄一两半，酒洗，

晒干摘断，姜汁拌浸　香附酒炒　川芎各一两五钱　白芍药酒炒　白术土炒　砂仁各一两　黄芩酒炒，八钱

上为末，炼蜜丸，如桐子大，每服七八十丸，白汤下。

钩藤汤　治妊娠八九月，胎动腹痛、面青冷汗，气欲绝者。此由劳动用力伤胎宫，宜急治之。

钩藤钩　当归　茯神去木　人参各一钱　苦梗一钱五分　桑寄生五分

上锉，水煎服。烦热，加石膏二钱半。

十圣散　治因母疾病，气衰血少，不能护养其胎，以致不安者，宜此主之。即十全大补汤加减。

人参　黄芪　白术　地黄　砂仁各五分　甘草炙　当归　川芎　芍药炒，各一钱　川续断八分

上锉，水煎服。

黄芪汤　治胎动不安、腹痛下黄汁。

黄芪　川芎各一两　糯米一合

上细锉，水二大盏煎至一盏三分，温服。

佛手散　治妊娠因事筑磕，胎动不安，或子死腹中，恶露不下，疼痛不已，用此药探之。若不损则痛止，子母俱安；若胎损，立便逐下。

当归去芦，酒浸，三钱　川芎二钱

一方加紫苏，各等分。

上锉，先用酒一钟煎干，再入水一钟，煎二三沸，温服。

小胶艾汤　治伤损动胎，下血腹痛。

阿胶炒成珠，一两　艾叶二两

上锉，水煎服。《指迷方》加秦艽一两。

胶艾芎归汤　治妊娠二三月，上至八九月，顿仆失跌，胎动不安、腰腹痛欲死，已有所下。

阿胶　川芎各三两　当归　艾叶　甘草各二两

一方无甘草，有干地黄。八九个月加砂仁。

上细切,以水七升,煮取二升半,分三服。

胶茹芎归汤 治妊娠胎动去血,腰腹痛。

阿胶二两 川芎 当归 青竹茹各五两

上四味,以水一斗半煮银二斤,取六升,去银,内药煎取二升半,内胶令烊,分三服。不瘥,重作一方,用甘草二两。

葱白汤 治妊娠胎动不安,腹痛。

当归 川芎 续断各三两 阿胶二两 葱白切,一升

上五味,㕮咀,以水一斗先煮银六七两,取七升,去银,内药煎取二升半,下胶令烊,分三服。不瘥,重作。

阿胶散 治妊娠或因倾仆,或因毒药,胎动不安,腰腹疼痛,或有所下。

阿胶蛤粉炒成珠 艾叶炒 当归酒浸 川芎 白芍药炒 熟地黄洗 黄芪 甘草炙,各一钱

上㕮咀,加生姜五片、枣一枚,水煎,空心服。

一方 治动胎见血,腰痛小腹疼,月水不通,阴中肿方。

当归 蒲黄各二两 吴茱萸 阿胶各一两 葱白一斤,切

上五味,以水九升煮,取二升半,去滓,内胶令烊,分三服。

一方 治妊娠从高坠下,腹中下血烦闷。生地黄、益母草各两,当归,黄芪各半两,上㕮咀,每服四钱,水一盏,姜四片,煎至六分,去滓服。

一方 治妊娠误有失坠胎动不安,腹中痛楚。砂仁、紫苏、艾叶、葱,上以酒煎,不拘时服。

一方 治妊娠偶有所伤,胎动不安、痛不可忍。

缩砂不拘多少,和皮炒黑色为末,热酒下二钱。不饮酒者,米饮下。腹中觉热,胎自安矣。极效。

竹茹酒 治妊娠误有失坠损血,胎损疼痛。

青竹茹二合,好酒一升,煮三五沸,分三服,即安。

单行竹沥方 治妊娠为夫所动,欲死。

取淡竹,断两头节,烧中央,器盛两头得汁,饮之,立效。

单行艾叶方　治妊娠胎动,昼夜叫呼,口噤唇搴,及下重痢不息。亦治妊娠腰痛,及妊娠热病,并妊娠卒下血。

艾叶咬咀,以好酒五升煮,取四升,去滓,更煎一升服。口闭者,格口灌之,药下即瘥。

三物解毒汤　治误服毒药胎动。

甘草　黑豆　淡竹叶各等分

上用水浓煎服。

白扁豆散　治妊娠误服诸般毒药毒物。

白扁豆,生,去皮,为细末,米饮调服方寸匕,神效。或浓煎亦可。一方用靛蓝叶草,捣取汁一碗,急服即止。

胎漏下血 妊娠经来

《大全》云:夫妊娠漏胎者,谓妊娠数月而经水时下也。此由冲任脉虚,不能约制手太阳、少阴之经血故也。冲任之脉为经络之海,起于胞内。手太阳,小肠脉也;手少阴,心脉也。是二经为表里,上为乳汁,下为月水。有娠之人经水所以断者,壅之养胎,蓄之以为乳汁也。冲任气虚则胞内泄,不能制其经血,故月水时下。亦名胞漏。血尽则人毙矣。又有因劳役喜怒哀乐不节、饮食生冷、触冒风寒,遂致胎动。若母有宿疾,子脏为风冷所乘,气血失度,使胎不安,故令下血也。

曾有一娠妇,月信不绝而胎不损,问产科熊宗古。答曰,妇人血盛气衰,其人必肥。既娠之后,月信当来而胎不动,若据晚进观之,便以为漏胎。若作漏胎治之,则胎必堕。若不作漏胎治,则其胎未必堕。今推宗古之言,诚有旨也。巢氏云:妇人经闭不利,别有所苦者,是谓有子。以其经血蓄之以养胎,壅之为乳汁也。有子之后,蓄以养胎矣。岂可复能散动耶?所以然者,有妊而月信每至,是亦未必因血盛也。若谓妇人荣经有风,则经血喜动,以其风胜则可也。既荣经为风所胜,则所来者,非养胎之血。以此辨之,若作漏胎治之,必服保养补胎之药,且胎不损。强以药滋之,乃所谓实实虚虚也。其胎终堕,宜矣。若医者知荣经有风之理,专以一药治风,经信可止。或不服药,胎亦无恙。然而有胎本不固,而因房室不节、先漏而后堕者,须作漏胎治之。此又不可不审也。大抵妊娠经来不多,而饮食精神如故,六脉和缓滑大、无病者,血盛有余也。儿大能饮,自不来矣。

叔卿按:胎漏必非时淋漓而下,经行必按月次第而来。此易辨识者,详之。

方氏曰:胎动胎漏皆下血,而胎动有腹痛,胎漏无腹痛为异尔。故胎动宜行气,胎漏宜清热。

李氏曰:尿血自尿门下血,胎漏自人门下血。妊娠尿血属胞热者多,四物汤加山栀、发灰。单苦荬菜饮亦妙。因暑者,益元散加升麻煎汤下。梢虚者,胶艾四物汤。久者,用龙骨一钱、蒲黄五钱为末,酒调服。

《脉经》曰:妇人怀躯六月七月,暴下斗余水,其胎必倚而堕,此非时孤浆预下故也。

薛氏曰:胎漏黄汁下,或如豆汁。若因肝脾湿热,用升阳除湿汤。血崩、肝脾风热,用加味逍遥散。肝脾郁怒,用加味归脾汤。脾胃气虚,用钱氏白术散。若脾气下陷,用补中益气汤。肝经风热,用防风黄芩丸。风入肠胃,用胃风汤。

张叔承曰:孕妇忽然下黄汁如胶,或如豆汁,胎动腹痛,是气虚也。佛手散加黄芪、糯米,煎浓汁服。不痛,单用芪糯。下赤汁,属血虚有火。正方用子芩、芎归;《奇方》用银苎酒。

加减胶艾汤　治胎动漏血有效。

阿胶炒成珠　当归　川芎　白芍药炒　地榆各一钱　艾叶炒　甘草各五分一方有干地黄,无地榆上锉，一服，水煎饥服。胎漏血多，起于气恼血逆火动之故，可加炒黄芩、妙香附、炒砂仁，研细同煎。或有受胎至四五个月即堕、或至六七个月漏血要堕者，宜前方去艾叶、地榆，加白术、黄芩、茯苓、熟地黄、续断。有气盛，亦加香附、砂仁。气虚，加人参、黄芪之类。如伤堕多次，受孕后便宜服千金紫苏饮，及前加减法。汤丸相间，庶免再堕。

安胎散　治妊娠卒然腰痛下血不已。

当归　川芎　白芍药炒　熟地黄　阿胶炒　艾叶　黄芪各一钱　甘草炙　地榆各五分

如有热，加黄芩炒一钱。

上锉，一剂，加姜、枣，水煎服。

加减保胎饮　治胎漏常常不安，时时下血不止。

当归酒洗　白术各二钱　半黄芩一钱半　砂仁砂锅炒，五分

上锉，水煎服。一方无当归，有阿胶，为末，煎艾汤，调服二钱。

《大全》方　治妊娠三四月，腹痛时时下血。

当归　熟地黄　艾叶各六两　续断二两　阿胶　鸡苏竹茹各一两

上用水一升煎，取七合，空心再服。

如圣汤　治胎动腹痛，或为胎漏。

鲤鱼皮　当归酒浸　白芍药　熟地黄酒蒸　川芎　川续断酒浸　阿胶蛤粉炒成珠　甘草炙，各等分

上㕮咀，每服四钱，加苎根少许，生姜五片，水煎温服。

安胎当归汤　治妊娠举动惊悸，胎不安，小腹痛引腰络下血。

当归　川芎　阿胶炒　人参各一两　大枣十二枚　艾叶一把

一方有甘草，无参枣。

上以水酒各三升,煮至三升,内胶令烊,分三服。

枳壳汤　治胎漏下血,及因事下血。

枳壳去穰,麸炒　黄芩各半两　白术一两

上锉,水煎,食前温服。一方加生地,入少酒煎。

当归寄生汤　治妊娠胎漏,非时下血。

当归　川芎　艾叶　白术各一钱　人参　桑寄生　续断
熟地黄各二钱

上水煎,空心温服。

桑寄生散　治胎漏,经血妄行,淋沥不已。

桑寄生　当归酒浸　川芎　白术　人参　茯神去木　川
续断酒浸　阿胶蛤粉炒成珠　香附炒,各一两　甘草炙,五钱

上咬咀,每服四钱,加生姜五片,水煎,不拘时温服。

二黄散　治妇人胎漏下血。

生地黄　熟地黄各等分

上为细末,每服二钱,煎白术、枳壳汤调,食前服。或咬
咀,水煎服。

阿胶散　治妊娠无故卒然下血。

阿胶蛤粉炒成珠,二两,为末　生地黄半斤,捣取汁

上以清酒三升,搅匀,温热,分三服。

一方　治胎漏下血不止,胞干即死,宜急治之。

生地黄汁一升　陈酒五合

上同煎三五沸,温三服,以止为度。

一方　治妊娠下血如月信,恐致胞干损子。

熟地黄一两　干姜炮,五钱

上为末,每服三钱,日夜三四服。

榆白皮散　治妊孕胎漏去血,恐其难产,常宜服之。

榆白皮　葵根　大麻仁　瞿麦各二钱　木通一钱　牛膝
酒浸,焙,一钱半

上咬咀,水煎温服。

一方　治妊娠忽暴下血数升,胎燥不安。

榆白皮三两　熟地黄四两　当归　生姜各二两　葵子一升,《肘后方》不用

上锉,以水五升,煮取二升半,分三服。不瘥,更作服之。

子芩散　治肝经有热、妄行下血。

细条黄芩炒为末,每服一钱,以秤锤烧赤淬酒热调服。若脾胃虚,不宜用。

防风散　治肝经有风,以致血得风而流散不归经。

防风为末,每服一钱,白汤调服。

防风黄芩丸　治肝经有风热,致血崩便血尿血。

条芩炒焦　防风各等分

上为末,酒糊丸,如桐子大,每服三五十丸,食远或食前,米饮或温酒送下。

上三方,治肝经风热之剂。

桂枝茯苓丸　仲景云:妇人宿有癥病,经断未及三月,而得漏下不止,胎动在脐上者,为癥痼害,妊娠六月动者,前三月经水利时、胎下血者,后断三月,衃也。所以血不止者,其癥不去故也。当下其癥,桂枝茯苓丸主之。娄氏曰:凡胎动多当脐,今动在脐上,故知是癥也。

桂枝　茯苓　牡丹皮　桃仁去皮、尖,炒　芍药各等分

上五味,末之,炼蜜丸,如兔屎大,每日食前服一丸。不知,加至三丸。

《本事方》　治胎动下血不止。

取桃树上干不落桃子,烧灰,利水服,瘥。《本草》云:桃奴破血,又治伏梁气积。

上二方,治症病破血之剂。

《大全》方　治妊娠忽然下黄汁如胶,或如豆汁等物,或胎动腹痛。

黄芪炒,六两　糯米五合

上以水七升,煎取二升,分为四服。一方加川芎。

银芒酒 治妊娠下黄汁,或如赤豆汁。

芒根去黑皮,切,二两　银五两,或金银首饰

上用水酒各一大盏,煎服。

上二方,治漏下黄汁、豆汁之剂。

烦　躁即子烦,附口干

《大全》云:妊娠苦烦闷者,以四月受少阴君火气以养精,六月受少阳相火气以养气。若母心惊胆寒,多有烦闷,名曰子烦也。《产宝》云:夫妊娠而子烦者,是肺脏虚而热乘于心,则令心烦也。停痰积饮在心胸之间,或冲于心,亦令烦也。若热而烦者,但热而已。若有痰饮而烦者,呕吐涎沫,恶闻食气,烦躁不安也。大凡妊娠之人,既停痰积饮,又寒热相搏,气郁不舒,或烦躁,或呕吐涎沫,剧则胎动不安,均谓子烦也。薛氏曰:前证若因内热,用竹叶汤。气滞,用紫苏饮。痰滞,用二陈、白术、黄芩、枳壳。气郁,用分气饮,加川芎。脾胃虚弱,用六君、紫苏、山栀。

《大全》云:妊娠烦躁口干者,足太阴脾之经,其气通于口。手少阴心之经,其气通于舌。若脏腑气虚、荣卫不理,阴阳隔绝,热乘于心脾,津液枯少,故令心烦而口干也,与子烦大同小异,宜用知母丸。

薛氏曰:前证若胃经实火,用竹叶石膏汤。若胃经虚热,用人参黄芪散。若胃经气虚,用补中益气汤。若肺经虚热,用紫苏饮。若肝经火动,用加味逍遥散。若脾气郁结,用加味归脾汤。若肾经火动,加味地黄丸。

竹叶汤 治妊娠心惊胆怯,终日烦闷,名曰子烦。

白茯苓三钱　麦门冬去心　防风　黄芩各二钱

上作一服,加竹叶十片,水煎服,无时。《千金方》用竹

沥,不用竹叶。一方有知母,无黄芩。一方有人参,无黄芩。

知母饮　治妊娠心脾壅热,咽隔渴苦,烦闷多惊。

知母　麦门冬去心　赤茯苓各一钱　半黄芩　黄芪各二钱　甘草一钱

上作一服,水二钟,入桑白皮半钱,煎至一钟再入竹沥些少,同煎一二沸服,无时。

犀角散　治子烦。

犀角屑磨水时入　地骨皮　条芩　麦门冬去心　赤茯苓各一钱　甘草五分

上切,作一服,水二钟,煎八分,入竹沥一合,温服。

当归饮　治子烦。

当归二钱,酒洗　川芎　阿胶珠　豆豉　桑寄生各一钱　葱白七茎

上锉,水煎温服。

人参散　治妊娠热乘心脾,津液枯少,烦躁干渴。

人参　麦门冬去心　赤茯苓　地骨皮　干葛　黄芩炒犀角镑,各七钱半　甘草半两

上锉,每服三钱,水煎服。

竹茹汤　疗妊娠烦躁,或胎不安。

用淡青竹刮茹一两,以水一大升,煮取四合,徐徐服尽为度。

葱豉饮　治妊娠心烦,热不止。

葱白一握　豉二合

上以水二大盏,煎至一盏半,去滓,温分三服。

一母丸　治妊娠因服药致胎气不安,有似虚烦,不得卧,巢氏谓之子烦也。医者不知,作虚烦治之,损动胎气,宜矣。

知母二两,洗,焙

为细末,枣肉丸,如弹子大,每服一丸,煎人参汤下。

心腹胀满 即子悬

《大全》云：妊娠心腹胀满者，由腹内素有寒气，致令停饮，重因触冷饮发动，与气相争，故令心腹胀满也。

薛氏曰：前证若外感风寒，内伤饮食，用藿香正气散。若食伤脾胃，用六君子汤。若阳气壅滞，胎上逼心，用紫苏饮。

一妊妇饮食停滞，心腹胀满，或用人参养胃汤，加青皮、山楂、枳壳，其胀益甚，其胎上攻，恶心不食，右关脉浮大，按之则弦，此脾土不足，肝木所侮，用六君子加柴胡、升麻而愈。后小腹痞闷，用补中益气汤升举脾气而瘥。

一妊妇腹胀，小便不利、吐逆，诸医杂进温胃宽气等药，服之反吐，转加胀满凑心，验之胎死已久。服下死胎药，不能通。因得鲤鱼汤，其论曰，妊妇通身肿满，或心胸急胀，名曰胎水。遂去妊妇胸前看之，胸肚不分。急以鲤鱼汤三五服，大小便皆下，恶水，肿消胀去，方得分娩死胎。此证盖因怀妊腹大，不自知觉，人人皆谓娠孕如此，终不知胎水之患也。

李氏曰：子悬者，心腹胀满痛也。妊孕四五个月以来，相火养胎，以致胎热，气逆凑心，胸腹胀满疼痛，宜紫苏饮。有郁心腹胀满甚者，加莪术及丁香少许。不食者，芩术汤，倍白术、加芍药。

火盛极，一时心气闷绝而死，紫苏饮连进救之。

此证两尺脉绝者，有误服动胎药，子死腹中，则增寒，手指唇爪俱青，全以舌为证验，芎归汤救之。

仲景云：妇人怀妊六七月，脉弦发热，其胎愈胀，腹痛恶寒者，少腹如扇，所以然者，子藏寒故也。当以附子汤温其藏。

妇人伤胎，怀身腹满，不得小便，从腰以上重如有水气状，怀身七月，太阴当养不养，此心气实，当刺泻劳宫及关元，小便微利则愈。

　　紫苏饮　治胎气不和,凑上心腹,胀满疼痛,谓之子悬。兼治临产惊恐气结,连日不下。一方无川芎,名七宝散。

　　紫苏叶二钱　大腹皮　川芎　白芍药　陈皮去白　当归各一钱　人参　甘草各五分

　　上锉,作一服,加生姜三片、葱白七寸,水煎服。

　　《本事方》云:曾有一妇,累日产不下,服遍催生药不验。予曰:此必坐草太早,心怀一点惧气,结而不行,然非不顺也。《素问》云:恐则气下。盖恐则精神怯,怯则上焦闭,闭则气还,还则下焦胀,气乃不行矣。得此药,一服便产。及妇人六七月子悬者,予用此数数有验,不十服,胎便近下。

　　陈方甫治一妇有孕七个月、远归,忽然胎上冲心而痛,坐卧不安,两医治之无效,遂说胎已死矣,用蓖麻子研烂,加麝香调贴脐中以下之。命在垂亡,召陈诊视,两尺脉绝,他脉平和。陈问二医作何证治之,答曰:死胎也。陈曰:何以知之? 曰:两尺脉沉绝,以此知之。陈曰:此说出何经? 二医无答。陈曰:此子悬也。若是胎死,却有辨处。面赤舌青,子死母活。面青舌赤,吐沫,母死子活。唇口俱青,母子俱死。今面不赤,口不青,其子未死,是胎上逼心,宜以紫苏饮治之。至十服,而胎近下矣。

　　诃梨勒散　疗妊娠心腹胀满,气冲胸膈、烦闷,四肢少力,不思饮食。

　　诃梨勒　赤茯苓　前胡各一两　陈皮　大腹皮　桑白皮各七钱半　枳壳　川芎　白术各半两

　　上锉,每服四钱,姜三片、枣一枚,水煎服。

　　保胎和气饮　专治胎前四五个月身体困倦,气急发热,饮食无味,贪睡头晕等证。

　　枳壳四钱　厚朴　香附子各三钱　砂仁　苍术　橘红各二钱　苏叶一钱　甘草九分　小茴香一钱半

　　上锉,分作三服,水煎服。

瘦胎饮　专治胎前五六个月胎娠困弱、肿重贪睡、食不知味、肚胀胎动。

当归二钱　白芍药　益母草　枳壳各四钱　砂仁　香附子　益智各三钱　甘草一钱

上锉,分作三服,每服水一钟半,煎至七分,空心温服。

枳壳汤　治妇人妊娠腹胀。

枳壳三两　黄芩二两,一方只用一两

上为粗末,每服五钱,水煎服。如腹满、身体沉重,加白术一两。

葱白汤　治胎上逼心烦闷,又治胎动困笃。

用葱白二七茎,浓煮汁饮之。若胎未死即安。已死即出。未效再服。娄全善云:此方神效,脉浮滑者宜之。《本草》云:葱白通阳气安胎。

一方　治胎动上逼心痛。

取艾叶如鸡子大一团,以头醋四升,煎至二升,分温服。

仓公下气汤　治心腹两胁胀闷,饮食少思,四肢无力。

羌活　赤芍药炒　甘草炙　槟榔　青皮　大腹皮　陈皮　赤茯苓　半夏姜制　桑白皮炒,各五分　桂心二分　紫苏茎二钱

上锉,加生姜五片、枣一枚,水煎服。

当归汤　治胎动冲心,烦闷欲死,安胎止痛

当归酒浸　川芎　人参　阿胶　甘草炙,各一两半　连根葱白一握

上细锉,以水二升煎四味至升半,去滓,下葱再煎,减三合,温服,一剂分为二三服。

安胎和气饮　治胎冷腹胀,痛引两胁,小便频数,大便虚滑。

诃子面裹煨,去核　白术各二钱　陈皮去白　高良姜炒　木香不见火　白芍药　陈米炒　甘草炙,各一钱

上作一服,生姜五片,水煎服,忌生冷之物。

仲景附子汤 妇人怀妊六七月,脉弦发热,其胎愈胀,腹痛恶寒者,少腹如扇。所以然者,子脏寒故也,当以此汤温其脏。

附子二枚,炮,去皮,破八片 白术四两 茯苓 芍药各三两 人参二两

上五味,以水八升,煮取三升,去滓,温服一升,日三服。

心 痛

《大全》云:妊娠心痛,乃风邪痰饮交结。若伤心正经,为真心痛,朝发夕死,夕发旦死。若伤心支络,则乍安乍作。若伤于子藏,则胎动而血下。薛氏曰:前证若饮食所伤,用平胃散加枳壳、山楂。若因错杂诸邪,当审其因而治之。

一妊妇心痛烦热作渴,用白术散即愈。后因停食,其痛仍作,胸腹膨满,按之则痛,此因饮食停滞,用人参养胃汤。按之不痛,乃脾胃受伤,以六君子补之而愈。

一妊妇心腹作痛,胸胁作胀,吞酸不食,此肝脾气滞,用二陈、山楂、山栀、青皮、木香而愈。又因怒仍痛,胎动不食,面色青黄,肝脉弦紧,脾脉弦长,此肝木乘土,用六君子汤加升麻、柴胡、木香而愈。

火龙散 治妊娠心气疼。

川楝子 茴香炒,各三钱 艾叶末盐炒,一钱半

上作一服,水二钟,煎至一钟,不拘时服。

《产宝》方 治妊娠卒心痛,气欲绝。

川芎 当归 茯苓 厚朴制,各一分

上共药一两分,音忿。一分者,二钱半也。用水六升,煎取二升,分二服。

《千金》方　疗妊娠心痛。

青竹茹一升　羊脂八两　白蜜三两

上三味合煎，每服枣核大三枚，食前顿服，日三服。

一方　治妊娠忽然心痛，闷绝欲死者，谓之中恶。

生地黄二钱　枳壳一钱　木香三分

上锉，酒煎服。

一方

橘皮二两　豆豉五两

为末，炼蜜为丸，如桐子大，温水下二七丸，无时。

杂方　青竹茹一升，酒二升，煮取一升半，去滓，分温顿服。一方破鸡子一枚，酒调服之。一方大麻子三升，研水八升，煮取五升，分五服。

《雷公炮炙（制）论》云：心痛欲死，急觅延胡索。

心腹痛

《大全》云：妊娠心腹痛者，或由宿有冷疼，或新触风寒，皆由脏虚而致发动也。邪正相击而并于气，随气上下，上冲于心，则心痛。下攻于腹则腹痛，故令心腹痛也。妊娠而痛者，邪正二气交攻于内，若不时瘥者，其痛冲击胞络，必致动胎，甚则伤堕也。又云：妊娠心腹疼痛，多是风寒湿冷痰饮与藏气相击，故令腹痛攻伤不已，则致胎动也。

薛氏曰：前证若风寒痰饮，用金沸草散。杂病咳嗽、胎气郁结，加香附、川芎。若饮食停滞，用六君加紫苏、枳壳。若怒动肝火，前药更加柴胡、山栀。若郁结伤脾，用归脾汤加枳壳、山栀。

一妊妇心腹作痛，吐痰恶心，胎气上攻，饮食少思，此脾虚气滞而为痰，用六君子加柴胡、枳壳。诸证渐退，饮食渐进，又用四君子加枳壳、山栀、桔梗而安。后因怒两胁气胀、中脘作痛、恶寒呕吐,用六君加柴胡、升麻、木香,一剂而愈。

川芎散 治妊娠素有冷气,忽心腹痛如刀刺。

川芎 当归各一钱 人参 吴茱萸 厚朴姜制,各五分
芍药七分半 茯苓 桔梗各四分 枳壳 甘草各二分

上剂水煎,稍热服。

当归芍药散 治妊娠腹中绞痛,心下急痛及疗产后崩中,去血过多,眩晕虚乏。

白芍药炒,四两 当归 茯苓 白术各二两 泽泻 川芎
各一两

上为细末,每服二钱,食前温酒调服。

阿胶散 治妊娠胎动,腹中疗痛,不思饮食。

当归炒 陈皮各一两 白术 白茯苓 阿胶炒 川芎各
七钱半 甘草二钱半

上㕮咀,每服三钱,水一盏、姜三片、枣一枚,煎七分服。

一方 治妊娠患腹痛并胎动不安。

当归三两 川芎 阿胶 人参 厚朴各二两 葱白切,一
升一方有甘草

上㕮咀,以水七升,煎取三升,分三服。

一方 治妊娠二三个月,忽心腹疗痛不安,兼治腰痛。

当归三钱 阿胶炒 甘草炙,各二钱 葱白四寸

上切作二服,每服用水二钟,煎至一钟温服。

一方 治妊妇四五个月,忽心腹疗痛。

大枣十四枚,炒令黑 盐烧令赤

上为末,取一撮许,酒调服之,立愈。一方单用烧盐三指撮,酒调下。

香薷散 治妊娠五个月以后,常胸膈间气刺满痛,或肠鸣,以至呕逆减食。此由喜怒忧虑过度,饮食失节之所致也。蔡元度宠人有子,夫人怒欲逐之,遂病。医官王师复处此方,三服而愈。

莪术炒，一两　　丁香半两　　粉草二钱半

上为细末，空心盐汤点服一大钱，觉胸中如物按下。

《古今录验方》　疗妊娠腹内冷痛，忽胎动。

薤白一升　　当归切，四两

上以水五升，煮取二升，作三服。

一方　治妊娠胎动欲落，腹中痛不可忍。

上等银一斤　　茅根二斤，去黑皮

上以水九升，煮银取五升，入清酒一升，同煎茅根取三升，分三服，立安。

一方　治妊娠腹痛。

用生地黄三斤，捣汁，酒一升，合煎，减半，顿服愈。

腹　痛 即子痛

仲景云：妇人怀胎，腹中诸疾痛，当归芍药散主之。

《脉经》曰：妇人有胎腹痛，其人不安，若胎病不动，欲知生死，令人摸之，如覆杯者则男。如肘颈参差起者女也。冷者，在何面，冷者为死，温者为生。

薛氏曰：若腹中不时作痛，或小腹重坠，名胎痛，用地黄当归汤，未应，加参术、陈皮。或因脾气虚，用四君子加当归、地黄。中气虚，用补中益气汤。

芍药芩术汤　治妊娠腹中满痛叉心，不得饮食。

芍药四两　　黄芩三两　　白术六两

上三味㕮咀，以水六升，煮取三升，分三服。半日令药尽，微下水令易生，月饮一剂为善。

地黄当归汤　治妇人有孕胎痛。

当归一两　　熟地黄二两

上为末，作一服，水三升，煎至一升，去渣顿服。

未效加人参、白术、陈皮。因气者加砂仁。

加味四物汤　治血少胎痛。

当归　川芎　白芍药　熟地黄　香附子各等分

上为末,每服三钱,紫苏汤调下。

小腹痛

《大全》云:妊娠小腹痛者,由胞络虚,风寒相搏。痛甚,亦令胎动也。

薛氏曰:前证若风寒所搏,用紫苏饮加生姜。气血虚,用八珍汤。脾气虚,用六君子汤。中气虚,用补中益气汤。若腹胀痛,用安胎饮加升麻、白术。不应,兼补中益气汤。

一妊妇小腹作痛,其胎不安,气攻左右,或时逆上,小便不利。用小柴胡汤加青皮、山栀清肝火而愈。后因怒小腹胀满,小便不利,水道重坠,胎仍不安,此亦肝木炽盛所致。用龙胆泻肝汤一剂,诸证顿愈。乃以四君子加柴胡、升麻以培脾土而安。

一方　疗妊娠被惊恼,胎向下不安,小腹痛连腰,下血。

当归　川芎各八分　阿胶炙　人参　艾叶各四分　茯苓一钱　大枣二十个

上细切,以水四升,煮取二升,温,分三服。

《补遗方》　治妊妇小腹痛,胎动不安。

川芎为细末,酒调下。一方用川芎、当归等分,煎服。

腰腹及背痛

《大全》云:肾主腰足,因劳伤损动其经,虚则风冷乘之,则腰痛。冷气乘虚入腹,则腹痛。故令腰腹相引而痛,其痛不止,多动胎气。妇人肾以系胞,妊娠而腰痛甚者,则胞堕也。

薛氏曰:前证若外邪所伤,用独活寄生汤。劳伤元气,用八珍汤加杜仲、砂仁、胶艾。脾肾不足，以前药加白术、补骨脂。气血郁滞，用紫苏饮加桔梗、枳壳。肝火所动，用小柴胡汤加白术、枳壳、山栀。肝脾郁结，用归脾汤加柴胡、枳壳。

一妊妇颈项强直，腰背作痛。此膀胱经风邪所致，用拔萃羌活汤，一剂而愈。又用独活寄生汤及八珍汤，以祛邪固本而痊。

汪石山治一妇怀妊八月尝病腰痛，不能转侧，大便燥结。医用人参等补剂，痛益加。用硝黄通利之药，燥结虽行，而痛如故。汪诊之，脉稍洪近驶。曰：血热血滞也。宜用四物加木香、乳没、黄柏、火麻仁。煎服四五贴，痛稍减，燥结润。复加发热面赤，或时恶寒，仍用前方，去乳香、没药，加柴胡、黄芩，服二贴而寒热除。又背心觉寒，腰痛复作。汪曰：血已利矣，可于前方加人参一钱。服之而安。

通气散　治妊娠腰痛，状不可忍。此药神效。

破故纸瓦上炒香为末

上先嚼胡桃肉一个，烂后以温酒调下三钱，空心服。

五加皮散　治妊娠腰痛不可忍，或跨痛。先服此散。

杜仲四两,炒　五加皮　阿胶炙,另入　防风　狗脊　川芎　白芍药　细辛　草薢各三两　杏仁八十个,去皮、尖,麸炒

上㕮咀，以水九升，煮取二升，去渣，下胶，作三服。

五加皮丸　治妊娠腰痛，不可忍者，次服此丸。

续断炒　杜仲各二两半　川芎　独活各三两　五加皮　狗脊　草薢　芍药　诃子肉各四两

上为细末，炼蜜丸，如桐子大，每服四十丸，空心酒下，日三服。

一方　疗触动胎以致腰痛背痛。

杜仲　五加皮　当归　芍药　川芎　草薢各等分

上锉细，以水七升，煮取一升半，分温三服。

《小品》苎根汤　疗损动胎，腰腹痛，去血，胎动向下。

生地黄　茅根各二两　当归　芍药　阿胶　甘草各一两

上细切，以水六升，煮取二升，去滓，纳胶煎烊，分温三服，忌海藻、芫荑。

大地黄丸　治产前后腰腹疼，一切血疼。兼治血气虚，四肢不举，骨髓热疼。

熟地黄二两　乌梅肉　当归各一两

上为细末，炼蜜丸，如弹子大，每服一丸，空心白汤嚼下。

紫酒　治妊娠腰痛如折，亦治常人卒腰痛者。

大黑豆二合，炒令香熟，以酒一大盏，煮取七分，去豆空心顿服。

杂方　治胎动腰痛抢心，或下血。

取葱白不拘多少，浓煎汁饮之。

一方　用鹿角长六寸，烧令赤，酒中淬，再烧再淬，以角碎为度，取酒饮之。鹿角为末，服方寸匕。

一方　用菖蒲汁，酒一升服之。

胎水肿满 即子肿、子满、子气

《产宝》论曰：妊娠肿满，由脏气本弱，因产重虚，土不克水，血散入四肢，遂致腹胀，手足面目皆浮肿，小便秘涩。陈无择云：凡妇人宿有风寒冷湿，妊娠喜脚肿，俗呼为皱脚，亦有通身肿满，心腹急胀，名曰胎水。

张仲景曰：妇人本肌肉肥盛，头举自满，今反羸瘦，头举自满胞系了戾，亦多致此病，但利小便即愈。宜服肾气丸，盖药中有茯苓故也。地黄为君，功在补胞。

论曰：凡妊娠之人，无使气极。若心静气和，则胎气安稳。若中风寒邪气，及有所触犯，则随邪而生病也。凡妊娠经血壅闭以养胎，若忽然虚肿，乃胎中挟水，水血相搏，脾胃恶湿,主身之肌肉,湿渍气弱则肌肉虚,水气流溢,故令身肿满也。然其由有自,或因泄泻下痢,脏腑虚滑,耗损脾胃。或因寒热疟疾,烦渴引饮太过,湿渍脾胃。皆能使头面或手足浮肿也。然水渍于胞,儿未成形,则胎多损坏。及其临产日脚微肿,乃胞藏水少血多,水出于外,故现微肿则易生也。宿有寒气,因寒冷所触,故能令腹胀肿满也。

《产乳集》论曰:妊娠自三月成胎之后,两足自脚面渐肿腿膝以来,行步艰辛,以至喘闷,饮食不美,似水气状。至于脚指间有黄水出者,谓之子气,直至分娩方消。此由妇人素有风气,或冲任经有血风,未可妄投汤药。亦恐大段甚者,虑将产之际费力,有不测之忧,故不可不治于未产之前也。古方论中少有言者。元丰中,淮南陈景初名医也。独有方论治此病,方名初谓之香附散,李伯时易名曰天仙藤散也。

薛氏曰:前证若胸满腹胀,小便不通,遍身浮肿,用鲤鱼汤。脾胃虚弱,佐以四君子。若面目虚浮,肢体如水气,用全生白术散。如未应,用六君子汤。脾虚湿热,下部作肿,用补中益气加茯苓。若饮食失宜,呕吐泄泻,用六君子汤。若腿足发肿,喘闷不安,或指缝出水,用天仙藤散。脾胃虚弱,兼四君子汤。如未应,用补中益气汤。若脾肺气滞,用加味归脾汤,佐以加味逍遥散。

白术散　治妊娠面目虚浮,四肢肿如水气,名曰子肿。

白术二钱半　茯苓皮一钱半　陈皮　生姜皮　大腹皮桑白皮各一钱

去白术名五皮散或加木香。

上锉,水煎服,或为细末,每服三钱,米饮调下。

木通散　治妊娠身体浮肿,四肢胀急,小便不利。

木通　香薷　紫苏茎叶各一钱　枳壳麸炒　槟榔　条芩各五分　木香　诃子皮各三分

上锉,加生姜三片,水煎,食前服。

葶苈散 治妊娠遍身洪肿。

葶苈子一两　白术五两　茯苓　桑白皮　郁李仁各二两

上为粗末,水六升,煎取二升,分三服,小便利即瘥。

《千金》鲤鱼汤 治妊娠腹胀满,或浑身浮肿,小便赤涩。

当归　白芍药各一钱　白茯苓一钱半　白术二钱　橘红五分　鲤鱼一尾

上作一服,将鲤鱼去鳞肠,白水煮熟,去鱼,用汁一盏半,入生姜三片,煎至一盏,空心服,胎水即下。如未尽,腹闷未除,再合一剂服之。一方无橘红。

防己汤 治妊娠脾虚,遍身浮肿,腹胀喘促,小便不利。

防己一钱半　桑白皮炒　紫苏茎叶　赤茯苓各二钱　木香五分

上锉一服,加生姜四片,水煎服。如大便不通,加枳壳、槟榔。

泽泻散 治妊娠遍身浮肿,上气喘急,大便不通,小便赤涩,谓之子满。

泽泻　桑白皮炒　木通　枳壳麸炒　槟榔　赤茯苓各一钱半

上锉一服,加生姜五片,水煎服。

天仙藤散 治妊娠自三月成胎之后,两足自脚面渐肿至腿膝,行步艰难,喘闷妨食,状似水气,甚至足指间有黄水出者,谓之子气。

天仙藤洗,略炒,即青木香藤　香附子炒　陈皮　甘草乌药　木香各等分,一方作木瓜

上锉,每服五钱,加生姜三片,紫苏五叶,水煎,日三服,肿消止药。

《产宝》方 疗妊娠身肿有水气,心腹胀满,小便少。

茯苓四两　杏仁　槟榔各三两　旋覆花　郁李仁各一两

上㕮咀,以水六升,煮取二升,分温三服,小便通即瘥。

崔氏方　疗妊娠体肿有水气,心腹急满。

茯苓　白术各四两　旋覆花二两　杏仁　黄芩各三两

上细切,以水七升,煮取二升半,分温三服,忌桃、李、雀肉、酢物。

肾着汤　治妊娠腰脚肿痛。

茯苓　白术各二钱　干姜炮　甘草各一钱　杏仁一钱半

上㕮咀,水煎服。一方无干姜。

治妊娠手脚皆肿挛急方

赤小豆五升　商陆根一斤,切

上以水三斗,煮一斗,稍稍饮之尽。一方加泽漆一斤。

子和方　治妊娠从脚上至腹肿,小便不利,微渴。

猪苓五两为末,以热水调服方寸匕,日三服。

腹哭钟鸣

《产宝》方　治小儿在腹中哭,及孕妇腹内钟鸣。

取空房下鼠穴中土一块,令孕妇噙之即止。或为末,入麝香少许,酒调下二钱,立愈。然麝香开窍,当酌量用之。

《补遗方》　治孕妇腹中儿哭。

用黄连浓煎汁,母常呷之,即止。

一法　小儿腹哭者,盖脐带上疙瘩儿含口中,因妊妇登高举臂,脱出儿口,以此作声。令妊妇曲腰就地如拾物,仍入儿口,即止。

积　聚

黄帝问曰:妇人重身,毒之何如? 岐伯曰:有故无殒。帝曰:愿闻其故。岐伯曰:大积大聚,其可犯也? 衰其太半而止,过者死。

香粉丸　治血块如盘。有孕难服峻剂,此方主之。

香附子_{醋炙,四两}　桃仁_{去皮、尖,一两}　海粉_{醋煮,二两}
白术一两

上为末,面糊丸服。一方神曲糊丸。

伤　食

《大全》曰:经云:饮食自倍,肠胃乃伤。又云:阴之所
生,本在五味。阴之五宫,伤在五味。若妊子饮食不节,生冷
毒物,恣性食啖,致伤脾胃。故妊娠伤食,最难得药。唯木香
丸、白术散二方最稳捷。

薛氏曰:东垣先生云,脾胃之气壮,则过时而不饥,多食
而不伤。盖胃主司纳,脾主消化,五脏之本也。然食倍而伤
者,乃脾气虚而不化也。若投以峻剂,则脾胃复伤,而胎亦损
矣。当审其所因而调治之。若饮食停滞,或肚腹作痛,用平胃
散。腹满泄泻,用六君子汤。若脾气下陷,用补中益气汤。凡
嗳觉药气,且戒药饵,节饮食。经云:损其脾者,调其饮食,适
其寒温。大凡脾胃虚弱,饮食难化,以白术、陈皮为末等分,
陈曲糊丸,常服最善。枳术丸但可暂用。枳实峻厉,能耗真
气,治者慎之。

一妊妇因停食服枳术丸,胸腹不利,饮食益少。更服消
导宽中之剂,其胎下坠。余谓此脾气虚而不能承载也。用补
中益气及六君子汤,中气渐健,其胎渐安。又用八珍汤加柴
胡、升麻调理而痊。

平胃散　治妊娠饮食停滞,或肚腹作痛。

苍术_{米泔浸,炒}　厚朴_{姜制}　陈皮_{各一钱}　甘草_{炙,五分}

上锉,加生姜三片、枣一枚,水煎服。呕吐恶心,加枳壳、
砂仁。吞酸嗳腐,加黄连三分、吴茱萸二分。

六君子汤　治脾胃虚弱,饮食难化,或腹满泄泻。

人参　白术　茯苓　甘草炙　半夏　陈皮各一钱

上锉,加生姜三片、枣一枚,水煎服。停滞肉食,倍加山楂。停滞面食,倍加麦蘖。停滞糯食,用白酒曲一味。停滞米饮,倍加谷蘖。鱼腥所伤,倍加陈皮。伤辛热之物,加黄连。伤性冷之物,加砂仁、木香。如不应,更加肉豆蔻、补骨脂。再不应,用四神丸。

木香丸　治妊娠脾胃虚弱,饮食不消,肚腹膨胀,或呕吐泄泻。

木香二钱　三棱　人参　白茯苓各三钱

上为末,面糊丸,如绿豆大,每服三四十丸,熟水下。

白术散　治妊娠脾胃虚弱,气不调和,饮食易伤。

白术炒　紫苏各一两　人参　白芷炒,各七钱半　川芎　诃子皮　青皮各半两　甘草炒,二钱半

上每服二钱,加生姜三片,水煎服。一方无白芷。

中　恶

《大全》云:夫妊娠忽然心腹刺痛,闷绝欲死者,谓之中恶,邪恶之气中胎伤于人也。所以然者,血气自养而为精神之主,若血气不和则精神衰弱,故邪毒之气得以中之。妊娠之病亦致损胎也。

薛氏曰:前证当调补正气为善,用金银藤一味,煎汤饮之。

当归散　治妊娠中恶,心腹疞痛。

当归　丁香　川芎各三两　青橘皮二两　吴茱萸半两,去梗,汤泡三次,炒黑

上为细末,温酒调下一钱,无时。

又方

生干地黄一两　枳壳　木香各七钱半

上为细末,每服一钱,酒调下。

又方

苦梗二两,细锉,略炒　生姜半两

水煎服之。

散滞汤　治触冒恶气,伤胎肚痛,手不可近,发热不思食。

青皮三钱　黄芩　芍药各二钱　归尾一钱半　川芎一钱　木香五分　甘草炙,少许

上分二帖,水三盏,先煮苎根两大片,至二盏,去苎根,入前药,同煎至一盏,热服。

《补遗方》　治妊娠中恶,心腹绞急切痛,如鬼掣之状,不可按摩,或吐血或衄血者。

用熟艾如拳大煮汁频服。一方用盐一盏,水二盏调和服,以冷水噀之,吐出即安。一方用灶心土为末,每二钱,井水调服。白汤亦可。

伤　寒

吴氏曰:凡妊娠伤寒,六经治例皆同,但要安胎为主。凡药中有犯胎者,则不可用也。如藿香正气散、十味芎苏散、参苏饮、小柴胡汤之类,有半夏能犯胎。如用,须去之。若痰多呕逆,必用之,以半夏曲则可。如无,沸汤泡七次,去皮、脐,生姜自然汁拌,晒干,乃可用也。凡川乌、附子、天雄、侧子、肉桂、干姜、大黄、芒硝、芫花、甘遂、大戟、蜀漆、水蛭、虻虫、桃仁、牡丹皮、干漆、代赭石、瞿麦、牛膝等类之物,皆动胎之药。凡用必须斟酌,仔细详之。大抵妊娠伤寒,合用汤剂,必加黄芩、白术,二味能安胎也。或以此二味煎汤与之。或为细末,白汤调下二三钱亦佳。如妊妇素禀弱者,药中四物汤佐之,不可缺也。且如用小柴胡汤,去半夏,加白术,合四物汤

用之,可以保胎除热也。其效如神。余皆仿此,用之则妙矣。

万密斋云:妊娠伤寒,专以清热安胎为主。或汗或下,各宜随其五脏表里所见脉证主治,勿犯胎气。故在表发汗,以香苏散为主方。半表半里则和解之,以黄龙汤为主方。在里则下之,以三黄解毒汤为主方。此吾家传之秘,活人甚多。如古方六合汤,虽分治详明,犹不及此切当。古方六合汤,自表虚四物汤,至四物大黄汤,共计一十五方。详见第一卷调经门,四物汤加减条下。

白术散　治伤寒热病,先以此安胎,但觉头疼发热,便可服,二三服即瘥。若四肢厥逆,阴证也。不可用。

白术　黄芩各等分,新瓦上炒

上细切,每服三钱,加生姜三片、大枣一枚,水煎服。

安胎阿胶散　治妊娠伤寒时气,先服此以安胎,却以主药间服。

阿胶炙　白术炒　桑寄生　人参　白茯苓各等分

上为末,每服一钱,用糯米饮调下,日三服。

香苏散　凡妊娠伤寒,勿论日数,但见恶寒头疼,此主之。

香附炒黑　紫苏各二钱　陈皮一钱　甘草五分

上锉,加生姜三片、葱五根,水煎服。头痛,加川芎、白芷各一钱,名芎芷香苏散。假令得肝脉,其外证善洁,面青善怒,其三部脉俱浮而弦,恶寒里和,谓清便自调也。本方加羌活、防风各一钱,谓肝主风,是胆受病也。假令得心脉,其外证面赤,口干善笑,其三部脉俱浮而洪,恶寒里和,本方加黄芩、石膏各一钱半,谓心主热,是小肠受病也。假令得脾脉,面黄,善噫善思,尺寸脉俱浮而缓,恶寒里和,本方加白术、防己各一钱半,谓脾主湿,是阳明受病也。假令得肺脉,其外证面白,善嚏善悲,不乐欲哭,其尺寸脉俱浮而涩,恶寒里和,本方加黄芪、防风各一钱,谓肺主燥,是大肠受病也。假令得肾脉,其外证面黑,善恐,其尺寸脉俱浮而濡,恶寒里和,本方加附子炮一钱,谓肾主寒,是膀胱受病也。附子犯胎,用吴茱萸温之可也。

羌活汤 河间云:解利伤寒,不问何经所受,虽不能尽解,亦无坏症,尤益妊妇。

羌活二钱 白术一钱半 防风 川芎 白芷 黄芩 甘草炙,各一钱 细辛三分

上锉,水煎服,无时。如无汗,去白术,用苍术。

黄龙汤 妊妇伤寒,得之三五日后,外有恶寒发热,内有烦渴引饮,小便赤涩之证。此邪在半表半里也,宜此方主之。

柴胡二钱 黄芩一钱半 人参 甘草各一钱

上加姜、枣,水煎服。如寒热往来,无汗口干,加葛根二钱,去枣,入葱白三根。如头疼不止,加川芎、白芷各一钱,去枣,加葱白三根。如发热有汗,口渴,加白术、栝楼根各一钱半。

如脉浮大有力,大热大渴,本方合人参白虎汤,去姜枣。如心烦不得卧,加白茯苓、麦门冬各一钱。如呕哕,加半夏制、白茯苓各一钱,去枣。如胸膈满痛,加枳壳炒、香附子炒黑、川芎各一钱。如大便秘,初加大黄五分,得利则止,不利加一钱,以利为度。

三黄解毒汤 妊娠伤寒五六日后,表邪悉罢,并无头疼恶寒之证,止躁燥,发热大渴,小便赤,大便秘,或利下赤水,六脉沉实。此病邪在里也,宜此方主之。

黄芩 黄连 黄柏 山栀 大黄各等分

上锉,水煎服,更随五脏脉证加减。

假令得肝脉,其内症烦满消渴,溲便难,尺寸脉沉弦有力,是肝经本脏受病也。本方加当归一钱半、甘草五分,倍山栀。假令得心脉,其内证烦躁,心痛,掌中热而哕,尺寸脉沉数有力,是心经本脏受病也。本方加麦门冬一钱,竹茹一团,

倍黄连。假令得脾脉，其内证腹胀满，谵妄，其脉沉缓有力，是脾经本脏受病也。本方加枳实炒、厚朴姜汁炒各一钱半，倍大黄。假令得肺脉，其内证喘咳胸满，尺寸脉沉涩有力，是肺经本脏受病也。本方加葶苈炒一钱、桔梗五分，倍黄芩。假令得肾脉，泄如下重，足胫寒而逆，尺寸脉沉而石，是肾经本脏受病也。

加干姜炮五分、熟地黄一钱半，倍黄柏。

黄芪解肌汤　治妊娠伤风自汗。

人参　黄芪　当归　川芎　甘草炙，各半两　芍药六钱

上㕮咀，每服八钱，水煎服。加苍术、生地黄亦可。

桂枝芍药当归汤　治妇人有孕，伤寒脉浮，头重，腹中切痛，宜此方。

桂枝　芍药　当归各一两

上锉细，每服一两，水煎服。

芍药汤　妇人妊娠，伤寒自利，腹中痛，食饮不下。脉沉者，太阴病也。宜此方。

芍药　白术　茯苓　甘草各一两

上锉，每服一两，水煎服。

加减当归大黄汤　治妊娠伤寒，发汗后汗漏不止，胎气损者。

当归身　黄芪炙　生地黄　黄芩　白术　阿胶珠炙　甘草各等分

上用浮小麦一撮，煎汤去麦，下药五钱，煎七分，温服。

加味黄芩汤　治妊妇伤寒下后，胁热而利不止，胎气损者。

黄芩二钱　白芍药　白术　白茯苓炙　甘草　阿胶各一钱

上用水一盏半，煎一盏后入阿胶，再煎八分服。

加味竹叶汤　妊妇汗下后热不除者，虚也。此方主之。

人参　麦门冬炙　甘草　阿胶　生地黄各一钱

上加竹叶十二片、粳米一合煎服。

黄龙四物汤　治妊妇伤寒瘥后发热者,宜此方。

柴胡二钱　黄芩一钱半　人参　甘草　当归　川芎　芍
药　地黄各一钱

上锉,水煎服。若因于食者,本方加枳实。

加减四物汤　治妊妇伤寒,热极发斑,状如锦纹者。

当归　白芍药　生地黄　黄芩各等分

上锉,每服八钱,水煎服。

栀子大青汤　治妊娠伤寒发斑,变为黑色。

升麻　黄芩　栀子各二两　大青　杏仁各半两

一方无黄芩,有远志、甘草,名升麻六物汤

上㕮咀,每服五钱,水一盏半,细切葱白三寸煎服。

一方　治妊娠伤寒,发斑忽黑,小便如血,胎欲落。

栀子　升麻各四两　青黛二两　生地黄二十枚　石膏八两
葱白切,一升　黄芩三两

上水煎,分三服,忌热物。又以井中泥涂心下干则易。

护胎法　治伤寒热病,护胎。

用白药子不拘多少为末,以鸡蛋清调摊于纸上,如碗大,
贴脐下胎存处。干,以湿水润之。

护胎法　治孕妇一切有热,内外诸症。

伏龙肝为末,用井底泥调敷心下,令胎不伤。

中　风

《大全》论曰:夫四时八方之气为风也。常以冬至之日
候之。若从其乡来者,长养万物。若不从其乡来者,名为虚
邪,贼害万物。人体虚则中之。若风邪客于皮肤,入于经络,
即顽痹不仁。若入于筋脉,挟寒则挛急喎僻,挟温则弛纵痿

软。若入脏腑，则恍惚惊悸。凡五脏俞，皆在背。脏腑虚，寒邪皆纵俞而入，随所伤脏腑经络而为诸病。妊娠中风，若不早治则令堕胎也。

薛氏曰：按《机要》云：风本为热，热胜则风动，宜以静胜其躁，是亦养血也。治法须少汗，亦宜少下。多汗则虚其卫，多下则损其荣。虽有汗下之戒，而有中脏中腑之分。中腑者多著四肢，则脉浮恶寒，拘急不仁。中脏者多著九窍，则唇缓失音，耳聋鼻寒，目瞀便秘。中腑者宜汗之，中脏者宜下之。表里已和，宜治在经。当以大药养之。此中风之要法。妊娠患之，亦当宜此施治，而佐以安胎之药。

防风散 治妊娠中风卒倒，心神闷乱，口噤不能言，四肢急强。

防风去芦 葛根 桑寄生各一两 羚羊角屑 细辛去苗 当归 甘菊花 汉防己去皮 秦艽去芦 桂心 茯神去木 甘草炙，各半两

上咬咀，每服八钱，水一中盏半，入姜五片，煎至一大盏，去滓，入竹沥半合，搅匀温服，无时。

生犀角散 治妊娠卒中风不语，四肢强直，心神昏愦。

生犀角屑 麻黄去节，各一两 防风去芦 赤箭 羌活 当归 人参各去芦 葛根 赤芍药各七钱半 秦艽 甘草炙，各半两 石膏一两半

上咬咀，每服八钱，煎服法如前。

防己散 治妊娠中风，口眼㖞斜，手足顽痹。

防己去皮 羌活 防风各去芦 麻黄去节 黄松木节 羚羊角屑，各一两 桂心 荆芥穗 薏苡仁 桑寄生 甘草炙，各一两

上咬咀，每服五钱，生姜五片，水煎温服，不拘时。

白僵蚕散 治妊娠中风，口噤心膈，痰涎壅滞，言语不得，四肢强直。

白僵蚕炒　天麻　独活去芦,各一两　麻黄去节,一两半
乌犀角屑,七钱半　白附子炮　半夏汤洗七次,姜制　天南星炮
藿香各半两　龙脑二钱半,另研

上为细末,入研药令匀,每服一钱,生姜薄荷汤调下,不
拘时,日三服。

消风散　治妊娠头旋目眩,视物不见,腮颊肿核。

防风　羌活　当归酒洗　川芎　白芷　荆芥穗　甘菊花
羚羊角镑　大豆黄卷炒　石膏煅,各五分　甘草二分半

上为细末,作一服,加芽茶五分,水一盏半,煎至一盏,食
后温服。

赤箭丸　治妊娠中风,手足不随,筋脉缓急,言语謇涩,
皮肤不仁。

赤箭　草薢酒浸　麻黄去节　独活去芦　鼠黏子　熟干
地黄　羚羊角屑,各一两　阿胶炒　防风去芦　川芎　当归去
芦,炒　薏苡仁　五加皮　秦艽去芦　汉防己去皮　柏子仁
酸枣仁炒　丹参去芦,各七钱半

上为细末,炼蜜和捣三五百下,丸如桐子大,每服三十
丸,豆淋酒送下,食前。

白术酒　治妊娠中风口噤,语言不得。

白术一两半　独活一两　黑豆一合,炒

上细锉,以酒三升,煎取一升半,去滓,温分四服,口噤
者,拗口灌之。得汗即愈。

醋艾熨法　治妊娠因感外风,如中风状,不省人事。

熟艾三两陈米醋炒令极热,以绵帛裹熨脐下,良久即省。

风　痉 即子痫

《大全》云:妊娠体虚受风而伤太阳之经络,后复遇风寒
相搏,发则口噤背强,名之曰痉,又云痓。其候冒闷不识人,

须臾自醒,良久复作,谓之风痉,一名子痫,一名子冒,甚则反张。

薛氏曰:前证若心肝风热,用钩藤汤。肝脾血虚,加味逍遥散。肝脾郁怒,加味归脾汤。气逆痰滞,紫苏饮。肝火风热,钩藤散。脾郁痰滞,二陈、姜汁、竹沥。若兼证相杂,当参照子烦门。

丹溪治一妇人怀妊六月发痫,手足扬直,面紫黑色,合眼涎出,昏愦不省人事,半时而醒。医与震灵丹五十余帖,其疾时作时止,无减证,直至临产方自愈。产一女,蓐中子母皆安。次年,其夫疑丹毒必作,求治之。诊其脉,浮取弦,重取涩,按至骨,则沉实带数。时正二月,因未见其痫发症状,未敢与药。意其旧年痫发时乃五月,欲待其时。度此疾必作,当审谛施治,至五月半,其疾果作,皆是午巳两时。遂教以自制防风通圣散,用生甘草,加桃仁多、红花少,或服或吐,至四五剂,疾渐疏而轻,后发为疥而愈。

羚羊角散 治妊娠冒闷,头项强直,角弓反张,名曰子痫风痉。

羚羊角锉 独活 酸枣仁炒 五加皮 薏苡仁炒 防风 当归酒浸 川芎 茯神去木 杏仁各五分 木香 甘草各二分

上㕮咀,加生姜五片,水煎服。

葛根汤 疗妊娠临月,因发风痉,忽闷愦不识人,吐逆眩倒,少醒复发,名曰子痫。

葛根 贝母去心 牡丹皮 防风 防己 当归 川芎 白茯苓 官桂 泽泻 甘草各二两 石膏碎 独活 人参各三两

上㕮咀,每服八钱,水煎服。贝母令人易产。若未临月者,以升麻代之。忌海藻、菘菜酢物。此方犯桂与牡丹,不如羚羊角散之安。

芎活汤 治子痫,兼用产后逐恶血、下胞衣。

川芎 羌活各等分

上锉,水煎,入酒少许,温服。

羌活酒 治妊娠中风痉,口噤,四肢强直,角弓反张。

羌活去芦,一两半 防风去芦,一两 黑豆一合,炒去皮

上前二味㕮咀,好酒五升浸一宿,每服用黑豆一合,炒令熟,投入药,酒一大盏,候沸即住,去滓,分两服灌之。

瘛疭

薛氏曰:瘛者,筋脉急而缩也。疭者,筋脉缓而伸也。一缩一伸,手足相引,搐搦不已,与婴儿发搐相似,谓之瘛疭也。此证多属风,盖风主摇动也。骆龙吉云:心主脉,肝主筋;心属火,肝属木;火主热,木主风。风火相炽,则为瘛疭也。治法:若因风热,用钩藤汤加柴胡、山栀、黄芩、白术,以平肝木,降心火、养气血。若风痰上涌,加竹沥、南星、半夏。若风邪急搐,加全蝎、僵蚕。亏损气血,用八珍汤加钩藤、山栀为主。若无力抽搐,戴眼反折,汗出如珠者,肝绝也,皆不治。

一妊妇四肢不能伸,服祛风燥血之剂,遗屎痰甚,四肢抽搐。余谓肝火血燥,用八珍汤加炒黑黄芩为主,佐以钩藤汤而安。后因怒前证复作,小便下血,寒热少寐,饮食少思,用钩藤散加山栀、柴胡而血止。用加味逍遥散,寒热退而得寐,用六君子汤加芍药、钩藤钩饮,食进而渐安。

钩藤汤 方见胎动不安。

子喑

《大全》云:孕妇不语,非病也,间有如此者,不须服药;临产月,但服保生丸、四物汤之类。产下便语得,亦自然之理,非药之功也。医家不说与人,临月则与寻常之药。产后能

语,则以为医之功,岂其功也哉。

黄帝问曰:人有重身,九月而喑,此为何也? 岐伯对曰:胞之络脉绝也。帝曰:何以言之? 岐伯曰:胞络者,系于肾,少阴之脉,贯肾系舌本,故不能言。帝曰:治之奈何? 岐伯曰:无治也,当十月复。

咳 嗽

《大全》云:夫肺内主气,外司皮毛。皮毛不密,寒邪乘之则咳嗽。秋则肺受之,冬则肾受之,春则肝受之,夏则心受之,其嗽不已,则传于腑。妊娠病久不已,则伤胎也。

薛氏曰:前证若秋间风邪伤肺,用金沸草散。杂咳嗽。夏间火邪克金,用人参平肺散。杂喘。冬间寒邪伤肺,用人参败毒散。杂伤湿。春间风邪伤肺,用参苏饮。杂发热。若脾肺气虚,用六君、芎、归、桔梗。若血虚,四物加桑白皮、杏仁、桔梗。肾火上炎,用六味丸加五味子煎服。脾胃气虚,风寒所伤,用补中益气加桑皮、杏仁、桔梗。盖肺属辛金,生于己土,嗽久不愈者,多因脾土虚而不能生肺气,而腠理不密,以致外邪复感。或因肺气虚不能生水,以致阴火上炎所致。治法:当壮土金,生肾水为善。

一妊妇嗽则便自出,此肺气不足,肾气亏损,不能司摄,用补中益气汤以培土金,六味丸加五味以生肾气而愈。

一妊妇咳嗽,其痰上涌,日五六碗许,诸药不应。予以为此水泛为痰,用六味丸料及四君子汤各一剂稍愈,数剂而安。

一妊妇因怒咳嗽吐痰,两胁作痛,此肝火伤肺金,以小柴胡汤加山栀、枳壳、白术、茯苓治之而愈。但欲作呕,此肝侮脾也。用六君子加升麻柴胡而愈。

桔梗散 治妊娠肺壅咳嗽,喘急不食。

天门冬去心 赤茯苓各一钱 桑白皮 桔梗 紫苏各五

分　麻黄去节,三分　贝母　人参　甘草炙,各二分

一方有杏仁无贝母

上锉,加生姜,水煎服。

马兜铃散　治妊娠胎气壅塞,咳嗽气喘。

马兜铃　苦梗　人参　甘草　贝母各五分　桑白皮　陈皮去白　大腹皮黑豆水浸洗　紫苏各一钱　五味子二分半

一方有枳壳,无人参、贝母、桑白皮三味。

上锉一服,加生姜三片,水煎服。

百合散　治妊娠风壅咳嗽,痰多喘满。

百合蒸　紫菀茸洗　贝母去心　白芍　前胡　赤茯苓桔梗炒,各一钱　甘草炙,五分

上作一服,水二钟,生姜五片,煎至一钟,温服。

紫菀汤　治妊娠咳嗽不止,胎动不安。

紫菀　麦门冬去心,各一两　桔梗半两　杏仁　桑白皮甘草各二钱半

一方有防风五分。

上咬咀,每服三钱,加竹茹一块,水煎,去滓,入蜜半匙,再煎一二沸,温服。

喘　急

吕沧州治经历哈散侍人病喘不得卧,众作肺气受风邪治之。吕诊之,气口盛于人迎一倍,厥阴弦动而疾,两尺俱短而离经。因告之曰:病盖得之毒药动血,以致胎死不下,奔迫而上冲,非风寒作喘也。乃用催生汤加芎、归,煮二三升服之。夜半果下一死胎,喘即止。哈散密嘱曰:病妾诚有怀,以室人见嫉,故药去之,众所不知也。众惭而去。

平安散　治妊娠上气喘急,大便不通,呕吐不食,腹胁胀痛。

川芎　木香各一钱半　陈皮　熟地黄洗　干姜炮　生姜

厚朴制炒　甘草各一钱

上作一服，水二钟，入烧盐一捻，煎至一钟，不拘时服。

桔梗汤、马兜铃散并见前咳嗽条。

吐血衄血咳唾血

《大全》云：妊娠吐血者，皆由脏腑有伤。凡忧思惊怒，皆伤脏腑。气逆于上，血随而溢，心闷胸满，久而不已。心闷甚者死。妊娠病此，多堕胎也。

薛氏曰：前证若肝经怒火，先用小柴胡加山栀、生地，次用前药合四物，后用加味逍遥散。肝经风热，防风子芩丸。心经有热，朱砂安神丸。心气不足，补心汤。思虑伤心，妙香散。胃经有火，犀角地黄汤。膏粱积热，加味清胃散。郁结伤脾，加味归脾汤。肺经有火，黄芩清肺饮。

河间生地黄散　治吐血、衄血、咯血、溺血、下血。诸见血无寒，皆属于热，但血家证，皆宜服此药。

生地黄　熟地黄　枸杞子　地骨皮　天门冬　黄芪

白芍药　黄芩　甘草各等分

上㕮咀，每服一两，水煎服。如脉微身凉恶风，每两加桂半钱。如下血加地榆。

局方必胜散　治男妇血妄流溢，吐血衄血呕血咯血。

熟干地黄　小蓟并根用　人参　蒲黄微炒　当归去芦

川芎　乌梅肉各一两

上件药捣，罗为粗散，每服五钱，水煎温服。

疟　疾

《大全》云：妊娠病疟，乃夏伤于暑，客于皮肤，至秋而发。阳盛则热，阴盛则寒，阴阳相离，寒热俱作。其发晏者，由风邪客于风府，循膂而下，卫气至一日一夜，常大会于风府，故发日晏。其发早者，卫气之行风府，日下一节，二十一日，下至尾骶，二十二日入脊内，上注于伏冲之脉，其行九日出缺盆，其气既止，故发更早。其间日发者，风邪内搏五脏，横连募原。其道远，其气深，其行迟，不能日作也。妊娠而发，多伤于胎。

薛氏曰：前证因脾胃虚弱，饮食停滞，或外邪所感，或郁怒伤脾，或暑邪所伏，审系饮食停滞，用六君子加桔梗、苍术、藿香。外邪多而饮食少，用藿香正气散。外邪少而饮食多，用人参养胃汤。劳伤元气，用补中益气汤。若郁怒所伤，用小柴胡汤兼归脾汤。若木侮土，久而不愈，用六君子为主，佐以安胎药，仍参三阴三阳经而治之。

七宝汤 治男妇一切疟疾，或先寒后热，或先热后寒，或寒多热少，或热多寒少，或一日一发，或一日两三发，或连日发，或间日发，或三四日一发，不问鬼疟、食疟、不伏水土，山岚瘴气，似疟者并皆治之。

常山 厚朴姜制 青皮 陈皮并不去白，一云去白 甘草炒 槟榔 草果去皮，各等分

上㕮咀，每服半两，于未发隔夜用水酒各一盏，煎至一大盏，去滓，露一宿，再用酒水煎滓，亦露一宿，来日当发之早，荡温，面东先服头药，少顷，再服药滓。大有神效。

《准绳》云：尝治一妊妇，六七个月患疟，先寒后热，六脉浮紧。医用柴胡桂枝无效。予曰：此非常山不愈。众医难之，越数日疾甚，乃从予治，以七宝散一服瘥。黄帝问曰：妇人重身，毒之奈何？岐伯曰：有故无殒。帝曰：何谓也？岐伯曰：大积大聚，其可犯也，衰其大半而止。诚审药物之性，明治疗之方，何疑攻治哉！

人参养胃汤 治妊娠疟疾，寒多热少，或但寒不热，头痛

恶心身痛,面色青白,脉弦迟者,驱邪散治证亦同。

半夏　厚朴制　橘红各八分　苍术一钱　藿香叶　草果　茯苓　人参各五分　甘草炙,三分

上加生姜七片,乌梅一个,水煎服。

清脾汤　治妊娠疟疾,寒少热多,或但热不寒,口苦舌干,大便秘涩,不进饮食,脉弦数者。

青皮　厚朴姜制　白术　草果　茯苓　半夏　黄芩　柴胡　甘草炙,各五分

上加生姜,水煎服。

驱邪散　治妊娠停食感冷,发为疟疾。

高良姜炒　白术　草果仁　橘红　藿香叶　缩砂仁　白茯苓各一钱半　甘草炙,五分

上㕮咀,作一服,加生姜五片,枣一枚,水煎服。

柴胡散　治妊娠疟疾。

柴胡二钱　生大黄二钱　生黄芩一钱五分　甘草一钱

上作一服,水煎,临发日五更温服,取利为度。

又方

常山　石膏各一两　黄芩　甘草炙,各半两　乌梅七个

上细切,以水酒各一碗浸一宿,平旦,煎至一碗,去滓,分二服,临发时服。

上二方,犯常山、大黄吐下之剂。若六脉浮紧有力,中有顽痰积热者用之,所谓有故无殒也。其他疗治方法已备杂证疟门。若热甚恐致动胎者,亦如伤寒热病治方,以白药子、伏龙肝等涂脐上下可也。

霍　乱

《大全》云:饮食过度,触冒风冷,阴阳不和,清浊相干,谓之霍乱。其间或先吐,或腹痛吐利,是因于热也。若头痛体

疼发热，是挟风邪也。若风折皮肤，则气不宣通，而风热上冲为头痛。若风入肠胃，则泄利呕吐，甚则手足逆冷，此阳气暴竭，谓之四逆。妊娠患之，多致伤胎也。

薛氏曰：前证若因内伤饮食，外感风寒，用藿香正气散。若因饮食停滞，用平胃散。果脾胃顿伤，阳气虚寒，手足逆冷者，须用温补之剂。治当详审，毋使动胎也。

万密斋曰：霍乱者，阳明胃经之病名也。盖因平日五味肥浓，腐积成痰，七情郁结，气盛为火，停蓄胃中，乍因寒热之感，邪正交争，阴阳相混，故令心腹绞痛，吐利并作，挥霍变乱，故名霍乱。如邪在上胃脘，则当心而痛，其吐多。邪在下胃脘，则当脐而痛，其利多。邪在中脘，则腹中痛，吐利俱多。吐多则伤气，利多则伤血。血气受伤，不能护养其胎，况邪气鼓击胎元，母寿未有不殒者矣。此危恶之证，不可不亟治也。宜香苏散加藿香叶主之。

加味香苏散　治妊娠霍乱。随寒热加减。

香附炒　紫苏各二钱　陈皮一钱　甘草炙　藿香叶　缩砂各五分

上锉，水煎服。

如转筋，加木瓜一钱。胎动不安，加白术一钱半。如夏月得之，加黄芩一钱半、黄连一钱、香薷二钱。如冬月得之，加人参、白术各一钱，干姜炮五分。

回生散　治中气不和，霍乱吐泻，但一点胃气存者，服之回生。

陈皮去白　藿香各五分

上为末，水煎温服。

七味白术散　治脾胃虚弱，吐泻作渴，不食。

白术　人参　茯苓　甘草炙　木香　藿香各半两　葛根一两

上为末，沸汤调服二钱。吐甚者，加生姜汁，频频服之。

理中汤 治妊娠霍乱腹痛,四肢逆冷,汗出,脉虚弱者。

白术 人参 干姜炮 甘草炙,各一钱

上锉,水煎服。甚者,加熟附子五分。

人参散 治妊娠霍乱吐泻,心烦腹痛,饮食不入。

人参 厚朴姜制 橘红各二钱 当归炒 干姜炮 甘草炙,各一钱

上作一服,加生姜三片、枣一枚,水煎服。

白术散 治妊娠霍乱腹痛,吐利不止。

白术炒 益智仁 枳壳麸炒 橘红各七钱半 草豆蔻煨,去皮 良姜炒,各半两

上为散,每服三钱,入生姜半分,水煎去滓,温服。

木瓜煎 治妊娠霍乱吐泻,转筋闷绝。

吴茱萸汤洗七次 生姜切,各七钱半 木瓜竹刀切一两半

上细锉,水二盏,煎一盏二分,去滓,分三服,热服。一方有茴香七钱半 甘草一钱 茱萸半两 加紫苏煎。

上四方,用干姜豆蔻茱萸,俱大温之剂,若发热烦渴,脉数阳证者,服之即死。宜用竹茹汤、益元散、桂苓甘露饮。

泄　泻

《大全》云:妊娠泄泻,或青或白,水谷不化,腹痛肠鸣,谓之洞泄。水谷不化,喜饮呕逆,谓之协热下利。并以五苓散利小便,次以黄连阿胶丸,或三黄熟艾汤安之。若泻黄有沫,肠鸣腹痛,脉沉紧数,用戊己丸和之。嗳腐不食,胃脉沉紧,用感应丸下之后调和脾胃。若风冷水谷不化如豆汁,用胃风汤。寒冷脐下,阴冷洞泄,用理中汤、治中汤。伏暑,心烦渴,泻水,用四苓散。伤湿泄泻,小便自利,用不换金正气散,胃苓汤。此四证之大略也。

薛氏曰:泄泻,若米食所伤,用六君加谷糵。面食所伤,

用六君加麦蘖。肉食所伤,用六君加山楂。若兼寒热作呕,乃肝木侮脾土,用六君加柴胡、生姜。兼呕吐腹痛,手足逆冷,乃寒水侮土,六君加姜、桂。不应,用钱氏益黄散。若元气下陷,发热作渴,肢体倦怠,用补中益气汤。若泄泻色黄,乃脾土之真色,用六君加木香、肉果。若作呕不食,腹痛恶寒,乃脾土虚寒,用六君加木香、姜、桂。若泻在五更侵晨,饮食少思,乃脾肾虚弱,五更服四神丸,日间服白术散。如不应,或愈而复作,或饮食少思,急用八味丸补命门火,以生脾土为善。

　　进士王缴徵之内怀妊泄泻,恶食作呕。余曰:脾气伤也。其夫忧之,强进米饮。余谓饮亦能伤胃,且不必强,俟脾胃醒,宿滞自化,饮食自进。不信,别用人参养胃汤饮之,吐水酸苦。又欲投降火寒药。余曰,若然,则胃气益伤也。经云:损其脾胃者,调其饮食,适其寒温。后不药果愈。

　　胃苓汤　治脾湿太过,胃气不和,腹痛泄泻,水谷不化,阴阳不分。此平胃散与五苓散合方也。

　　苍术　厚朴　陈皮　白术　茯苓　猪苓　泽泻各一钱
官桂　甘草炙,各五分

　　上加生姜三片、枣二枚,水煎,食远服。

　　不换金正气散　治妊妇伤湿泄泻。

　　苍术　厚朴　陈皮　藿香　半夏各一钱　甘草五分

　　上加姜、枣煎服。

　　胃风汤　治风冷乘虚入客肠胃,米谷不化,泄泻注下及肠胃湿毒,下如豆汁,或下瘀血,或下鱼脑,日夜无度。

　　人参　白术　茯苓　当归　川芎　芍药　肉桂各等分

　　上锉,每服八钱,入粟米一撮,水煎服。如腹痛,加木香。

　　加味理中汤　治妊娠泄泻。

　　人参　白术　白芍药　白茯苓　干姜　黄连　藿香叶
木香　诃子肉　肉豆蔻　甘草各一钱

上锉,水二钟,生姜三片、大枣二枚,煎一钟,饥时服。

加味治中汤 治饮食过多,脾胃之气不足以运化而泻。

人参　白术　干姜炮　甘草炙,各一钱　陈皮去白　青皮各七分　砂仁五分

上锉,水煎服。

钱氏益黄散 治妊娠泄泻,呕吐腹痛,手足厥逆。

陈皮　青皮　诃子肉各五钱　丁香二钱　甘草炙,三钱

上为末,每服三钱,水煎服。

草果散 治脏腑虚寒,腹痛,泄泻无度。

厚朴姜汁拌炒,二两　肉豆蔻十个,面煨　草豆蔻十个,煨

上每服三钱,加生姜煎服。

痢　疾

《大全》云:妊娠饮食生冷,脾胃不能克化,致令心腹疼痛。若血分病则色赤,气分病则色白,血气俱病则赤白相杂,若热乘大肠,血虚受患则成血痢也。

薛氏曰:治痢之法,当参前篇。其下黄水,乃脾土亏损,真气下陷也,当升补中气。若黄而兼青,乃肝木克脾土,宜平肝补脾。若黄而兼白,乃子令母虚,须补脾胃。若黄而兼黑,是水反悔土矣,必温补脾胃。若黄而兼赤,乃心母益子,但补中益气。若肠胃虚弱,风邪客之,用胃风汤。或胎气不安,急补脾胃而自安矣。凡安胎之药,当临病制宜,不必拘用阿胶艾叶之类。

地官胡成甫之内妊娠久痢,自用消导理气之剂,腹内重坠,胎气不安,又用阿胶艾叶之类不应。余曰:腹重坠下,元气虚也。胎动不安,内热盛也。遂用补中益气汤而安。又用六君子汤全愈。

壶仙翁治汤总兵夫人,妊娠病痢不止。翁诊其脉虚而

滑,两关若涩。此由胎气不和,相火炎上而有热,似痢实非痢也。乃用黄芩、白术以安胎,四物、生地黄以调血。数剂而安。

白术汤 一名三物汤 治孕妇下痢脓血。

白术 黄芩 当归各等分

上㕮咀,每服三钱至四钱,水二盏煎至一盏,去滓,温服,日夜三次。嗽者,加桑白皮,食后服之。

当归芍药汤 治妊娠腹中疼痛,下痢赤白。

当归 白芍药 川芎 白茯苓 泽泻各五钱 白术七分半

上为细末,温酒或米饮,任意调服。一方无川芎,有条芩、甘草、黄连、木香、槟榔,㕮咀煎服。

黄连汤 治妊娠下痢赤白,脓血不止。

黄连八分 厚朴制 阿胶炙 当归 干姜各六分 黄柏艾叶各四分

上为细末,空心米饮调下方寸匕,日三服。

蒙姜黄连丸 治妊娠下痢赤白,谷道肿痛。冷热皆可服。

干姜炮 黄连炒 缩砂仁炮 川芎 阿胶蛤粉炒 白术各一两 乳香二钱,另研 枳壳去白,麸炒,半两

上为末,用乌梅三个取肉,入少醋糊同杵丸,如桐子大,每服四十丸。白痢,干姜汤下;赤痢,甘草汤下;赤白痢,干姜、甘草汤下。一方有木香二钱。

三黄熟艾汤 治妊娠挟热下痢。

黄连 黄芩 黄柏 熟艾各等分

上锉,每服五钱,水煎服。呕,加橘皮、生姜。

归芪汤 治妊娠下痢腹痛,小便涩滞。

黄芪 当归炒,各一两 糯米一合

上细切,分四服,水煎服。

治妊娠下痢方

人参　黄芩　酸石榴皮各三两　樗皮四两　糯米三合

上五味㕮咀,以水七升煮取二升半,分三服。

一方　治妊娠患脓血,赤滞鱼脑,白滞脐腹绞痛,不可忍者。

薤白切,一斤　酸石榴皮　黄柏各三两。《产宝》作黄连阿胶二两　地榆四两

上五味㕮咀,以水七升煮取二升半,分三服。

治妊娠注下不止方

阿胶　艾叶　酸石榴皮各二两

上三味,以水七升煮取二升,去滓,纳胶令烊,分三服。

大宁散　治妊娠下痢赤白、灰色,泄泻疼痛,垂死者。

黑豆二十粒　甘草二寸半,半生半炙　粟壳二个,去顶半生半炒

上为粗末,作一服,加生姜三片,水煎,食前服,神效。

厚朴散　治妊娠下痢,黄水不绝。

厚朴姜炙　黄连各三两　肉豆蔻五个,连皮用

上锉,水煎,徐徐服。一方肉豆蔻止用一枚。

苍术地榆汤　治脾经受湿,下血痢神效。

苍术三两　地榆一两

上锉,每服一两,水二盏煎八分,温服。

鸭蛋汤　治妇人胎前产后赤白痢立效。

生姜年少者百钱,老者二百钱重,取自然汁　鸭子一个,打碎,入姜汁内搅匀。

上二味,煎至八分,入蒲黄三钱,煎五七沸,空心温服。

二黄散　治妊娠下痢赤白,绞刺疼痛。

鸡子一枚,乌鸡者佳,倾出清留黄用　黄丹一钱,入鸡子壳内,同黄搅匀,以厚纸糊牢,盐泥固济,火上煨干

上研为细末,每服二钱,米饮调下。一服愈者是男,二服

愈者是女。

大小便不通

《大全》云：妊娠大小便不通，由脏腑之热所致。若大肠热则大便不通，小肠热则小便不利。大小肠俱热则大小便俱不通。更推其因而药之。

薛氏曰：前证若大肠血燥，用四物汤加条芩、桃仁。大肠气滞，用紫苏饮加杏仁、条芩。肠胃气虚，用六君子加紫苏、杏仁。肝脾蕴热，用龙胆泻肝汤。心肝虚热，用加味逍遥散加车前子。

亚卿李蒲汀侧室妊娠，大小便不利。或用降火理气之剂，元气反虚，肝脉弦急，脾脉迟滞，视其面色，青黄不泽。余曰：此郁怒所致也。用加味归脾汤为主，佐以加味逍遥散而安。

主政王天成之内妊娠，痢疾愈后，二便不通。其家世医，自用清热之剂未效。余诊其脉，浮大而涩，此气血虚也。朝用八珍汤加桃仁、杏仁，夕用加味逍遥散，加车前子而痊。

大腹皮散　治妊娠大小便不通。

大腹皮　赤茯苓　枳壳麸炒，各一两　甘草炙，二钱

上为细末，每服二钱，浓煎，葱白汤调下。一方锉作散，入郁李仁，去皮、尖一钱半，水煎，空心连服，以通为度。如不通，必大腑热秘，用枳壳炒，一钱半，大黄，炮，二钱，甘草，炙，一钱，研为细末，作三服，浓煎，葱白汤调下。

当归散　治妊娠因怒肚腹胀痛，四肢浮肿，气急作喘，大便难，小便涩，产门肿。

当归五分　赤茯苓　枳壳麸炒　白芍药　川芎各一钱白姜炮　木香煨　粉草各三分

上用姜水煎服。气弱，枳壳减半。大便秘，加蜜同煎。

一方　治妊娠大小便不通,腹胁痞闷,不思饮食。

大黄炒　木通　槟榔各一两　枳壳麸炒,七钱半　诃黎勒四个,去核,半生半煨　大腹子三枚

上为末,用童便一盏、葱白二寸,煎六分,调服二钱。

一方　治妊娠风气,大便秘涩。

枳壳麸炒,三两　防风二两　甘草炙,一两

上为末,每一二钱,空心,用白滚汤调服,日三次。

又方

车前子一两　大黄半两,炒

上为末,每服三钱,蜜汤调服。

又方　治虚羸大便秘。

枳壳制　阿胶炒,各等分

上为细末,炼蜜和剂,杵二三千下,丸如桐子大,别研滑石末为衣,温汤下二十丸。半日来未通,再服三十丸,止于五十丸。

葵子汤　治妊娠得病六七日以上,身热入脏,大小便不利;安胎除热。

葵子二升　滑石四两,碎

上以水五升,煮取一升,去滓,尽服,须臾当下便愈。一方葵子一合,朴硝二两,每服三钱,水煎温服。

甘遂散　疗妊娠子淋,大小便并不利,气急,已服猪苓散不瘥,宜服此下之。猪苓散　猪苓一味为末,白汤调方寸匕,加至二匕,日三夜二。

用泰山赤皮甘遂二两为末,以白蜜二合和服如大豆一粒。觉心下烦,得微下者,日一服,下之后,还服猪苓散。不得下,日两服,渐加至半钱,以微利为度。

上陈良甫氏所录诸方,今并存之。内甘遂、朴硝,非至实至危,不得已而为之,不可轻用。其他亦宜审订而用之。仍味薛氏之说,而参之以杂病诸方,庶无误也。

小便不通 转胞

《大全》云：妊娠小便不通为小肠有热，传于胞而不通耳。若兼心肺气滞，则致喘急。陈无择云：妊娠胎满逼胞，多致小便不利。若心肾气虚，清浊相干，则为诸淋。若胞系了戾，小便不通，名曰转胞。若胎满尿出，名曰遗尿。

丹溪云：转胞病，胎妇禀受弱者、忧闷多者、性急躁者、食味厚者，大率有之。古方皆用滑利疏导药，鲜有应效。因思胞为胎所压，转在一边，胞系了戾不通耳。胎若举起，悬在中央，胞系得疏，水道自行。然胎之坠下，必有其由。一日，吴宅宠人患此，脉之两手似涩，重取则弦，左手稍和。予曰：此得之忧患，涩为血少气多，弦为有饮。血少则胞弱而不能自举。气多有饮，中焦不清而隘，则胞知所避而就下，故喜坠。遂以四物汤加参、术、半夏、陈皮、生甘草、生姜，空心饮。随以指探喉中，吐出药汁。候少顷气定，又与一帖，次日亦然。如是八帖而安。此法果为的确。恐偶中耳，后有数人，历历有效，未知果何如耶。仲景云：妇人本肌盛头举身满，今反羸瘦，头举中空减。胞系了戾亦致胞转，其义未详，必有能知之者。

一妇人四十一岁，妊孕九个月转胞，小便不出三日矣。下急脚肿，不堪存活，来告急。予往视之，见其形瘁，脉之右涩而左稍和。此饱食而气伤，胎系弱不能自举而下坠，压着膀胱，偏在一边，气急为其所闭，所以水窍不能出也。转胞之病，大率如此。予遂制一方，补血养气。血气既正，胎系自举，则不下坠，方有安之理。遂作人参、当归身尾、白芍药、白术、带白陈皮、炙甘草、半夏、生姜煎浓汤，与四帖，任其叫淡。至次早，又与四帖，药渣作一帖，煎令顿饮之，探喉，令吐出此药汤，小便立通，皆黑水。后就此方加大腹皮、枳壳、青葱叶、缩砂仁，二十帖与之，以防产前后之虚，果得就蓐平安，产后亦健。

一妇人妊娠七八个月患小便不通,百医不能利,转加急胀,诊其脉细弱。予意其血气虚弱,不能承载其胎,故胎重坠下,压住膀胱下口,因此溺不得出。若服补药升扶,胎起则自下,药力未至,愈加急满,遂令一老妇用香油涂手,自产门入,托起其胎,溺出如注,胀急顿解,一面却以人参、黄芪、升麻,大剂煮服,或少有急满,仍用手托放取溺。如此三日后,胎渐起,小便如故。

薛氏曰:前证亦有脾肺气虚,不能下输膀胱者,亦有气热郁结膀胱,津液不利者,亦有金为火烁,脾土湿热甚而不利者,更当详审施治。

司徒李杏冈仲子室孕五月小便不利,诸药不应。余曰:非八味丸不能救。不信,别用分利之药,肚腹肿胀,以致不起。

儒者王文远室患此,小腹肿胀,几至于殆。用八味丸一服,小便滴沥;再以前丸料加车前子,一剂即利,肚腹顿宽而安。

仲景云:问曰:妇人病,饮食如故,烦热不得卧而反倚息者,何也?师曰:此名转胞不得溺也。以胞系了戾,故致此病,但利小便则愈,宜肾气丸主之。

冬葵子散　治孕妇转胞,小便不通,及男子小便不通皆效。

冬葵子　山栀子炒　滑石各半两　木通三钱

上锉一剂,水煎,空心温服。外以冬葵子、滑石、栀子为末,田螺肉捣膏,或生葱汁调膏,贴脐中立通。

全生茯苓散　治妊娠小便不通。

赤茯苓　冬葵子各等分

上㕮咀,每服五钱,水煎,空心服。《济生方》加发灰少许,极效。

葵榆汤 治妊娠小便不通,脐下妨闷,心神烦乱。

葵子研 榆白皮切,各一两 葱白七茎

上水煎,分三服。一方无葱白。

独圣散 治妊娠小便不通。

蔓荆子为末,每服二钱,食前浓煎,葱白汤调下。

归母苦参丸 治妊娠小便难,饮食如故。

当归 贝母 苦参各四两

上为末,炼蜜为丸,如小豆大,饮服三丸,加至十丸。男子加滑石半两。

杂方 治妊娠卒不得小便。

杏仁去皮、尖、炒黄,捣丸如绿豆大,灯心汤吞七粒。一方捣杏仁,入滑石末,饮丸小豆大,每服二十丸,白汤下。一方滑石为末,水和涂脐下。一方车前子捣汁,调滑石末涂脐周围四寸,热易之。一方紫菀为丸,井华水调下二钱。一方桑螵捣末,米饮服方寸匕,日三。

子 淋

《大全》云:妊娠小便淋者,乃肾与膀胱虚热,不能制水。然妊娠胞系于肾,肾间虚热而成斯证。甚者心烦闷乱,名曰子淋也。

薛氏曰:前证若小便涩少淋沥,用安荣散。若腿足转筋而小便不利,急用八味丸,缓则不救。若服燥剂而小便频数,或不利,用生地黄、茯苓、牛膝、黄柏、知母、芎、归、甘草。若频数而色黄,用四物加黄柏、知母、五味、麦门、玄参。若肺气虚而短少,用补中益气加山药、麦门。若阴挺痿痹而频数,用地黄丸。若热结膀胱而不利,用五淋散。若脾肺燥,不能化生,宜黄芩清肺饮。若膀胱阴虚,阳无所主,用滋肾丸。若膀胱阳虚,阴无所化,用肾气丸。

万密斋曰:子淋之病,须分二证。一则妊母自病,一则子为母病。然妊母自病,又分二证。或服食辛热,因生内热者,或自汗自利,津液燥者。其子为母病,亦分二证。或胎气热壅者,或胎形迫塞者。证既不同,治亦有别也。大抵热则清之,燥则润之,壅则通之,塞则行之。此治之之法也。

五淋散 治孕妇热结膀胱,小便淋沥。

赤芍药 山栀子各二钱 赤茯苓一钱二分 当归一钱 子芩六分 甘草五分

上锉,水煎服。一方加生地黄、泽泻、木通、滑石、车前子各等分。

子淋散 治妊娠小便涩痛频数。

麦门冬去心 赤茯苓 大腹皮 木通 甘草 淡竹叶等分

上锉,水煎,空心服。一方无甘草、大腹皮二味。

安荣散 治妊娠小便涩少,遂成淋沥,名曰子淋。

麦门冬去心 通草 滑石 人参 细辛各二钱 当归酒浸 灯草 甘草各半两

上为细末,每服二钱,煎麦门冬汤调下。一方无滑石、灯心,有车前子、扁蓄。

此方恐滑石太重而滑胎,若临月可用。若六七个月已前,宜斟酌之。

加味木通汤 治妊妇奉养太厚,喜食炙、煿、酒、面辛热之物,以致内热,小便赤涩作痛者。

木通 生地黄 赤芍药 条芩 甘草梢各等分

上锉,加淡竹叶十二片,水煎服。

生津汤 治妊妇尝病自汗,或因下痢后小便短少不痛者。此津液不足也。此方主之。

当归 甘草炙,各五钱 麦门冬去心 通草 滑石各三钱 人参 细辛各一钱上为细末,每服二三钱,灯心煎汤,空心调服。

冬葵子汤 治妊妇素淡滋味,不嗜辛酸,病小便赤涩而痛者。此胎热也,此方主之。

冬葵子一两 赤芍药 条芩各半两 赤茯苓 车前子各三钱

上为末,每服二钱,米饮调服。如小便不通,恐是转胞,加发灰少许,极效!

大腹皮散 治妊妇八九月胎形肥硕,小便短少,小腹胀,身重恶寒,起则晕眩欲倒。此胎气逼塞,膀胱之气不行也,宜此方主之。

方见前大小便不通。

地肤子汤 冶孕妇小便涩数,名曰子淋。

地肤子 车前子 知母 黄芩 赤茯苓 白芍药 枳壳麸炒 升麻 通草 甘草炙,各三分

上切一剂。水煎服。

地肤大黄汤 始妊娠子淋,宜下。

地肤子 大黄炒,各三两 知母 黄芩炒 猪苓 赤芍药 通草 升麻 枳实炒 甘草各二两

上锉,每服四五钱,水煎服。

疗妊娠数月小便淋沥疼痛,心烦闷乱,不思饮食

瞿麦穗 赤茯苓 桑白皮 木通 葵子各一两 黄芩 芍药 枳壳 车前子各半两

上锉,每服四钱,水煎温服。

忘忧散 治妊娠心经蕴热,小便赤涩,淋沥作痛。

琥珀不拘多少 萱草根一握

上琥珀为细末,每服五分,浓煎萱草根汤调服。

《补遗》方 治胎前诸般淋沥,小便不通。

槟榔 赤芍药各等分

上锉,每服五钱,水煎温服,甚效。

一方 治子淋,小便数出,或热疼痛,及子烦。

地肤草四两,以水四升,煮取二升半,分三服。或新取地肤草捣取自然汁服亦可。不独治子淋,凡小便淋闭,服之无不效验。

杂方 治妊娠子淋。

葵子一升,以水三升,煮取二升,分再服。一方葵根一把,以水三升,煮取二升,分再服。一方芜菁子七合为末,水和服方寸匕,日三。一方猪苓为末,白汤调方寸匕,加至二匕。并治尿血。

遗 尿

薛氏曰:若脬中有热,宜用加味逍遥散。若脾肺气虚,宜用补中益气汤加益智。若肝肾阴虚,宜用六味丸。

一妊妇遗尿内热,肝脉洪数,按之微弱,或两太阳作痛,胁肋作胀,余以为肝火血虚,用加味逍遥散、六味地黄丸寻愈。后又寒热,或发热,或恚怒,前证仍作,用八珍散、逍遥散兼服,以清肝火、养肝血而痊。

白薇散 治妊娠尿出不知。

白薇 白芍药各等分

上为末,每服三钱,食前温酒调服。

桑螵蛸散 治妊娠小便不禁。

桑螵蛸炙黄,二十枚

为末,每服二钱,空心米饮调下。

一方

白矾 牡蛎

上为末,每服二钱,酒调下。

一方

益智为末,米饮下,亦效。

《大全》云:妊妇劳伤经络,有热在内,热乘于血,血得热则流溢,渗入脬,故令尿血也。

薛氏曰:前证因怒动火者,宜小柴胡汤加山栀。因劳动火者,宜补中益气汤。因厚味积热,宜清胃散。杂病齿门加犀角、连翘、甘草。因肝经血热,宜加味逍遥散。因脾气下陷,宜补中益气汤。因脾虚血热,宜加味逍遥散。

一妊妇因怒尿血,内热作渴,寒热往来,胸乳间作胀,饮食少思,肝脉弦弱。此肝经血虚而热也,用加味逍遥散、六味地黄丸兼服,渐愈。又用八珍汤加柴胡、丹皮、山栀而痊。

续断汤　治妊娠下血及尿血。

当归　生地黄各一两　续断半两　赤芍药二钱半

上为末,每服二钱,空心葱白汤调下。

一方　治妊娠尿血。

阿胶炒　熟地黄各等分

上为细末,空心粥饮调下二钱。一方单用阿胶炒焦调服。

姜蜜汤　治妊娠小便尿血。

生姜七片　蜜半盏　白茅根一握

上入水浓煎服。

加减五苓散

本方去桂,加阿胶,炒,同为粗末,每服四钱,用车前子、白茅根浓煎温服。

杂方

用葵子一升研细,水五升煮二升,分温三服。

一方　用生艾一斤,酒五升煮二升,分三服。

一方　用生地黄一斤,酒四升煮二升,分三服。

一方　白茅根浓煎汤,吞酒蒸黄连丸。

一方　用鹿角胶二两,酒煮消尽顿服。

一方　治妊娠无故尿血。

龙骨一两　蒲黄半两

上为末,每服二钱,酒调,日三服。

眼　目

一妇将临月,忽然两目失明,不见灯火,头痛眩晕项腮肿满,不能转颈。诸治不瘥,反加危困。偶得消风散服之,病减七八,获安分娩,其眼吊起,人物不辨,乃以四物汤加荆芥、防风,更服眼科天门冬饮子。二方间服,目渐稍明。大忌酒、面、煎、炙、鸡、羊、鹅、鸭、豆腐,辛辣热物,并房劳。此证因怀妊多居火间,衣著太暖,伏热在内,或酒面炙煿太过,以致胎热也。

天门冬饮子　治妊娠肝经风热上攻,眼目带吊失明。

天门冬去心　知母　充蔚子　五味子　防风去芦　茯苓去皮　川羌活去芦　人参各一钱

上作一服,水二钟,生姜三片,煎至一钟,食后服。

脏躁悲伤

仲景云:妇人脏躁悲伤欲哭,象如神灵所作,数欠伸,甘麦大枣汤主之。

许学士云:乡里有一妇人,数次无故悲泣不止,或谓之有祟,祈禳请祷备至,终不应。予忽忆《金匮》有一证云:妇人脏躁,悲伤欲哭,象如神灵,数欠伸者,宜甘麦大枣汤。予急令治药,尽剂而愈。古人识病制方,种种绝妙如此。

薛氏曰:前证或因寒水攻心,或肺有风邪者,治当审察。

一妊妇无故自悲,用大枣汤二剂而愈。后复患,又用前汤,佐以四君子加山栀而安。

一妊妇悲哀烦躁,其夫询之,云:我无故,但自欲悲耳。用淡竹茹汤为主,佐以八珍汤而安。

甘麦大枣汤 治妇人脏躁,悲伤不止。

甘草三两 小麦一升 大枣十枚

上以水六升,煮取三升,温分三服,亦补脾气。

淡竹茹汤 治妊妇心虚惊悸,脏躁,悲伤不止,又治虚烦,甚效。

麦门冬去心 小麦 半夏汤泡,各一钱半 人参 白茯苓各一钱 甘草五分

上锉,加生姜五片、枣一枚、淡竹茹指大一团,水煎服。

又方 治胎脏躁悲哭,及自笑自哭。

用红枣烧存性,米饮调下。

妊病下胎

《大全》云:妊娠羸瘦,或挟疾病,脏腑虚损,气血枯竭,既不能养胎,致胎动而不坚固。终不能安者则可下之,免害妊妇也。

薛氏曰:前证宜用腰腹背痛门方论主之,其胎果不能安者,方可议下,慎之慎之。

大中丞许少薇公向令金坛时,夫人胎漏,疗治不止,时迫于上计,公欲因其势遂下之,谋于余,余第令服佛手散,以为可安即安,不可安即下,顺其自然而已。既数服,公犹疑不决,女科医者检方以进,乃用牛膝一两,酒煎服。谓牛膝固补下部药耳,用之何害? 公遂信而服之,而胎果下。余时有从母之戚,未及知此。知而驰至,则闻盈庭皆桂麝气。盖因胞衣未下,女医又进香桂散矣,血遂暴下如大河决,不可复止,亟煎独参汤,未成而卒。公哀伤甫定而过余谢,且谇余曰:牛膝,

补药而能堕胎。何也？余对曰：生则宣而熟则补，故破血之与填精，如箭锋相拄，岂独牛膝哉？鹿角亦堕胎破血，而煎为白胶则安胎止血。因其熟而信其生，此之谓粗工。公叹恨无已。余故特著之，以为世戒。

桂心散 治妊娠因病胎不能安者，可下之。

桂心 瓜蒌 牛膝 瞿麦各五分 当归一钱

上锉，水煎服。

一方

单用牛膝一两，酒一钟，煎七分，作二服。

《千金》神造汤 妇人脉阴阳俱盛，名曰双躯。若少阴微紧者，血即凝浊，经养不周，胎即偏夭，其一独死，其一独生。不去其死，害母失胎，此方主之。

蟹爪一升 阿胶三两 甘草二两

上锉，取东流水一斗，先煮蟹爪、甘草至三升，去柤下胶令烊，顿服之，不能分再服。

下胎方 治妊娠母因疾病，胎不能安，可下之。

取七月七日法面《大全》作曲四两，水二大盏，煎取一盏三分，绵滤去滓，分温三服，立下。

又方 大曲五升，清酒一斗煮二沸，去渣，分五服，隔宿勿食，但再服，其子如糜，母无疾苦。《千金》不传妙方。

又方 麦蘖一升，为末，和水煮二升，服之即下，神效。

又方 附子二枚，为末，以淳苦酒和涂右足，去之大良。

又方 取鸡子一枚，以三指撮盐放鸡子中，服之立出。

防胎自堕

丹溪云：阳施阴化，胎孕乃成。血气虚损，不足营养，其胎自堕。或劳怒伤情，内火便动，亦能堕胎。推原其本，皆因于热。火能消物，造化自然，病源乃谓，风冷伤于子脏而堕，此未得病情者也。予见贾氏妇，但有孕至三月左右必堕。诊其脉左手大而无力，重取则涩，知其血少也。以其妙年，只补中气，使血自荣。时正夏初，教以浓煎白术汤，下黄芩末一钱，服三四十帖，遂得保全其生。因而思之，堕因内热而虚者，于理为多。曰热曰虚，当分轻重。盖孕至三月，正属相火，所以易堕。不然，何以黄芩，熟艾、阿胶等为安胎妙药耶？好生之工，幸无轻视。

一妇年三十余，或经住，或成形未具，其胎必堕。察其性急多怒，色黑气实，此相火太盛，不能生气化胎，反食气伤精故也。因令住经第二月用黄芩、白术、当归、甘草，服至三月尽，止药，后生一子。

一妇经住三月后，尺脉或涩或微弱，其妇却无病，知是子宫真气不全，故阳不施，阴不化，精血虽凝，终不成形，至产血块，或产血胞。

一妇腹渐大如怀子，至十月求易产药，察其神色甚困，虽与之药，不数日生白虫半桶。盖由妇之元气太虚，精血虽凝，不能成胎而为秽腐，蕴积之久，湿化为热，湿热生虫，理之所有，亦须周十月之气，发动而产，终非佳兆。其妇不及月死。湿热生虫，譬之沟渠污浊，积久不流则诸虫生于其间矣。

汪石山治一妇长瘦，色黄白，性躁急，年三十余，常患堕胎，已七八见矣。诊其脉皆柔软无力，两尺虽浮而弱，不任寻按。曰：此因胎堕太多，气血耗甚，胎无滋养，故频堕。譬之水涸而禾枯，土削而木倒也。况三月五月，正属少阳火动之时，加以性躁而急发之，故堕多在三五七月也。宜大补阴汤，去桂，加黄柏、黄芩煎服，仍用研末蜜丸服之，庶可保生，服半年，胎固，而生二子。

钱仲阳治一孕妇病，医言胎且堕。钱曰：妊者五脏传养，率六旬，乃更候其月，偏补之，何必堕？已而母子皆全。

陈斗岩治一妇有胎四月堕下，逾旬腹肿发热，气喘脉洪盛,面赤,口鼻舌青黑。陈诊之曰:脉洪盛者,胎未堕也。面赤,心火盛而血干也。舌青、口鼻黑,肝既绝而胎死矣。内外皆曰胎堕久矣。复诊,色脉如前。以蛇脱煎汤,下平胃散,加芒硝、归尾一倍服之。须臾,腹鸣如雷,腰腹阵痛,复一死胎随下,病亦愈。

程仁甫治一妇,年近四十,禀气素弱,自去其胎五日内,渐渐腹胀如鼓至心前,上吐不能食,用补药不效。诊六脉微弱,但只叫胀死。此乃损伤脾气而作胀。然急则治标。若泥丹溪法,恐缓不及事矣。用桃仁承气加枳实、厚朴,倍硝黄,煎服四分,吐去其一。次早仍不通,事急,又服琥珀丸三钱,至申时大通,胀减,但体倦,四肢无力,口不知味,发热,再用参、芪、归、芍、楂、术、陈皮八剂而安。

江应宿治汪镐妻,三十五岁,厌产,误服打胎药,下血如崩,旬余,腹痛一阵即行,或时鼻衄,诸药不效。诊得六脉数而微弦,乃厥阴之火泛逆,投四物换生地黄,加阿胶、炒黑山栀、蒲黄,一剂愈。

薛氏曰:大抵治法须审某月属某经育养而药之。

川芎补中汤 治怀妊血气虚弱,不能卫养,以致数月而堕,名曰半产。每见妇人孕,不满十月而损堕,得服此遂安全。

川芎 五味子 阿胶蛤粉炒 干姜炮,各一钱 黄芪去芦,蜜炙 当归酒浸 白芍药 白术各一钱半 杜仲去皮,炒,去系 人参 木香不见火 甘草炙,各五分

上作一服,水二钟,煎至一钟,不拘时服。

阿胶汤 治妊娠数堕胎,小腹疼痛不可忍。

阿胶炙燥 熟干地黄焙 艾叶微炒 川芎 当归切,焙 杜仲去粗皮,炙,锉 白术各一两

上㕮咀,每服四钱,枣三枚,水煎,食前温服。

《千金》保胎丸 凡女人受孕,经三月而胎堕者,虽气血不足,乃中冲脉有伤。中冲脉,即阳明胃经,供应胎孕。至

此时，必须节饮食，绝欲戒怒，庶免小产之患。服此可以保全。

白术土炒　熟地黄姜汁炒　杜仲姜汁炒，各四两　当归酒洗　续断酒洗　阿胶蛤粉炒　香附米四制　益母草　条芩炒，各二两　陈皮　川芎　艾叶醋煮，各一两　砂仁炒，五钱

上为细末，煮枣肉为丸，如桐子大，每服百丸，空心米汤下。

杜仲丸　治妊娠三两个月胎动不安。防其欲堕，宜预服之。

杜仲去粗皮，姜汁炒，去丝　续断酒浸，各二两

上为末，枣肉杵丸，桐子大，每服七十丸，米饮下。

《删繁》方　治妊娠怀胎　数落而不结实，或冷或热，百病之源。

黄芪　人参　白术　甘草　川芎　地黄　吴茱萸各等分

一方有当归、干姜。

上为末，空心温酒调下二钱，忌菘菜、桃、李、雀肉、醋物。

娄氏曰：按丹溪论，俱是虚热而无寒者，今姑存此一方，以俟施之于千百而一者也。

胎堕后为半产

夫妊娠日月未足，胎气未全而产者，谓之半产。盖由妊妇冲任气虚，不能滋养于胎，胎气不固，或颠扑闪坠，致气血损动。或因热病温疟之类，皆令半产。仲景谓寒虚相搏，此名为革，妇人则半产漏下是也。

又云：半产，俗呼小产，或三四月，或五六月，皆为半产，以男女成形故也。或因忧恐、悲哀、暴怒，或因劳力、打扑、损动，或触冒暑热。忌黑神散，恐犯热药，转生他疾，宜玉烛散、

和经汤之类。《便产须知》云：小产不可轻视，将养十倍于正产可也。又云：半产即肌肉腐烂，补其虚损，生其肌肉，益其气血，去其风邪，养其脏气。将养过于正产十倍，无不平复。宜审之。

薛氏曰：小产重于大产。盖大产如栗熟自脱，小产有如生采，破其皮壳，断其根蒂也。但人轻忽致死者多，治法宜补形气，生新血，去瘀血。若未足月，痛而欲产，芎归补中汤倍加知母止之。若产而血不止，人参黄芪汤补之。若产而心腹痛，当归川芎汤主之。胎气弱而小产者，八珍汤固之。若血出过多而发热者，圣愈汤。汗不止，急用独参汤。发热烦躁，肉瞤筋惕，八珍汤。大渴面赤，脉洪而虚，当归补血汤。身热面赤，脉沉而微，四君加姜附。

东垣云：昼发热而夜安静，是阳气自旺于阴分也。昼安静而夜发热，是阳气下陷于阴分也。如昼夜俱发热者，是重阳无阴也，当峻补其阴。

王太仆云：如大寒而甚，热之不热，是无火也。热来复去，昼见夜伏，夜发昼止，时节而动，是无火也。如大热而甚，寒之不寒，是无水也。热动复止，倏忽往来，时动时止，是无水也。若阳气自旺者，补中益气汤。阳气陷于阴者，四物二连汤。重阳无阴者，四物汤。无火者，八味丸。无水者，六味丸。

一妊妇五月服剪红丸堕胎，腹中胀痛，服破血药益甚，手按之愈痛。余曰：此峻药重伤，脾胃受患。用八珍倍参、芪、半夏、乳、没二剂痛止，数剂全愈。

史仲子室年甫二十，疫胎堕，时咳，服清肺解表，喘急不寐，请视。余曰：脾土虚不能生肺金，药重损之。与补中益气加茯苓、半夏、五味、炮姜，四剂渐愈。再往视，又与八珍加五味及十全大补汤而全愈。

东垣云：妇人分娩及半产漏下，昏冒不省，瞑目无所知觉。盖因血暴亡，有形血去，则心神无所养，心与包络者，君火相火也，得血则安，亡血则危。火上炽，故令人昏冒，火胜其肺，瞑目不省人事，是阴血暴去，不能镇抚也。血已亏损，往往用滑石、甘草、石膏之类，乃辛甘大寒之药，能泻气中之热。是血亏泻气，乃阴亏泻阳，使二者俱伤，反为不足虚劳之病。昏迷不省者，上焦心肺之热也。此无形之热，用寒凉之药，驱令下行。岂不知上焦之病悉属于表，乃阴证也，汗之则愈，今反下之，幸而不死，暴亏气血，必夭天年。又不知《内经》有说，病气不足，宜补不宜泻，但瞑目之病，悉属于阴，宜汗不宜下。又不知伤寒郁冒，得汗则愈，是禁用寒凉药也。分娩半产，本气不病，是暴去其血，亡血补血，又何疑焉？补其血则神昌，常时血下降亡，今当补而升举之，心得血而养，神不昏矣。血若暴下，是秋冬之令太旺，今举而升之，助其阳，则目张神不昏矣。今立一方，补血养血，生血益阳，以补手足厥阴之不足也，名全生活血汤。半产后诸证，更于产后方论中参用之。

人参汤　治半产后血下过多，心惊体颤，头目运转，或寒或热，脐腹虚胀疼痛。

人参　麦门冬去心　生干地黄　当归洗　芍药炒　黄芪　白茯苓　甘草炙，各一两

上㕮咀，每服三钱，水一盏，煎七分，食前温服。

人参黄芪汤　治小产气虚，血下不止。

人参　黄芪炒　白术炒　当归　白芍药炒　艾叶各一钱　阿胶炒，二钱

上作一剂。水煎服。

龙骨散　疗因损娠下恶血不止。

龙骨　当归　地黄各二两　芍药　地榆　干姜　阿胶各一两半　艾叶一两，炒　蒲黄一两二钱半　牛角腮炙焦，二两半

上为细末，食前用米饮调下二钱。

全生活血汤　治妇人分娩及半产漏下,昏冒不省。此因血暴亡,心神无所养也,用此补血升阳。

升麻　白芍药各三钱　当归酒洗　葛根　柴胡去苗　羌活
独活　防风　甘草炙,各二钱　川芎　藁本各一钱五分　生地黄
夏月加　熟地黄各一钱　蔓荆子　细辛各五分　红花三分

上㕮咀,每服五钱,水二盏,煎至一盏,去滓,食前稍热服。

已上治血下过多之剂。

生地黄汤　治妊娠胎气损动,气血不调,或颠扑闪坠,以致胎堕,堕后恶滞不尽,腹中疗痛。

生干地黄一两　大黄暴煨　芍药炒　白茯苓　当归炒
细辛去苗　黄芩　甘草炙　桂去粗皮,各半两

上㕮咀,每服五钱,水一盏半,入生姜、大枣拍碎同煎至一盏,去滓,不拘时温服。

当归酒　治妊娠堕胎后血不出。

当归炙令香　芍药炒,各二两

上㕮咀,每服三钱,无灰酒一盏,入生地黄汁一合,银器内慢火煎至七分,去滓,温服,以恶血下为度。

乌金散　治妊娠堕胎后血不下。兼治诸疾血病。

好墨二两,折二寸挺子,烧通赤,用好醋一升醮七遍,又再烧通赤,放冷,别研为末　没药研　麒麟竭各二钱半　麝香一钱

上为细末,每服温酒调下一钱匕。如血迷心,用童便加酒调下二钱匕。

红蓝花散　治堕胎后血不出,奔心闷绝,不识人。

红蓝花微炒　男子发烧存性　京墨烧红　血竭研　蒲黄
隔纸炒,各等分

上为细末,以童便小半盏调二钱服之。立效。

白蜜汤　治堕胎后恶血不出。

白蜜二两　生地黄取汁,一盏　酒半盏

上汁与酒共入铜器中,煎五七沸,入蜜搅匀,分两服,服三剂,百病可愈。

已上治恶血不出之剂。

当归汤 治妊娠堕胎,胞衣不出。

当归切,炒　牛膝酒浸,各一两半　木通　滑石研,各二两
冬葵子炒,二合　瞿麦穗一两

上㕮咀,每服三钱,水煎服,未下再服,以下为度。

地黄汤 治胞衣不出。

蒲黄炒　生姜切,炒,各二钱半　生地黄半两,以铜竹刀
切,炒

上以无灰酒三盏,于银器内同煎至二盏,去滓,分三服,
未下,再作服。

泽兰汤 治胞衣不出。

泽兰叶切,研　滑石末各半两　生麻油少许

上以水三盏,先煎泽兰至一盏半,去滓,入滑石末并油,
更煎三沸,顿服之。未下,更服。

蒲黄酒 治胞衣不下。

蒲黄炒,一合　槐子十四枚,为末

上以酒三盏,煎至二盏,去滓,分温二服。未下更作服。

已上治胎衣不下之剂。

当归川芎汤 治小产后瘀血,心腹痛,或发热恶寒。

当归　川芎　热地黄　白芍药炒　延胡索炒　红花　香
附　青皮炒　泽兰　牡丹皮　桃仁各等分

上水煎,入童便、酒各小半盏服。

若以手按腹愈痛,此瘀血为患,宜此药,或失笑散消之。
若按之不痛,此是血虚,宜四物汤加参、苓、白术。

川芎汤 治堕胎心腹疼痛。

川芎　芍药　白术　阿胶炒令燥　甘草炙,各一两

一方无白术,有人参。

上㕮咀。每服三钱,入艾叶、糯米、生姜同煎,食前服。

胎不长

《大全》云:妊娠不长者,因而宿疾,或因失调,以致脏腑衰损,气血虚弱,而胎不长也。当治其疾疢,益其气血,则胎自长矣。

薛氏治一妊妇胎六月,体倦懒食,面黄晡热而胎不长,因劳欲坠,此脾气不足也。用八珍汤倍加参、术、茯苓三十余剂,脾胃渐健,胎安而长矣。

一妊妇因怒寒热往来,内热晡热,胁痛呕吐,胎至八月而不长,此因肝脾郁怒所致。用六君加柴胡、山栀、枳壳、紫苏、桔梗,病愈而胎亦长矣。

安胎白术散 治妊娠宿有冷,胎痿不长,或失于将理,伤胎多堕。此药补荣卫,养胎气。

白术 川芎各一两 吴茱萸汤泡,半两 甘草炙,一两半

上为细末,每服二钱,食前温酒调下,忌生冷果实。

黄芪汤 治妊娠胎不长,安胎和气,思食,利四肢。

黄芪炒 白术炒 陈皮 麦门冬去心 白茯苓 前胡 人参各七分半 川芎 甘草炒,各五分

上加生姜三片、枣二枚,水煎,食前服。

长胎白术丸 治孕妇宿有风冷,胎痿不长,或将理失宜,伤动胎气,多致损堕,常服益血保胎,调补冲任。

白术 川芎 阿胶 生地各六分 当归一两 牡蛎二分 川椒三分

上为末,炼蜜丸,如桐子大,每服三十丸,米饮下。

先期欲产过期不产

《大全》云:妇人怀胎,有七月八月而产者,有至九月十

月而产者,有经一年二年,乃至四年而后产者。各依后治法。

娄氏曰:先期欲产者,凉血安胎,过期不产者,补血行滞。

薛氏曰:一妊妇八个月胎欲坠似产,卧久少安,日晡益甚,此气血虚弱,朝用补中益气汤加茯苓、半夏随愈。更以八珍汤调理而安。

知母丸 治妊娠日月未足而痛,如欲产生者,兼治产难及子烦。

知母不拘多少,为细末,炼蜜丸,如鸡头实大,温酒嚼下,日三服。一方丸如桐子大,粥饮下二十丸。

槐子丸 治妊娠月数不足,而似欲产生腹痛者。

槐子 蒲黄各等分

上为细末,蜜丸,如桐子,温酒下二十丸,以痛止为度。

又方取蒲黄筛过,如枣核大,以井花水调服。又方捣菖蒲根汁一二升,灌喉中。又方梁上尘、灶突墨同为末,空心温酒服方寸匕。

加味四物汤 治过月不产者。用此补血行滞。

四物汤 香附 桃仁 枳壳 缩砂 紫苏

上用水煎服,即生。

鬼 胎

《大全》云:夫人脏腑调和则血气充实,风邪鬼魅不能干之。若荣卫虚损,则精神衰弱,妖魅鬼精得入于脏,状如怀娠。故曰鬼胎也。

薛氏曰:前证因七情脾肺亏损,气血虚弱,行失常道,冲任乖违而致之者,乃元气不足,病气有余也。若见经候不调,就行调补,庶免此证。治法以补元气为主,而佐以雄黄丸之类行散之。若脾经郁结气逆者,用加味归脾汤调补之。若脾虚血不足者,用六君、芎、归培养之。肝火血耗者,用加味逍遥散滋抑之。肝脾郁怒者,用加味归脾、逍遥二药兼服。肾肝虚弱者,用六味地黄丸。

一妇人经闭八月,肚腹渐大,面色或青或黄,用胎证之药不应。余诊视之曰:面青脉涩,寒热往来,肝经血病也。面黄腹大,少食体倦,脾经血病也。此郁怒伤脾肝之证,非胎也。不信,仍用治胎散之类。不验。余用加味归脾、逍遥二药各二十余剂,诸证稍愈。彼欲速效,别服通经丸一服。下血昏愦,自汗恶寒,手足俱冷,呕吐不食。余用人参、炮姜二剂渐愈,又用十全大补五十余剂而安。

斩鬼丹 治鬼胎如抱一瓮。

吴茱萸 川乌一方作川芎 秦艽 柴胡 白僵蚕 巴戟 巴豆不去油 芫花醋煮,各二两

上为末,炼蜜丸,如桐子大,每服七丸,蜜酒送下,即出恶物而愈。轻者去芫花、巴豆、巴戟,只用前五味。

斑延丸 治鬼胎惑于妖魅,状似癥瘕,一切气血痛亦效。

班螯去头、足、翅,炒 延胡索炒,各三钱

上为末,糊丸,酒下。或为末,以温酒调下半钱。以胎下为度。

雄黄丸 治鬼胎瘀血腹痛。

雄黄细研 鬼臼去毛 莽草 丹砂细研 巴豆去油 獭肝炙黄,各半两 蜥蜴一枚,炙黄 蜈蚣一条,炙黄

上为细末,炼蜜丸,如桐子大,每服二丸,空心温酒下,日两服,后当利。如不利,加至三丸。初下清水,次下虫如马尾状,无数。病极者,下蛇虫,或如虾蟆卵鸡子,或如白膏,或如豆汁,其病即除。

枳实槟榔丸　治妊娠癥瘕癖块,及二者疑似之间者。久服安养胎气,消散癥瘕,兼宽膈进食。

枳实　槟榔　黄连　黄柏　黄芩　当归　阿胶炒成珠

木香各半两

上为末,水和丸,如小豆大,每服三十丸,温米饮下,不计时,日三服。

济阴纲目

卷之四

关中阳纡武之望叔卿　编次

临产门

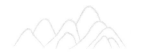

论临产调理法

《大全》云：凡妊娠至临月，当安神定虑，时常步履，不可多睡饱食，过饮酒醴杂药，宜先贴产图，依位密铺床帐，预请老练稳婆，备办汤药器物。欲产时，不可多人喧哄怆惶，但用老妇二人扶行，及凭物站立。若见浆水腰腹痛甚，是胎离其经，令产母仰卧，令儿转身，头向产门，用药催生坐草。若心烦，用水调服白蜜一匙。觉饥，吃糜粥少许。勿令饥渴，恐乏其力。不可强服催药，早于坐草。慎之。

薛氏曰：欲产之时，觉腹内转动，即当正身仰卧。待见转身向下时作痛，试捏产母手中指中节，或本节跳动，方与临盆，即产矣。若初觉，不仰卧，以待转胞，或未产而水频下。此胞衣已破，血水先干，必有逆生难产之患。若胎衣破而不得分娩者，保生无忧散以固其血，自然生息。如血已耗损，用八珍汤料一斤、益母草半斤、水数碗煎熟，不时饮之，亦有得生者。凡孕妇只腹痛，未产也。若连腰痛甚者，将产也。盖肾候于腰，胞系于肾故也。凡孕家宜预请有仁心、知事稳婆，当以恩结其心，先与说知，倘有生息不顺，只说未产。或遇双胎，只说胎衣未下。恐惊则气散，愈难生息。余家亲验之。大抵难产多患于郁闷，安佚、富贵之家。治法虽云胎前清气，产后补血，不可专执。若脾胃不实，气血不充，宜预调补。不然，临产必有患难。

论临产催生法

《大全》云：大凡生产，自有时候。未见时候，切不可强服催生滑胎等药。或势不得已，则服之。又云：切不可坐早，及今坐婆乱动手。凡催生药，必候腰痛甚、胎陷下、浆血破，方可服。大法：滑以流通涩滞，苦以驱逐闭寒，香以开窍逐血；气滞者行气，胞浆先破、疲困者固血。

丹溪云：催生只用佛手散，最稳当，又效捷。

张叔承曰：《内经》云：一息不运则机缄穷，一毫不续则穹壤判。所谓气血周流，循环无端。少有不续，则身危矣。且妊娠之妇，子在腹中，母子一气流通，全赖浆水滋养。十月数足，血气完全，形神俱备，忽如梦觉，自能求路而出。既出胞外，母子分体，呼吸殊息。岂可久羁于内，而使气血不运不续哉？夫胎元壮健者，胞既折而浆随下，故易产。其困弱者，转头迟慢，胞浆既干，污血来塞，道路阻滞。是以横生逆产，子死腹中，而产母之命在须臾。可不畏乎？凡遇产时，胞浆既下，逾时尚未分娩，便当设计用药逐去恶血，使子路通畅而无难产之患。岂可袖手？窃以为催生之药，固在速议，犹当觅老成惯收生婆，用手取下为佳。若腰腹未甚痛，微见浆下，名为试浆，实非胞内真浆也。且宜宽心守待，切不可便令稳婆接取。产母用力，逼胎太早，多致横逆不顺。切宜谨慎。其或先见手足不顺者、额偏露者，但当以手拨正，待其自下可也。若胎衣下迟，犹为可惧。宜多方用药逐下，慎不可用粗率之妇摘取。尝见撦破尿脬，致终身之害者。有取下肝叶，而产妇随殒者。可不谨哉？至如难产之妇，皆是胎前不谨所致。非独难产诸疾，由是而生焉。或乍寒乍热，似疟非疟；或大热头痛拘急，有类伤寒；或卒中口噤，如痉如痫；或左瘫右痪，角弓反张；或妄言见鬼，心神恍惚；或耳目口鼻，忽觉黑气如烟薰之状；或腹中作痛，绵绵不绝。已上诸证，若非恶露未净，即是劳伤，气血大虚之证。

丹溪曰：凡产前当清热养血为主，产后当大补气血为主。虽有杂证，以末治之。此万世不易之确论也。虽然，亦有离褥太早，或澡浴身垢，以致感冒风湿。或多啖鸡子，糙粝难化之物,皆能恶寒发热,变证多端。医者宜潜心诊视,不可苟且妄治,以夭折天年也。

论难产由于安逸气滞

《大全》云:妇人以血为主,惟气顺则血和,胎安则产顺。今富贵之家过于安逸,以致气滞而胎不转,或为交合使精血聚于胞中,皆致产难。若腹或痛或止,名曰弄胎。稳婆不悟,入手试水,致胞破浆干,儿难转身,亦难生矣。凡产,直候痛极,儿逼产门,方可坐草。时当盛暑,倘或血晕、血溢,当饮清水解之。冬末春初,产室用火和暖,下部衣服尤当温厚,方免胎寒血结。若临月洗头濯足,亦致产难。

论难产由于气虚不运

丹溪曰:世之难产者,往往见于郁闷安佚之人,富贵豢养之家。若贫贱辛苦者,无有也。古方书止有瘦胎饮一论,而其方为湖阳公主作也。实非极至之言,何也?见有用此方者,其难自若。予表妹苦于难产,后遇胎孕则触而去之。予甚悯焉,视其形肥,勤于针指,构思旬日,忽自悟曰:此正与湖阳公主相反。彼奉养之人,其气必实,耗其气,使平和,故易产。今形肥,知其气虚,久坐知其不运必气愈弱。儿在胞胎,用母气不能自运耳。当补其母之气,则儿健易产矣。令其有孕,至六七个月来告,遂与《大全》方紫苏饮加补气药,与数十帖,因得男而甚快。后遂以此方随母形色性禀,参时令加减与之,无不应者,因名其方曰达生散。

论难产由于血滞血干

郭稽中曰:产难者,因儿转身,将儿枕血块破碎,与胞中败血壅滞儿身,不能便利,是以难产。急服胜金散消其血,使儿自易生。

陈无择云:多因儿未转顺,坐草太早,或努力太过,以致胞衣破而血水干,产路涩而儿难下,宜先服催生如神散,以固其血,设或逆生横产,当用前法,针刺之。

大全云:治胞浆先破,恶水来多,胎干不得下,须先与四物汤补养血气,次煎浓葱汤,放冷,令坐婆洗产户,须是款曲洗,令气上下通畅,更用酥油、滑石末涂产户里,次服神妙乳朱丹,或葵子如圣散。

杨子健十产论

一曰:正产者,妇人怀胎十月满足,忽腰腹作阵疼痛相次,胎气顿陷,至于脐腹痛极,乃至腰间重痛,谷道挺进,继之浆破血出,儿子遂生,名曰正产。

二曰:伤产者,盖因人之生,阴注阳定,各有时日,不可改移。今有未产一月已前,忽然脐腹疼痛,有如欲产,仍却无事。是名试月,非正产也。但一切产母未有正产之候,即不可令人抱腰,产母亦不可妄乱用力。盖欲产之妇,脐腹疼痛,儿身未顺,收生之妇却教产母虚乱用力,儿身才方转动,却被产母用力一逼,使儿错路,忽横忽倒,不能正生。皆缘产母用力未当之所致也。凡产母用力,须待儿子顺身,临逼门户,方始用力一送,令儿下生。此方是产母之用力当也。若未有正产之候而用力伤早,并妄服药饼,令儿下生。譬如揠苗而助长,无益而有害矣。此名伤产。

三曰:催生者,言妇人欲产,浆破血下,脐腹作阵疼痛极甚,腰重谷道挺进,已见是正产之候,但儿却未生,即可服药以催之。或有经及数日,产母困苦,已分明见得是正产之候,但儿子难生,亦可服药以助产母之正气,令儿速得下生。此名催产。

四曰：冻产者，冬月天冷，产母经血得冷则凝，以致儿子不能生下。此害最深。若冬月产者，下部不可脱去绵衣，并不可坐卧寒处。当满房著火，常有暖气，令产母背身向火，令脐下、腿膝间常暖。血得热则流散，使儿易生。此名冻产。

五曰：热产者，盛夏之月，产妇要温凉得所，不可恣意取凉，伤损胎气。亦不可人多，热气逼袭产母，使产母血沸，而有发热、头痛、面赤，昏昏如醉，乃至不知人事。此名热产。

六曰：横产者，儿先露手，或先露臂。此由产母未当用力而用之过也。儿身未顺，用力一逼，遂至身横不能生下。当令产母安然仰卧，后令看生之人先推其手令入，直上渐渐逼身，以中指摩其肩，推上而正之。或以指攀其耳而正之。须是产母仰卧，然后推儿直上，徐徐正之。候其身正，煎催生药一盏吃了，方可用力，令儿下生。此名横产。

七曰：倒产者，产母胎气不足，关键不牢，用力太早，致令儿子不能回转，便直下先露其足。当令产母仰卧，令看生之人推其足入去。不可令产母用分毫力，亦不得惊恐，使儿自顺云。

八曰：偏产者，儿身未正，产母用力一逼，致令儿头偏拄左腿，或偏拄右腿。故头虽露，偏拄一畔，不能生下。当令产母仰卧，次令看生之人轻轻推儿近上，以手正其头，令儿头顶端正。然后令产母用力一送，即便生下。若是小儿头后骨偏拄谷道，只露其额，当令看生之人以绵衣炙温裹手，于谷道外方轻轻推儿头令正，便令产母用力送儿生也。此名偏产。

九曰：碍产者，儿身已顺，而露正顶，不能生下。盖因儿身回转，肚带攀其肩，以此露正顶而不能生。当令产母仰卧，令看生之人轻推儿近上，徐徐引手，以中指按儿肩下，拨其肚带，仍须候儿身正顺，方令产母用力一送，使儿生下。此名碍产。

十日：坐产者，儿将欲生，其母疲倦，久坐椅褥，抵其生路。急于高处系一手巾，令产母以手攀之，轻轻屈足坐身，令儿生下，非坐在物上也。此名坐产。

十一日：盘肠产者，临产母肠先出，然后儿生。赵都运恭人，每产则大肠先出然后产子，产后其肠不收，甚以为苦，医不能疗。偶在建昌得坐婆一法而收之。其法以醋半盏，新汲水七分调停，噀产母面，每噀一缩，三噀收尽。此良法也。

产难治验

淳于意治菑川王美人怀子而不乳，召臣意，往，饮以莨菪药一撮，以酒饮之。旋乳。意复诊其脉，而脉躁。躁者，有余病。即饮以消石一剂，出血，血如豆，比五六枚。

滑伯仁治一妇难产七日而不乳，且食甚少。伯仁视之，以凉粥一盂，捣枫叶，煎汤，调啖之，旋乳。或诘其理。滑曰：此妇食甚少，未有无谷气而生者。夫枫叶，先生先落，后生后落，故以作汤饮也。

庞安常治一妇产七日而子不下，百治不效。庞视之，令其家人以汤温其腰腹，自为上下抚摩。孕者觉肠胃微痛，呻吟间，生一男。其家惊喜而不知所以。庞曰：儿已出胞，但一手误执母肠不能脱，非符药所能为。吾隔腹扪儿手所在，针其虎口，痛即缩手，所以遽生，无他术也。取儿视之，右手虎口针痕存焉。

一妇累日产不下，服催生药不效。庞曰：此必坐草太早，心下怀惧，气结而不行，非不顺也。《素问》云：恐则气下。盖恐则精神怯，怯则上焦闭，闭则气逆，逆则下焦胀，气乃不行矣。以紫苏饮一服，便产。及治妇人子悬证。紫苏饮见胎前胀满。

吴菱山治一妇产难，三日不下，服破血行经之药俱罔效。吴因制一方，以车前子为君，冬葵子为臣，白芷、枳壳为佐使。已服,午产。众医异之。吴曰:《本草》谓,催生以此为君。《毛诗》采茉苢以防难产是也。

刘复真遇府判女产不利,已敛。刘取红花浓煎,扶女于凳上,以绵帛蘸汤罨之,连以浇帛上,以器盛水,又暖又淋,久而苏醒,遂生男子。盖遇严冬血冷,凝滞不行,温即产见。亦神矣哉。

一医宿客店,值店妇产数日不下,下体已冷,无药甚窘,以椒橙、茱萸等煎汤,可下手,则和脐腹入门处,皆淋洗之。气温血行,遂产。

论交骨不开

薛氏曰:交骨不开,产门不闭,皆由元气素弱,胎前失于调摄,以致血气不能运达而然也。交骨不开,阴气虚也。用加味芎归汤、补中益气汤。产门不闭,气血虚也。用十全大补汤。

地官李孟卿娶三十五岁女为继室,妊娠虑其产难,索加味芎归汤四贴备用。至期,果产门不开。止服一贴,顿然分娩。

上舍费怀德之室产门不开,两日未生。服前药一剂,即时而产。上舍传此方,用之者,无有不验。

一妇人分娩最易。至四十妊娠下血甚多,产门开,与前汤一剂。又以无忧散斤许煎熟时时饮之,以助其血而产。

论胎死腹中

《准绳》云:产难,子死腹中者,多因惊动太早,或触犯禁忌,致令产难,胞浆已破,无血养胎,枯涸而死故也。须验产母舌。若青黑,其胎死矣,当下之。

大法：寒者，热以行之。热者，凉以行之。燥者，滑以润之。危急者，毒药下之。

一稳婆之女，勤苦负重。妊娠，腹中阴冷重坠，口中甚秽。余意其胎必死，令视其舌，果青黑。与朴硝半两许服之，随下秽水而愈。

一妇胎死，服朴硝而下秽水，肢体倦怠，气息奄奄。用四君为主，佐以四物、姜、桂调补而愈。

胎杀禁忌

凡胎杀所在，不宜修整。虽邻家兴动，孕妇当避。纵不堕胎，令儿破形，色青体挛，窍塞夭殇。

正月在房床，二月在窗户，三月在门堂，四月在灶，五月在身床，六月在床仓，七月在碓磨，八月在厕户，九月在门房，十月在床房，十一月在炉灶，十二月在床房。

子丑日在中堂，寅卯、辰酉日在灶，巳午日在门，未申日在篱下，戌亥日在房，已上禁忌总要全不修理为高。

房中游神

癸巳、甲午、己未、丙申、丁酉日在房内北，癸卯日在内房西，甲辰、乙巳、丙午、丁未日在房内东，六戊六巳日在房中，庚子、辛丑、壬寅日在房内南。凡游神所在，忌安床换帐，致重物于床中，必主堕胎。

生子所向方

子、午、卯、酉日宜西南，寅、申、巳、亥日宜西北，辰、戌、丑、未日宜东南。

藏胎衣方

宜生气方上，正月子方，二月丑方，三寅、四卯、五辰、六巳、七午、八未、九申、十酉、十一月戌、十二月亥方。如生气方有不便，依历日藏于奏书传士，月德方上，忌月空、三杀、太岁方上。

临产脉法

《脉诀》云：欲产之妇脉离经，沉细而滑也同名。夜半觉痛应分诞，来日日午定知生。身重体热寒又频，舌下之脉黑复青。反舌上冷子当死，腹中须遣母归冥。面赤舌青细寻看，母活子死定应难。唇口俱青沫又出，母子俱死总教拚。面青舌赤沫出频，母死子活定知真。不信若能看应验，寻之贤哲不虚陈。

《脉经》云：怀娠六七月，脉实大、牢、强、弦、紧者生。沉细者死。

脉匀细易产。大浮缓、气散难产。

临月束胎方

束胎丸　胎瘦易生，服至产则已。

白术　枳壳去穰，麸炒，各等分

上为末，烧饭丸，如桐子大，入月，一日食前服三五十丸，温水下。

达生散　孕至八九个月，内服十数帖甚好，易产。

大腹皮三钱　人参　陈皮　紫苏茎叶各五分　归身尾　白术白芍药各一钱　甘草炙，二钱

上切，作一服，入青葱五叶、黄杨脑七个即黄杨树叶儿。食

少胎瘦者，不须用。水煎服。或加枳壳、砂仁。春加川芎。夏加黄芩。秋加泽泻。冬加砂仁。气虚倍参、术。气实加香附、陈皮。血虚加当归、地黄。形实倍紫苏。性急多怒，加黄连、柴胡。热甚加黄芩。湿痰加滑石、半夏。食积加山楂。食后易饥，倍黄杨脑。腹痛加木香、官桂。

又方　第九个月服。

黄芩酒炒，一两。怯弱人，不宜凉药者，减半　白术一两　枳壳麸炒　滑石各七钱半，临月十日前小便多者，减此一味

上为末，粥丸桐子大，每服五十丸，空心热汤下。气实人宜服，多则恐损元气。

滑胎枳壳散　妊孕七八个月，常宜服，滑胎易产。湖阳公主每产，累日不下，南山道人进此方。

商州枳壳麸炒，二两　粉甘草炙，一两

上为细末，每服二钱，百沸汤点服，日三服。温隐居加当归、广木香各等分。许学士云：枳壳性苦寒，若单服之，恐有胎寒胎痛之疾，以地黄当归汤蜜丸，佐之可也。名内补丸。盖枳壳散破气有余，而内补丸补血不足也。

内补丸　治妊娠冲任脉虚，补血安胎，与枳壳散间服。

熟地黄二两　当归一两，微炒

上为末，炼蜜丸，桐子大，每服三四十丸，温酒或汤下。

蒸大黄丸　治妊娠养胎，令易产。

大黄二十铢，蒸　枳实　川芎　白术　杏仁各十八铢　芍药　干姜　厚朴各十二铢　吴茱萸二两

上为末，蜜丸，桐子大，空腹酒下二丸，日三。不知，稍加之。

张氏方　治妊娠胎肥壅隘，动止艰辛。临月服之，缩胎易产。兼治肠中诸疾，下气宽膈。

枳壳五两　甘草一两半　香附子三两，炒，去毛

上为末，姜汤点服。如丈夫妇人，冷气攻刺胁肋疼痛者，用葱白三寸同煎服。妇人脾寒，血气成块作痛，热酒调服。大

小便不通,白牵牛汤调服。

保生无忧散 治妊娠身居安逸,口厌甘肥,忧乐不常,食物不节,致胞胎肥厚,根蒂坚牢,或瘦人血少胎弱,临蓐难产。入月服之,则易生也。

当归 川芎 白芍药 枳壳麸炒 木香 甘草炙,各一钱半 乳香另研 血余烧存性,另研,各五分

上作一服,水煎,入乳香、血余和匀,不拘时服。

神寝丸 瘦胎滑利易产。临入月,服之神效。

通明乳香半两,另研 枳壳麸炒,一两

上为末,炼蜜丸,如桐子大,每服三十丸,空心温酒下。

滑胎令易产方

阿胶八两 滑石三两 车前子一升

上为末,饮服方寸匕,日再。

难产催生方

三合济生汤 以枳壳、芎归、达生三方,抽其精粹而合成此汤,治临产艰难。虽一二日不下者,服此自然转动下生。

当归三钱 川芎 枳壳麸炒,各二钱 香附子炒 大腹皮姜汁洗,各一钱半 苏叶八分 粉草七分

上用水煎,待腰腹痛甚,服之即产。一方加白芷一钱。

佛手散 即芎归汤治妊娠因事仆跌,子死腹中,恶露妄行,疼痛不已,口噤欲绝,用此药探之。若子死腹中,立便逐下。若腹痛随止,子母俱安。又治临产艰难,胞衣不下,及产后血晕,不省人事,状如中风,血崩恶露不止,腹中血刺疞痛,血滞浮肿,血入心经,语言颠倒,如见鬼神,血风相搏,身热头痛,或似疟非疟,一切胎前产后危急狼狈垂死等证,并皆治之。丹溪云:催生只用佛手散,最稳当,又效捷。

当归酒洗,去芦,一两 川芎七钱,一方各等分

上细锉,分作四服,每服先用水一盏,煎将干,投酒一盏半,煎五七沸,温服,如口噤,撬开灌之,如人行五里许,再灌一服,尽此四服,便省立产,神验。如难产倒横,子死腹中,先用黑豆炒熟,入白水、童便各一盏,用药四钱煎服。如胎产五七日不下,垂死,及矮石女子,交骨不开者,加龟板,并生育过妇人头发烧灰为末,每三钱,酒调服。

来苏散 治临产用力太过,气脉衰微,精神困倦,头眩目晕,口噤面青,发直,不省人事。

木香　神曲炒　陈皮去白　麦糵炒　黄芪　阿胶珠　白芍药　苎根　甘草各三钱　糯米一合半　生姜切碎,炒黑,一钱

上锉细,水煎,斡口灌之,连进为妙。

神应黑散 一名催生如神散　治横生逆产,其功甚大,并治胎前产后虚损,月水不止,崩漏等证。

百草霜　白芷不见火,各等分

上为末,每服二钱,以童便、米醋和如膏,加沸汤调下,或童便、酒煎,进二服。然血得黑则止,此药大能固血,又免血涸,甚妙。一方加白滑石,煎芎归汤调下。

催生立应散 治难产,及横生逆产。

车前子　当归各一两　冬葵子　白芷各三钱　牛膝　大腹皮　枳壳　川芎各三钱　白芍药一钱

上锉,水煎熟,入酒少许服,立瘥。

治难产方

牛膝五两　通草　瞿麦各三两　槐枝切,二升　榆白皮切大麻仁各一升

上六味,㕮咀,以水一斗二升,煮取三升半,分五服。

榆白皮散 治妊娠滑胎易生。

榆白皮　甘草各二两　葵子一两

上为末,每服五钱,水煎服。一方单用榆白皮,焙干为末,临月,日三,服方寸匕,令产极易。

如圣散　专治孕妇难产。

紫苏叶　当归各等分

上咬咀，每服三五钱，用长流水煎服，如无长流水，以水顺搅动，煎。

催生散　治难产，并胞衣不下。

白芷　伏龙肝　百草霜　滑石各一钱　甘草五分

一方无伏龙肝、甘草二味。

上为细末，用芎归汤，入酒、童便各少许，调服二次，立效。

催生饮　治临产生育艰难。

当归　川芎　大腹皮洗　枳壳麸炒　白芷各等分

上锉，水煎温服。一方无大腹皮，有益母草、火麻仁。

催生汤　候产母腹痛腰痛，见胞浆水下方服。

桃仁炒，去皮　赤芍药　牡丹皮　官桂　白茯苓去皮，各一钱

上锉，一剂水煎，热服。

活水无忧散　专治十月已满，多因恣情，及多吃热毒之物，瘀血相搏，临产横逆之厄，怆忙不谨，触死胎儿在腹，服此一二帖，加乌金丸二颗，效如神。

益母草二两　急性子　当归各四钱　陈枳壳一两　生地黄　苏叶　白芍药各二钱　肉桂　川芎　陈艾各一钱　甘草八分　活鲤鱼一个

上分作二服，每服用水三碗，先将鱼入水坐火上略温，急取鱼出，鱼死则难取效矣。后下药煎至二碗，临服之时，加入好醋一茶匙，每一碗和调乌金丸一颗，如死胎不下，急取无根水再煎药相，连服二次。

七圣散　一名七宝散　临产腰痛方可服。

当归　延胡索　香白芷　白矾　姜黄　没药　桂心各等分

上为细末,每服三钱,烧犁头令红,淬酒调下,临阵痛时,一二服立产。

一方 治产难累日,气力乏尽,不得生,此是宿有病者,宜此方。

阿胶二两 赤小豆二升

上以水九升,煮豆令熟,去滓,内胶令烊,每服五合,不觉更服,不过三服即出。

胜金散 产难,盖因儿枕破,与败血裹其子,故难产。但服此药,逐其败血,即自生。逆生横生并治之。

麝香末一钱,研 盐豉一两,以青布裹了,烧红,急研细

上每服一钱,用秤锤烧赤淬酒下。

一方 治横生先露手足。

阿胶炒 滑石各一两 冬葵子一合

上每服四钱,水煎,连进二三服。一方有酥油一两。

油蜜煎 治难产,沥将尽,胞干,胎不得下。

用香油、蜂蜜、小便各一碗和匀,铜锅内慢火煎一二滚,掠去沫,调白滑石末一两,或益母草末,搅匀顿服,外以油、蜜于母腹脐上下摩之。或油煎一盏服之亦可。一方止用油、蜜、小便,能下难产。

兔脑丸 一名催生丹 治 难产,及横生逆产。

兔脑腊月者,去皮、膜,研如膏 明乳香二钱半,细研 母丁香为末,一钱 麝香一字,另研细

上研匀,用兔脑髓和为丸,如鸡头大,阴干,油纸封裹,每一丸,破水后,温水下即产。随男左女右,手中握药出。

柞木饮子 治产难,或横或倒,胎烂,腹中胀闷,服之立下如神。

生柞木一大握,长一尺,洗净寸锉,生用 甘草大者五寸,锉五段

上用新汲水三升半,入新磁瓶内,以纸三重封紧,文武火

煎至一升半,候产妇腰重痛,欲坐草时,温饮一小盏,便觉心下开豁,如觉渴,再饮一盏,至三四盏,觉下重便生,此方最验。

催生如圣散

黄蜀葵子,不以多少,焙干为末,热酒调下二钱神效。如无子,花亦可。若胎漏血干,难产痛极者,并进三服,良久,腹中气宽,胎滑即产,须见正产候,方可服之。如打扑胎死,红花酒下。歌曰:黄葵子炒七十粒,细研酒调济君急。若还临危产难时,免得全家俱哭泣。

催生如意散　治横生倒产。

人参　乳香各一钱　辰砂二钱,一方只用五分

上为末,临产时,急用鸡子清一个调药末,再用姜汁调开冷服,即时顺产,子母无恙。

催生铅丹　治横逆难产。

用黑铅一钱,将小铫子火上熔化,投入水银一钱,急搅,结成砂子,倾出,以熟绢衣角纽成丸子,如绿豆大,临产时,麝香水吞下二丸,立下。

三退散　治横逆难产,子死腹中。

蛇退一条　蝉退十四枚　人退即男子头发,如鸡弹大一团

上俱烧灰为末,分三服,酒调下。

滑胎散　催生神效。

益元散一两　蛇退一条,烧灰存性　蝉退全者五个,烧灰穿山甲一片,烧灰存性　男子乱发一团,香油熬化

上为细末,盦水一碗和药,煎二沸,入发灰拌匀,冷定服之,立下。

一方　治产不顺。

蛇脱一条,全者　蚕脱一张

上入新瓦瓶内,盐泥固济,火烧存性为末,煎榆白皮汤调下一钱,三服,觉痛便生。

一方

用蛇退一条,全者烧灰,入麝香一字,酒调二钱,面东服。如横生逆产,以余渣涂所出手足,即顺也。

神妙乳砂丹

明乳香为末,以猪心血为丸,如桐子大,朱砂为衣,日干,每服一丸,嚼碎,冷酒下,良久未生,再服。难产以莲叶蒂七个,水煎,化服二丸,良久未生,再服。如胞浆先干,胎不得下,急服大料四物汤,滋其血气,并浓煎葱汤薰洗产户,更用油烛涂产户内,却服前药。如胎死不下,用朴硝五钱,滚汤调下,或平胃散一服,如胞衣未下,酒水服一丸即下。产门不开,用加味芎归汤,仍服二丸。此药灵验如神,合时须五月五日,午时极妙。或七月七日、三月三日,及月初上辰日亦可。

一方 乳香、朱砂等分为末,麝香酒调下。

又方

通明乳香一块,如皂子大,为末,腰痛时用冷水、醋少许调服,扶立,令两手拿石燕子二个,念医灵药圣三遍,行数步,坐草便生,更无痛楚。此法似迂,用者云甚验。

一方 乳香研细,五月五日,滴水丸如鸡头大,每服一粒,无灰酒下,名开骨膏。

一方

用大朱砂于端午晒起,以百日为度,研为细末,取腊月兔脑髓,丸如绿豆大,欲产时,粥饮下一丸,良久便生,其药男左女右,手中握出,晒朱砂不得着雨。

如神散 催生累效灵验。于理固难通,于事实殊效。

用路上草鞋一只,取鼻梁上绳洗净烧灰,童便和酒调下三钱。一名千里马,此药委是神奇。

《小品方》 疗横生倒产,手足先出。

用粗针刺儿手足入二分许,儿得痛惊转即缩,自当回顺而生。

一方 用盐涂儿足底,又可急搔爪之,并以盐摩产妇腹上即产。

黄金散 治生产一二日难分娩者,服之如神。

真金箔大者五片,小者七片,以小磁钟将水少许去纸入金在内,用指研匀,后再添水至半钟,一面先令一人扶产妇虚坐,又令一妇人用两手大指按定产母两肩上肩井穴,前药温服,其胎即下。

此催生圣药,如产月未足,又能安之。

胜金丹 治难产神妙。

败兔毫笔头一枚,烧为灰,研细,捣生藕汁一盏下之,立产。若产母虚弱及素有冷疾者,恐藕冷动气,即于银器内重汤暖过后服。

催生万金不传遇仙丹

蓖麻子十四粒,去壳　朱砂　雄黄　蛇蜕一尺,烧存性

上为末,浆水饭和丸,如弹子大,临产时先用椒汤淋渫脐下,次安药一丸于脐中,用腊纸数重覆上,以阔帛束之,须臾生下,急取去药,一丸可用三次。

如圣膏 治产难,并治胞衣不下,兼治死胎。

蓖麻子七粒,去壳细研成膏,涂脚心,胞即下,速洗去。不洗肠出。却用此膏涂项上,肠自缩入。

一方 蓖麻子百粒,雄黄一钱,细研,如上法涂之。

一方 蓖麻子三粒、巴豆四粒,各去壳,入麝香研细贴在脐中。歌曰:三麻四豆脱衣裳,研碎将来入麝香。若有妇人遭产难,贴在脐中两分张。

立圣丹 治产难横逆,恶候死胎不下并治,神验。

寒水石四两,内二两生,二两煅赤,研细　朱砂一两

上同研如深桃花色,每用三分,井花水调如薄糊,以纸花剪如杏叶大,摊上贴脐心,候干再易,不过三上便产。

治产难杂方

益母草捣取汁七合,煎半,顿服,立下。无新者,以干者一大把,水七合煎服。

一方　令产妇两手各握石燕一枚,须臾即下。

一方　云母粉半两,温酒调服,入口即产,万不失一。

一方　桂心为末,童便酒调服一钱,神效,名救苦散。

一方　用伏龙肝研末,每服一钱,酒调下,儿头带土而下。

一方　腊月兔头煅为末,葱白煎汤调服二钱立生。

一方　烧铜钱通红,放酒中饮之。

一方　吞皂子二枚立出。

一方　用鱼胶一尺,新瓦上煅灰,陈醋或温酒调服立下。

一方　好墨新汲水浓磨服之,墨水裹儿出。

一方　取弓弩弦以缚腰,及烧弩牙令赤,内酒中饮之,皆取法于快速之义也。

一方　神曲末,水服方寸匕。

一方　赤小豆为末,东流水服方寸匕。

一方　当归末酒调一钱服,良久再服。

一方　车轴脂,吞大豆许,两丸。

一方　红苋菜与马齿苋同煮熟,临产食之即下。

一方　车前子为末,酒服二钱。

一方　令夫唾妇口中,二七过立出。

一方　取本夫裈带五寸,烧存性,酒调服下。

一方　取槐树东枝,令产妇把之易产。

一方　用紫苏煎汤,调益元散服之,即产。

一方　吞槐子十四粒即下。

一方　取槐子十四枚,蒲黄一合,纳酒中温服。须臾不生,再服之。水服亦得。

一方　生姜汁、生地黄汁各半升，合煎熟顿服之。

一方　苏叶煎汤，洗脐腹、阴门。

治交骨不开

龟壳散　治交骨不开，不能生产。

当归　川芎各一两　败龟版一个，酥炙　妇人头发生长过者一握，烧存性

上为散，每服五钱，水煎服，约人行五里即生。如胎死亦下。灼过龟版亦可。

治胎死腹中

乌金散　治难产热病，胎死腹中，或因颠仆，或从高坠下，或房室惊搐，或临产惊动。太早，触犯禁忌，或产时未到，经行先下，恶露已尽，致胎干子死，身冷不能自出，但视产母面赤舌青，是其候也。面青舌赤，母死子活。唇青吐沫，子母俱毙。又有双胎，或一死一活，其候难知，临时观变可也。

熟地黄洗，切，焙干，酒炒　真蒲黄　大当归　交趾桂　杨芍药　军姜去皮　粉草各一两　小黑豆四两　百草霜五钱

上为末，每用二钱，米醋半合许，沸汤六七分浸起温服。疑贰之际，且进佛手散，酒水合煎二三服探之。若未死，子母俱安。若胎已死，立便逐下。的知其胎死，进此药后，更进香桂散，须臾如手推下。常用催生，更加好滑石末半两，葵子五十粒，槌碎黄柞叶七八皮，葱白二寸，顺流水煎汤调下。盖滑石能利小便，柞叶行气逐血，葱白内通阳气，气盛血行即产矣。

香桂散　下死胎。

麝香五分，另研。一方用当门子一个　官桂三钱，为末。一方

用桂枝二钱

上和匀，作一服，温童便酒或葱汤调服，须臾如手推下，此方比之用水银等，不损血气。

一方　加白芷三钱。

一方　单用桂末一钱，童便调下，名救苦散。

平胃散　治死胎不下，指甲青，舌青胀闷，口中作屎臭。

苍术米泔浸　陈皮　厚朴姜汁炒，各一钱　甘草炙，五分

上锉一剂，酒水各一盏，煎至一盏，投朴硝半两，再煎三五沸，温服，其胎化血水下。

或只用朴硝半两研细，以童便调，温服，亦妙。或用二钱，以顺流水调下。

一方　治妊娠三五个月胎死在腹中不出。

大腹子　赤芍药　榆白皮各三两　当归炒，一两　滑石七钱半　瞿麦　葵子炒　茯苓　粉草　黄芩各半两

上为粗末，每服四钱，水煎服。

《千金》神造汤　治动胎及产难，子死腹中并妊娠两儿一死一生。服之令死者出，生者安，神验。

蟹爪一升　甘草二尺　阿胶三两

上三味，以东流水一斗先煮蟹爪、甘草，得三升，去滓，次内胶令烊。顿服之，不能分再服。若人困拗口内药，药入即活。煎药作东向灶，用苇薪煮之。

一方　治胎死腹中，干燥着背。

葵子一升　阿胶五两

上以水五升，煮取二升，顿服之。未出，再煮服。

一方　治难产，或子死腹中，或半生不下，或半着脊骨，及坐草不产，血气上抢母心，面无颜色，气欲绝，及治胞水早干，胎涩不下。

猪脂成煎者　白蜜各一升　淳酒二升

上三味，共煎至二升服，分温二服。不能服者，随多少缓

缓服之。

治产后恶血不除,上抢心痛烦急者,以地黄汁代淳酒。

一方 治胎死腹中,或半产不下。

官桂五钱　牡丹皮　川芎　葵子各一钱二分

上为细末,每服三钱,煎葱白汤调下。

半夏汤 治胎衣不下,或子死腹中,或血冲上昏闷,或血暴下,及胞干而不能产者。

半夏曲一两半　桂去皮,七钱半　大黄五两　桃仁三十个,去皮、尖、炒

上为粗末,先服四物汤一二服,次用此药三钱,生姜三片,水煎服。如未效,次服下胎丸。

下胎丸 治产难,胞衣不出,横倒者,及儿死腹中,母气欲绝。

半夏生　白敛各二两

上为细末,服方寸匕。小难一服,横生二服,倒生三服,儿死四服。亦可加代赭、瞿麦各二两。

一方 滴水丸,如桐子大,食后用半夏汤下三二丸,续续加至五七丸。一方下三十丸,渐加至五十丸。

一方 治生产不顺,胎死腹中,胞衣不下,临产危急。妙!

蛇退一条,全者,香油灯上烧,研　麝香少许

上为末,童便、酒各半盏,调一服,即生效。

霹雳夺命丹 治临产蓦然气痿,目翻口噤,面黑唇青,沫出口中,子母俱损,两脸微红,子死母活。

蛇退一条,瓦罐内煅　蚕退烧,二钱　男子发烧灰,一钱　乳香五分　黑铅二钱半　水银七分半,依前法作　千里马即路上左脚旧草鞋一只,取鞋鼻洗净,烧灰,一钱

上为末,以猳猪心血丸如桐子大,金、银箔七片为衣,每服二丸,用倒流水灌下,或入伏龙肝调下,土着儿头,戴出

为妙。

《宣明》硇砂散　治胎死腹中不下。

硇砂研细　当归各一钱

上研极细,只分作二服,温酒调下。如重车行五里不下,再服。

牛膝丸　下死胎。

杜牛膝三两　紫金藤　蜀葵根各七钱　当归四钱　肉桂二钱　麝香五分

上为末,米糊为丸,如梧桐子大,朱砂为衣,每服五十丸,乳香汤送下。

一方　治产难数日,子死腹中不出,母气欲绝。

瞿麦六两　通草　桂心各三两　牛膝　榆白皮各四两

上细切,用水九升煮取三升,去粗,分三服顿饮,即下。

一方无榆皮,有天花粉四两,大能堕胎。

如圣膏　治难产及死胎,并胞衣不下。

巴豆四粒,去壳　蓖麻子三粒,去壳　麝香少许

上共捣如泥,摊绢帛上。如胎死腹中,贴脐上一时;产下,即时揭去。如胞衣不下,贴脚心;胞衣下,即洗去。若稍迟,肠便出。即移此膏涂顶上,即入。

一字神散　治子死腹中,胞衣不下,胞破不生,累有神验。

鬼臼,不拘多,黄色者,去毛,研为末,以手指捻之如粉,极细为度,此药不用罗,每服三钱,用无灰酒一盏煎至八分,通口服,立生如神。

治死胎杂方

用辰砂一两,以水煮数沸,为末,取酒服之,立出。

一方　真珠二两为末,酒调服尽立出。

一方　葵子为末,酒服方寸匕。若口噤,格口灌之,药下即活。

一方　鹿角屑一两,葱五茎,豆豉半合,水煎服。

一方　鹿角烧灰存性,为末,每服三钱,温酒调下。

一方　水银半两、桂末三钱,温酒调下,粥饮亦得。

一方　锡粉、水银各一钱,枣肉丸如大豆大,水吞下立出。

一方　用鸡子黄一个,生姜自然汁一合调匀顿服。分娩后用芸台子粥补之。

一方　瞿麦二两,锉碎,水八盏煎一盏服。未出,再服。

一方　灶心黄土为末,酒调服二钱。

一方　锅底墨,酒调服。

一方　米、麦、赤小豆同煮浓汁服,立出。

一方　红花,酒煮汁服二三盏。

一方　以利斧煅赤,置酒中待温,饮之,其子自下。

一方　用雄鸡粪二十一枚,水二升五合,下米作粥食,即下。

一方　取三家鸡卵各一枚,三家盐各一撮,三家水各一升合煮,令产妇东向饮之,立出。

一方　取夫尿二升,煮令沸,饮之。

一方　以黄牯牛粪涂母腹上,立出。

一方　以牛粪炒令大热,入醋半盏,以青布包裹于母脐上下熨之,立下。

一方　用乌鸡一只,去毛,细切,水煎三二升,汤通手,用衣帛蘸摩腹中,胎自出。

一方　榆白皮煮汁,服二升

一方　治有孕月数未足,子死腹中,母欲闷绝,取大豆三升,醋煮浓汁三升,顿服。

一方　用瓜蒌根一味,焙为末,每服二钱,取顺流水调下。

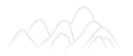

产后门 上

论产后调理法

《大全》云：凡生产毕，饮热童便一盏，不得便卧，且宜闭目而坐，须臾上床，宜仰卧，不宜侧卧，宜竖膝，未可伸足，高倚床头，厚铺裀褥，遮围四壁，使无孔隙，免致贼风，及以醋涂鼻，或用醋炭及烧漆器，更以手从心撵至脐下，使恶露不滞。如此三日，以防血晕血逆。不问腹痛不痛，有病无病，以童便和酒半盏，温服五七服妙。酒虽行血，亦不可多，恐引血入四肢，且能昏晕。宜频食白粥少许。一月之后，宜食羊肉、猪蹄少许，仍慎言语、七情、寒暑、梳头、洗足，以百日为度。若气血素弱者，不计日月。否则，患手足腰腿疼痛等证。名曰蓐劳。最难治疗。初产时，不可问是男女，恐因言语而泄气，或以爱憎而动气，皆能致病。不可独宿，恐致虚惊；不可刮舌，恐伤心气；不可刷齿，恐致血逆。须血气平复，方可治事。犯时微若秋毫，成病重如山岳。可不戒哉？

盛程斋云：若产后将息如法，四肢安和，无诸疾苦，亦须先服黑神散四服，亦略备补益丸散之类，不可过多。又恐因药致疾，不可不戒。或产妇血盛，初经生产，觉气闷不安者，调七宝散服之。若宁帖，不须服。若三日后觉壮热头痛，胸腹气刺者，不可便作伤寒、伤风治之。此是乳汁将行，宜服玉露散一二服。如无此证，不须服。若因床帐太暖，或产妇气盛，或素多喜怒，觉目眩晕，如在舟车，精神郁冒者，此是血晕。即须服血晕药一二服。或觉粥食不美，虚困，即服四顺理中丸一二服。若不如此，不须服。若于两三日间觉腹中时时作痛者，此为儿枕痛，必须服治儿枕药一二服。若大便秘，或小便涩，切不可服通利药，以其无津液故也。若投通利之药则滑泄不禁,不可治也。切须戒之。若秘甚,必欲通利方,可服和暖药即通。

论产后大补血气为主

丹溪曰:产后当大补气血为主。虽有杂证,以末治之。

产后补虚,用参、术、黄芪、陈皮、归身尾、川芎、炙甘草。如发热,轻则加茯苓淡渗之,其热自除,重则加干姜。

凡产后有病,先固气血。

产后一切病多是血虚,皆不可发表。

新产后不可用芍药,以其酸寒能伐生发之气故也。

大抵胎前毋滞,产后毋虚。

论产后服热药之误

丹溪曰:或问初产之妇好血已亏,污血或留,彼黑神散非要药乎? 答曰:至哉坤元,万物资生理之常也。初产之妇,好血未必亏,污血未必积,藏府未必寒,何以药为? 饮食起居,勤加调护,何病之有? 诚有污血,体怯而寒,与之数帖,亦自简便。或有他病,当求病起何因,病在何经。气病治气,血病治血,何用拘执此方例令服饵? 设有性急者、形瘦者、本有怒火者、夏月坐蓐者,时有火令,姜桂皆为禁药。至于将护之法,尤为悖理,肉汁发阴经之火,易成内伤之病也。先哲具有训诫,胡为以羊、鸡浓汁作糜,而又常服当归建中汤,四顺理中丸? 虽是补剂,并是偏热。脏腑无寒,何处消受? 若夫儿之初生,母腹顿宽,便啖鸡子,且吃夥盐。不思鸡子难化,夥盐发热,展转生证,不知所因,率尔用药,宁不误人。予每见产妇之无疾者,必教之以却去黑神散,与夫鸡子、夥盐诸品肉食,且与白粥将理,间以些少鳘鱼,煮令淡食之。半月后方与少肉。若鸡子，亦须豁开淡煮，大能养胃却疾。彼富贵之家，骄恣之妇，卒有白带头风，气痛膈满，痰逆口干，经事不调，发秃体倦，皆是阳盛阴虚之病。天生血气，本自平和。日盛日虚，又乌知非此等谬迷有以兆之耶！

论新产三病

仲景云：问新产妇人有三病。一者病痉，二者病郁冒，三者大便难。何谓也？师曰：新产血虚，多汗出，喜中风，故令病痉。亡血复汗，寒多，故令郁冒。亡津液，胃燥，故大便难。产妇郁冒，即今世所谓血晕也。

论产后寒热变证

叔卿按：妇人产后之疾，总不出二端：非恶血不行，则下血过多而已。治疗之法：不行者，消瘀行滞。过多者，养血补虚。其中寒热变证，靡所不有。而张子和谓产后之疾，皆是败血恶物。又谓，产属自然，有热无寒，治疗之方，止用四物汤与谓胃承气汤相合，名玉烛散。又以四物汤与凉膈散相合，名三和汤。用此二方，利下恶物，后服淡甘之剂。此言是矣。但此方施于气实胃强之人，果属恶物未尽者为当。即胃气虽不甚强，而偶尔腹胁胀满，大便秘结，浑身壮热，及恶露不快，用之亦宜。若腹胁不胀，大便不秘而恶血自行，轻用大黄泻之，可乎？即恶血不行，逆上昏闷，不省人事，只用蒲黄、五灵脂各炒等分，以水酒或童便调服，名失笑散。须臾即下。何必辄用大黄也？余尝谓产后二证，若恶露不行，冲逆反上，致昏晕不醒者，用失笑散，下咽即醒。若下血过多，致元气暴绝不醒者，亡在斯须。用清魂散，下咽即苏。二方真起死回生之要药也。醒后频以芎归汤服之，万无一失。何必用玉烛、三和为哉？渠又谓，黑神散，大热之药。无故轻用，诚所不可。若冬时天气严寒，偶为寒气所触，血闭不行，则此药亦安可少也？渠又谓，产，以阴阳和合而生，如禾、黍、瓜、果之自然。不得有寒，不思产原无寒。产后内虚，风冷乘之，安得尽谓之无？大抵病情变化，千态万状。执一法以概众人，胶固之见也。试举一二言之，余庚子年改官南驾部，内人于十二月中产难，经一宿始取下，危困殆甚。越数日，忽洞泻清水，顷刻数十行，点水入口即下，而口鼻气皆冷。余时从外夜归，仓皇无药，偶挟有止痢神效参香散，抄一匕，以米饮调下，顷刻即止。次日，以参、芪、姜、桂温补大剂服之，数日始平。此可谓产后无虚寒乎？

又余里一妇人，产后六日忽喘嗽交作，痰血兼涌而上，气息奄奄，饮食不入，人扶而坐者数日，少就枕则气遂绝。其夫急求救于余。余思新产何能有此？此必胃气暴虚，故饮食不纳，而痰血乘虚而涌出耳。用六君子汤煎成，调入失笑散一钱，一服痰血俱止，嗽喘亦定。次日，用芎、归、参、术之类二剂，遂大安。对症之药神妙如此。倘误用玉烛、三和之类，讵可生乎？

又一妇人，产后六七日浑身发热而别无他症。此下血过多，阴虚生内热耳。用人参、黄芪、芎、归、白术、陈皮、甘草、干姜，一剂而热止。此可谓产后无补耶？大抵治病之法，实则泻之，虚则补之，热则凉之，寒则温之。此一定之法。至产后血气大伤，诸病蜂起，虚实寒热，叠见递出，用药尤宜斟酌。每见一二庸医医产后腹痛，不察来历，轻用大黄下之，轻者遂重，重者遂死，杀人如刀，祸不旋踵。噫，可悲也夫！

产后诸忌

《千金》云：凡产后满百日，乃可会合。不尔，至死虚羸，百疾滋长。慎之。凡妇人患风气，脐下虚冷，莫不由此早行房故也。

产后七日内恶血未尽，不可服汤，候脐下块散乃进羊肉汤。有痛甚切者，不在此例。候两三日消息，可服泽兰丸。此至满月，丸药尽为佳。不尔，虚损不可平复也。至极消瘦，不可救者，服五石泽兰丸补之。服法必七日之外，不得早服也。

凡妇人因暑月产乳，取凉太多，得风冷，腹中积聚，百疾竞起，迄至于死，百方疗不能瘥，桃仁煎主之。出蓐后服之。妇人总令无病，每至秋冬，须服一二剂，以至年内。常将服之，佳。

脉　法

《脉经》曰：诊妇人生产之后，寸口脉洪疾不调者死，沉微附骨不绝者生。妇人新生乳子，脉沉小滑者生，实大坚弦急者死。

丹溪曰：产前脉细小，产后脉洪大者多死。又曰：产前脉当洪数，既产而洪数如故者，多主死。此亦大概言之。今见产后岂无脉洪数而生者。

产后通治方

四味散　治产后一切诸疾。才方分娩，一服尤妙。

当归　延胡索　血竭　没药各等分

上为细末，每服二钱，用童子小便一钟，煎六分，食前温服。如心膈烦，倍当归。气闷喘急，倍延胡索。恶露不快，倍血竭。心腹撮痛，倍没药。

黑神散　治产后恶露不尽，或胎衣不下，血气攻冲，心腹痞满，或脐腹坚胀撮痛，及血晕神昏，眼黑口噤，产后瘀血诸疾,并皆治之。

当归　芍药　熟地黄　干姜炮　桂心　蒲黄炒　甘草炙,各四两　黑豆炒,去皮,半升

上为细末,每服二钱,酒、童便各半盏同煎,调服。

娄氏曰:黑神散寒多,及秋冬者宜之。若性急形瘦及夏月宜审之。

黑龙丹　治产后一切血疾,产难,胞衣不下,血迷血晕,不省人事,危急恶疾,垂死者,但灌药得下,无不全活,神验不可言。

当归　五灵脂　川芎　良姜　熟地黄各二两

上五味,锉细,以砂罐盛,用赤石脂泥缝,纸筋盐泥固济,炭火十斤煅令通赤,去火候冷取开,看成黑糟色取出细研,却入后药。

百草霜一两　硫黄　乳香各二钱　花蕊石　琥珀各一钱

上五味并研细,与前五味合,再研匀,以米醋煮面糊丸,如弹子大,每服一丸,炭火烧令通赤,投入生姜自然汁浸,研碎,以童便合酒调灌下。

郭茂恂记云,熙宁初,从事濮上幕府郡之蓐。医胡姓者,为予言,数政之前,有朱汴水部,施黑龙丹。凡产后诸病,危甚垂死者,无不愈。郡中及村落人,赖以全活者甚众。汴受代归,妇人数千,号泣遮道送行。先人自三峰谪官淮阳,家嫂马氏蓐中大病。医者康从变投丹立愈。访之乃得于汴也。且言每鬻一粒,辄受千钱,必其获厚利,不欲求之。后起守汝海,从变饯别,一驿临行出此方为献。每以救人,无不验者。

卢道原侍郎再帅泾原时,姨母妊娠至临潼就蓐。后数日,有盗夜入其室,惊怖成疾,众医不能治,乃以忱弟尝遗此药,服之遂安。

家人金华君在秦生文度,数日苦头痛。未止,又心痛,痛发两股上下走注,疾势甚恶,昏躁烦愦,目视灯如金色,勺饮不

下,服药甚众,无效。忱弟曰:黑龙丹可服。初以半粒投之,即能饮粥。而他药入,辄吐出不受。觉痛稍缓,又投半粒,又得安眠。自中夜服药至五鼓,下恶物数升,头痛顿减。又至食时,复下数升,涣然醒,愈。盖败血所致,其效如此。建中靖国元年五月二十日记。

郭忱序云:仲氏嫂,金华君在秦产,七日而不食,始言头痛,头痛而心痛,既而目睛痛如割,如是者更作更止,相去瞬息间。每头痛甚,欲取大石压,食久渐定,心痛作则以十指抓壁,血流掌痛,定目复痛,又以两手自剜取之。如是者十日不已。国医二三辈,郡官中有善医者亦数人,相顾无以为计。且言某药犯芎,可以愈头痛;犯姜黄,可以治心痛。率皆悠悠不根之言。竟不知病本所起,张益困顿,医益术殚,予度疾势危矣,非神丹不可愈。方治药而张召予,夫妇付以诸子,与仲氏别,惨怛不复言。予瞑目戒张曰:第安心养疾。亟出召伯氏曰,事急矣,进此丹可乎? 仲氏尚迟迟以两日不食,恐不胜任,黄昏进半粒,疾少间。中夜再服,药下瞑目,寝如平昔。平旦一行三升许,如蝗虫子。三疾减半。巳刻又行如前,则顿愈矣。遣荆钗辈视之,奄殆无气。午后体方凉,气方属,乃微言索饮,自此遂平复。大抵产者以去败血为先,血滞不快,乃至是尔。后生夫妇,不习此理;老媪庸医,不能中病。所以疾苦之人,十死八九。大数虽定,岂得无夭? 不遇良医,终抱遗恨。今以施人,俾终天年。非祈于报者所冀救疾苦,养性命尔。崇宁元年五月五日序。

乌金散　治产后一十八证。

乌金子即大乌豆　肉桂去粗皮　当归去芦,洗　真蒲黄　皂荚不蛀者,煅存性　青皮去白　木香　血余洗净,煅　赤芍药　紫葳　大蓟根　小蓟根　蚕退纸煅存性,新绵灰亦可　棕毛煅存性,各半两　红花一两　川乌一个,生用　朱砂少许,细研　血竭少许,细研上一十八味,除灰药等别研外,并为细末,入研药一处和匀,每服一钱,姜汤,或芍药,或凌霄花煎酒调下。甚者,日夜三四服。忌鸡、猪、鱼、羊,一切生冷油腻等物。

第一、胎死产不下。二、产难。三、胎衣不下。四、产后眼花。五、产后口干、心闷。六、产后寒热似疟疾。七、产后败血,四肢浮肿,寒热不定。八、产后血邪,如鬼神,颠狂,言语无度。九、产后失音不语。十、产后腹痛。十一、产后百节酸疼。十二、产后败血似鸡肝。十三、产后咳嗽,寒热不定。十四、产后胸胁气满呕逆。十五、产后小便涩。十六、产后舌干,鼻中血出,绕项生斑。十七、产后腰疼如角弓。十八、产后喉中如蝉声。以上十八证并治。

万氏曰:余尝合此剂,所在济人,积有年矣。但古方无有虻虫、水蛭、鲤鱼皮。余平生不忍用肉药,由是以大蓟、小蓟、紫葳代之。又去芫花、巴豆,而入蚕退纸、血竭,别撰醋煮大黄膏,临证加减,妙不可言。自得之妙,未尝语人。今既集方,故尽发此秘。

锦纹川大黄不拘多少,米泔浸经宿,去粗皮,为细末,用陈年米醋,酌量多少,先熬稠粘,旋入大黄末,不住手搅,令极匀,以磁器贮之,纸封口,毋致蒸发,临用量轻重虚实,入乌金散内服之。人壮病实者半弹子大,已下渐少,或以膏子圆如小弹子大,或如圆眼大,或如皂子大,阴干收之密器内,临用旋看虚实,以一丸令患人嚼破,以乌金散送之,或以热醋浸化入药服之。如寻常产后内热,恶露作痛,俗名儿枕痛,及大便不利秘结者,并煎四物汤浸化一丸同服。如发寒热如疟,内热者,煎小柴胡汤浸化十丸服之。未效者再进,并不损人,大能活血荡秽,润燥清神,开胃倍食,兼治男女老幼血疾,除伤寒大病,表未解者,一切服之如神。

地黄丸 治产后腹痛,眼见黑花,或发狂如见鬼状,或胎衣不下,失音不语,心胸胀满,水谷不化,口干烦渴,寒热往来,口内生疮,咽喉肿毒,心中怔悸,夜不得睡,产后中风,角弓反张,面赤,牙关紧急,或崩中如豚肝,脐腹疼痛,烦躁恍惚,及受胎不稳,唇口指甲青黑。

生地黄　生姜各二斤,研取汁,留滓　蒲黄　当归各四两

上于银石器内取生地黄汁炒生姜滓,以生姜汁炒地黄滓,各令干,四味同焙,研为细末,醋煮面糊为丸,如弹子大,每服一丸,食前当归酒化下。

济阴返魂丹　即益母丸治胎前产后一切病证,功效不能具述。

益母草一味。此草生二种,用紫花者,白花者不是。于端午小暑,或六月六日花正开时连根收采,透风处阴干,用时不犯铜铁器,以石臼捣,罗为细末,炼蜜丸,弹子大,每服一丸,各照后开汤送下。若量加木香、当归、赤芍药尤妙。其药不限丸数,以病愈为度,日服三五丸。或丸如桐子大,服五七十丸,熬膏尤妙。治法具于后。

熬膏法　益母草不拘多少,连根叶茎洗净,石臼内捣烂,以麻布滤取浓汁,入砂锅内,文火熬成膏,如黑砂糖色为度,入磁罐内收贮,每服一茶匙。

胎前脐腹刺痛,胎动不安,下血不止,水煎秦艽米汤下,或当归汤亦可。

胎前产后脐腹作痛作声,或寒热往来,状如疟疾者,温米汤下。

临产并产后,各先用一丸,童便酒化下,安魂定魄,血气自然调顺,诸疾不生。又能破血养脉,息调经络,功效不能尽述。

产后胎衣不下,落在胞中,及产前一切产难,横生不顺,死胎经日不下,胀满,腹中心闷,心痛,炒盐汤下。

产后中风,牙关紧急,半身不遂,失音不语,童便、无灰酒各半下。

产后气喘咳嗽，胸膈不利，恶心，口吐酸水，面目浮肿，两胁疼痛，举动失力，温酒下。

产后两太阳痛，呵吹，心怔气短，肌体羸瘦，不思饮食，血风身热，手足顽麻，百节疼痛，温米汤下。

产后眼前黑暗，血晕血热，口干烦闷，如见鬼神，狂言，不省人事，薄荷自然汁下。如无生者，浓煎干薄荷汤下，及童便、酒各半下。

产后面垢颜赤，五心烦热，或结成血块，腹脐奔痛，时发寒热，有冷汗者，童便、酒各半下。或温薄荷汤下。

产后余血，恶露不尽，结滞，腹脐刺痛，恶物上冲，心胸满闷，童便、温酒各半下。

产后未经满月，血气不通，咳嗽，四肢无力，临睡自汗不止，月水不调，久而不治，则为骨蒸，童便、酒下。

产后鼻衄，口干舌黑，童便、酒下。

产后大小便不通，烦躁口苦，薄荷自然汁下。如无生者，浓煎干薄荷汤。

产后痢疾，米汤下。

产后血泻，枣汤下。

产后赤白带下，胶艾汤下。

血崩漏下，糯米汤下。

勒奶痛，或成痈，为末，水调涂乳上，一宿自瘥。或生捣烂敷上亦可。

妇人久无子息，温酒下一丸，服至一月有孕。

此药于产前清热养血，产后推陈致新。有事之家，理宜预备。

胞衣不下

《大全》云：夫有产儿出，胞衣不落者，世谓之息胞。由产初时用力，比产儿出而体已疲惫，不复能用力，产胞经停之间，而外冷乘之，则血道涩，故胞衣不出。须急以方药救治，不妨害于儿。所奈者，胞系连儿脐，胞不出，即不得以时断脐浴洗，冷气伤儿，则成病也。旧法胞衣不出，恐损儿者，依法截脐而已。产处须顺四时方面，并避五行禁忌。若有触犯，多令产妇难产。

郭稽中论曰：胎衣不下者何？答曰：母生子讫，流血入衣中，衣为血所胀，故不得下。治之稍缓，胀满腹，以次上冲心胸，疼痛喘急者，但服夺命丹以逐去衣中之血。血散胀消，胎衣自下。牛膝汤亦效。

薛氏曰：有因恶露入衣，胀而不能出，有因元气亏损而不能送出，其恶露流衣中者，腹中胀痛，用夺命丹或失笑散以消瘀血。缓则不救。其元气不能送者，腹中不胀痛，用保生无忧散以补固元气。或用蓖麻子肉一两，细研成膏，涂母右脚心。衣下，即洗去。缓则肠亦出。如肠不上，仍用此膏涂脑顶，则肠自入。益母丸亦效。

家人妇胎衣不出，胸腹胀痛，手不敢近，此瘀血为患。用热酒下失笑散一剂，恶露胎衣并下。

一产妇胎衣不出，腹不胀痛，手按之痛稍缓，此是气虚而不能送出。用无忧散而下。前证，余询诸稳婆。云：宜服益母草丸，或就以产妇头发入口作呕，胎衣自出。其不出者，必死。授与前法，甚效。

一产妇产后面赤，五心烦热，败血入胞，胞衣不下，热有冷汗。思但去其败血，其衣自下，遂用乌豆二合炒透，然后烧红铁秤锤同豆淬其酒，将豆淋酒，化下益母丹二丸，胞衣从血而出，余证尽平。

夺命丹 治胞衣不下。盖儿之初生，恶血流入衣中，为血所胀塞，故不得下。须臾冲上，逼心即死。急服此药。

黑附子炮，五钱　牡丹皮一两　干漆炒烟尽，二钱五分上为细末,用米醋一升、大黄末一两同煮成膏,和前药为丸,如桐子大,每服五七丸,温酒下。华佗危病方用大附子,无牡丹皮。

夺命丸 治胞衣不下。并治胎死。

牡丹皮 桃仁 茯苓 赤芍药 桂心各等分

上为末,蜜丸弹子大,每一丸,醋汤化下,或葱白煎浓汤下尤妙。连进两丸,死胎腐烂立出。

脱衣散 治胞衣不下。

川牛膝 木通各三钱 滑石四钱 归尾 枳壳各二钱 冬葵子二钱半

上水煎温服。

牛膝汤 治胞衣不出,脐腹坚胀,急痛即杀人。服此药胞即烂下,死胎亦下。

牛膝 瞿麦各一两 当归尾 通草各一两半 滑石二两 葵子半升

一方有桂心二两

上细切,以水九升,煮取三升,分三服。

牛膝散 治胎衣不出,腹中胀痛。急服此药,腐化而下,缓则不救。

牛膝 川芎 朴硝 蒲黄各七钱半 当归一两五钱 桂心五钱

上锉,每服五钱,加生姜三片、生地黄一钱,水煎服。

加桂芎归汤 有胎衣不下,因产母元气虚薄者,以此温之自下。

川芎 当归各二钱 官桂四钱

上锉一服,水煎服。

川芎散 治胎衣不下。

川芎 当归焙,各半两 榆白皮一两,锉

上为细末,每服二钱,食前用生地黄汁同温酒调下。

花蕊石散　治产后败血不尽,血迷血晕,胎死腹中,胎衣不下,至死但心头暖者。急用一钱,化水即出,甚效如神。

花蕊石一斤　上色硫黄四两,各研细

上和匀,先用纸泥封固瓦罐一个,入二药,仍封固阴干。如急用,以火笼内炙干,用炭火煅赤去火,次日取出细研。每服一钱,童便热酒下。

《准绳》云:一亲戚妇人产后胞衣不下,血涨迷闷,不省人事。告之曰,死矣。予曰:此血胀也。可用花蕊石散救之。因以一钱童便调灌下即苏,其胎衣与恶水旋即下而无恙。此药便是疗金疮花蕊石散,寻常人自宜时时收蓄防急。

一方　治胎衣不出。

牛膝一两　葵子一合

上锉,以水一升煮半升,去渣,分二服。

《千金》备急丹　治产后恶血冲心,胎衣不下,并腹中瘀血成块。

锦纹大黄一两为细末,用酽醋半升同煎如膏,丸如桐子大,温醋汤下五丸,或七丸,须臾恶血下即愈。

胡氏方　治产后胞衣不下,惟有花蕊石散一药最为要紧。若乡居药局远者,仓卒无之,今有一妙法。产讫胞衣不下,稍久则血流胞中,为血所胀,上冲心胸,喘急疼痛,必致危笃。若有此证,宜急断脐带,以少物系带,必用力牢固击之,然后截断,使其子血脉不潮入胞中,胞衣自当萎缩而下。纵淹延数日,亦不害人。累效有验。

治胞衣不下杂方

五灵脂为细末,温酒调下二钱。

一方　蒲黄如枣许,以井花水服。

一方　皂角刺烧为末,温酒调下一钱。

一方　荷叶锉碎,水煎浓汁温服。

一方　蛇退炒为细末,酒下二钱。

一方　黑豆一合,炒熟入醋一盏,煎三五沸去豆,分三服。酒煮亦可。

一方　取灶内黄土一寸,研细,醋调匀,纳于脐中。续煎甘草汤三四合,服之出。

一方　墨三寸为末,酒服。

一方　取小麦合小豆煮浓汁饮之,立出。

一方　用赤小豆一升,烧过水三升,煮二升,取汁温服,立下。

一方　生地黄汁一升、苦酒三合,暖服之。

一方　灶突墨三指撮许,以水苦酒调服,立出。

一方　鸡子一枚、苦酒一合,和饮之。

一方　生男吞赤小豆七枚,生女吞十四枚,即出。

一方　浸苎水浓煮,饮二碗,立下。

一方　取产母鞋底炙热,熨大小腹上下二七次。

一方　取初洗儿汤服下一盏。勿令产母知。

一方　瓜蒌实一个,取子研细,用酒、童便各半盏相和,煎至七分,去滓温服。如无实,根亦得。

一方　红花一两,酒煮浓汁服。

一方　以鹿角镑为屑,研细三分,煮葱白汤调下。

一方　凡欲产时,必先脱常所着衣以笼灶,胞衣自下。仍易产。

一方　取夫单衣盖井上,立出。

血　晕 厥逆附

《大全》云:产后血晕者,由败血流入肝经,眼黑花,头目旋晕,不能起坐,甚至昏闷不省人事,谓之血晕。细酒调黑神散最佳。庸医或作暗风中风治之。凡晕,血热乘虚,逆上凑心，故昏迷不省，气闭欲绝是也。然其由有三：有用心使力过多而晕；有下血多而晕；有下血少而晕。其晕虽同，治之则异。当详审之。下血多而晕者，但昏闷烦乱而已。当以补血清心药。下血少而晕者，乃恶露不下，上抢于心，心下满急，神昏口噤，绝不知人。当以破血行血药。古法有云：产妇才分娩讫，预烧秤锤或黄石子，硬炭烧令通赤，置器中，急于床前以醋沃之，得醋气可除血晕。产后一月时作为妙。

崔氏云：凡晕者，皆是虚热，血气奔进，腹中空所致。欲分娩者，第一须先取酽醋以涂口鼻，仍置醋于傍，使闻其气，兼细细饮之。此为上法。如觉晕，即以醋噀面，苏来即饮醋，仍少与解之。一云，仍少与水解之。一法，烧干漆令烟浓，熏产母面即醒。如无干漆，取旧漆器火烧烟熏亦妙。

郭稽中曰：产后血晕者何？答曰：产后气血暴虚，未得安静，血随气上，迷乱心神，故眼前生花。极甚者，令人闷绝，不知人，口噤神昏气冷。医者不识，呼为暗风。若作此治之，病必难愈。但服清魂散即省。

薛氏曰：产后元气亏损，恶露乘虚上攻，眼花头晕，或心下满闷，神昏口噤，或痰壅盛者，急用失笑散主之。若血下多而晕，或神昏烦乱者，大剂芎归汤补之，或芸苔子散，或童子小便。有痰加二陈汤。若因劳心力而致者，宜补中益气汤加香附。若因气血虚极不省人事，用清魂散，继以芎归汤及大补气血之剂。凡产，可用醋、漆器熏，或用半夏末，冷水和丸，入鼻孔中，并无前患。

丹溪先生云：血晕，因气血俱虚，痰火泛上。宜以二陈汤导痰，或加减朱砂安神丸，以麦门冬汤下亦可。大凡产后口眼㖞斜等证，当大补气血为主，而兼以治痰。若脾胃虚而不固者，用六君子汤。至五七个月，当服安胎饮。至八九个月，再加大腹皮、黄杨脑。如临产时，更宜服保生无忧散，庶无前患。

家人妇产后小腹作痛,忽牙关紧急,灌以失笑散,良久而苏。又用四物加炮姜、白术、陈皮而愈。

一产妇因产饮酒,恶露甚多,患血晕,口出酒气。此血得酒热而妄行,虚而作晕也。以佛手散加葛根二钱,一剂而痊。酒性剽悍,入月及产后不宜饮,恐致前证。产室人众,喧嚷气热亦致此证。

奉化陆严治新昌徐氏妇,病产后暴死,但胸膈微热。陆诊之曰:此血闷也。用红花数十斤,以大锅煮之,候汤沸,以木桶盛之,将病者寝其上熏之。汤气微,复加之。有顷,妇人指动。半日遂苏。此与许胤宗治王太后之意同。

仲景云:产妇郁冒,其脉微弱,不能食,大便反坚,但头汗出,所以然者,血虚而厥。厥而必冒,冒家欲解,必大汗出。以血虚下厥孤阳上出,故头汗出。所以产妇喜汗出者,亡阴血虚,阳气独盛,故当汗出,阴阳乃复。大便坚,呕不能食,小柴胡汤主之,病解能食。七八日更发热者,此为胃实,大承气汤主之。

今按:郁冒,即晕也。观此则产后血晕有汗、下、和解三法。当分表里虚实,精而别之。

清魂散 产后血晕者,气血暴虚,未得安静,血随气上,迷乱心神,故眼前生花。极甚者,令人闷绝不知人,口噤神昏气冷,宜先取干漆,或漆器烧烟,鼻中熏之,类置醋炭房内,次进此药即醒。

泽兰叶 人参各二钱半 川芎半两 荆芥穗一两 甘草二钱,一方无此味

上为细末,每服二钱,用温酒热汤各半盏,或入童便调急灌之,下咽眼即开,气定即醒。

芎归汤 治产后去血过多,昏晕不省。

川芎 当归去芦,酒洗,焙,各等分

上㕮咀,每服四钱,水煎热服,不拘时。如腹中刺痛,加酒

炒白芍药。甚者加桂心。心下疼痛,加延胡索。口干烦渴,加乌梅、麦门冬。发寒热,加干姜、白芍药。水停心下,微有呕逆,加茯苓、生姜。虚烦不得眠,加人参、竹叶。恶血不下,腰腹重痛,加牡丹皮。血逆上,加五灵脂、蒲黄。血崩不止,加香附子。咳嗽痰多,加紫菀、半夏、生姜。头痛,加荆芥穗。腹胁膨胀,加厚朴。腰疼膝痛,加牛膝。小便不利,加车前子。大便秘涩,加生地黄、橘红、杏仁。

正迷四物汤　治产后迷晕欲死,不省人事。

本方四钱　五灵脂生五分,炒五分

上咬咀,预先水煎,临时温服。

《保命集》方　治产后血晕危困。此下多,血虚也。补之。

当归炒　赤芍药炒,各二钱半　生地黄汁一大盏

上锉,水煎三五沸温服。如觉烦热,去当归,入童便半盏服之。一国医曾以此献禁中,用之大效,厚获赏赉。

已上治去血过多、昏晕之剂。

醋墨　才产便服,免致昏晕。

松烟墨或京墨不拘多少,用炭火煅红,以米醋淬之,再煅再淬,如此七次,研极细。才产毕即用一二钱,以童子小便调下。淡醋汤、温酒亦可。

独行散　治产后血晕,昏迷不省,冲心闷绝。

五灵脂半生半炒为末,每服二钱,温酒调灌入喉即愈。不愈,更加蒲黄炒等分,名失笑散。一方加荆芥等分为末,童便调下。

夺命散　治产后血晕,血入心经,言语颠倒,健忘失志,及产后百病。

血竭　没药各等分

上为末,才产下便用童便与细酒各半盏煎一二沸,调下二钱,良久再服。其恶血自下行更不冲上。或只用白汤

调下。

红花散　治产后血昏、血晕、血崩,及月事不匀,远年干血气。

干荷叶　牡丹皮　川归　红花　蒲黄炒,各等分

上为细末,每服半两,酒煎和渣温服。如胎衣不下,榆白皮汤调半两,立效。

《广济》方　治产后血晕心闷,不识人,神言鬼语,气急欲绝。

芍药　甘草各一两　丹参四分,并咬咀　白蜜　生姜汁各一合　生地黄汁一升

上用水二升,先煎前三味,取八合,下后三味,分三服。

又方

荷叶二枚,炙　甘草二两　真蒲黄一两　白蜜一匙　生地黄汁半升

上前二味切细,以水三升煮取一升,去滓,入蒲黄、蜜、生地黄汁暖服,立愈。

鹿角散　治产后血晕。此乃虚火载血,渐渐晕将上来。

用鹿角烧灰,出火毒,研极细,用好酒、童便调灌下,一呷即醒。此物行血极效。

郁金散　治产后血上冲心已死,并下胎。

郁金烧存性,为末,每二钱,酽醋一合调灌之,立活。

治血晕杂方

产后血晕,全不省人事,极危殆者,用韭菜切,入有嘴瓶内,煎热醋沃之,以瓶口对产妇鼻孔熏之即醒。

一方　如觉晕,即以醋噀面醒来,仍与醋细细呷之,又以醋涂口鼻,并置醋于傍,使常闻其气。

一方　麒麟竭一两,细研为末,非时温酒调下二钱匕。

一方　红花一两捣为末,分作二服,酒二钟煎取一钟并服。如口噤,斡开灌之,速效。

一方　用红花三两，新者，无灰酒、童便各半升，煮取一盏服之。

一方　用苏木三两细锉，水五升煮取二升，分再服，瘥。无苏木，取绯衣煮汁服之亦得。已上俱破血轻剂。

牡丹散　治产后血晕闷绝。口噤则斡开灌之。

牡丹皮　大黄　煨芒硝各一两　冬瓜子半合　桃仁三十个,去皮、尖

上锉，每服五钱，水三钟煎至一钟半，去滓，入硝又煎，分二服。

《产书》一方　治产后心烦，手脚烦热，气力欲尽，血晕连心头硬，及寒热不禁。

接骨木破之如算子大一握，以水一升煎取半升，分温二服。或小便数，恶血不止，服之即瘥。此木煎三遍，其力一般。此是起死之方。已上二方俱重剂，点滴不出者宜用。

已上治恶血攻冲昏晕之剂。

荆芥散　治产后风虚血晕，精神昏昧。

荆芥一两三钱　桃仁炒,五钱

上为细末，温水调下三钱。微喘，加杏仁炒、甘草各三钱。

一方　治产后血晕，用荆芥穗为末，童便调下二三钱极妙。

一方　用多年陈荆芥穗，灯烟上燎焦黑存性，每服三钱，童便少酒调下，极妙。

一方　治产后血晕，身痉直，戴眼、口角与目外眦向上牵急，不知人，取鸡子一枚，去壳取清，以荆芥末二钱调服，仍依次调治。荆芥，气虚人不可服。

已上治风虚血晕之剂。

仓公散　治产后血厥而冒。

瓜蒂　藜芦　白矾　雄黄等分

上为末，每用少许吹鼻，嚏。内服白薇汤。

白薇汤 治产后胃弱不食，脉微，多汗亡血，发厥郁冒等证。

白薇 当归各六钱 人参三钱 甘草一钱半

上切，分作二帖，水煎服。

已上治血厥之剂。

恶露不下

《大全》云：夫恶露不下者，由产后脏腑劳伤，气血虚损，或胞络挟于宿冷，或产后当风取凉，风冷乘虚而搏于血，则壅滞不宣，积蓄在内，故令恶露不下也。

薛氏曰：前证若恶露不下，用失笑散。若气滞血凝，用花蕊石散。

一产妇患前证，服峻厉之剂，恶露随下，久而昏愦，以手护其腹。余曰：此脾气复伤作痛，故用手护也。以人参理中汤加肉桂二剂补之而愈。

《大全》方 疗产后三四日恶露不下。

芍药十分 知母八分 当归 蒲黄 生姜各四分 红花二分 荷叶中心蒂七枚 生地黄汁二合

上以水二升煎至七合，去滓服。

起枕散 治产后恶血不行，心腹及儿枕作痛甚危。

当归 白芍药酒炒，各三钱 川芎二钱 白芷 官桂 延胡索 牡丹皮 蒲黄炒 五灵脂炒 没药各一钱

上锉，水煎，入童便，空心服。

荷叶散 治产后恶露不下，腹中疼痛，心神烦闷。

干荷叶二两 鬼箭羽 桃仁 刘寄奴 蒲黄各一两

上为粗末，每服三钱，以童便一大盏、姜二片、生地黄一分捶碎同煎至六分，热服。

通瘀饮　治产后恶露不通,心慌昏沉,寒热交攻。

归尾　大黄各三钱　白术　木通各一钱　红花五分　桃仁三十个,捣烂另入

上用水一碗、酒一小盏煎三沸,入桃仁再煎二沸温服。

《广济》方　疗产后恶露不下。

川牛膝　大黄各二两　牡丹皮　当归各一两半　芍药　蒲黄　桂心各一两

上为末,以生地黄汁调,酒服方寸七,日二服,血下愈。

大黄汤　治产后恶露不尽。

大黄　当归　芍药　牡丹皮　甘草　生姜各三两　吴茱萸一升

上七味㕮咀,以水一升煮取四升,去滓,分四服,一日令尽。加人参一两,名人参大黄汤。

《保命集》方　治妇人恶血不下。

当归　芫花炒,各等分

上为细末,每服三钱,酒调下。又用好墨醋淬末,童便酒下。

没药丸　治产后恶露方行而忽然断绝,骤作寒热,脐腹百脉皆痛,如锥刺非常。此由冷热不调,或思虑动作,气所壅遏,血蓄经络。

当归一两　芍药　桂心各半两　桃仁去皮、尖,炒,研　没药研,各二钱半　虻虫去翅、足,炒　水蛭炒焦,各三十枚

上为末,醋糊丸,如豌豆大,醋汤下三丸。

黑龙丹　见前通治条

治恶血不下杂方

一方　用蒲黄三两炒,水三升煮取一升顷服。

一方　用益母草捣绞汁,每服一小钟,入酒一合温服。

一方　用麻子五合,酒一升浸一宿,明旦去滓,温服一升。不瘥,再服一升。

血露不绝

《大全》云：夫产后恶露不绝者，由产后伤于经血，虚损不足；或分解之时恶血不尽，在于腹中，而脏腑挟于宿冷，致气血不调，故令恶露淋沥不绝也。

薛氏曰：前证若肝气热而不能主血，用六味地黄丸。若肝气虚而不能藏血，用逍遥散。若脾气虚而不能摄血，用六君子汤。若胃气下陷而不能统血，用补中益气汤。若肝经郁热而血不归源，用加味归脾汤。若肝经怒火而血妄行，用加味四物汤。若气血俱虚，用十全大补汤。若肝经风邪而血沸腾，用一味防风丸。

加味四物汤　治产后月余经血淋沥不止。此陷下者举之也。治血崩亦奇效。

当归　川芎　白芍药炒　熟地黄　白芷　升麻各一钱　血余灰另入

上锉，水煎服。

族弟妇产后半月，离蓐过劳，下血倾盆，急以求救，余用此一服立止。其效如神。

一方　疗产后七八日恶露不止。

败酱草　当归各六分　芍药　续断各八分　川芎　竹茹各四分　生地黄炒干，十二分

上细锉，以水二升煮取八合，空心顿服。

独圣汤　疗产后亡血过多，心腹彻痛，然后血下，久而不止，亦治赤白带下，年深，诸药不能疗者，良验。

贯众状如刺猬者一个，全用，只揉去毛、花、蔓用之，不锉断

上用好醋蘸湿，慢火炙令香熟，候冷为细末，用米饮调下二钱，空心食前服。

金方　治产后恶血不尽，或经月，或半岁者。

升麻三两，清酒五升煮取二升半，分温再服。

已上清补之剂

乌金散 治产后血迷血晕，败血不止，淋沥不断，脐腹疼痛，头目昏眩，多汗无力，及崩中下血不止。

麒麟竭　男子乱发灰　松墨煅，醋淬　百草霜　当归　肉桂　赤芍药　延胡索　鲤鱼鳞烧存性，各等分

上为末，每服二钱，空心温酒调下。

一方 治产后恶血不绝，崩血不可禁，腹中绞痛，气息急。

乱发烧，一两　阿胶二两　代赭石　干姜各三两　干地黄四两　马蹄壳一个，烧　牛角䚡五两，酥炙

上为细末，炼蜜丸，如桐子大，每服三四十丸，空心米饮下，日二服。

豆淋酒 治产后犹有余血水气者。

黑豆五升，熬令烟尽，投磁器内，以水酒一斗淬之，饮。盖豆淋酒治污血，又能发表也。

蒲醋饮子 治新产压血，逐败滋新。此药治血神效，又非黑神散之可比也。月内每日一二服尤良。及疗一切恶露与血积。

真蒲黄不拘多少，熬米醋令稠，和药成膏，每服一弹大，食前醋汤化开服。

一方 用蒲黄二两，水煎顿服。

一方 疗产后泄血不止，无禁度，及治腹痛胸膈闷。

姜黄为末，酒服方寸匕，日三四服。胡氏云：姜黄治恶露不止。

已上行污血之剂。

牡蛎散 治产后恶露淋沥不绝，心闷短气，四肢乏弱，头目昏重，五心烦热，面黄体瘦。

牡蛎粉煅　川芎　熟地黄　茯苓　龙骨各二两　当归炒　续断　艾叶　人参　五味子　地榆各一钱　甘草五分

上锉,分二帖,加生姜三片、枣一枚水煎,食前服。

此收涩之剂,虚脱者宜用。

血崩不止

陈氏曰:产后血崩者何? 答曰:产卧伤耗经脉,未得平复,劳役损动,致血暴崩,淋沥不止;或因酸碱不节伤蠹,荣卫衰弱,亦变崩中。若小腹满痛,肝经已坏,为难治,急服固经丸以止之。

陈无择评曰:血崩不是轻病。况产后有此,是谓重伤,恐不止碱酸不节而能致之。多因惊忧恚怒,脏气不平,或产后服断血药早,致恶血不消,郁满作坚,亦成崩中。固经丸自难责效,不若大料煮川芎汤加芍药,候定,续次随证,诸药治之为得。

薛氏曰:前证若血滞小腹胀满,用失笑散。血少小腹虚痞,川芎汤。肝火血妄行,加味逍遥散。脾郁不统血,加味归脾汤。脾气虚不摄血,补中益气汤。厚味积热伤血,清胃散加槐花。风热相搏伤血,四君子汤加防风、枳壳。

一产妇血崩,小腹胀痛,用破气行血之剂,其崩如涌,四肢不收,恶寒呕吐,大便频泻。余用六君加炮黑干姜四剂,稍愈。又以十全大补三十余剂而痊。

一产妇血崩因怒,其血如涌,仆地,口噤目斜,手足抽搐。此肝经血耗生风。余用六味丸料一剂,诸证悉退。但食少晡热,佐以四君、柴胡、牡丹皮而愈。

《准绳》云:产后血崩,素有热者,奇效四物汤良。方见血崩。

芎归加芍药汤　治产后血崩,眩晕不知人事。

川芎　当归　芍药炒,各等分

上咬咀,每服四钱,水煎热服。

一方加黄芩、白术。

加味四物汤 治产后血崩如豆汁,紫黑过多者。

当归 川芎 芍药炒 生地黄 蒲黄炒 白芷 蓟根 阿胶 艾叶各一钱

上锉,水煎服。

熟干地黄散 治产后崩中,头目旋运,神思昏迷,四肢烦乱,不知人事。

熟干地黄 黄芪 伏龙肝 赤石脂各一两 当归七钱半 川芎 阿胶 艾叶 白术 人参 甘草各半两

上㕮咀,每服四钱,生姜三片,水煎温服。

阿胶丸 治产后崩中,下血不止,虚羸无力。

阿胶 赤石脂各一两半 续断 川芎 当归 丹参 甘草各一两 龙骨 鹿茸酥炙 海螵蛸 鳖甲炙,各二两

上为细末,炼蜜丸,如桐子大,空心温酒下二三十丸。

白芷丸 治妇人产后所下过多,及崩中伤损,虚竭少气,面目失色,腹中痛。

白芷 续断 当归 干姜 阿胶炙,各一两 附子一两,炮,去皮 干地黄五两

上七味,捣筛为末,炼蜜和丸,如桐子大,酒服二十丸,日四五服。无当归,用川芎代之。无续断,用大蓟根代之亦可。加蒲黄一两为善。

瑞莲散 治产后恶血崩漏,状如涌泉。

瑞莲一百枚,烧灰存性 棕榈烧存性 当归各一两 官桂半两 槟榔二枚 川芎 鲤鱼鳞各七钱半

上为细末,每服三钱,煨生姜,酒调服。如未止,更进一服。或非时血崩,无药可治,但进三服即止。

白芍药散 治产后崩中下血,淋沥不绝,黄瘦虚损。

白芍药 黄芪 熟干地黄 桂心 干姜 牡蛎 鹿角胶 海螵蛸 龙骨各一两

上为末,每服二钱,食前温温下。

又方

熟地黄 赤石脂各一两 当归 鹿茸 牡蛎各半两

上为细末,食前以粥饮调下二钱。

　固经丸 治产后血气未复而有房事,及劳役伤损,致血暴崩,或淋沥不止。

　艾叶 赤石脂煅 补骨脂炒 木贼各半两 附子一枚,炮,去皮、脐

　上为细末糊丸,如桐子大,每服二十丸,温酒或米饮下。

补遗方 治产后血崩。

香附子炒赤,二两 莲蓬壳五枚,烧存性

上为末,米饮调下二钱。

《千金》方 治产后崩中,下血不止。

菖蒲一两半,锉,酒二钟煎一钟,去渣,分三服,食前。

心　痛

　《大全》云:产后心痛为阴血亏损,随火上冲心络,名曰心胞络痛。宜大岩蜜汤治之。若寒伤心经,名曰真心痛。朝发夕死,夕发朝死,无药可救。

　薛氏曰:前证若阳气虚寒,用岩蜜汤温之。瘀血上冲,用失笑散散之。血既散而痛仍作,用八珍汤补之。大凡心腹作痛,以手按之却不痛,此血虚也。须用补养之剂。

　一产妇患前证,昏愦口噤,冷汗不止,手足厥逆,用六君子加附子一钱,以回其阳,二剂顿苏。又以十全大补汤养其血气而安。

　一产妇患前证,手不敢近腹,用失笑散一服下瘀血而愈。次日腹痛,亦用前药而安。

　一产妇患前证,用大黄等药,其血虽下,复患头痛,发热

恶寒,次日昏愦,自以两手坚护其腹,不得诊脉,视其面色青白,余谓,脾气虚寒而痛也。用六君子汤加姜桂而痛止,又用八珍汤加姜桂调理而安。

七气手拈散　治产后心气攻痛。

延胡索　小茴香　白芍药　枳壳麸炒　干漆炒,各二钱
石菖蒲　黄连　香附子　苏叶各一钱半　没药　乳香各乙钱
甘草六分

上锉散,分作二服,每服用水一盏半,生姜三片,煎至七分,空心服。

大岩蜜汤　一名桂心汤治素有宿寒,因产大虚,寒搏于血,血凝不散,上冲心之络脉,故作心痛。

熟地黄　当归酒浸　独活　吴茱萸炒　白芍药炒　干姜
桂心不见火　小草各一钱　细辛　甘草各五分

上锉,水煎,入蜜重煮服。或云熟地黄泥膈,安能去痛,合用生干地黄。《千金翼》不用蜜。

蜀椒汤　治产后心痛,此大寒冷所为。

蜀椒二合　芍药　当归　半夏　人参　茯苓　桂心　甘
草各二钱半　蜜一升　生姜汁五合

上十味㕮咀,以水九升煮椒令沸,然后内诸药,煮取二升半,去滓,内姜汁及蜜,煎取三升,一服五合,渐加至六合,禁勿冷食。

失笑散　治产后恶血上攻,心腹疼痛欲死,及儿枕痛,或牙关紧急,一服可愈。

蒲黄炒　五灵脂各等分
上为细末,每服二钱,用酽醋调膏,入水一盏煎服。

金黄散　治恶血上冲,心腹作痛,或发热作渴。

延胡索　蒲黄各一钱　桂心二分
上为末,酒调服。

火龙散　治产后气滞心痛。

茴香炒　川楝子炒,各一两　艾叶盐炒,半两

上为末,水煎服。

伏龙肝散　治产后恶物不出,上攻心痛。

赤伏龙肝研细,每服三五钱,温酒调下,泻出恶物立止。

鱼墨散　治妇人血崩心痛甚者,名曰杀血心痛。小产下血多而心痛者亦然。

用乌贼鱼墨炒为末,醋汤调下。此鱼腹多有墨汁,见人过,必吐其墨以蔽身。

《圣惠方》　治产后恶血冲心痛,气闷欲绝。

用桂心三两捣为细末,狗胆汁和丸,如樱桃大,每服二丸,热酒磨下,不拘时。

一方　治产后血不尽,心腹痛。

荷叶炒令香,为末,水煎,下方寸匕。

腹　痛并小腹痛

薛氏曰:产后小腹作痛,俗名儿枕块,用失笑散行散之。若恶露既去而仍痛,用四神散调补之。若不应,用八珍汤。若痛而恶心,或欲作呕,用六君子汤。若痛而泄泻,用六君子汤送四神丸。若泄泻痛而或后重,用补中益气汤送四神丸。若胸膈饱胀,或恶食吞酸,或腹痛手不可按,此是饮食所致,当用二陈加山楂、白术以消导。若食既消而仍痛,或按之不痛,或更加头痛、烦热作渴,恶寒欲呕等证,此是中气被伤,宜补脾胃为主。若发热腹痛,按之痛甚,不恶食,不吞酸,此是瘀血停滞,用失笑散以消之。若止是发热头痛,或兼腹痛,按之却不痛,此是血虚,用四物加炮姜、参、术以补之。如发渴,用白虎。气弱用黄芪。血刺痛则用当归。腹中痛则加芍药。宜详察脉证而用之。

一产妇腹痛发热,气口脉大。余以为饮食停滞,不信,乃破血补虚,反寒热头痛,呕吐涎沫,又用降火化痰理气,四肢逆冷,泄泻下坠,始悔。问余曰:何也? 余曰:此脾胃虚之变证也。法当温补,遂用六君加炮姜二钱、肉桂、木香各一钱四剂,诸证悉退。再用补中益气之剂,元气悉复。

一妇人产后腹痛后重,去痢无度,形体倦怠,饮食不甘,怀抱久郁,患茧唇,寐而盗汗如雨,竟夜不敢寐,神思消烁。余曰:气血虚而有热。用当归六黄汤,内黄芩、连、柏炒黑,一剂汗顿止,再剂全止,乃用归脾汤、八珍散兼服,元气渐复而愈。

一产妇小腹作痛,服行气破血之药不效,其脉洪数,此瘀血内溃为脓也。以瓜子仁汤二剂痛止,更以太乙膏下脓而愈。产后多有此病,纵非痈,用之更效。

一产妇小腹痛,小便不利,用薏苡仁汤,二剂痛止,更以四物加红花、桃仁下瘀血而愈。大抵此证皆因荣卫不调,或瘀血停滞所致。若脉洪数,已有脓。脉但数,微有脓。脉迟紧,乃瘀血,下之即愈。若腹胀大,转侧作水声,或脓从脐出,或从大便出,宜用蜡矾丸、太乙膏及托里药。

一产妇小腹作痛,有块,脉芤而涩,以四物加延胡索、红花、桃仁、牛膝、木香治之而愈。

一妇产后小腹患痛,服瓜子仁汤,下瘀血而痊。凡瘀血停滞,宜急治之,缓则腐化为脓,最难治疗。若流注关节,则患骨疽,失治多为败证。

一妇人寒月中,产后腹大痛,觉有块,百方不治。一人教以羊肉四两、熟地黄二两、生姜一两水煎服之。二三次愈。

《大全》云:儿枕者,由母胎中宿有血块,因产时其血破散,与儿俱下,则无患也。若产妇脏腑风冷,使血凝滞在于小腹,不能流通,则令结聚疼痛,名之曰儿枕也。

《金匮》云:产后七八日,无太阳证。少腹坚痛,此恶露不尽,不大便,烦躁发热,切脉微实,再倍发热,日晡时烦躁者,不食,食则谵语,至夜即愈,宜大承气汤主之。热在里,结在膀胱也。

《大全》云:产后恶血虽常通行,或因外感五邪,内伤七气,致令斩然而止,余血壅滞,所下不尽,故令腹痛,当审其因而治之。

一产妇小腹痛甚,牙关紧急,此瘀血内停,灌以失笑散,下血而苏。又用四物加炮姜、白术、陈皮而愈。

一妇人经水来,比常度过多不止,遂用涩药止之,致腹作痛,此乃气血凝滞也。用失笑散二服而愈。

已上数段,言恶露不尽。

《大全》云:以恶露不尽腹痛,及儿枕心腹刺痛,小腹疼痛寒疝,分为四门:由母胎中宿有血块,产后不与儿俱下,而仍在腹作痛,谓之儿枕。其恶露下不快而作痛者,胎中原无积聚,不为儿枕也。若恶露已尽,或由它故腹痛,如仲景枳实芍药散证,或由血虚腹痛,如仲景当归生姜羊肉汤证,自当别论。故复胪列诸名方于后。若服枳实芍药散不愈,仍当求责瘀血也,故下瘀血汤诸方附焉,而补虚诸方终之,不复立寒疝条。

加味四物汤　治产后恶露不尽腹痛。

当归　川芎　芍药炒　熟地黄各一钱　香附炒　五灵脂炒,二味另研为末,各一钱,临服调入

上锉一服,水煎服。痛甚者,加桃仁泥四分。

海藏加味四物汤　治产后败血作痛。

四物汤加延胡索　没药　白芷

上锉,水煎服。

一方止加延胡索。

一方止加苦楝。

四物一黄散　治产后腹中血块作痛。

当归　川芎　熟地黄酒洗　白芍药炒,各五钱　蒲黄炒,
二钱五分

一方更加荆芥炒。

上为细末,每服二钱,空心温酒调下。

当归蒲延散　治产后血瘕作痛,脐下胀满,或月经不行,
发热体倦。

当归二两　芍药炒　桂心　血竭　蒲黄炒,各一两半　延
胡索炒,一两

上为末,每服二钱,空心热酒调下。

延胡索散　治产后恶血攻刺腹痛,及一切血气刺痛。不
论新旧虚实,皆可服之。

当归酒浸　延胡索　赤芍药　蒲黄隔纸炒　桂皮　乳
香　没药各等分

上研为细末,每服三钱,温酒调空心服。

延胡索散　治产后儿枕腹痛。

延胡索　当归各一两　赤芍药五钱　肉桂七钱半　蒲黄
炒　琥珀各二钱半　红蓝花二钱

上为末,每服三钱,童便合酒调,食前服。

一方　疗新产后七八日腹痛、两胁痛。

当归　刘寄奴　苦梗各十二分　芍药　茯苓各八分　陈
皮　延胡索别为末　桂心各四两

上㕮咀,以水二升煮取八合,调延胡索末,空心服。

乌金散　治恶露败血走刺心腹,儿枕痛,坐卧不得,余血
不快。

川芎七钱半,烧燃盖甑中存性　黑附子半枚,炮,去皮、脐

上为细末,每三钱,童便和酒调服。痛止血下,方住服。

地黄散　治产后恶血不尽,腹中疞痛。

生地黄炒　当归炒,各一两　生姜五钱,切碎,新瓦上炒令
焦黑

上为细末,姜酒调下二钱,空心服。一方加蒲黄为丸。

四神散 治产后瘀血不消,积聚作块,心腹切痛。

当归 川芎 赤芍药 干姜炮,各等分

上为末,每服二钱,空心热酒调下。

黑神散 治产后血块痛,及经行后腹痛,并经脉不调。

熟地黄一斤 陈生姜半斤

上二味拌匀,同炒干为末,每服二钱,乌梅汤调下,常服酒调。经脉不通,乌梅、荆芥酒调下。

丹溪方 治产后血块痛发热。

五灵脂略炒 牡丹皮 没药 滑石

上研细,分五帖,豆淋酒下之,食前服。

卷荷散 治产后血上冲心。血刺血晕,血气腹痛,恶露不快,并皆治之。

初出卷荷 红花 当归各一两 蒲黄纸炒 牡丹皮各半两

上为细末,每服三钱,空心盐酒调下。

荷叶散 治产后恶露不下,腹中疼痛,心神烦闷。

干荷叶二两 刘寄奴 蒲黄各一两 桃仁去皮、尖、麸炒,半两

上㕮咀,每服四钱,童子小便一盏、生姜三片、生地黄一分煎至六分,热服,不拘时。一方有鬼箭羽。

隐居泽兰汤 治产后恶露不尽,腹痛不除,小腹急痛,痛引腰背,或胸满少气。

泽兰炒 生地黄 当归 芍药炒 生姜各一钱 甘草五分 大枣四个

上锉,水煎服,日三。堕身欲死,服亦瘥。

桃仁芍药汤 治产后腹中疾痛。

桃仁半升 芍药 川芎 当归 干漆 桂心 甘草各二两

上七味㕮咀,以水八升煮取三升,分三服。

败酱汤 治产后疼痛引腰,腹中如锥刀所刺。

败酱三两 桂心 川芎各一两半 当归一两

上四味㕮咀,以清酒二升、水四升,微火煮取二升,去滓,适寒温,服七合,日三,食前服之。

又方 治产后下血不尽,腹内坚痛不可忍。

当归 芍药 桂心各三两 桃仁一百二十粒,制

上水六升煮二升,温分两服。未瘥,加大黄。

又方 治产后恶露不尽,结聚小腹疼痛。

当归七钱半 香附子制,一两 赤芍药 青皮 木香 桂心 琥珀 没药各半两

上为细末,以乌豆淋酒调服二钱。

《产宝》方 治产后余血作痛兼块者。

桂心 姜黄各等分

上为细末,酒调方寸匕,血下尽,妙。一方单用桂末,温酒服方寸匕。

延胡索散 一名三圣散。一名如神汤 治产后脐下痛,并腰痛。

延胡索 桂心各半两 当归一两

上为细末,热酒调下二钱。

桂香散 治产后脐下疼痛不止。

当归 川芎各二钱半 桂心半两

上为细末,分为三服,每服酒一盏,煎三五沸,更入童便少许,煎至七分温服。甚者不过再服即瘥。

香灵丸 治产后恶露不尽,小腹作痛。

五灵脂 香附子

一方加蛤粉。

上为末,醋糊丸。甚者入桃仁,不去皮、尖。

当归血竭丸 治产后恶露不下,结聚成块,心胸痞闷,及

脐下坚痛。

当归　血竭　芍药　蓬术炮，各二两　五灵脂四两

上为细末，醋糊和丸，如梧桐子大，每服五十丸，食前温酒送下。

当归养血丸　治产后恶血不散，发渴，心腹疼痛，及恶露不快，脐下急痛，连及腰脚疼痛。

当归　赤芍药　牡丹皮　延胡索各二两　桂心一两

上为末，炼蜜丸，如桐子大，空心酒下三四十丸。痛甚者，细嚼下。

紫金丸　治产后恶露不快，腰腹小腹如刺，时作寒热，头痛，不思饮食。亦治久有瘀血，月水不调。亦可疗心痛。

五灵脂水淘去砂石，焙干，炒为末　真蒲黄各等分

上以好米醋调五灵脂，慢火熬成膏，次以蒲黄末搜和丸，如樱桃大，每服一丸，水与童便各半盏煎至七分，令药化温服之，少顷再一服，恶露即下。久有瘀血成块，月信不利者，并用酒磨下。

大黄干漆汤　治新产后有血，腹中切痛。

大黄　干漆　干地黄　桂心　干姜各二两

上五味㕮咀，以水三升，清酒五升煮取三升，去滓，温服一升，血当下。若不瘥，明旦服一升。满三服，病无不瘥。

《千金》方　治产后恶露不尽，腹中刺痛不可忍。

大黄　黄芩　桃仁各三两　当归　桂心　甘草各二两　芍药四两　生地黄六两

上八味，以水九升煮取二升半，食前分三服。

玉烛散　治产后恶露不尽，脐腹疼痛，大便燥结，时发寒热。此四物汤与调胃承气汤合方也。

当归　川芎　赤芍药　熟地黄　大黄　朴硝　甘草各一钱半

上作一服，水煎，食前温服。诸方治败血作痛，皆是温剂，

热则流通之理。惟此一方却是凉剂，盖为败血凝滞发热，大便燥结者设也。非大便燥结者，慎不可用。

枳实芍药散 《金匮》云：产后腹痛，烦满不得卧，此方主之。

枳实炒令黑，勿太过　芍药各等分

上杵为散，服方寸匕，日三服，并主痈脓，以麦粥下之。

下瘀血汤 产妇腹痛，法当以枳实芍药散。假令不愈者，此为腹中有干血着脐下，宜此方。

大黄二两　桃仁二十枚　䗪虫二十枚，炒，去足

上三味末之，炼蜜和为四丸，以酒一升煎一丸，取八合，顿服之，新血下如豚肝。

保命方 治血晕血结，或聚于胸中，或偏于小腹，或连于胁肋，四物汤四两，倍当归、川芎，加鬼箭羽、红花、延胡索各一两，同为粗末，加下四味煎，调没药散服。

虻虫一钱，去翅、足，炒　水蛭一钱，炒　麝香少许　没药

上为末，入前药调服，血下痛止，只服一服。

已上治瘀血腹痛之剂。

增损四物汤 治产后阴阳不和，乍寒乍热。恶露停滞，亦令寒热，但看小腹急痛为异。

当归酒浸　白芍药　川芎　人参各一两　甘草炙，半两
干姜一两

上㕮咀，每服四钱，姜三片，水煎，无时热服。

独圣汤 治产后血虚腹痛。

当归一味为细末，每服二钱，水一盏煎七分温服。

当归散 治产后阴血虚弱，或气滞血凝，以致发热腹痛，或腹胁胀满。

当归　干姜各等分

上锉，每服三钱，水煎服。

定痛散 治产后恶血不止，腹中作痛。

当归　芍药炒,各二钱　肉桂一钱

上切,作一服,水酒合一盏半,加生姜五片,煎一盏服。

当归建中汤　治妇人产后虚羸不足,腹中刺痛不止,吸吸少气,或苦少腹中急,痛引腰背,不能饮食。

当归四两　芍药炒,六两　桂枝三两　甘草炙,二两　生姜三两　大枣十二枚

上六味,以水一斗,煮取三升,分温三服,一日令尽。若大虚,加饴糖六两。汤成,内于火上,暖令饴消。若去血过多,崩伤内衄不止,加地黄六两、阿胶二两,合八味汤,内阿胶服之。

内补川芎汤　治产后虚羸,及崩伤过多虚竭,腹中疼痛。

川芎　干地黄各四两　芍药五两　桂心二两　干姜　甘草炙,各三两　大枣四十枚

上七味㕮咀,以水一斗二升煮取三升,去滓,分三服。不瘥,复作至三剂。若有寒,苦微下,加附子三两。

大补中当归汤　治产后虚损不足,腹中拘急,或溺血,少腹苦痛,或从高坠下,犯内,及金疮血多,内伤男子,亦宜服之。

当归　川芎　续断　桂心　麦门冬　干姜各三两　芍药四两　干地黄六两　吴茱萸一升　白芷　甘草各二两　大枣四十枚

上十二味㕮咀,以酒一斗渍药一宿,明旦以水一斗合煮,取五升,去滓,分五服,日三夜二。有黄芪入二两益佳。

羊肉汤　治产妇脾虚,为寒邪所乘,以致腹痛,及寒月生产,寒气入于产门,脐下胀满,手不可犯。

精羯羊肉四两　当归　川芎各半两　生姜一两

上以水十盏、酒三盏煎至四盏,分四次空心服。加葱盐亦可。

《衍义》云：一妇人产当寒月，寒气入产门，脐下胀满，手不得犯，此寒疝也。医将治之以抵当汤，谓其有瘀血也。予教之曰：非其治也。可服张仲景羊肉汤少减。作二服，遂愈。

《千金》方　治产后余疾，腹中绞痛，瘦乏不下食。

当归　黄芪　芍药各六分　干地黄　白术各八分　桂心甘草各四分　大枣十四枚

上㕮咀，水二升，煮取八合，空心服，忌生冷。

已上治虚寒腹痛之剂。

独活汤　治产后腹痛，引腰背拘急痛。

独活　当归　芍药　桂心　生姜各三两　甘草二两　大枣二十枚

上七味㕮咀，以水八升煮取三升，去滓，分三服。服后相去如人行十里久再进。

吴茱萸汤　治妇人先有寒冷，胸满痛。或心腹刺痛，或呕吐食少，或肿或寒，或下痢，气息绵惙欲绝，产后益剧，皆主之。

吴茱萸二两　干地黄十八铢　当归　防风　桔梗　干姜细辛　甘草各十二铢

上八味㕮咀，以水四升煮取一升半，支滓，分再服。

一方　疗妇人先患冷气，因产后发腹痛。

当归　川芎　芍药　茯苓　桂心　吴茱萸　甘草炙,各六分　桃仁十分

上㕮咀，以水七升煮取二升，去滓，分三服。

生料五积散　治产后内有余血，外感寒邪，相搏而腹痛。

苍术二钱四分　麻黄去根、节　橘红　枳壳各六钱　桔梗一钱二分　厚朴　干姜炮、各四分　当归　白芍药　川芎　白茯苓　半夏　白芷　肉桂　甘草炙,各三分

上加姜、葱，水煎服。非真受寒气者，不可轻用。

以上方治寒邪腹痛之剂。

胁胀痛

《大全》云:产后两胁胀满气痛,由膀胱宿有停水,因产后恶露下不尽,水壅瘀与气相搏,积在膀胱,故令胁肋胀满,气与水相激,故令痛也。

薛氏曰:前证若肝经血瘀,用延胡索散。若肝经气滞,用四君、青皮、柴胡。若肝经血虚,用四物、参、术、柴胡。气血俱虚,用八珍柴胡。若肾水不足,不能生肝,用六味丸。若肺金势盛,克制肝木,用泻白散,仍参前各论主之。

一产妇因怒两胁胀痛,吐血甚多,发热恶寒,胸腹胀痛。余以为气血俱虚,用八珍加柴胡、丹皮、炮姜而血顿止,又用十全大补汤而寒热渐退。此证非用姜桂辛温助脾肺以行药势,不惟无以施其功,而反助其胀耳。

干地黄汤 治产后两胁满痛,兼除百病。

干地黄 芍药各三两 当归 蒲黄各二两 桂心六两 甘草一两 生姜五两 大枣二十枚

上㕮咀,以水一斗煮取二升半,分服,日三。

《经效》方 治产后肝经气滞不平,胁肋腹痛,或寒热往来,内热晡热。

当归一钱半 芍药炒 苦梗炒 槟榔 枳壳麸炒,各八分 桂心 青木香 柴胡各六分

上锉,水煎服。

苏葛汤 疗产后恶露不下,血气壅瘀,胁胀痛,不下食。

苏木 葛根各十二分 芍药 当归各八分 桂心 蒲黄各六分 生地黄汁三合

上㕮咀,以水二升煎七合,下蒲黄,分两服。

《经效》方 理血气烦闷,胁胀满及痛。

芍药八分　当归六分　延胡索　蒲黄各四分　荷叶蒂炙，三枚

上水二升煎取七合，后入蒲黄，空心，分二服。

当归散　治产后腹痛，胁肋胀满。

当归　干姜各等分

上为末，每服三钱，水煎，入盐醋少许，食前热服。

一方酒煎。

《广济》方　疗产后腹痛气胀，胁下闷，不下食兼微利。

厚朴八分　人参　当归　茯苓　甘草各六分　陈皮　生姜各四分

上㕮咀，以水二升煎取八合，去滓，分温服。

抵圣汤　治产后腹胁闷满，或呕吐者。

赤芍药　半夏　泽兰叶　陈皮　人参　甘草各等分

上㕮咀，每服四钱，姜五片，水煎，温服。

蒲黄汤　治产后余疾，有积血不去，腹大短气，不得饮食，上冲胸胁，时时烦愦逆满，手足㾏疼，胃中结热。

蒲黄半两　大黄　芒硝　甘草　黄芩各一两　大枣三十枚

上六味㕮咀，以水五升煮取一升，清朝服。至日中下，若不止，进冷粥半盏即止。若不下，与少热饮自下。人羸者半之。《千金翼》名大黄汤，而不用芒硝

腰　痛

《大全》云：肾主腰脚，产后腰痛者，为女人肾位系于胞，产则劳伤，肾气损动，胞络虚，未平复而风冷客之，冷气乘腰，故令腰痛也。若寒冷，邪气连滞背脊，则痛久未已，后忽有娠，必至损动，盖胞络属肾，肾主腰故也。

薛氏曰：前证真气虚，邪乘之者，用当归黄芪汤，或十全

大补汤为主,佐以寄生汤。如不应,用十全大补加附子。

一产妇腰痛腹胀,善噎,诸药皆呕,余以为脾虚血弱,用白术一味炒黄,每剂一两,米泔煎,时饮匙许,四剂后渐安,百余剂而愈。

当归黄芪汤　治产后失血过多,腰痛身热自汗。

当归三两　黄芪　白芍炒,各二两

上咬咀,每服六钱,加生姜五片,水一盏半,煎至一盏,温服,不拘时。

延胡四物汤　治血癥腹痛,及血刺腰痛。

当归　川芎　白芍药　熟地黄各七钱半　延胡索酒煮,二两

上为细末,每服三钱,酒调下。

如神汤　治产后瘀血腰疼。

当归　延胡索　桂心各等分

上锉,每服五钱,水酒各半煎服。

又如神汤　逐败血,去风湿。

即生料五积散加桃仁。五积散方见前腹痛条

《广济》方　治产后虚冷,血气流入腰腿,痛不可转。

败酱　当归各八分　川芎　芍药　桂心各六分

上咬咀,水二升煮取八合,分温二服,忌葱。

《千金》大豆酒　疗产后中风,腰背强痛。中风,烦热苦渴,头身皆重,此因风冷及伤寒所致。用大豆五合,炒令烟出,以酒一升投之,密盖,令温去豆,服一升,日夜数服,卧取微汗,避风。亦有加羌活服者,亦佳。

寄生防风汤　治产后风邪头眩,腰痛不可转侧,四肢沉重,行步艰难。

独活　川芎　芍药炒黄　桂心　续断　生姜　桑寄生各六分　当归　防风各八分

上锉,水煎服。

桃仁汤　治产后恶露方行,忽然渐少,断续不来,腰中重痛,或流注两股,痛如锥刺。此由血滞于经络,不即通之,必作痈疽。宜桃仁汤。恐作痈者,预服五香连翘汤。

桃仁去皮、尖　苏木　生地黄各半两　虻虫去足、翅,炒　水蛭炒,各三十个

上每服三钱,水煎,空心热服,恶露下,即住服。

五香连翘汤　治产后瘀血,腰痛作痈。

木香　丁香　沉香　乳香　麝香　升麻　独活　桑寄生　连翘　木通各二两

上为粗末,每服五钱,水煎,入竹沥少许服。

头　痛

《大全》云:夫头者,诸阳之会也。凡产后五脏皆虚,胃气亏弱,饮食不充,谷气尚乏,则令虚热。阳气不守,上凑于头,阳实阴虚,则令头痛也。又有产后败血头痛,不可不知。黑龙丹言之甚详。

薛氏曰:前证若中气虚,用补中益气汤加蔓荆子。若血虚,用四物加参、术。血气俱虚,用八珍汤。若因风寒所伤,用补中益气汤加川芎。

一产妇患头痛,日用补中益气汤不缺,已三年矣。稍劳则恶寒内热,为阳气虚,以前汤加附子一钱,数剂不发。

一妇人产后头痛面青二年矣,日服四物等药,余谓肾水不能生肝木而血虚,用六味丸加五味子两月而瘥。

一奇散　即芎归汤　治产后血虚头痛。

当归　川芎各二钱半

上为细末,每服二钱,水一盏,煎七分,温服。

芎乌散　治产后气滞头痛。

天台乌药　大川芎各等分

上为细末,每服三钱,烧红秤锤淬酒调服。

芎附散 治产后气虚头痛,及败血作梗头痛,诸药不效者。

川芎一两 大附子一个,去皮、脐,切四片,拌酽醋一碗,炙附子蘸醋尽

上为末,每服二钱,清茶调服。

加减四物汤 治产后头痛,血虚、痰癖、寒厥,皆令头痛。

苍术一两六钱 羌活 川芎 防风 香附炒 白芷各一两 石膏二两半 细辛一两半 当归 甘草各五钱

上锉,每服一两,水煎服,无时。如有汗者,知气虚头痛也。加芍药三两,桂一两半,生姜煎。如痰癖头痛,加半夏三两、茯苓一两,生姜煎。如热痰头痛,加白芷三两,石膏三两,知母一两。如寒厥头痛,加天麻三两,附子一两半,生姜三片煎服。

遍身疼痛

《大全》云:产后遍身疼痛者何?答曰:产后百节开张,血脉流散。遇气弱则经络肉分之间血多流滞,累日不散,则骨节不利,筋脉急引,故腰背不得转侧,手足不能动摇,身热头痛也。若医以为伤寒治之,则汗出而筋脉动惕,手足厥冷,变生他病。但服趁痛散除之。

薛氏曰:前证若以手按而痛甚,是血滞也。用四物、炮姜、红花、桃仁、泽兰补而散之。若按而痛稍缓,是血虚也,用四物、炮姜、人参、白术补而养之。

一产妇身腹作痛,发热不食,烦躁不寐,盗汗胁痛,服解散祛血之药,不时昏愦,六脉洪大如无,用补中益气加炮姜、半夏一剂,顿退二三,又剂,寝食甘美,但背强而痛,用八珍

散、大补汤调理而安。

一产妇遍身头项作痛，恶寒拘急，脉浮紧，此风寒之证也。用五积散一剂，汗出而愈。但倦怠发热，此邪风去而真气虚也，用八珍汤调补而痊。

一妇六月产后多汗人倦，不敢袒被，故汗出被裹，冷则浸渍，得风湿疼痛，遂以羌活续断汤，数服而愈。

趁痛散　治产后气弱血滞，筋脉拘挛，腰背强直，遍身疼痛。

当归　官桂　白术　黄芪　独活　牛膝　生姜各五钱
甘草炙　薤白各二钱半

上㕮咀，每服五钱，水煎食前服。加桑寄生半两尤佳。

陈无择评曰：趁痛散不特治产后气弱血滞，兼能治太阳经感风头痛，腰背痛，自汗发热。若其感寒伤食，忧恐惊怒，皆致身痛发热头痛，况有蓐劳诸证尤甚，趁痛散皆不能疗，不若五积散入醋煎用却不妨。

五积散　治产后身痛，兼感寒伤食，头痛身疼。

方见前腹痛条。与四物汤各半服之稳当。

加味四物汤　治产后血虚身痛。

当归　川芎　芍药　熟地黄　人参　白术　干姜炮，各
一钱

上锉，作一服，水煎服。

《大全》方　治产后遍身青肿疼痛及众疾。

牛膝　大麦蘖各等分

上为细末，以新瓦罐子中填一重麦蘖，一重牛膝，如此填满，用盐泥固济，火煅过赤，放冷，研为散。但是产后诸疾，热酒调下二钱。

脚　气

《大全》云：产后热闷气上，转为脚气者何？答曰：产卧

血虚生热，复因春夏取凉过多，地之蒸湿，因足履之，所以着为脚气。其状热闷掣疭，惊悸心烦，呕吐气上，皆其候也。可服小续命汤，方见后中风条。两三剂必愈。若医者误以逐败血药攻之，则血去而疾愈增矣。

陈无择评曰：脚气固是常病，未闻产后能转为者。往读《千金》，见产妇多有此疾之语，便出是证，文辞害意盖可见矣。设是热闷气上，如何便服续命汤？此药本主少阳经中风，非均治诸经脚气。要须依脚气方论阴阳经络调之。此涉专门，未易轻论。既非产后要病，更不繁引。

《准绳》云：陈无择虽有此论，然小续命汤加减与之，用无不效。故《百问》云：寒中三阳，所患必冷，小续命汤主之。加生姜汁更快。暑中三阴，所患必热，小续命汤去附子，减桂一半。大烦躁者，紫雪最良。如无紫雪，用真薄荷煎，冷水嚼下。娄云：诸方必与四物汤各半服之。薛氏曰：前证当补气血为主，佐以小续命汤、寄生汤。如不应，用大防风汤。

一产妇患前证，或用独活寄生汤而瘥，后复作，服前汤，其汗如水，更加口噤吐痰。余用十全大补汤培养血气渐愈。后饮食日少，肌体日瘦，吐痰如涌，此命门火衰，脾土虚寒。用八味丸及加味归脾汤，诸证渐退，肌肉渐生。

独活寄生汤 治肝肾虚弱，或久履湿冷之地，或洗足当风，湿毒内攻，两胫缓纵，挛痛痹弱。或皮肉紫破，足膝挛重。又专治产后脚气。

川独活三两　桑寄生如无以续断代　杜仲炒　牛膝去芦，酒浸　细辛　官桂不见火　白茯苓　防风　川芎　当归　人参熟地黄酒洗　芍药　秦艽各二两　甘草炙，一两

上㕮咀，每服四钱，姜五片，水煎温服。

大防风汤 治阴虚邪袭，腿膝肿痛等证。

防风　附子炮　牛膝酒浸　白术炒　羌活　人参　肉桂黄芪炒，各一钱　川芎　熟地各一钱半　芍药炒　杜仲姜汁炒

甘草炙,各五分

上锉,水煎服。

外感风邪

李氏曰:产后外感,离床太早,或换衣袭风,冷入于下部,令人寒热似疟,头疼不歇。血虚者,芎归汤加人参、紫苏、葛根。血气虚者,补虚汤加陈皮、干姜。寒熟甚者,熟料五积散。热不止者,黄龙汤主之。如体盛发热恶寒及疟痢者,小柴胡汤合四君子、四物汤,加黄氏,名三分散。切不可以伤寒治法。若误服热药过多,热证大见,久而便闭者,紫胡破瘀汤,或四物汤加大黄、芒硝暂服,即调补之。

《良方》曰:产后外感风寒,发热头痛身疼,虽如伤寒时气,当用麻黄,亦不可轻易。如早起劳动,为寒所伤,则渐渐恶寒,翕翕发热,头项肩背骨节皆痛,至七八日乃差。若大便坚,作呕,不能食,用小柴胡汤加生姜、地黄。

吴氏曰:新产后患伤寒,不可轻易发汗。盖有产时伤力发热、去血过多发热、恶露不去发热、三日蒸乳发热,或有早起动劳,饮食停滞,一皆发热,状类伤寒,要在仔细详辨,切不可辄便发汗。大抵产后大血空虚,若汗之则变筋惕肉瞤,或郁冒昏迷而不省人事,或风搐搦而不定,或大便秘涩而难去。其害非轻,切宜详审。凡有发热,且与四物汤。以川芎、当归为君最多,白芍药须炒过酒蒸,熟地黄佐之。如发热,加软苗柴胡、人参、干姜主之最效,盖干姜之辛热,能引血药入血分、气药入气分也。且能去恶养新,有阳生阴长之道。以热治热,深合《内经》之旨。予尝用之,取效如神,故录以劝之。如有恶露未尽者,益母丸、黑神散必兼用之。若胃虚少食者,必加白术、茯苓。有痰呕逆者,必加陈皮、半夏。其余六经,各条治例皆同,但药中必加四物汤为主,乃养血务本之要也。

《大全》云：凡产后发热头痛身疼，不可便作感冒治之。此等多是血虚，或败血作梗，宜以平和之剂与服必效。如玉露散，或四物汤加北柴胡等分煎服，若使以小柴胡汤，及竹叶石膏汤之类，竟不救者多矣。

产后中风，数十日不解，头微痛，恶寒，时时有热，心下闷，干呕，汗出虽多，阳旦证耳。可与阳旦汤。即桂枝汤方见伤寒。

加味芎当汤 治产后血气虚，外感风寒，头痛，憎寒壮热。

当归 川芎各二钱 人参 紫苏 葛根各一钱

上锉，加生姜三片，水煎服。

竹叶汤 治产后中风，发热面赤，喘而头痛。

竹叶一把 葛根三根 防风 桔梗 桂枝 人参 甘草炙，各一两

上㕮咀，每服五钱，枣一枚，姜五片，水一盏半，煎一盏，去滓服，温覆使汗出。若头项强，用大附子半钱煎药，扬去沫。呕者，加半夏一钱。

中 风

《大全》云：夫产后中风者，由产时伤动血气，劳损经络，未曾平复，早起劳动，致使气虚而风邪乘虚入之，故中风。风邪冷气客于皮肤经络，但疼痹羸乏，不任少气。大凡筋脉挟寒，则挛急㖞僻，挟温则纵缓虚弱。若入诸藏，恍惚惊悸，随其所伤腑脏经络而生病焉。

郭稽中论曰：产后中风者何？答曰：产后五七日内强力下床，或一月之内伤于房室，或怀忧怒，扰荡冲和，或因食生硬，伤动脏腑。得病之初，眼涩口噤，肌肉眴搐，渐至腰脊，筋急强直者，不可治。此乃人作，非偶尔中风所得也。

薛氏曰：前证果外邪所属，形气不足，病气有余，当补元

气为主,稍佐以治病之药。若强力不休,月内入房,属形气俱不足,当纯补元气,多有复苏者。若误投风药,乃促其危也。

丹溪云:产后中风,口眼㖞斜,必用大补气血,然后治痰。当以左右手脉分其气血多少以治,切不可作中风治,用小续命汤及发表治风之药。

《大全》云:产后下血过多,虚极生风者何?答曰:妇人以荣血为主,因产血下太多,气无所主,唇青肉冷,汗出,目眩神昏,命在须臾者,此但虚极生风也。如此则急服济危上丹。若以风药治之,则误矣。

薛氏曰:前证若心脾血气俱虚,用大补汤。如不应,加附子,钩藤钩。若肝经血虚,用逍遥散加钩藤。《经》云:脾之荣在唇,心之液为汗。若心脾二藏虚极,急用参附汤救之。

一妇人患前证,或用诸补剂,四肢逆冷,自汗泄泻,肠鸣腹痛。余以阳气虚寒,用六君子,姜附各加至五钱。不应,以参附各一两始应。良久不服,仍肠鸣腹痛,复灸关元穴百余壮,及服十全大补汤方效。

《大全》云:产后中风口噤,是血气虚而风入于颔颊夹口之筋也。手三阳之筋,结入于颔,产则劳损脏腑,伤于筋脉。风若乘之,其三阳之筋脉则偏持之。筋得风冷则急,故令口噤也。

《大全》云:产后角弓反张者,是体虚受风。风入诸阳之经也。人阴阳经络周环于身,风邪乘虚入于诸阳之经,则腰背反折,挛急如角弓之状也。

薛氏曰:前证因气血耗损,腠理不密,汗出过多而患之者,乃虚象也。宜固气血为主,佐以本方。

丹溪云:产后当大补气血为先。虽有他证,以末治之。如恶寒发热等证,乃气血虚甚之极也。宜大剂参、芪、归、术、肉桂以培养之。如不应,急用炮附子。再不应,用人参一两、炮附子二三钱,名参附汤。倘犹未应,乃药力未能及也,宜多用之。

张叔承曰:产后脉浮大无力,即芤脉也,乃失血之脉。误认外感,立见倾危。其发热者,乃血虚阳无所依,浮散于外而为然,必用参芪大补,少佐炮姜以收浮热。

小续命汤 治产后中风,身体缓急,或顽痹不仁,或口眼㖞斜,牙关紧急,角弓反张。

防风一钱 麻黄去节 黄芩 芍药 人参各八分 川芎 防己 肉桂各七分 附子炮 杏仁去皮、尖,麸炒,各五分 甘草炙,四分

上锉,加生姜,水煎温服。有热,去附子,减桂一半。有汗,去麻黄,加葛根。骨节烦疼,去附子,加芍药。精神恍惚,加茯神、远志。烦心多惊,加犀角。呕逆腹胀,加人参、半夏。骨间疼痛,加附子、官桂。脏寒下痢,去防风、黄芩,加附子、白术。烦闷、大便涩,去附子,加芍药,入竹沥。盛冬初春,去黄芩。

华佗愈风散 治产后中风口噤,牙关紧急,手足瘈疭如角弓状。亦治产后血晕,不省人事,四肢强直,或心眼倒筑,吐泻欲死。此药清神气,通血脉,其效如神。

荆芥穗略焙

《指迷方》加当归等分。

上为末,每服三钱,黑豆淬酒调服,或童子小便亦可。口噤者,擦开灌之,或吹鼻中,皆效。李时珍曰:此方诸书盛称其妙。姚僧坦《集验方》以酒服,名如圣散。药下可立待应效。陈氏方名举卿古拜散。萧存敬方用古老钱煎汤服,名一捻金。许叔微《本事方》云:此药委有奇效神圣之功。

一妇人产后睡久,及醒则昏昏如醉,不省人事。医用此药及交加散,云服后当睡,必以左手搔头,用之果然。昝殷《产宝方》云:此病多因怒气伤肝,或忧气内郁,或坐草受风而成,宜服此药也。戴氏《证治要诀》名独行散。贾似道

《悦生随抄》呼为再生丹。

葛根汤 疗产后中风，口噤不能言。

独活二两　葛根一两半　甘草炙,半两　生姜一两二钱半

上咬咀，每服一两，水煎温服，无时。

防风汤 治产后中风，背项强急，胸满短气。

防风　独活各去芦　葛根各五两　当归　人参　白芍药

甘草炙,各二两

一方有干姜。

上咬咀，每服八钱，水一盏半，枣二枚，煎一盏温服。

《云岐方》 治产后中风，半身手足不遂，言语謇涩，恍

惚多忘，精神不定。

独活　当归　芍药　防风　川芎　玄参　天麻各五钱

桂心三钱

上咬咀，以水八升煮取二升半，分为三服。觉效，更作一

剂。又作丸，每服二十丸。如有热，加葛根五钱。有冷，加白

术五钱。有气症，加生姜一两半。手足不遂，加牛膝一钱半、

萆薢三钱、黄芪四钱。腹痛，加芍药、当归各七钱半。不食，

加人参五钱、玄参一两。若寒中三阴，所患必冷，小续命汤加

姜煎。若暑中三阳，所患必热，小续命汤去附子，减桂一半，

加薄荷煎。

防风羊角汤 治产后气血不足，风邪所袭，肢节挛痛，背

项强直。

防风一两　赤芍药炒　桂心各半两　羚羊角　川芎　羌

活　当归　酸枣仁炒　牛蒡子炒,各三钱

上锉，每服四钱，水煎服。

川芎散 治产后中风，身背拘急，有如绳束。

川芎　羌活　羚羊角屑　酸枣仁炒　芍药炒黄,各四两

桑白皮一两半　防风去芦,一两二钱

上锉，每服一两，水煎，日进三服。

济危上丹 治产后去血过多,气无所主,以致唇青肉冷,汗出,目瞑神昏,命在须臾,此虚极生风也。急服此药。若以风药治之则误矣。

乳香 五灵脂 硫黄 玄精石以上各另研极细 阿胶蛤粉炒 卷柏生用 桑寄生 陈皮去白,各等分

上将前四味同研匀,入石臼内微火炒,再研极细,后入余药末,用生地黄汁丸如桐子大,每服五十丸,食前温酒或当归汤下。

大豆紫汤 治产后风虚,五缓六急,手足顽麻,气血不调等证。

独活去芦,一两半 大豆半升 酒三升

上先用酒浸独活,煎一两沸,别炒大豆令极热,焦烟出,以酒沃之,去滓,每服一二合许。得少汗则愈。日夜数服。一以去风,一以消血结。如妊娠折伤,胎死在腹中,服此即瘥。一方无独活,只用大豆炒焦,淋酒服。

独活酒 治产后中风。

独活一斤 桂心三两 秦艽五两

上三味㕮咀,以酒一斗半渍三日,饮五合,稍加至一升,不能多饮,随性服。

鸡矢酒 治产后中风及男子诸风,并产后百疾,神效。

乌鸡粪一升半 大豆一升

上先炒豆令声绝,次炒鸡粪令黄,以清酒三升,乘热先淋鸡粪,次淋大豆,取汁,每服一升,温服取汗。病重者,凡四五服,无不愈。

交加散 治产前后百病,兼治妇人荣卫不通,经脉不调,腹中撮痛,气多血少,结聚为癥。产后中风,并宜服之。

生地黄一升,研取自然汁 生姜十二两,研取自然汁

上将地黄汁炒生姜滓,生姜汁炒地黄滓,各稍干,焙为细末,每服三钱,温酒调下。寻常腹痛亦宜服,产后尤不可离。

伏龙肝散 治产后中风口噤,不能语言,腰背疼痛。

伏龙肝一两半　干姜炮,半两

上为细末,每服二钱,温酒调下,不拘时,日进二服。

一物独活汤 疗产后中风,虚人不可服他药者。此药及一物白鲜汤主之。亦可与独活合煮服。

川独活三两细切,以水三升煮取一升,分服。奈酒者亦可酒水煮。白鲜皮亦依独活法。

羌活散 治产后中风语涩,四肢拘急。

羌活三两为末,每服五钱,水酒各半盏煎服。

上产后中风,用续命汤及羌活发散之药,必详气血。以四物、四君子相与各半,停对分两,服之可也。

发　痉——作痓

郭稽中曰:产后汗出多而变痉者,因产后血虚,腠理不密,故多汗。因遇风邪搏之,则变痉也。痉者,口噤不开,项强而直,如发痫之状,摇头马鸣,身反折,须臾又发,气息如绝,宜速斡口灌小续命汤。稍缓,即汗出如雨。手摸空者,不可治也。

薛氏曰:产后发痉,因去血过多,元气亏极,或外邪相搏,以致牙关紧急,四肢痉强,或腰背反张,肢体抽搐。若有汗而不恶寒者,曰柔痉。无汗而恶寒者,曰刚痉。由亡血过多,筋无所养而致。故伤寒汗下过多,溃疡脓血大泄多患之。乃败证也。急以十全大补汤大补血气。如不应,急加附子,或保无虞。若攻风邪,死无疑矣。

一产妇牙关紧急,腰背反张,四肢抽搐,两目连扎。余以为去血过多,元气亏损,阴火炽盛。用十全大补汤加炮姜,一剂而苏。又数剂而安。

余在吴江史万湖茅。入更时，闻喧嚷云其家人妇忽仆，牙关紧急，已死矣，询云，是新产妇出直厨。余意其劳伤血气而发痉也。急用十全大补汤加附子煎滚，令人推正其身，一人以手夹正其面，却挖开其口，将药灌之。不咽。药已冷，令侧其面出之。仍正其面，复灌以热药。又冷又灌，如此五次方咽下。随灌以热药，遂苏。

《夷坚志》云：杜壬治郝质子妇，产四日掣疭戴眼，弓背反张。壬以为痉病，与大豆紫汤、独活汤而愈。

政和间，余妻方分娩，犹在蓐中，忽作此证，头足反接，相去几二尺。家人惊骇，以数婢强拗之不直。适记所云，而药草有独活，乃急为之。召医未至，连进三剂遂能直，医至即愈矣。更不须用大豆紫汤。古人处方神验屡矣。

陈临川云：凡产后口噤，腰背强直，角弓反张，皆名曰痉。又名曰痓。古人察有汗无汗，以分刚柔阴阳而治。今《产宝》诸书有中风口噤一门，又有角弓反张一门，其实一也。如增寒发热，有类伤寒，皆不论及。岂可只以一二药治之。

小续命汤　治产后汗多变痉，口噤背强，或摇头马嘶，不时举发，气息如绝。

方见前中风。

陈临川云：虽然陈无择评曰，产后汗出多变痉，亦令服小续命汤，此又难信。既汗多，如何更服麻黄、官桂、防己、黄芩辈？不若大豆紫汤为佳。《局方》大圣散，亦良药也。愚观朱奉议云：凡刚柔二痉，小续命汤并可加减与之。若柔痉自汗者，去麻黄，加葛根之说，朱奉议必有所据。虽大豆紫汤、大圣散良，亦不可偏见曲说，有妨古人之意。

大豆紫汤　治中风头眩，恶风自汗，吐冷水，及产后百病，或中风痱痉，背强口噤，直视烦热。脉紧大者不治。

方见前中风。

大豆汤　治产后卒中风发痓，倒闷不知人，及妊娠挟风，兼治在蓐诸疾。

大豆五升,炒令微焦　葛根　独活各八两　防己六两

上咬咀，每服五钱，酒二盏煎至一盏半，去粗温服，不拘时，日三服。

独活汤　治产后中风，口噤不能言。

独活五两　防风　秦艽　桂心　当归　白术　附子炮,去皮　甘草炙,各二两　防己一两　葛根　生姜各三两

上咬咀，以水一斗二升煮取三升，去滓，分三服。

小独活汤　治产后百日中风痓，口噤不开。

独活八两　葛根　生姜各六两　甘草二两

上咬咀，以水九升煮取三升，去滓，分四服，微汗佳。

一方　治产后中柔风，诸体疼痛，自汗出者，及余百疾。

独活八两　当归四两

上咬咀，以酒八升煮取四升，去滓，分四服，日三夜一，取微汗。若上气者，加桂心二两，不瘥更作。

羚羊角饮子　治产后气实，腹中坚硬，两胁胀满，心中烦热，渴欲饮水，欲成刚痓中风之疾。

羚羊角半两,镑　防风　羌活　桔梗并去芦　败酱各八钱桂心　柴胡　大黄浸过煨,各一两二钱

上咬咀，每服五钱，水一大盏半，同煎至一盏，去粗温服，不拘时，更服地黄酒。用地黄切一升，炒令黑，瓷瓶中下热酒三升，密封口煮令减半，任意服之。

防风当归散

防风　当归　川芎　地黄各等分

上锉，每服一两，水三盏煎至二盏，温服。

娄氏曰：续命汤、大豆紫汤、举卿古拜散，太阳、厥阴药也。邪实脉浮弦有力者固宜，但产后血气大虚之人不宜轻发其表，但用防风当归散治之为妙。

瘈 疭

薛氏曰:瘈者,筋脉拘急也。疭者,筋脉弛纵也。《经》云:肝主筋而藏血。盖肝气为阳为火,肝血为阴为水。前证因产后阴血去多,阳火炽盛,筋无所养而然耳。故痈疽脓水过多,金疮出血过甚则阳随阴散,亦多致此。治法当用八珍加丹皮、钩藤以生阴血则阳火自退,诸证自愈。如不应,当用四君、芎、归、丹皮、钩藤以补脾土。盖血生于至阴,至阴者,脾土也。故小儿吐泻之后,脾胃亏损,亦多患之,乃虚象也。无风可逐,无痰可消。若属阳气脱陷者,用补中益气加姜桂,阳气虚败者,用十全大补加桂附,亦有复生者。此等证候,若肢体恶寒,脉微细者,此为真状。若脉浮大,发热烦渴,此为假象。惟当固本为善。若无力抽搐,戴眼反折,汗出如珠流者,皆不治。

一产妇因劳,两臂不能屈,服苏合香丸,肢体痿软,汗出如水。余谓前药辛香,耗散真气,腠理虚而津液妄泄也。先用十全大补汤加五味子补实腠理,收敛真气,汗顿止。又佐以四君子调补元气,渐愈。用逍遥散、大补汤调理而痊。

一产妇先胸胁乳内胀痛,后因怒口噤吐痰,臂不能伸,小便自遗,左三部脉弦。余谓此肝经血虚而风火所致,不能养筋。先用加味逍遥散治之,臂能屈伸,又以补肝散、六味丸,诸证悉愈。

一妇人发瘈,遗尿自汗,面赤,或时面青,饮食如故,肝脉弦紧。余曰:此肝经血燥风热,名瘈也。肝主小便,其色青,入心则赤。法当滋阴血,清肝火。遂用加味逍遥散,不数剂,诸证悉退而安。

一妇人产后血风患此,以小续命汤数服而安。

产后因虚伤风瘈疭,同伤寒表证未传入里,宜服防风汤。

防风汤 治风虚发热,项背拘急,肢节不随,恍惚狂言,来去无时，不自觉悟。亦治脚气缓弱。甚效。此药温和，不虚人。

秦艽　独活　麻黄去节　半夏汤洗七次　防风去芦，各二两　升麻　防己　白术　石膏煅　白芍药　黄芩　当归去芦　远志去骨　人参去芦　甘草各一两

上为粗末，每服四钱，水二中盏、生姜七八片，煎至一盏，去滓，取清汁六分，入麝香末少许，食后临卧带热服。

华佗愈风散　方见前中风

当归散　治产后中风，牙关紧急，不省人事，口吐涎沫，手足瘛疭。

当归去芦　荆芥穗各等分

上为细末，每服二钱，水一盏、酒半盏煎至一盏，灌之。如牙关紧急，斡开微微灌之。但下咽即生，屡用救人，大有神效。

增损柴胡汤　治产后感异证，手足牵搐，涎潮昏闷。

柴胡三钱　黄芩一钱二分　人参　甘草炙　半夏各一钱半　黄芪二钱半　石膏二钱　知母一钱

上㕮咀，分二服，水二盏、生姜三片、枣二枚，煎八分，不拘时服。

秦艽汤　前证已去，次服此药，去其风邪。

秦艽　芍药　柴胡各一钱七分　防风　黄芩各一钱二分　人参　半夏各一钱　甘草炙，一钱三分

上㕮咀，作二帖，每帖加生姜三片，水煎，食远服。

拘　挛

《大全》云：产后中风，筋脉四肢挛急者，是气血不足，脏腑俱虚。月内未满，起早劳役，动伤脏腑，虚损未复为风所乘。风邪冷气初客于皮肤经络，则令人顽痹不仁，羸乏少气。

风气入于筋脉,挟寒则挛急也。

薛氏曰:肝属木而主筋。前证若肝经风热血燥,用加味逍遥散。如不应,当用六味地黄丸以补肾水。经云:风客淫气,精乃亡,邪伤肝也。仍参前杂证诸风血方论治之。

一产妇筋挛臂软,肌肉瞤动,此气血俱虚而自热也。用十全大补汤而安。

一产妇手麻,服愈风丹遍身皆麻,神思倦怠。余谓气血虚弱,用十全大补加炮姜数剂渐愈。去姜又数剂,及逍遥散而痊。

血风汤　治产后诸风挛急,或痿弱无力。

当归　川芎　芍药　熟地黄　白术　茯苓　羌活　防风　秦艽　白芷各一两

上为细末,一半炼蜜为丸,如桐子大;一半末,温酒调下五七十丸。

舒筋汤　治一切筋骨拘挛疼痛,盖因风湿所伤,气血凝滞,经络不行所致,其效如神。

羌活　白术　当归　赤芍药　海桐皮　姜黄各一钱　甘草炙,五分

上切作一服,加生姜三片,水煎去滓,磨沉香水少许入内温服。上痛食后,腰以下痛食前。

川芎散　治产后中风,四肢筋脉挛急疼痛,背项强急。

川芎　羌活　当归　酸枣仁炒　羚羊角屑各七钱半　防风　牛蒡子炒,各一两　桂心　赤芍药各半两

上㕮咀,每服八钱,水煎温服,不拘时。

薛氏曰:前方如未应,当用八珍汤。更不应,用十全大补汤。

防己膏　治产后中风,四肢筋脉挛急,身体麻痹。

汉防己去皮,半斤　茵芋五两

上㕮咀,用酒五升浸药一宿,取猪肪脂一斤,文火熬,三上

三下成膏,摊在纸花上,贴病人患处,以热手不住摩膏上。

不　语

《大全》云:人心有七孔三毛,产后虚弱,多致停积。败血闭于心窍,神志不能明了。又,心气通于舌,心气闭塞,则舌亦强矣,故令不不语。但服七珍散。

薛氏曰:《经》云:大肠之脉散舌下。又云:脾之脉是动,则病舌本强,不能言。又云:肾之别脉上入于心,系舌本,虚则不能言。窃谓前证若心肾气虚,用七珍散。肾虚风热,地黄饮。大肠风热,加味逍遥散加防风、白芷。脾经风热,秦艽升麻汤。肝经风热,柴胡清汗散加防风、白芷。脾气郁结,加味归脾汤加升麻。肝木太过,小柴胡加钩藤钩。脾受土侮,六君加升麻、白芷、钩藤钩。肝脾血虚,用佛手散。脾气虚,用四君子。气血俱虚,八珍汤。如不应,用独参汤。更不应,急加附子补其气而生其血。若竟用血药则误矣。

一产妇不语,用七珍散而愈。后复不语,内热晡热,肢体倦怠,饮食不进,用加味归脾为主,佐以七珍散而愈。后因怒不语,口噤,腰背反张,手足发搐,或小便见血,面赤,或青,或黄,或时兼赤。余曰:面青,肝之本色也。黄者,脾气虚也。赤者,心血虚也。用八珍汤加钩藤钩、茯苓、远志渐愈。又用加味归脾汤而痊。

李氏曰:有临产服汤药过多,胃湿使然者,熟料五积散、六君子汤。痰热迷心不语者,导痰汤。或痰气郁滞,闭目不语者,用孤凤散。

七珍散　治产后虚弱,多致停积,败血闭于心窍,神志不明。又心气通于舌,心气闭塞则舌亦强,故令不语。

人参　石菖蒲　生地黄　川芎各一两　细辛一钱　防风辰砂另研,各五钱上为细末,每服一钱,薄荷煎汤调服。

胡氏孤凤散 治产后闭目不语。

生白矾为末,每服一钱,热水调下。

一方 治产后不语。

人参 石莲肉_{不去心} 石菖蒲各等分

上锉,每服五钱,水煎服。

逐血补心汤 产后失音不语者,心肺二窍被血所侵,又感伤风故也。

当归一钱半 赤芍药 生地黄 桔梗 苏叶 前胡 茯苓 防风 牛胆南星 黄连 葛根 红花各一钱 人参 薄荷 升麻各七分 半夏一钱二分 甘草五分

上锉,加生姜三片,水煎空心服。

狂言谵语

《大全》云:产后语言颠倒,或狂言谵语,如见鬼神者,其源不一,须仔细辨证,用药治疗。产后惊风,言语乱道,如见鬼神,精神不定者,研好朱砂酒调下龙虎丹,方见《局方》。三丸作一服,兼琥珀地黄丸服之。

一则因产后心虚,败血停积,上干于心而狂言独语者,当在乍见鬼神条求之。

二则产后脏虚,心神惊悸,志意不安,言语错乱,不自觉知,神思不安者,当在惊悸条求之。

三则宿有风毒,因产心虚气弱,腰背强直,或歌哭嗔笑,言语乱道,当作风痉治疗,当在心惊中风条求之。

四则产后心虚中风,心神恍惚,言语错乱,当在中风恍惚条求之。

五则产后多因败血迷乱心经而颠狂,言语错乱无常,或晕闷者,当于本卷血晕类中求之。

六则因产后感冒风寒,恶露斩然不行,增寒发热如疟,昼日明了,暮则谵语,如见鬼状,当作热入血室治之。宜琥珀地黄丸及四物汤,只用生干地黄加北柴胡等分煎服。如不退者,以小柴胡汤加生干地黄,如黄芩分两,煎服愈。虽然已上诸证大抵胎前产后,自有专门一定之法,毫发不同。如产后首当逐败生新,然后仔细详辨疾证。不可妄立名色,自生新意,加减方药。大宜对证依古法施治,未有不安者也。

薛氏曰:前证当固胃气为主,而佐以见证之药。若一于攻痰则误矣。

一产妇形体甚倦,时发谵语,用柏子散稍愈。又用加味归脾汤而愈。又因怒,仍狂言胁痛,小便下血,用加味逍遥散以清肝火,养肝血,顿瘥。又佐以加味归脾汤而安。

一灵三圣散　治产后败血冲心,发热狂言奔走,脉虚大者。

干荷叶　生干地黄　牡丹皮各二钱　生蒲黄另研,二钱

上前三味浓煎汤,调入蒲黄末,一服即定。

夺命散　治产后血晕入心经,语言颠狂,健忘失志。

方见前血晕。

调经散　治血气虚损,阴虚发热,或瘀血停滞,以致心神烦躁,如见鬼神,或言语谵妄。

没药　琥珀并细研　桂心各一钱　赤芍药炒　当归酒浸,各一两　细辛二钱半　麝香少许

上为细末,每服半钱,生姜汁、温酒各少许调服。或用苏合香丸一钱,以童便调服即醒。

柏子仁散　治产后元气虚弱,瘀血停滞,狂言乱语,乍见鬼神。

柏子仁　远志　生地黄焙　人参　当归　桑寄生　防风琥珀另研　甘草炙,各等分

上为粗末,先用白羊心一个切片,以水三盏煮取清汁七

分,入药末五钱,煎至六分服。

妙香散　治产后心神颠倒,语言错乱,如见鬼神。

干山药　白茯苓　茯神去木　黄芪　远志去心,各一两
人参　甘草　桔梗各五钱　辰砂三钱　木香二钱五分　麝香
一钱

上为末,每服二钱,温酒调服。一方用生干地黄、当归二
味煎汤调服,立效。

乌金散　治产后三五日或半月之间忽狂言乱语,目见鬼
神等证。

当归　川芎　赤芍药　熟地黄　白术　远志肉　酸枣
仁　茯神去木　辰砂另研入　羌活　防风　香附子各二钱
半夏三钱　白芷　陈皮各一钱五分　人参　麦门冬　牛膝　天
麻　全蝎各一钱　甘草九分

上锉作二服,姜三片、葱三枝,入金银同煎服。

四物补心汤　治产后言语恍惚,颠倒错乱。

当归　川芎　赤芍药　生地黄　白术　半夏　桔梗　茯
神各四钱　陈皮三钱　甘草一钱

上锉为散,分作六服,每用姜三片,水煎空心服。有热,
加酒炒黄连二钱。无热不用。

宁神膏　治失血过多,心神昏闷,言语失常,不得睡卧。

辰砂　乳香　酸枣仁炒　人参　茯苓各一两　琥珀七
钱半

上为末,每服一钱,灯心、枣子煎汤调服,或蜜丸弹子大,
薄荷煎汤化下一丸。

琥珀地黄丸　治心血虚而言语谵妄,及发狂见鬼等证。

琥珀另研　延胡索糯米同炒赤,去米　当归各一两　蒲黄
炒,四两　生地黄　生姜各二斤

上地黄生姜各另捣汁留渣,以生姜汁炒地黄渣,地黄汁
炒生姜渣。各干。与前四味俱为末,炼蜜丸如弹子大,每服一

丸，当归煎汤下。

癫　狂

《大全》云：疗产后因惊败血冲心，昏闷发狂，如有鬼祟，宜用《局方》大圣泽兰散，加好辰砂，研令极细，每服加一字许，煎酸枣仁汤调下，一服可安。

薛氏曰：前证乃血虚，神不守舍，非补养元气不可，仍参后各门互用。

一产妇患前证，或用大泽兰汤而愈。后又怔忡妄言，其痰甚多，用茯苓散补其心虚，顿愈。又用八珍散加远志、茯神养其气血而痊。

一产妇亦患此证，用化痰安神等药，病益甚，神思消烁。余以为心脾血气不足，用大剂参、术、芎、归、茯神、酸枣仁四斤余而安，乃以归脾汤五十余剂而愈。

大圣泽兰散　治妇人血海虚冷，久无子息，及产后败血冲心，中风口噤，子死腹中，擘开口灌药，须臾生下，便得无恙。治堕胎，腹中攻刺疼痛，横生逆产，胎衣不下，血晕血癖，血滞血崩，血入四肢，一应血藏有患及诸种风气，或伤寒吐逆咳嗽，寒热往来，遍身生疮，头痛恶心，经脉不调，赤白带下，乳生恶气，胎藏虚冷，数曾堕胎，崩中不定，因此成疾。室女经脉不通，并宜服之。常服暖子宫，和血气，悦颜色，退风冷，消除万病。兼疗丈夫五劳七伤，虚损等病。

泽兰叶　石膏研，各二两　生地黄一两半　当归　川芎　芍药　芜荑　甘草炙，各一两七钱　肉桂一两二钱半　厚朴姜汁炒　白茯苓　防风　细辛　吴茱萸汤洗七次　卷柏　柏子仁微炒　桔梗各一两　黄芪　人参　白术　丹参　五味子　川椒去目，闭口，微炒　川乌头炮，去皮、脐　干姜炮　藁本去苗　白芷各七钱半　白薇　阿胶碎，炒燥，各半两上为细末,每服二钱,空心临卧热酒调下。若急疾,不拘时,日三服。

大泽兰汤 治产后败血上冲,癫狂。

泽兰叶三两 当归酒洗 芍药炒 生地黄各一两 甘草五钱 砂仁三钱

上为末,每服二钱,煎酸枣仁汤调下。

柴胡四物汤 治产后发热,狂言奔走,脉虚大者。

当归 川芎 芍药 生地黄 柴胡等分

上锉,水煎服。如不愈,更加甘草,倍柴胡、生地黄。

抱胆丸 治产后遇惊发狂,或遇经行发狂。

水银二两 黑铅一两五钱 朱砂一两,细研 乳香一两,细研

上将黑铅入铫内火熔开,下水银搅结成砂子,下朱砂、乳香,乘热用柳木槌研匀,丸如鸡头实大,每服一丸,空心薄荷汤下,得睡勿惊,觉来即安。妙香散亦善。

辰砂远志丸 治产后中风惊狂,起卧不安,或痰涎上涌。

石菖蒲 远志去心 人参 茯神去木 辰砂各三钱 川芎 山药 铁粉 麦门冬去心 细辛 天麻 半夏汤泡 南星 白附子各一两

上为末,姜汁糊丸,如绿豆大,别以朱砂为衣,每服三十丸,临卧姜汤下。

加味八珍汤 产后癫狂,乃血虚神不守舍,非补养元气不可。用此或茯苓散、归脾汤。

人参 白术 茯苓 甘草炙 当归 川芎 芍药炒 熟地黄 远志去心 茯神去木,各一钱

上锉,加姜枣,水煎服。

何氏方 治产后因败血及邪气入心,如见祟物,癫狂。

大辰砂一二钱重研令极细,人乳三四茶脚许调,仍掘取紫项活地龙一条入药,候地龙滚三滚,取出地龙不用,不令带

药出,但欲得地龙身上涎耳,却入无灰酒与乳汁相和七八分盏,重汤温过,疾作,分三二服。

乍见鬼神 与前癫狂谵语门参看

《大全》云:心主身之血脉,因产伤耗血脉,心气虚则败血停积,上干于心。心不受触,遂致心中烦躁,卧起不安,乍见鬼神,言语癫错。医人不识,呼为风邪。如此治必不得愈。但服调经散,每服加龙脑一捻,得睡即安。

薛氏曰:前证若败血停滞,用调经散。若血虚发热,用八珍加炮姜。若心血虚损,用柏子仁散。大抵此证皆心脾血少所致,但调补胃气,则痰清而神自安矣。若果系鬼祟所附,即灸鬼穴可愈。其或不起者,多因豁痰降火攻伐之过也。

一产妇患前证,或用调经散,愈而复作,仍服前药,益甚,痰涎上涌,朝寒暮热。余朝用八珍散,夕用加味归脾汤各五十余剂而愈。

调经散 方见前狂言谵语

琥珀散 治产后瘀血攻心,迷闷,妄言见鬼。

人参 茯神 生地黄 阿胶珠各七钱半 朱砂五钱,另研甘草 琥珀 铁粉另研 麝香另研,各一钱

上为细末,每服一钱,用金银煎汤调下。

茯神散 治产后血邪,心神恍惚,言语失度,睡卧不安。

茯神去木,一两 人参 黄芪 赤芍药 牛膝 琥珀研龙齿研,各七钱半 生地黄一两半 桂心半两

上为末,每服三钱,水煎服。

一方 治产后血晕,心迷狂乱,恍惚如见鬼。

生益母草三合,根亦可 生地黄汁二合 童便 鸡子清三枚

上同煎三四沸后入鸡子清搅匀,作一服。

惊悸怔忡

《大全》云:产后脏虚,心神惊悸者,由体虚心气不足,心之经为风邪所乘也。或恐惧忧迫,令心气受于风邪,邪搏于心则惊不自安。若惊不已,则悸动不定,其状目睛不转而不能动。诊其脉动而弱者,惊悸也。动则为惊,弱则为悸矣。

薛氏曰:按人之所主者心,心之所主者血。心血一虚,神气不守。此惊悸所由作也。当补气血为主。

一产妇患前证,二度服琥珀地黄丸、《局方》妙香散随效。再患服之,其证益甚,而脉浮大,按之如无,发热恶寒。此血气俱虚。用十全大补、加味归脾二汤,各百余剂而愈。后遇惊恐劳怒复作,仍服前药而安。

加味四物汤 治产后血少,怔忡无时。

当归 川芎 白芍药炒 熟地黄酒洗 茯神去木,各一钱 远志去心 酸枣仁炒,各七分

上㕮咀,水煎,食远服。

茯神汤 治产后忽苦心中冲悸,或志意不定,恍恍惚惚,言语错谬,心虚所致。

茯神去木,四两 茯苓 人参各三两 当归 芍药 桂心 甘草各二两 生姜八两 大枣三十枚,擘

上九味㕮咀,以水一斗煮取三升,分三服,日三。

远志汤 治产后忽苦心中冲悸不定,志意不安,言语错误,惚惚愦愦,情不自觉。

远志去心 人参 麦门冬去心 当归 桂心 甘草炙,各二两 茯苓五两 芍药一两 生姜六两 大枣二十枚,擘

上十味㕮咀,以水一斗煮取三升,分三服,日三。羸者分四服。产后得此,是心虚所致。无当归,用川芎。若其人心胸

中气逆，加半夏三两，洗去滑。

白茯苓散　治产后心神惊悸，言语失常。

白茯苓　人参　熟地黄各一两半　黄芪　当归　白芍药　远志去心　麦门冬去心　桂心　甘草炙，各一两　石菖蒲　桑寄生各七钱半

上㕮咀，每服八钱，水一大盏半、生姜五片、枣三枚、竹叶三七片，煎至一大盏，去滓温服，无时。

熟干地黄散　治产后心神惊悸，神思不安。

熟干地黄二两　黄芪　白薇　龙齿另研，各一两　人参　茯神去木　羌活　远志肉各七钱半　桂心　防风　甘草炙，各半两

上㕮咀，每服五钱，水一大盏半、生姜五片、枣三枚，煎至一大盏，去滓温服，不拘时。一方无黄芪，有荆芥。

产乳七宝散　初产后服之，调和血气，补虚，安心神，镇惊悸。

当归　川芎　人参　白茯苓　桂心　羚羊角烧存性　朱砂水飞，各二钱　姜一钱

上为细末，每服一钱，用羌活豆淋酒调下。不饮酒，用清米饮调下。如觉心烦热闷，以麦门冬去心煎汤调下。若心下烦闷而痛，用童便调下。若觉心胸烦热，即减姜桂，觉寒却加之。腹痛，加当归。心闷，加羚羊角。心虚气怯，加桂心。不思饮食或恶心，加人参。虚烦，加茯苓。以意斟酌，日二夜一服之。

人参散　治产后脏腑虚，心怔惊悸，言语错乱。

人参　麦门冬去心，各八钱　茯神　远志去心　独活　防风　生地黄　甘草炙　天竺黄另研　龙齿另研　朱砂水飞，各四钱　牛黄另研　白薇各二钱　龙脑另研　麝香另研，各一钱

上为细末，每服二钱，薄荷酒调下，不拘时。

琥珀散　治血虚惊悸少寐，及产后败血停留少腹作痛。

辰砂另研　没药　琥珀并研细　当归等分

上为细末，每服二钱，空心日午临卧白汤调下。

茯苓散　疗产后狂语，志意不定，精神昏乱，心气虚，风邪所致。

茯苓一方用茯神　生地黄各三两　远志　白薇　龙齿各三两五钱　人参　防风　独活各二两

上为末，以银一斤、水一斗五升煮取七升，下诸药，煮取三升，温分三服，忌菘菜、猪肉、生冷。一方加荆芥二两、甘草一两二钱半。

一方　疗产后多虚赢弱。若大汗利，皆至于死，此重虚故也。若中风语谬、昏闷不知人者，宜服此。

人参　茯苓　羌活　远志　大枣各二两　竹沥一升

上用水六升，煮取三升，下竹沥，更煎二升半，分三服。

归脾汤　治产后血气大虚，心神惊悸，怔忡不寐。或心脾伤痛，嗜卧少食；或忧思伤脾，血虚发热。

人参　黄芪炒　白术炒　白茯苓　龙眼肉　当归　远志去心　酸枣仁炒，各一钱　木香　甘草炙，各五分

上加姜枣煎服。加柴胡、牡丹皮，名加味归脾汤。

甘草丸　治产后虚悸少气，心神不安，恍惚不觉。

甘草炙　远志去心　菖蒲各三两　人参　茯苓　麦门冬去心　干姜各二两　泽泻　桂心各一两　大枣五十枚

上捣筛为末，炼蜜和丸，如大豆许，酒服二十丸，日四五服，夜二服。不知，稍增。若无泽泻，用术代之。若胸中冷，增干姜。

远志丸　治产后脏虚不足，心神惊悸，志意不安，腹中急痛，或时怕怖，夜卧不宁。

远志去心　麦门冬去心　黄芪　当归炒　人参　白术　独活去芦　白茯苓　桂心　柏子仁　石菖蒲　熟地黄　山茱萸钟乳粉　阿胶碎炒，各一两

上为细末,炼蜜和捣五七百下,丸如桐子大,每服三十丸,温酒送下,不拘时,日进二服。

白茯苓丸 治产后心虚惊悸,神志不安。

白茯苓 熟地黄各一两 人参 桂心 远志去心 石菖蒲 柏子仁 琥珀另研,各半两

上为细末,炼蜜和捣三二百下,丸如桐子大,每服三十丸,不拘时,粥饮送下。

恍 惚

《大全》云:产后中风恍惚者,由心主血,血气通于荣卫脏腑,遍循经络,产则血气俱伤,五脏皆虚,荣卫不足,即为风邪所乘,则令心神恍惚不定也。

薛氏曰:前证当大补血气为主,而佐以后方为善。盖风为虚极之假象也。固其本源,诸病自退。若专治风,则速其危矣。

一产妇患前证,盗汗自汗,发热晡热,面色黄白,四肢畏冷,此气血俱虚。用八珍汤不应,更用十全大补、加味归脾二汤始应。后因劳怒,发厥昏愦,左目牵紧,两唇抽动,小便自遗。余谓肝火炽盛,用十全大补加钩藤、山栀而安。再用十全大补汤、辰砂远志丸而愈。

安心汤 治产后心忡恐悸,恍恍惚惚,不自知觉,言语错误,虚烦短气,志意不定。此是心虚所致。

当归 芍药 茯神去木 人参各三两 远志去心 甘草炙,各二两 麦门冬去心,一升 大枣三十枚,擘

上八味㕮咀,以水一斗煮取三升,分三服,日三。若苦虚烦短气者,加生淡竹叶二升,以水一斗二升,煮取一斗,乃纳诸药。胸中少气者,益甘草一两为善。

茯苓汤 疗产后暴苦,心悸不定,言语错乱,恍惚愦愦。

此皆心虚所致。

茯苓五两　芍药　当归　桂心　甘草各二两　麦门冬去心,一升　生姜一两半　大枣三十枚

上为散,用水三升煎取一升,去滓,分作两服。

经效方　疗产后心虚忪悸,志意不定,烦躁恍惚。

茯神　当归　芍药　人参　麦门冬去心　酸枣仁炒　黄芩　甘草　白鲜皮各三两　大枣七枚

上为粗末,水二升煮取七合,去滓温服。

人参丸　主产后大虚心悸,志意不悦,恍惚不自觉,心中恐畏,夜不得眠,虚烦少气。亦治男子虚,心悸不定。

人参　茯苓　麦门冬去心　甘草炙,各三两　薯蓣　干姜　菖蒲　泽泻各二两　桂心一两　大枣五十枚,作膏

加远志二两尤善。

上一十味,捣筛为末,炼蜜和枣肉为丸,如梧子大,空心酒下二十丸,日三夜一,服,不知,稍增至三十丸。若风气,加当归、独活各三两。

琥珀散　治产后中风,恍惚语涩,心神烦闷,四肢不随。

琥珀另研　茯神去木,各一两　远志去心　石菖蒲　黄芪　人参　麦门冬去心　川芎　赤芍药　防风　独活　桑寄生　羚羊角屑各半两　甘草炙,二钱半

上㕮咀,每服五钱,水煎温服,不拘时。

远志散　治产后中风,心神恍惚,言语错乱,烦闷,睡卧不安。

远志去心　防风去芦,各一两　当归　茯神去木　酸枣仁炒　麦门冬去心　桑寄生　独活去芦　羚羊角屑　桂心各七钱半　甘草炙,半两

上㕮咀,每服五钱,水煎服。

天麻丸　疗产后中风,恍惚语涩,四肢不随。

天麻　防风去芦　羌活去芦　朱砂水飞,各一两　僵蚕炒,

七钱半　干蝎炒　五灵脂炒　白附子炮,各半两　雄雀粪炒牛黄另研,各二钱半

上为细末,糯米饭为丸,如梧子大,每服二三十丸,薄荷酒送下,日进二服。

辰砂远志丸　主产后中风,消风化痰,安神镇心。

辰砂　远志肉甘草煮　石菖蒲　人参　茯神去木,各五钱川芎　山药　麦门冬去心　细辛　天麻　半夏　南星　白附子　铁粉各一两

上为末,姜汁煮糊丸,如绿豆大,别以朱砂为衣,每服三十丸,夜卧生姜汤吞下。

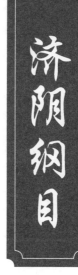

济阴纲目

卷之五

关中阳纡武之望叔卿　编次

产后门下

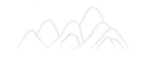

虚　烦

《大全》云：余血奔心，盖是分娩了，不便与童子小便，并擗心下，及卧太速，兼食不相宜之物所致。但能依方疗之，无不痊可。

薛氏曰：四物汤加茯神、远志，治产后虚烦。十全大补汤尤妙。论见发热条。

陈氏曰：寻常治诸虚烦热者，以竹叶石膏汤、温胆汤。殊不知产后与寻常不同，如石膏等药不宜轻用，用之必死。

金黄散　治产后恶血冲心，时发烦躁。

延胡索　蒲黄各半两　桂心二钱半

上为细末，乌梅煎汤调下二钱。

荷叶散　疗产后七日内宿血不散，时时冲心，迷闷。

荷叶一两七钱半　延胡索二两　地黄汁二合

上用水二升，煮二味，取八合，下延胡索，分三服，空心，忌肉食一日。

川芎散　疗产后余血不尽，奔上冲心，烦闷腹痛。

川芎　生干地黄　芍药　枳壳各等分

上为末，酒调方寸匕，日二服。

《集验方》　疗产后血气烦。

生地黄汁　清酒各一升

上二味相和，煎一沸，分为两服。

《经效》方　疗产后气虚，冷搏于血，血气结滞，上冲心腹，胀满。

当归　川芎　桂心　吴茱萸　橘皮　生姜各一两　芍药二两

上咬咀,以水三升煮取一升,去滓,空心服。

没药丸 治产后心胸烦躁,恶血不快。

没药 蛮姜 延胡索 当归 干漆炒 桂心 牛膝 牡丹皮 干姜各等分

上为细末,醋煮面糊为丸,如桐子大,煎曲汤下十丸至十五丸。

治血气烦闷杂方

一方 生藕汁饮二升,效。竹沥亦得。

一方 陈白梅,捶碎煎汤饮。

一方 用蒲黄隔纸炒,每服一钱,东流水煎汤下。

用失笑散亦佳。

一方 疗产后余血攻心,或下血不止,心闷,面青冷,气欲绝,用羊血一盏顿服。若不定,更服立效。

一方 赤小豆三七枚,烧作末,以冷水和,顿服之。

已上治余血奔心之剂。

人参当归汤 治产后去血过多。血虚则阴虚,阴虚生内热,令人心烦短气,自汗头痛。

人参 当归 熟地黄 麦门冬去心 肉桂各二钱 白芍药炒,二钱半

上用水二钟,粳米一合、竹叶十片、大枣二枚,煎至一钟,食远服。血热甚者,加生地黄二钱。

竹叶汤 治产后短气欲绝,心中烦闷。

竹叶切细 麦门冬去心 小麦各一升 甘草一两 生姜二两 大枣十二个

一方有茯苓二两。

上切,以水一斗,煮竹叶、小麦至八升,去滓,纳余药煮取三升,去渣温服。虚悸,加人参二两。无谷气者,加粳米五合。气逆者,加半夏二两。

甘竹茹汤 治产后内虚,烦热短气。

甘竹茹一升　人参　茯苓　甘草各一两　黄芩三两

上㕮咀,以水六升煮取二升,去滓,分三服,日三。

薤白汤　治产后胸中烦热逆气。

薤白　半夏　人参　甘草各一两　栝楼根二两　麦门冬半斤

热甚,加知母、石膏。

上㕮咀,以水一斗三升,煮取四升,去滓,分五服,日三夜二。

芍药栀豉汤　治产后虚烦不得眠。

芍药　当归　栀子各五钱　香豉半合

上用水二钟半,先煮前三味得二钟,内香豉煮取一钟半,去滓,分二服温服。此虽云岐法,不若仲景酸枣汤稳当。

已上治血气虚烦之剂。

仲景二物黄芩汤　妇人在草褥,自发露得风,四肢苦烦热,头痛者,与小柴胡汤。头不痛但烦者,此汤主之。

黄芩一两　苦参二两　干地黄四两

上三味,以水八升,煮取二升,温服一升,多吐下虫。

竹皮大丸　治妇人产后中虚烦乱呕逆,安中益气。

生竹茹　石膏各二分　桂枝　白薇各一分　甘草七分

上五味为末,枣肉和丸,如弹子大,以饮服一丸,日三夜二服。有热,倍白薇。烦喘,加柏实一分。

已上治中风烦热之剂。

《经验》方　治产后烦躁,此重可去怯之义也。

禹余粮一枚,状如酸馅者,入地埋一半,四面紧筑,用炭一秤,发项火一斤,煅去火三分耗二为度,用湿土窨一宿方取出,打去外面一层,只用里内细研,水淘澄五七度,将纸衬干,再研数千遍,用甘草汤调二钱匕,只一服,立效。

发　渴

熊氏曰:产后心烦发渴,宜清心莲子饮。

薛氏曰：前证若出血过多，虚火上炎，用童子小便，或四物、白术、麦门、丹皮。若胃气虚而有热，用竹叶归芪汤。若血虚发热，用八珍加麦门、五味。若血脱发热烦躁，用当归补血汤。若胃气虚弱，用补中益气汤，或七味白术散。

一产妇患前证，朝寒暮热，肚腹作痛，以手按之不痛。余以为血气俱虚，用八珍之类治之，彼反行逐血，更加发热烦躁。余用当归补血汤，热躁渐止，用八珍、麦门、五味，气血渐复。

李氏曰：产后烦渴气虚者，生脉散。血虚者，四物汤加天花粉、麦门冬。气血俱虚作渴，头眩脚弱，饮食无味者，用人参二钱、麦门冬一钱半、熟地黄七分、天花粉三钱、甘草五分，糯米，姜枣煎服。

《千金》竹叶汤　疗产后虚渴少气力。

竹叶三升　人参　茯苓　甘草各一两　小麦五合　麦门冬五两　半夏　生姜各三两　大枣十五个

上㕮咀，以水九升先煮竹叶、小麦、姜、枣取七升，去滓，入余药再煎，取二升，每服五合，日三夜一。

竹叶归芪汤　治胃气虚热，口干作渴，恶冷饮食者。

竹叶一钱半　黄芪二钱　人参　白术　当归各一钱　麦门冬去心,七分　甘草炙,五分

上锉，水煎服。

熟地黄汤　治产后虚渴不止，少气脚弱眼眩，饮食无味。

熟地黄酒洗,一钱半　人参　麦门冬去心,各二钱　栝蒌根四钱　甘草炙,五分

上㕮咀，作一服，加糯米一撮、生姜三片、枣二枚水煎服。

七味白术散　治中风虚弱，津液短少，口干作渴，或因吐泻所致。

人参　白术炒　白茯苓　甘草炙　藿香　木香　葛根各

一钱

上锉一服,水煎服。

清心莲子饮　治产后心烦发渴。

麦门冬去心　黄芩　地骨皮　车前子　甘草炙,各一钱半
人参　黄芪蜜炙　白茯苓　石莲肉各七分半

一方加远志、石菖蒲各一钱。

上另用麦门冬二十粒,水二盏煎一盏,水中沉冷,空心温服。发热,加柴胡、薄荷。

《产宝》方　疗产后大渴不止。

芦根切,一升　麦门冬生,四两　栝蒌根　人参　茯苓
甘草各三两　大枣二十枚

上以水九升煮取三升,分三服,顿服四剂即瘥,忌葅菜。

栝蒌根汤　疗产后血渴。

栝蒌根四两　麦门冬去心　人参各三两　生干地黄　甘
草各二两　土瓜根五两　大枣二十枚

上㕮咀,以水八升煮取二升半,分三服。

黄芩散　治产后血渴,饮水不止。

黄芩　麦门冬各等分

上㕮咀,每服三钱,水一盏煎八分,温服无时。

一方　疗血渴及产后渴。

用莲子心生取为细末,米饮调下二钱效。

一方　治产后出血太多,虚烦发渴。

用真正蒲黄末二钱,白汤调下。如渴燥甚,井花水下。

一方　治产后中风烦渴。

用红花子五合,微炒,研碎,以水煎浓,徐徐呷之。

桃花散　治产后不烦而渴。

新石灰一两　黄丹五钱

上为细末,渴时用井水调下一钱。

自 汗

《大全》云：产后虚汗不止者，由阴气虚而阳气加之，里虚表实，阳气独发于外，故汗出也。血为阴，产则伤血，是为阴气虚也。气为阳，其气实者，阳加于阴，故令汗出。而阴气虚弱不复者，则汗出不止也。凡产后血气皆虚，故多汗。因之遇风则变成痉，纵不成痉，亦虚乏短气，身体柴瘦，唇口干燥，久则经水断绝。由津液竭故也。

薛氏曰：按前证属血气俱虚，急用十全大补汤。如不应，用参附、芪附等汤。若汗多亡阳发痉，尤当用前药。王海藏先生云：头汗出至颈而还，额上偏多。盖额为六阳之所会也。由虚热熏蒸而出。窃谓前证当以部位分之。额左属肝，额右属肺，鼻属脾，颐属肾，额属心。治者审之。

一产妇略闻音响，其汗如水而昏愦，诸药到口即呕。余以为脾气虚败，用参附末为细丸，时含三五粒，随液咽下，乃渐加之至钱许，却服参附汤而痊。

一产妇盗汗不止，遂致废寝，神思疲甚，口干引饮。余谓血虚有热，用当归补血汤以代茶，又以当归六黄汤，内黄芩、连、黄柏炒黑，倍加人参、五味子，二剂而愈。

《大全》云：凡产后忽冒闷汗出不识人。治用鸡子及竹沥二法。见前血晕。

薛氏曰：前证属太虚，宜固元气为主。其汗不止，必变柔痉。

东垣先生云：妇人分娩及半产漏下，昏冒目瞑，盖因血暴亡而火上炽，但补其血则神自昌。若常时血下，当补而升举其气，阳得血而神安，则目明矣。今立一方，以补手足厥阴之血，兼益阳气，名曰全生活血汤。

黄芪汤 治产后虚汗不止。

黄芪二钱　白术　防风　熟地黄　牡蛎煅为粉　白茯苓

麦门冬去心　甘草炙,各五分

上切作一服,加大枣一枚,水煎服。

麻黄根散　治产后虚汗不止。

当归　黄芪炒　麻黄根　牡蛎粉　人参　甘草炙,各等分

上锉,每服四钱,水煎服。

止汗散　治产后盗汗不止。一应汗多者皆可服。

牡蛎煅成粉　小麦麸炒令黄色,碾成粉,各等分

上和匀,煮生猪肉汁调下二钱,无时。

当归二黄汤　治产后自汗盗汗,胃气虚弱,服别药则呕吐不能入。

当归　黄芪各一两　麻黄根半两

上㕮咀,每三钱,水煎服。

一方无麻黄根,用白芍药。

当归六黄汤　治血气虚热,盗汗不止。

当归　黄芪炒　熟地黄各二钱　生地黄　黄柏炒黑　黄芩炒黑　黄连炒黑,各一钱

上水煎服。不应,加人参、白术。心血不足,加酸枣仁。

人参汤　治产后诸虚不足,发热盗汗。

人参　当归各等分

上为末,以猪腰子一只去脂膜,切小片子,以水三升、糯米半合,葱白两条煮米熟,取清汁一盏,入药二钱,煎至八分,温服,不拘时。

参附汤　治阳气虚寒,自汗恶寒,或手足逆冷,大便自利,或脐腹疼痛,吃逆不食,或汗多发痉等证。

人参一两　附子炮,五钱

上作一服,加姜枣,水煎徐徐服。

芪附汤　治阳气虚脱,恶寒自汗,或口噤痰涌,四肢逆冷,或吐泻腹痛,饮食不入,及一切虚寒等证。

黄芪一两　附子炮,五钱

上锉一剂，加姜枣，水煎服。如不应，倍加附子方得全济。

《千金》方 疗产后风虚汗出，小便短少，四肢拘急，难以屈伸。

甘草炙，一两　附子炮，五钱　桂心　芍药炒，各一两半

上锉，每服三钱，加生姜四片、枣一枚，水煎服，忌猪肉、冷水、生葱等物。

全生活血汤 治产后冒闷发热，自汗盗汗，目䀮䀮，四肢无力，口干头晕，行步欹侧。

麻黄　芍药炒，各三钱　当归　柴胡　防风　羌活　独活　葛根　甘草炙，各二钱　川芎　藁本各一钱五分　生地黄　熟地黄各一钱　细辛　蔓荆子各五分　红花三分

上锉，每服五钱，水煎热服。

发热

薛氏曰：产后虚烦发热，乃阳随阴散，气血俱虚。若恶寒发热，烦躁作渴，急用十全大补汤。若热愈甚，急加桂附。若作渴面赤，宜用当归补血汤。若误认为火证，投以凉剂，祸在反掌。王太仆先生云：若大寒而甚，热之不热，是无火也。热来复去，昼见夜伏，夜发昼止，不时而热，是无火也，当治其心。如大热而甚，寒之不寒，是无水也。热动复止，倏忽往来，时动时止，是无水也，当助其肾。故心盛则生热，肾盛则生寒；肾虚则寒动于中，心虚则热收于内。又，热不胜寒，是无火也；寒不胜热，是无水也。治法：前证无水者，六味丸。无火者，八味丸。气血俱虚者，八珍汤与十全大补汤。

大尹俞君之内产后发热，晡热，吐血便血，兼盗汗，小便频数，胸胁胀痛，肚腹痞闷。余曰：此诸脏虚损也。治当固本为善。自恃知医，用降火之剂，更加泻利肠鸣，呕吐不食，腹

痛足冷，始信余言。诊其脉，或浮洪，或沉细，或如无。其面或青黄，或赤白。此虚寒假热之状。时虽仲夏，当舍时从证。先用六君子汤加炮姜、肉桂数剂，胃气渐复，诸证渐退。更佐以十全大补汤，半载全愈。

儒者杨敬之内人所患同前，但唾痰涎。或用温补化痰之剂不应。面色黧黑，两尺浮大，按之微细。此因命门火虚，不能生脾土，脾土不能生诸脏而为患也。用八味丸补土之母而痊。

一妇产后三日起早，况气血未定，遂感身热目暗，如风状，即以清魂散二服，得微汗而愈。

滑伯仁治一产妇恶露不行，脐腹痛，头疼寒热。众皆以为感寒，温以姜附，益大热，手足搐搦，语谵目揎。诊其脉弦而洪数，面赤目闭，语喃喃不可辨，舌黑如炱，燥无津润，胸腹按之不胜手。盖燥剂搏其血，内热而风生，血蓄而为痛也。曰：此产后热入血室，因而生风。即先为清热降火，治风凉血两服，颇爽；继以琥珀、牛黄等，稍解人事；后以张从正三和散行血破瘀，三四服，恶露大下如初。时产已十日矣。于是诸证悉平。

一妇盛暑月中产三日发热，其脉虚疾而大，恶露不行，败血攻心，狂言叫呼奔走，挈捉不住。以干荷叶、生地黄、牡丹皮浓煎汤，调下生蒲黄二钱。一服即定，恶露旋下而安。

一妇产后时发昏瞀，身热汗多，眩晕口渴，或时头痛恶心。医用四物凉血之剂，病不减。又用小柴胡，病益甚。石山至，诊得脉浮洪搏指。汪曰：产后而得是脉，又且汗多而脉不为汗衰，法在不治。所幸者不喘不泄耳。其脉如是，盖凉药所激也。用人参三钱、黄芪二钱、甘草、当归各七分、白术、门冬各一钱、干姜、陈皮、黄芩各五分，煎服五剂，脉敛而病渐安。

王金宪宜人产后因沐浴发热呕恶，渴欲引冷水瓜果，谵语若狂，饮食不进，体素丰厚，不受补，医用清凉，热增剧。诊得六脉浮大洪数。汪曰:产后暴损气血,孤阳外浮,内真寒而外假热,宜大补气血。与八珍汤加炮姜八分,热减大半。病人自以素不宜参芪不肯再服。过一日,复大热如火,复与前剂,潜加参芪、炮姜。连进二三服,热退身凉而愈。

丹溪曰:产后发热,用参、术、黄芪、陈皮、当归、川芎、炙甘草补虚。轻则加茯苓淡渗之,其热自除。重则加干姜。或云:大热而用干姜何也?曰:此热非有余之邪热,乃阴虚生内热耳。盖干姜能入肺分,利肺气,又能入肝分,引众药生血。然不可独用,必与补阴血药同用。此造化自然之妙,非天下之至神,其孰能与于此哉!

王节斋云:凡妇人产后阴血虚,阳无所依而浮散于外,故多发热。治法用四物汤补阴血,而以炙干姜之苦温从治,收其浮散,使归于阴。然产后脾胃虚,多有过服饮食伤滞而发热者,误作血虚则不效矣。但遇产后发热者,须审问服何饮食,有无伤积。若有胸膈饱闷,嗳气恶食泄泻等证,只作伤食治之。若发热而饮食自调者,方用补血正法。

张叔承曰:产后气血两亏,脾胃俱弱,或过用荤食,不能运化而作热,寸关必弦滑,证兼饱闷,嗳气、恶食、泄泻、呕吐等证,用四君子汤加厚朴、山楂。若胸膈饱闷,食少发热,或食而难化。此为脾气弱,宜六君子加炮姜。若误用峻剂,腹痛热渴,寒热呕吐,乃中气复伤,急以六君子加炮姜,误用柴芩立危。

丹溪方　治产后发热。

当归　川芎　黄芪　人参　白术　白茯苓各一钱　甘草炙,五分

上锉,水煎服。热甚,加干姜。一方加熟地黄、陈皮。

加味四物汤　治产后血虚发热。

当归　川芎　白芍药炒　熟地黄　白茯苓各一钱

上水煎服。热甚,加炒干姜。虚烦,加茯神、远志

抽薪散 治产后血虚发热。

当归 熟地黄各四钱 干姜炒黑,一钱

上锉一剂,水煎服。

当归补血汤 治肌热躁热,目赤面红,烦渴引饮,昼夜不息,脉大而虚,重按全无,此脉虚血虚也。用此药大补,神效。若误服白虎汤必死。

当归三钱 黄芪一两

上锉作一服,水煎服。

芍药汤 治产后虚热头痛,亦治腹中拘急痛。

白芍药 干地黄 牡蛎各五两 桂心三两

上四味㕮咀,以水一斗煮取二升半,去滓,分三服,日三。若通身发热,加黄芩二两。

加味逍遥散 治产后发热,口干作渴,唇裂生疮。

当归 芍药 葛根各二钱 生地黄 川芎 黄芩各一钱半 柴胡一钱 人参 麦门冬各九分 乌梅二个 甘草六分

上锉散,分作二服,用水一钟煎七分,空心服。

犀角饮子 治产后亡津液,虚损,时自汗出,发热困倦,唇口干燥。

犀角 麦门冬 白术各半两 柴胡一两 枳壳麸炒 地骨皮 生地黄 当归 人参 茯苓 黄芪 黄芩 甘草炒,各七钱

上㕮咀,每服四钱,入生姜三片、浮麦七十粒同水煎。

三合散 治产后日久虚劳发热。即四物、四君子、小柴胡三方合。

当归 川芎 芍药 熟地黄 白术 白茯苓 黄芪各一钱 人参 柴胡各一钱半 黄芩 半夏 甘草各五分

上作一服,加生姜三片、红枣一枚水煎,食前服。

往来寒热

郭稽中曰:产后乍寒乍热者何? 答曰:阴阳不和,败血不

散，能令乍寒乍热。产后血气虚损，阴阳不和，阴胜则乍寒，阳胜则乍热，阴阳相乘则或寒或热。若因产劳伤，脏腑血弱，不得宣越，故令败血不散，入于肺则热，入于脾则寒。医人若误作疟疾治之则谬矣。阴阳不和，宜增损四物汤。败血不散，宜夺命丹。又问二者何以别之？时有刺痛者，败血也。但寒热无他证者，阴阳不和也。增损四物汤不一，皆随病加减。

陈无择评曰：乍寒乍热，荣卫不和，难以轻议。若其败血不散，岂止入脾肺二脏耶！大抵一阴闭一阳，即作寒热。阴盛故寒，阳胜故热。只可云败血循经流入，闭诸阴则寒，闭诸阳则热。血气与卫气解则休，遇再会而复作。大调经散、五积散入醋煎，佳。

薛氏曰：产后寒热，因气血虚弱，或脾胃亏损，乃不足之证。经云：阴虚则发热，阳虚则恶寒。若兼大便不通，尤属气血虚弱，切不可用发表降火。若寸口脉微，名阳气不足，阴气上入于阳中则恶寒，用补中益气汤。尺部脉弱名阴气不足，阳气下陷于阴中则发热，用六味地黄丸。大抵阴不足，阳往从之，则阳内陷而发热。阳不足，阴往从之，则阴上入而恶寒。此阴阳不归其分，以致寒热交争，故恶寒而发热也，当用八珍汤。若病后四肢发热，或形气倦怠，此元气未复，湿热乘之故耳，宜补中益气汤。若肌热大渴引饮，目赤面红，此血虚发热，用当归补血汤。若认为寒则误矣。

一产妇恶寒发热，用十全大补加炮姜治之而愈。但饮食不甘，肢体倦怠，用补中益气而安。又饮食后犯怒，恶寒发热，抽搐咬牙，难候其脉。视其面色，青中隐黄。欲按其腹，以手护之。此肝木侮脾土，饮食停滞而作。用六君加木香一剂而安。

一产妇恶寒发热，余欲用八珍加炮姜治之。其家知医，以为风寒，用小柴胡汤。余曰：寒热不时，乃气血虚也。不信，仍服一剂，汗出不止，谵语不绝，烦热作渴，肢体抽搐。余用十全大补汤二剂益甚,脉洪大,重按如无,仍以前汤加附子四剂稍缓,数剂而安。

吴茭山治一妇人,产后去血过多,食后着恼,头疼身痛,寒热如疟,左手弦大,微有寒邪,右手弦滑不匀,食饮痰火也。二者因虚而得,宜养正祛邪。遂以茯苓补心汤去地黄,加羌活、青皮、葱、枣,三服汗出身凉,其患渐瘥。然后以八物汤调理半月后全愈。

一妇产后恶露未尽,瘀血入络。又感寒邪,身热如疟,即以生料五积散五贴,恶露自下而寒热除。

又一妇产后恶露未尽,因起抹身,寒气客于经络,乍寒乍热,脉紧而弦,以葱白散二贴而安。

一少妇初产四日,冷物伤脾胃,但觉身分不快,呕逆,饮食少,心腹满闷,时或腹胁刺痛,晨恶寒,晚潮热,夜则恍惚谵语,昼则抽搐,颇类风状,变异多端,诸医莫测。或作虚风,或云血凝实热;用甘温而行血,以寒凉退实热。如此半月不效。汪至,见医满座,亦踧缩,诊其脉弦而紧,遂令按之小腹急痛,知瘀血未尽也。思患者大势,恶露已下,未必还有余血,偶因寒凉所伤,瘀血停滞下焦,日久客于经络,所以变生诸证。须得大调经散,倍入琥珀,化诸恶血成水,其患方愈,遂合前药服之。五日后,行恶水斗许,臭不可近。患人觉倦,病势渐减。然后以人参养荣汤数十帖,月余如初。

柴胡四物汤 治产后往来寒热,及日久虚劳,微有寒热,脉沉而数。

当归 川芎 芍药 熟地黄各一钱半 柴胡八钱 人参 黄芩 半夏 甘草各三钱

上锉,每服一两,水煎服。

增损柴胡汤 治产后虚弱,寒热如疟,饮食少,腹胀。

柴胡 人参 甘草 半夏炒 陈皮 川芎 白芍药炒,各等分上咬咀,每服八钱,加生姜五片、枣二枚,水煎服。

增损四物汤　治产后阴虚发热,或暮发寒热。

当归　川芎　生地黄　柴胡各等分

上锉,每服五钱,水煎服。

增损四物汤　治产后阴阳不和,乍寒乍热。如有恶露未尽,停滞胞络,亦能令人寒热,但小腹急痛为异。

当归　白芍药　川芎　人参　干姜各一两　甘草炙,半两

上咬咀,每服四钱,加生姜三片,水煎服。

更生散　治产后去血过多,或不止,或眩晕,眼暗口噤,发热增寒。

人参　当归　熟地黄姜汁炒,各一两　川芎　荆芥穗香油灯上烧过　干姜炒黑,各三钱

上锉,水煎空心服。如血大下不止,加龙骨、赤石脂,各火煅,等分,每二钱,用前药调服,外以五倍子末津调纳脐中即止。

大调经散　治产后血虚,恶露未消,气为败浊凝滞,荣卫不调,阴阳相乘,增寒发热,或自汗,或肿满,皆气血未平之所为也。

大豆一两半,炒,去皮　茯苓一两　真琥珀一钱

上为细末,每服二钱,浓煎乌豆紫苏汤下。

黄龙汤　治产后伤风,热入胞室,寒热如疟,及病后劳复,余热不解。

柴胡四钱八分　黄芩　人参　甘草各一钱八分

上作一服,水煎服。

小柴胡加生地黄汤　治产后往来寒热而脉弦者,少阳也。

柴胡二两　黄芩五钱　人参三钱　半夏制,一两五钱　生地黄　栀子　枳壳麸炒,各五钱　大枣三枚

上锉,水煎服。

加减乌金散 治产后寒热似疟。此治错杂之邪。

厚朴　柴胡　黄芩　麻黄　羌活　草果　半夏各二钱
当归　川芎　白芍药　熟地黄　陈皮　茯苓　桔梗各一钱五
分　桂枝　苍术　白芷　枳壳各一钱　甘草九分

上锉为散,分作两服,每服用水一钟半、姜三片、葱三茎,
煎至一钟,不拘时服。有汗,多当归、川芎、白芍药、熟地黄。
有胀,多厚朴、陈皮。有热,多柴胡、黄芩。有寒,多苍术、草
果、桂枝。有痰,多半夏、桔梗、茯苓。有头痛,多川芎、白芷、
羌活。有泻,去枳壳、甘草不用。有余血块在腹,作潮热疼
痛,加三棱、莪术,多用延胡索、八角茴香。遍身痛,加羌活、
独活。寒热往来,加黄芩、柴胡。

《产宝》方 疗产后恶寒壮热,一夜三五度发,恶语,口
中生疮,时时干呕,困乏闷绝。

人参　独活　白鲜皮　葛根　防风　青竹茹　远志各一
两半　茯神二两　白蔹二两半　玄参三两　竹沥二升半

上取银一斤,水一斗五升,煮取七升,下诸药重煮,取三
升,分温三服,忌鱼、酒、湿面等物。

知母汤 治产后乍寒乍热,通身温壮,胸心烦闷。

知母三两　芍药　黄芩各二两　桂心　甘草各一两

上哎咀,用水五升煮取二升半,分三服。一方不用桂心,
用生地黄。

疟　疾

娄氏曰:产后疟疾,多由污血挟寒热而作。大法宜柴胡
四物汤调之。热多者,草果饮子。寒多者,生熟饮子。

《补遗》云:产后疟疾,热多寒少者清脾汤,寒多热少者
养胃汤,久而不已者七宝饮截之。

薛氏曰:产后疟疾,因脾胃虚弱,饮食停滞,或因外邪所

感，或郁怒伤脾，或暑邪所伏，审系饮食，用六君加桔梗、苍术、藿香。如外邪多而饮食少，用藿香正气散。如外邪少而饮食多，用人参养胃汤。饮食劳役，用补中益气汤。气血虚弱，用十全大补加炮姜。虚寒，用六君加姜桂。元气脱陷，急加附子。大凡久疟，多属元气虚寒。盖气虚则寒，血虚则热，胃虚则恶寒，阴火下流则寒热交作。或吐泻不食，腹痛烦渴，发热谵语；或手足逆冷，寒战如慄。虽见百证，当峻温补，其病自退。若误用清脾截疟之类，多致不起。

一产妇患疟，发热作渴，胸膈胀满，遍身作痛，三日不食，咽酸嗳气。此是饮食所伤，脾胃不能消化。用六君加神曲、山楂四剂而不作酸，乃去神曲、山楂，又数剂而饮食进。其大便不通至三十五日，计进饮食七十余碗，腹始闷。令用猪胆汁导而通之，其粪且不甚燥。

一产妇患疟久不愈，百病蜂起。其脉或洪大，或微细，或弦紧，或沉伏，难以名状。用六君加炮姜二十余剂，脉证稍得。又用参术煎膏，佐以归脾汤，百余剂而瘥。

一产妇朝寒暮热，或不时寒热，久不愈。用六君子、补中益气兼服，百余剂而寻愈。按：一疟疾用药百余剂，世岂有此治法？此非药之效，乃病久自息耳。丹溪、立斋用药多如此，殊为可笑。

草果饮子　治产后疟疾，寒热相半者，或多热者。

半夏炮　赤茯苓　甘草炙　草果炮，去皮　川芎　陈皮　白芷各二钱　青皮去白　良姜　紫苏各二钱半　葛根四钱

上㕮咀，每服三钱，加生姜三片、枣一枚水煎，当发日侵早，连服三服，无有不安者。

生熟饮子　治产后疟疾多寒者。

肉豆蔻　草果仁　厚朴生用，去皮　半夏　陈皮　甘草　大枣去核　生姜各等分

上八味锉碎和匀，一半用生，一半用湿纸裹煨令香熟，去

纸与生者和匀,每服五钱,水煎食前一服,食后一服。

清脾饮 治产后疟疾热多寒少者。

人参养胃汤 治产后疟疾寒多热少者。

七宝饮 治产后疟疾。久而不已者,以此截之。

方俱见胎前疟疾。

蓐 劳

《大全》云:产后蓐劳者,此由生产日浅,血气虚弱,饮食未平复,不满日月,气血虚羸,将养失所,而风冷客之。风冷搏于气血则不能温于肌肤,使人虚乏劳倦,乍卧乍起,颜容憔悴,食饮不消。风冷邪气而感于肺,肺受微寒,故咳嗽口干。遂觉头昏,百节疼痛。荣卫受于风邪,流注脏腑,须臾频发,时有盗汗,寒热如疟,背膊烦闷,四肢不举,沉重着床。此则蓐劳之候也。

又曰:妇人因产理不顺,疲极筋力,忧劳心虑,致令虚羸喘乏,寒热如疟,头痛自汗,肢体倦怠,咳嗽痰逆,腹中绞刺,名曰蓐劳。

薛氏曰:按前证当扶养正气为主,用六君子汤加当归。若脾肺气虚而咳嗽口干,用补中益气加麦门、五味。若因中气虚而口干头晕,用补中益气加蔓荆子。若肝经血虚而肢体作痛,用四物参术。若因肝肾虚弱而自汗盗汗,寒热往来者,用六味丸加五味子。若因脾虚血弱,肚腹作痛,月经不调,用八珍汤,倍加白术。若因脾虚血燥,皮肤瘙痒,用加味逍遥散。大抵此证多因脾胃虚弱,饮食减少,以致诸经疲愈而作,当补脾胃。饮食一进,精气生化,诸脏有所倚赖,其病自愈矣。仍参虚烦发热方论主治。

汪氏治一妇产未满月,因怒气血流如水,三日方止。随又劳苦,四肢无力,睡而汗出,日晡潮热口干,五心如炙。诸医用柴、芩、薄荷之类,其热愈炽。诊其脉弦大无力,此蓐劳也。以四物汤一两,入胡黄连、秦艽、青蒿各半钱,数服热退。身凉后,以黄连八珍丸一料而安。

白茯苓散 治产后蓐劳,头目四肢疼痛,寒热如疟。

白茯苓一两 当归 川芎 熟地黄 白芍药炒 黄芪 人参 桂心各半两

上先以水三盏,入猪腰一双、姜三片、枣三枚,煎至二盏,去粗,入前药半两,煎一盏服。

黄芪建中汤 治产后诸虚不足发热,或恶寒腹痛。

黄芪炒 肉桂各一两 白芍药炒,二两 甘草炙,七钱

上锉,每服五钱,用姜枣水煎服,日二三次。虚甚,加附子。

当归建中汤 治产后劳伤,虚羸不足,腹中疼痛,呼吸少气,小腹拘急,痛连腰背,时自汗出,不思饮食。产讫直至月满,一日三服,令人身壮强健。

当归四两 白芍药六两 桂心三两 黄芪一两半

上锉,每服四钱,加姜枣水煎,入饴糖一块再煎,稍热服。如崩中衄血,加阿胶、地黄。

加味佛手散 治产后血虚,劳倦盗汗,多困少力,咳嗽有痰。

当归 川芎 黄芪蜜炙,各一两 柴胡 前胡各二钱半

上㕮咀,每服五钱,水一大盏、桃柳枝各三寸、枣子、乌梅各一枚、生姜一片煎服。如有痰,不用乌梅。

云岐熟地黄散 治产后蓐劳。皆由体虚气力未壮,劳复所起,四肢烦疼,时发寒热,不思饮食。

熟地黄 人参 白芍药 白茯苓 白术 续断各一两 黄芪 当归 川芎 五味子 桂心各七钱半

上㕮咀,每服四钱,生姜三片,枣一枚,水煎服。《大全》方有麦门冬七钱半。一方无桂心、五味、续断,有柴胡、黄连、

半夏各七钱半。

黄芪丸 治产后蓐劳,寒热进退,头目眩痛,骨节酸疼,气力羸乏。

黄芪 鳖甲 当归炒,各一两 川芎 白芍药 桂心 续断 牛膝 丛蓉 柏子仁 沉香 枳壳各七钱半 五味子 熟地黄各半两

上为细末,炼蜜丸,如桐子大,每服四五十丸,食后粥饮下。

猪肾汤 疗产后虚羸喘乏,乍寒乍热如疟,四肢疼痛,面色痿黄,名曰蓐劳。

猪肾一双,去脂膜,四破 香豉一方无此,有知母 葱切 粳米 当归 芍药各二两

上㕮咀,分两剂,每剂用水三升,煮取一小碗,去滓,分三服。《广济》方无芍药,有人参。许仁则方无香豉,有生姜二两、桂心一两,葱白止一两。

人参鳖甲散 治蓐劳皆由在产内未满百日,体中虚损,血气尚弱,失于将理;或劳动作伤,致成蓐劳。其状虚羸,乍起乍卧,饮食不消,时有咳嗽,头中昏痛,发歇无常,夜有盗汗,寒热如疟,背膊拘急,沉困在床。服此大效。

黄芪 鳖甲各一两 牛膝七钱半 人参 白茯苓 当归 白芍药 桑寄生 麦门冬去心 熟地黄 桃仁 桂心 甘草各半两 续断二钱半

上为细末,每服先以猪肾一对去筋膜,以水两大盏、生姜半分、枣三枚煎至一盏,去猪肾、姜枣,然后入药末二钱、葱白三寸、乌梅一个、荆芥五穗煎至七分,去滓,空心晚食前温服。神效。

胡氏牡丹散 治产后虚羸,发热自汗,欲变蓐劳,或血气所搏,经候不调,或寒热羸瘦。

当归 白芍药 人参 五加皮 地骨皮各半两 牡丹皮

三钱　桂心　没药各二钱

上为细末，每服二钱，水酒各半盏，如不饮酒，只用水一盏，开元钱一枚，麻油蘸之同煎七分，去滓，通口服。煎不得搅，吃不得吹。

黄芪煮散　治产后蓐劳，肌肤黄瘦，面无颜色，或憎寒壮热，四肢痠疼，心烦头痛。

鳖甲醋煮　黄芪各一两　牛膝七钱半　当归　芍药　熟地黄　人参　白茯苓　麦门冬去心　桑寄生　桂心　甘草炙，各半两

上为细末，每服用猪肾一对，去脂膜，切破，先以水一盏，入姜半分、枣三枚煎至七分，去石子、姜枣，却下药五钱，更煎至四分，去滓，空心晚食前温服，二滓并煎。

猪肾粥　治产后蓐劳发热。

猪肾一个，去白膜，切作柳叶片，用盐酒拌，先用糯米一合，入葱椒煮粥，盐醋调和，将腰子铺盆底，以热粥盖之，如作盒状，空心服之。

虚　羸

《产宝》云：产后虚羸者，皆由产后亏损血气所致。须当慎起居，节饮食六淫七情，调养百日，庶保无疾。若中年及难产者，毋论日期，必须调养平复，方可涉喧。否则气血复伤，虚羸之证作矣。

薛氏曰：前证产伤气血者，用八珍汤。饮食伤胃者，用四君子汤。停食伤脾者，用六君子汤。劳伤元气者，用补中益气汤。若嗳气觉有药味者，此药复伤胃也。但用四君子汤徐徐少饮，以调脾胃。若胃气一健，血气自生，诸证自愈矣。

《大全》云：冷劳者，产则血气劳伤，脏腑虚弱，而风冷客之。冷搏于血气，血气不能温于肌肤，使人虚乏疲顿，致羸

损不平复。若久不平复，风冷入于子脏，则胞脏冷，使人无子。

薛氏曰：前证若血气虚弱，用八珍汤。血气虚寒，用十全大补汤。胃气虚弱，用补中益气汤。脾气虚弱，用六君子汤。命门火衰，用八味丸。肝脾血虚，用加味逍遥散。肝脾郁怒，用加味归脾汤。

补虚汤 治产后一切杂病，只大补气血为主。

人参 白术各一钱 黄芪 当归 川芎 陈皮各五分 甘草炙,三分

上锉，加生姜三片，水煎服。热轻，倍加茯苓。热甚，加炒黑干姜三分。

加味四君子汤 新产之后虽无疾，故宜将息，调理脾胃，美进饮食，则脏腑易平，气血自然和调，百疾不生也。

人参 白术 茯苓 甘草炙 黄芪 陈皮 缩砂仁 藿香各等分

上锉散，每服四钱，生姜三片，枣一枚，水煎温服。

四顺理中丸 治新产血气俱伤，脾胃不调。百日内宜常服。

人参去芦 白术 干姜炮,各一两 甘草炙,半两

上为细末，炼蜜丸，如桐子大，每五十丸，空心米饮下。

黄芪四物汤 新产不可用芍药，以其酸寒能伐生发之气。只以黄芪易芍药，为补虚之要药。

黄芪 当归 川芎 熟地黄各等分

上锉，每服四钱，水煎服。气虚，加参、术、茯苓、甘草。发热，加干姜。自汗多者，少用川芎，勿用茯苓，倍加蜜炙黄芪。口渴，加五味子、麦门冬。腹痛者，非芍药不可。虽新产亦用，但以酒炒不妨。产后不用芍药，亦丹溪之谬言。

十全大补汤 治产后血气未复，形体虚弱，发热恶寒，不能饮食。

人参　白术　茯苓　黄芪　当归　川芎　白芍药炒　熟地黄各一钱　肉桂　甘草各五分

上锉，加生姜五片、枣三枚，水煎服。

当归芍药汤　治产后虚损，逆害饮食。

当归一两半　芍药　干地黄　人参　桂心　甘草　生姜各一两　大枣二十枚

上八味㕮咀，以水七升煮取三升，去滓，分三服，日三。

内补黄芪汤　治妇人七伤，身体疼痛，小腹急满，面目黄黑，不能食饮，并诸虚不足少气，心悸不安

黄芪　当归　芍药　干地黄　半夏各三两　茯苓　人参　桂心　远志去心　麦门冬去心　甘草炙，各二两　五味子三十枚

上㕮咀，以水一斗煮取三升，去滓，每服五合，日三夜一。

当归羊肉汤　治产后虽无疾，但觉虚弱，兼心腹痛。

肥羊肉一斤，去脂　当归五两　黄芪四两　生姜六两

上先以水一斗煮羊肉，取清汁八升，后下三味，煮取二升五合，分为四服。若觉恶露不尽，加桂三两。恶露下多，加川芎三两。有寒，加茱萸一两。有气，加细辛二两。有热，加生地黄汁二合。气虚，加人参二两。

羊肉黄芪汤　治产后虚乏，补血。

羊肉三斤　黄芪三两　当归　芍药　干地黄　茯苓　麦门冬　桂心　甘草各二两　大枣三十枚

上十味㕮咀，以水二斗煮羊肉，取一斗，去肉内诸药，煎取三升，去滓，分三服，日三。

黄雌鸡汤　治产后虚羸腹痛。

小黄雌鸡一只，去头、足、翅、羽、肠肚，细切　当归　白术　熟地黄　桂心　黄芪炒，各半两

上先以水七钟煮鸡至三钟，每用汁一钟、药四钱煎，日三服。

《产宝》方　治产后虚羸,不生肌肉。

黄芪炒　当归　芍药炒　人参各三分　川芎　桂心　甘
草炙　生姜各四分　大枣十二枚《千金方》无黄芪,只八味

上九味,用水七升煮三升,分温三服。

生地黄煎　治妇人产后虚羸短气,胸胁逆满,风气。

石斛　紫菀各四两　人参三两　桂心二两　茯苓一两
麦门冬去心,二升　甘草炙,一尺　桃仁半升

上八味合捣筛,以生地黄汁八升、淳清酒八升合调铜器
中,炭火上内鹿角胶一斤,数搅之,得一升,次内饴三升,白蜜
三升于铜器中,釜汤上煎令稠。药成,先食服如弹丸一枚,日
三。不知,稍加至二丸。《千金方》有大黄八两,名石斛地
黄煎。

一方　治产后虚劳,骨节疼痛,头痛,汗不止。

黄芪三两　当归　人参　生姜各二两　淡豉二合　猪肾
二枚　粳米三合　薤白三合

上以水一斗五升先煮猪肾取六升,下诸药煮取二升,分
为三服。一方猪肾一双,入葱豉作臛如常食之。

大补益当归丸　治产后虚羸不足,胸中少气,腹中拘急
疼痛,或引腰背痛,或产后所下过多不止,虚竭乏气,腹中痛,
昼夜不得眠,及崩中,面目失色,唇口干燥。亦主男子伤绝,
或从高坠下,有所伤之处,或损血吐下及金疮等证。

当归　川芎　续断　干姜　阿胶炙　甘草炙,各四两　附
子炮,去皮　白芷　吴茱萸　白术各三两　干地黄十两　赤芍
药　桂心各二两

若有真蒲黄,可加一升为善。

上一十三味,捣筛为末,炼蜜丸,如梧桐子大,酒服二十
丸,日三夜一,渐加至五十丸。

《千金》增损泽兰丸　疗产后百病,理血气,补虚劳。

泽兰　当归　甘草　川芎各一两七钱半　麦门冬去心,二

两 人参 北防风 牛膝各一两二钱半 熟地黄 柏子仁
石斛各一两半 白术 白芷 北细辛 干姜 桂心 附子炮，
各一两 厚朴 藁本 芜荑各五钱

上共为细末，炼蜜丸，如桐子大，温酒下二十丸。

痞 闷

郭稽中曰：问产后口干痞闷者何？答曰：产后荣卫大虚，
血气未定，食面太早，胃不能消化，面毒结聚于胃脘，上熏胸
中，是以口干燥渴，心下痞闷。医者不识，认为胸膈壅滞。以
药下之，万不得一。但服见睍丸则愈。

陈无择评曰：产后口干痞闷，未必只因食面。或产母内
积忧烦，外伤燥热，饮食甘肥，使口干痞闷。当随其所因调之
可也。心烦，宜四物汤，去地黄，加人参、乌梅煎。若外伤燥
热，看属何经，当随经为治，难以备举。饮食所伤，见睍丸却能
作效。

薛氏曰：前证若宿食停滞，用六君加枳实、神曲。若因肉
食所致，更加山楂。若因鱼鲙之类，再加陈皮。其物既消而仍
痞，或反作痛作呕，此脾胃受伤，用六君子汤。或咽酸嗳腐，
加炮姜。作泻，更加升麻。如不应，佐以四神丸，或间用补中
益气汤。

一妇人食角黍，烦渴痞闷腹痛，大便欲去不去，服消导之
药不应，饮食日减，肌体日瘦半年矣。余谓此食积为患，用大
酒曲炒为末，温酒调服二钱，俄而腹鸣，良久仍下粽而愈。

一妇人食鱼鲊腹痛患痢，诸药不应，用陈皮、白术等分为
末，以陈皮汤送下，数剂而愈。

见睍丸 治产后血气虚弱，饮食停积，口干烦闷，心下
痞痛。

姜黄炒 荜澄茄 良姜 三棱醋煨 蓬术醋煨 人参

陈皮去白,各等分

上为细末,用萝卜慢火煮令极熟,研烂取余汁煮面糊丸,如桐子大,每服三五十丸,萝卜汤或白汤下。

腹　胀

郭稽中曰:产后腹满闷,呕吐不定者何? 答曰:败血散于脾胃,脾受之则不能运化精微而成腹胀;胃受之则不能受纳水谷而生吐逆。医者不识,若以寻常治胀止吐药治之,病与药不相干,转更伤动正气,疾愈难治,但服抵圣汤则愈。

薛氏曰:前证若败血伤于脾胃,宜用前方。若饮食停于脾,宜用六君加厚朴。若饮食伤于胃,宜用六君子汤。大凡损其脾者,当节其饮食为善。

一产妇患前证,或用抵当汤,败血已下,前证益甚,小腹重坠,似欲去后。余谓此脾气虚而下陷,用补中益气汤加炮姜温补脾气,重坠如失;又用六君子汤而安。

抵圣汤　治产后腹胀满闷,呕吐不定。盖败血入于脾胃,而脾不能运化,故胃不能纳谷,以致呕吐腹胀。

赤芍药　半夏汤泡　泽兰叶　陈皮去白　人参各一钱甘草炙,五分

上作一服,加生姜三片,水煎温服。恶露过多者,去泽兰、赤芍药,倍加陈皮、生姜。

香砂养胃汤　治产后呕吐,饮食不下,腹胀者。此败血攻于脾胃之间,日久成反胃之症。

半夏一钱　白术　陈皮　茯苓　厚朴　香附子各八分人参　藿香　砂仁　槟榔　草果各五分　甘草四分

上锉,加生姜三片、乌梅一个,水煎服。

六君子加厚朴汤　治饮食停滞于脾,以致腹胀呕吐。

人参　白术　茯苓　甘草炙,减半　陈皮去白　半夏汤泡

七次 厚朴姜制,各一钱

上锉,加生姜三片,水煎服。

加味平胃散 治产后腹胀。

厚朴姜制 苍术米泔浸,炒 陈皮 甘草炙 人参各一钱

上锉,水煎服。

紫金丹 治产后冲胀,胸中有物,状如噎气。

代赭石 磋砺石各等分

上为细末,醋糊丸,如桐子大,每服三五十丸,酒下。胸中痛,加当归汤下。久服治血癖。

又方

代赭石一两 桃仁三钱,炒,去皮、尖 大黄五钱

上为末,薄荷水为糊丸,如桐子大,每服三五十丸,温水下,无时。

白圣散 治产后腹大坚满,喘不能卧。

樟柳根三两 大戟一两半 甘遂一两,炒

上为极细末,每服二三钱,热汤调下,取大便宣利为度。此药主水气之圣药也。此药峻利,不可轻用。

浮　肿

郭稽中曰:产后四肢浮肿者,败血乘虚停积,循经流入四肢,留淫日深,却还不得腐坏如水,故令面黄,四肢浮肿。医人不识,便作水气治之,投以甘遂、大戟等药以导其水。夫产后既虚,又以药虚之,是谓重虚,往往多致夭枉。但服小调经散,血行肿消则愈。

陈无择曰:产后浮肿多端。有自怀妊肿至产后不退者,亦有产后失于将理,外感寒暑风湿,内则喜怒忧惊,血与气搏,留滞经络,气分血分不可不辨,要当随所因脉证治之。小调经散治血分固效,但力浅难凭,不若吴茱萸汤、枳术汤、夺

魂散、大调经散，皆要药也。

又论曰：夫产后劳伤血气，腠理虚则为风邪所乘。邪搏于气，不得宣越，故令虚肿轻浮，是邪搏于气，气肿也。若皮肤如熟李状，则变为水肿。气肿者，发汗即愈；水肿者，利小便瘥也。

洁古云：如产后风寒在表，面目四肢浮肿，宜《局方》七圣丸，白汤下，日加，以利为度。如浮肿至膝，喘嗽，加木香、槟榔倍之，谓气多也。如浮肿又头痛昏冒，加羌活、川芎，谓风多也。如只浮肿，止七圣丸本方服。

东垣云：中满分消丸，杂病胀满用四物汤吞之。

丹溪云：产后肿必用大补气血为主，少佐以苍术、茯苓，使水自利。

薛氏曰：前证若寒水侮土，宜养脾肺。若气虚浮肿，宜益脾胃。若水气浮肿，宜补中气。当参杂证本门主治。

一产妇饮食少思，服消导之剂，四肢浮肿。余谓中气不足，朝用补中益气汤，夕用六君子汤而愈。后因怒腹胀，误服沉香化气丸，吐泻不止，饮食不进，小便不利，肚腹四肢浮肿，用《金匮》加减肾气丸而愈。

一产妇泄泻，四肢面目浮肿，喘促恶寒。余谓脾肺虚寒，用六君加姜桂而泄泻愈，用补中益气而脾胃健。

杜氏治张宣徽侍宠，产后半月忽患浮肿，急召产科医治，经半月不差，病势转剧，召杜治之。杜至曰：诸医作何病？张曰：皆云水气浮肿。杜曰：非也。且水气发咳嗽，小便涩是也。今爱宠小便不涩，不作咳嗽，惟手足寒。乃血藏虚，气塞不通流，面生浮肿。遂用益血和气药治之，旬日病去七八，经半月全愈。所用之药乃灵苑方牡丹散也。其方云：治血藏风虚冷。今产科家多用此药治产后诸病如神，更名损金汤者是也。牡丹散见血晕。

一妇产后四肢浮肿，寒热往来。盖因败血流入经络，渗入四肢，气喘咳嗽，胸膈不利，口吐酸水，两胁疼痛，遂用旋覆花汤，微汗渐解。频服小调经，用泽兰梗煎汤调下，肿气渐消。

大调经散 治产后肿满，喘急烦渴，小便不利。

方见前往来寒热。

小调经散 治败血乘虚停积，流入经络，四肢浮肿。

没药　琥珀　桂心　芍药　当归各一钱　细辛　麝香各半钱

一方有炙甘草二钱

上为细末，每服半钱，姜汁温酒各少许调服。

经验方 治产后遍身青肿疼痛，及产后血水疾。

干漆　大麦蘗各等分

上各为细末，以新瓦罐子中铺一重麦蘗一重干漆，如此填满，用盐泥固济，火煅通赤，放冷研为散。但是产后诸疾，热酒调下二钱。

枳术汤 治心腹坚大如盘，边如旋盘。水饮所作，名曰气分。

枳实一两半　白术三两

上㕮咀，每服四钱，水一盏半煎至七分，去滓温服。腹中软即当散也。

正脾散 治产后通身浮肿，及治妇人大病后脾气虚弱，中满腹胀等症。

蓬莪术　香附子童便浸　茴香　甘草炙　陈皮各等分

上为细末，每服二钱，灯心草、木通汤下。

小调中汤 治产后一切浮肿，但用此药，无不效者。

茯苓　当归　白芍药　陈皮各一钱　白术一钱五分

上切一剂，煎汤调后药末。

没药　琥珀　桂心各一钱　细辛　麝香各五分

橘皮酒 治产后肌浮，以此行气。

橘皮为末,每服二钱,酒调服。

丹溪方 妇人产后浮肿,小便少,口渴,恶寒无力,脉皆沉。此体虚而有湿热之积,必上焦满闷,宜补中导水行气可也。

白术二两半　陈皮一两　川芎半两　木通六钱　茯苓三钱

上用水煎,下与点丸二十五丸。黄芩为末粥丸,名与点丸,亦名清金丸。

夺魂散 治产后虚肿喘促,利小便则愈。

生姜三两,取汁　白面三两　大半夏七枚

上以生姜汁搜面,裹半夏为七饼子,煨焦熟为末,水调一盏,小便利为效。

张氏方 治产后血虚风肿水肿。

泽兰叶　防己各等分

上为末,每服二钱,温酒调下。不饮者,醋汤调亦可。

汉防己散 治产后风虚气壅,上攻头面浮肿。此药虚人戒服。

汉防己　猪苓　枳壳　桑白皮各一两　商陆　甘草各七钱半

上为粗末,每服四钱,生姜三片,水煎空心温服。

七圣丸 治产后风气壅盛,面目四肢浮肿,涕唾稠粘,咽干口噤,心腹胁肋胀满,大便秘,小便赤,睡卧不安。

肉桂去皮　川芎　大黄酒蒸　槟榔　木香各半两　羌活　郁李仁去皮,各一两

上为末,炼蜜丸,如桐子大,每服十五丸,食后温汤下。山岚瘴气,最宜服。量虚实加减。如浮肿,又头痛昏冒,加羌活、川芎,谓风多也。如只浮肿,止用本方。

加味吴茱萸汤 治妇人脏气本虚,宿挟风冷,胸膈满痛,腹胁绞刺,呕吐恶心,饮食减少,身面虚浮,恶寒战慄,或泄泻不止,少气羸困,及因生产藏气暴虚,邪冷内胜,宿疾转增。

此治风寒之剂。

吴茱萸一两半　干姜　桂心　防风　细辛　当归　牡丹皮　赤茯苓　半夏　苦梗　麦门冬　甘草各半两

上为粗末，每服四钱，水煎食前热服。

大补汤　产后百日外面青浮肿，唇白气急者，乃大虚之证。有汗，急服此汤，加瞿麦、大腹皮。

当归头　大川芎　白芍药　熟地黄　白术　人参多　白茯苓多　黄芪　厚朴　五味子　干姜上中　甘草少

上锉散，服此二帖不退，却加川乌、木香，另磨入。有泻，加诃子、肉豆蔻、粟壳。

加味八物汤　治产后遍身浮肿，气急潮热。

人参　白茯苓　熟地黄　小茴香各三钱　白术　川芎各四钱　当归　白芍药　香附子各五钱　柴胡　黄芩　甘草各一钱

上锉散，分作六七服，每服加生姜三片，水煎空心热服尽此药，方服调经丸。若肚痛，加延胡索、干漆、枳壳各三钱。若呕吐恶心，加良姜、砂仁各二钱。若手足麻痹，加肉桂一钱半。若咳嗽，加五味子、款冬花、杏仁。

加减金匮肾气丸　治脾肾虚寒，腰重脚肿，小便不利，或肚腹肿胀，四肢浮肿，或喘急痰盛，已成蛊证。其效如神。此证多因脾胃虚弱，治失其宜，元气复伤而变证者，非此药不能救。

熟地黄四两，掐碎，酒拌，杵膏　白茯苓三两　山药　山茱萸　泽泻　牡丹皮　牛膝　车前子　官桂各一两　附子五钱

上为末，和地黄炼蜜丸，如桐子大，每服七八十丸，空心白汤下。

积　聚血瘕即儿枕，宜与腹痛条参看

《大全》云：夫积者，阴气也，五脏所生；聚者，阳气也，六

腑所成。皆由饮食不节,寒热不调,致五脏之气积,六腑之气聚。积者,痛不离其部;聚者,其痛无有常处。所以然者,积为阴气,阴性沉伏,故痛不离其部;聚为阳气,阳性浮动,故痛无常处。产后血气伤于脏腑,脏腑虚弱,为风冷所乘,搏于脏腑,与血气相结,故成积聚癥块也。

薛氏曰:前证乃真气亏损,邪气乘之。况产后得之,尤当固真气为主。若求旦夕之效而攻其邪,则速其危矣。当参前杂证积聚诸方论治之。

一产妇腹中似有一块,或时作痛而转动,按之不痛,面色痿黄,痛则咬白,脉浮而涩。余谓此肝气虚而血弱也。不信,乃用破血行气,痛益甚,转动无常。又认以为血鳖,专用破血驱逐之药,痛攻两胁,肚腹尤甚,益信为血鳖,确服下虫等药,去血甚多,形气愈虚,肢节间各结小核,隐于肉里,以为鳖子畏药而走于外。余曰:肝藏血而养诸筋。此因肝血复损,筋涸而挛结耳。盖肢节胸项皆属肝胆部分,养其脾土,补金水以滋肝血则筋自舒。遂用八珍汤、逍遥散、归脾汤,加减调治而愈。

一妇人月经不调,两拗肿胀,小便涩滞,腹中一块作痛,或上攻胁腹,或下攻小腹,发热晡热,恶寒,肌肤消瘦,饮食无味,殊类瘵证,久而不愈。余谓肝脾血气亏损,用八珍汤、逍遥散、归脾汤,随证互服而愈。

《大全》云:新产后有血与气相搏而痛者,谓之瘕。瘕之言假也。谓其痛浮,假无定处也。此由夙有风冷,血气不治,至产血下则少,故致此病也。不急治则多成积结,妨害月水。轻则否涩,重则不通也。

薛氏曰:前证乃寒邪乘客,气血壅结。此因气病而血病也,当补养胃气,调和月经,宽缓静养为善。《难经》云:任脉之病,男子为七疝,女子为瘕聚。当参前后各论论治之。

河间芍药汤 治产后诸积不可攻,宜养阴去热,其病自安。

芍药一斤　黄芩　茯苓各六两

上锉散,每服半两,水煎温服,日三。

四神散　治产后瘀血不消,积聚作块,心腹切痛。

方见前腹痛条。

当归蒲延散　治血瘕作痛,脐下胀满,或月经不行,发热体倦。

方见前腹痛条。

当归血竭丸　治产后恶物不下,结聚成块,心胸痞闷,及脐下坚痛。

方见前腹痛条。

一方　消产后血块。

滑石三钱　没药　血竭各二钱

上为末,醋丸服。瓦龙子丸亦可。

又方　消产后血块极好。

血竭　五灵脂

上为末,醋糊丸服。

桂心丸　治产后血气不散,积聚成块,上攻心腹,或成寒热,四肢羸瘦烦疼。

桂心　当归　赤芍药　牡丹皮　没药　槟榔各半两　干漆炒烟尽　青皮各七钱半　厚朴制　三棱煨　延胡索　大黄桃仁去皮、尖　鳖甲酥炙,各一两

上为细末,炼蜜丸,如桐子大,每服三四十丸,食前温酒下。

没药散　治血晕血结,或聚于胸中,或偏于小腹,或连于胁肋。

没药　虻虫二钱,去翅、足,炒　水蛭一钱,炒　麝香少许

上为末,先用四物汤四两,倍当归、川芎,加鬼箭、红花、延胡索各一两,同为粗末,水煎成,然后入前药调服,血下痛

止。只一服。

一方　治子门闭,血聚腹中,生肉癥,藏寒所致。

干漆半斤　生地黄汁三升　生牛膝汁一升

上三味,先捣漆为散,内汁中搅,微火煎为丸,如梧子大,酒服三丸,日再。若觉腹中痛,食后服之。

《产宝》方　疗血瘕痛无定处。

童便三升　生地黄汁　生藕汁各一升　生姜汁三升

上先煎前三味约三分减二,次下姜汁,慢火煎如稀饧,每服取一合,暖酒调下。

《千金》方　疗血瘕。

生干地黄一两　海螵蛸二两

上为粗末,空心温酒调服二钱匕。

霍　乱

《大全》云:产后霍乱,气血俱伤,脏腑虚损,或饮食不消,触冒风冷所致。阴阳不顺,清浊相干,气乱于肠胃之间;真邪相搏,冷热不调,上吐下痢,故曰霍乱也。经云:渴而饮水者,五苓散。寒多不饮水者,理中丸。大段虚冷者,加附子,来复丹亦妙。

薛氏曰:一产妇停食霍乱,用藿香正气散之类已愈。后胸腹膨胀,饮食稍过即呕吐,或作泻。余谓此脾胃俱虚,用六君子汤加木香治之渐愈。后因饮食失调兼恚怒患霍乱,胸腹大痛,手足逆冷。用附子散,又用八味丸以补土母而康。设泥痛无补法而用辛散,或用平补之剂,必致不起。

一妇人吐泻咽酸,面目浮肿。此脾气虚寒,先用六君加炮姜为主,佐以越鞠丸而咽酸愈。又用补中益气加茯苓、半夏而脾胃康。

回生散　治一切霍乱吐泻极效。

方见胎前霍乱。

五苓散 治霍乱渴而饮水者。

白术炒 茯苓 猪苓各一钱 泽泻二钱半 桂三分

上锉作一服,水煎服。

理中丸 治脾胃虚寒,呕吐泄泻,饮食少思,肚腹膨胀。

人参 白术炒 干姜炮 甘草炙,各一钱

上为末,米糊丸,如弹子大,每服一丸,嚼细白汤下。

白术散 治产后霍乱吐泻,腹痛烦渴,手足逆冷,或大便不实。

白术 橘红 麦门冬去心 人参 干姜炮,各一两 甘草半两

上锉,每服四钱,姜水煎服。

参苓白术散 疗产后霍乱吐利,身热带渴者良。大病后调助脾胃,此药最好。

人参 白术 白茯苓 山药微炒,各一两 莲肉去心 薏苡仁 白扁豆炒 甘草炙,各七钱 桔梗 砂仁各三钱

上为细末,每服二钱,煎枣汤调下。或枣肉丸,米饮下亦可。

温中散 治产后霍乱吐泻不止。

人参 白术 当归 草豆蔻仁 干姜各一两 厚朴姜制,一两半

上为粗末,每服三钱,水煎服。

附子散 疗产后霍乱不止,手足逆冷。

附子炮 桂心 吴茱萸洗 丁香 当归 白术 人参橘红 甘草炙,各半两

上为细末,每服二钱,粥饮调下。

高良姜散 治产后霍乱吐利,腹中疗痛。

良姜 当归 草豆蔻仁各等分

上为细末,每服二钱,用粥饮调下。

上二方,非真寒不可用。

藿香正气散　治外感风寒,内停饮食,头疼寒热,或霍乱泄泻,或作疟疾。

藿香一钱半　桔梗炒　大腹皮　紫苏　茯苓　白术炒　白芷　半夏曲　陈皮　厚朴制,各一钱　甘草炙,五分

上锉,加姜枣,水煎服。

来复丹　治伏暑吐泻,身热脉弱,其效如神。仓卒间须用此药。

硝石一两,同硫黄火上微炒,用柳木条搅结砂子,不可火大舶上硫黄　太阴玄精石研,各一两　五灵脂去砂石　青皮　陈皮各二两

上为末,醋糊丸,如小豆大,每服三十丸,空心米饮下。

《易简方》云:硝石性寒,佐以陈皮,其性疏快。硫黄性寒味涩,若作暖药以止泻误矣。盖由啖食生冷,或冒暑热之气,中脘闭结,挥霍变乱,非此药不能通利三焦,分理阴阳。其功甚速。

一方　治吐逆不受汤药者。

伏龙肝为细末,每服三钱,米饮调下即受。

呕吐不食

《大全》云:夫胃为水谷之海,水谷之精以为血气,荣润脏腑。因产则脏腑伤动,有时而气独盛者,则气乘肠胃。肠胃燥涩,其气则逆,故呕逆不下食也。

薛氏曰:前证若因饮食过时,用四君子汤。饮食过多,用六君子汤。饮食过时而兼劳役,用补中益气。若因饮食停滞,用人参养胃汤。脾胃气虚,用六君子汤。胃气虚寒,加炮姜、木香。寒水侮土,用益黄散。肝木侮脾土,用六君、升麻、柴胡。命门火衰不能生土,用八味丸。呕吐泄泻,手足俱冷,或

肚腹作痛,乃阳气虚寒,急用附子理中汤多有生者。

一产妇朝吐痰,夜发热,昼夜无寐,或用清痰降火,肌体日瘦,饮食日少,前证愈甚。余曰:早间吐痰,脾气虚也。夜间发热,肝血虚也。昼夜无寐,脾血耗也。遂用六君子汤、加味逍遥散、加味归脾汤,以次调理而痊。

香灵丸 治产后呕不止者

丁香 辰砂另研,各六分 五灵脂一钱

上香脂先研,后入砂再研匀,用狗胆或猪胆丸如鸡头大,每服一丸,生姜、陈皮汤磨下。

蒲黄散 治产后三四日恶露不下,呕吐壮热。

芍药二两五钱 当归 知母 生姜 蒲黄各二两 红花五钱 荷叶心中蒂一个 生地黄汁一盏

上㕮咀,水二升煮至一升,去粗,下蒲黄煎数沸,空心分三服。

橘皮半夏汤 治产后胃虚呕逆。

橘皮一两 半夏 甘草炙,各半两 藿香三两

上锉,每服五钱,加生姜五片,水煎服。

开胃散 治产后胃虚呕吐,胸满不食。

人参一两 诃子一两半 甘草炙,半两

上锉,每服五钱,加生姜五片,水煎服。

姜术散 治产后更无他疾,但多呕逆不能食。

白术一两二钱半 生姜一两半

上锉作一服,酒水各二升煎取一升,分三服。

石莲散 治产后胃寒咳逆,呕吐不食,或腹作胀。

石莲肉一两半 白茯苓一两 丁香五钱

上为细末,每服三钱,用姜汤或米饮调下,日三服。

钱氏益黄散 治脾胃虚寒,水反来侮,以致呕吐不食,或肚腹作痛,或大便不实,手足逆冷等证。

陈皮一两 青皮 诃子肉 甘草炙 丁香各二钱

上为粗末,每服四钱,水煎服。

加味四君子汤 治产后呕逆不已。

人参 白术 茯苓 甘草炙 半夏 陈皮 藿香 砂仁各等分

上锉,每服四钱,加生姜三片、枣一枚,水煎温服。

一方 治内热呕吐,服前药不效者。

枇杷叶去毛,蜜炙 茅根各五钱

上煎浓汤,入芦根汁半盏和匀服。

吃 逆

《大全》云:夫肺主气,五脏六腑俱禀于气。产后则气血伤,脏腑皆损,而风冷搏于气,气则逆上,而又脾虚聚冷,胃中伏寒。因食热物,冷热气相冲击,使气厥而不顺,则吃逆也。脾者主中焦,为三焦之关,五脏之仓廪,贮积水谷。若阴阳气虚,使荣卫气厥逆,则致生斯病也。《经》云:吃噫者,胃寒所生。服药无效者,灸期门三壮必愈。期门穴乃胃之大络。

薛氏曰:前证属胃气虚寒之恶候。如用后方未应,急投参附汤,亦有复生者。

丁香散 治产后心烦,咳噫不止。

丁香 白豆蔻各半两 伏龙肝一两

上为细末,每服一钱,煎桃仁、吴茱萸汤调下。如人行五里再服。

姜桂散 治产后咳逆三日不止,欲死。

肉桂五钱 姜汁三合

上锉,同煎,服二合。以大火炙手,摩令背热,时时涂药尽妙。

羌活散 治吃逆。

羌活 附子炮 茴香炒,各五钱 木香 白姜炮,各二钱半上五味为末，每服二钱，水一盏，盐一捻，煎十数沸热服。一服止。

一方 治产后吃逆。

干柿一个，切碎，以水一盏煎六分，热呷。

一方 治产后吃逆三五日不止，欲死。

陈壁窠三五个，水煎呷，瘥。即蜂子窠。

《补遗》治产后吃逆，橘皮汤及大小橘皮汤皆效。

上诸方当审寒热虚实用之。如寒者，宜丁香、姜、桂。热者，宜干柿、竹茹。实者，宜香附、橘皮。虚者，宜人参，甚则附子佐之。误施则有噬脐之悔。慎之！

咳 嗽

《大全》云：肺者主气。因产后血虚，肺经一感微邪便成咳嗽。或风或热，或寒或湿，皆令人咳嗽也。若产后吃盐太早而咳嗽者难治。

产后血气不通咳嗽者何？答曰：产后咳嗽多因食热面壅纳。或热病，或有气块，发时冲心痛，气急咳嗽，四肢寒热，心闷口干，或时烦躁，睡梦惊悸，气虚，肢体无力，宜服《局方》黑神散、五积散，加枣煎服。

薛氏曰：产后咳嗽，或因阴血耗损，或因肺气亏伤；或阴火上炎，或风寒所感。主治之法：若阴血虚者，用芎、归、熟地、参、术。肺气伤者，用四君、芎、归、桔梗。阴火上炎者，六味地黄加参术。风寒所感者，补中益气加桔梗、紫苏。若瘀血入肺发喘，急用二味参苏饮多有得生者。若兼口鼻起黑，或鼻出血，急用前饮亦有得生者。然而，所患悉因胃气不足。盖胃为五脏之根本，人身之根蒂。胃气一虚，五脏失所，百病生焉。但患者多谓腠理不密所致，殊不知肺属辛金，生于己土，亦因土虚不能生金。而腠理不密，外邪所感，其阴火上炎，亦壮土金,生肾水,以制火为善。若径治其病则误矣。

一产妇咳嗽声重,鼻塞流涕,此风寒所感。用参苏饮一钟,顿愈六七,乃与补中益气加桔梗、茯苓、半夏一剂而痊,又与六君子加黄芪以实腠理而安。

一产妇咳嗽痰盛,面赤口干,内热晡热,辄作无时。此阴火上炎,当补脾肾。遂用补中益气汤,六味地黄丸而愈。

一产妇咳而腹满,不食涕唾,面肿气逆。此病在胃,关于肺,用异功散而愈。

李氏曰:产后咳嗽多是瘀血入肺,二母散加桃仁、杏仁、人参、茯苓水煎。其余以意会之可也。

旋覆花汤 治产后感冒风寒,咳嗽喘满,痰涎壅盛,鼻塞声重。有汗者不宜服。

旋覆花 麻黄 赤芍药 荆芥穗 前胡 茯苓 半夏曲 五味子 甘草炙 杏仁去皮尖,麸炒,各等分

有汗者,去麻黄。

上哎咀,每服四钱,生姜三片,枣一枚,水煎食前温服。

《集验方》 疗产后感风伤寒,咳嗽多痰唾粘。

甘草 桔梗各一两半 款冬花一两 麦门冬去心 生地黄各三两 豆豉二合 葱白一握

上哎咀,水二升煮取八合,去滓,食后分两服。

二母散 治产后恶露上攻,流入肺经,咳嗽不已。

知母 贝母 白茯苓 人参各二钱 桃仁去皮、尖 杏仁去皮、尖,各一钱

上哎咀,作一服,水煎食后服。

异功散 治脾胃虚弱,饮食少思,或久患咳嗽,或腹满不食,面浮气逆等证。

人参 白术炒 白茯苓 甘草炙 陈皮各一钱

上锉一剂,加姜枣,水煎服。

《经效》方 疗咳嗽多痰,唾粘气急。

前胡　五味子　紫菀　贝母各一两半　桑白皮　茯苓各二两　淡竹叶二十片

上㕮咀，水二升煎取八合，去滓，食后分两服。

一方　疗产后咳嗽气喘。

百部根　苦梗各六分　桑白皮二十分　干百合　赤茯苓各八分

上㕮咀，水二升煮取七合，去滓，食后分两服。

喘　急

娄氏曰：产后喘极危，多死也。

郭稽中曰：产后喉中气急喘促者何？答曰：荣者，血也。卫者，气也。荣行脉中，卫行脉外。相随上下，谓之荣卫。因产所下过多，荣血暴竭，卫气无主，独聚肺中，故令喘也。此名孤阳绝阴，为难治。若恶露不快，败血停凝，上熏于肺，亦令喘急。但服夺命丹胞衣不下。血去喘自定。

陈无择评曰，产后喘急，固可畏。若是败血上熏于肺，犹可责效夺命丹。若感风寒，或因忧怒，饮食碱冷等，夺命丹未可均济，况孤阳绝阴乎？若荣血暴绝，宜大料煮川芎汤，亦可救。伤风寒，宜旋覆花汤。性理郁发，宜小调经散，用桑白皮、杏仁煎汤调下。伤食，宜服见呢丸、五积散、川芎汤。

薛氏曰：前证若脾肺气虚弱，用六君、桔梗。若兼外邪，更加紫苏。若中气虚寒，用补中益气加炮姜、肉桂。若阳气虚脱，更加附子。若瘀血入肺，急用二味参苏饮。

一产妇喘促自汗，手足俱冷，常以手护脐腹。此阳气虚脱。用参附汤四剂而愈。

浦江吴辉妻孕时足肿，七月初旬产后二月洗浴，即气喘，但坐不得卧者五个月，恶风，得暖稍宽，两关脉动，尺寸皆虚，百药不效。用牡丹皮、桃仁、桂枝、茯苓、干姜、枳实、厚朴、桑白皮、紫苏、五味、瓜蒌仁煎汤服之即宽,二三服得卧,其疾如失。盖作污血感寒治之也。

夺命散 治产后败血冲心,胸满上喘,命在须臾。

方见前血晕。

二味参苏饮 治产后血入于肺,面黑发喘欲死者。

人参一两,为末 苏木二两,槌碎

上用水二碗,煮苏木取汁一碗,调人参末,随时加减服。

旋覆花汤 治产后伤风寒喘嗽,痰涎壅盛。

方见前咳嗽。

见晛丸 治产后伤咸冷饮食而喘者。

方见前痞闷。

五味子汤 治产后喘促,脉浮而厥。

五味子杵,炒 人参 杏仁各二钱 麦门冬去心 陈皮各一钱

上加生姜三片、枣二枚,水煎服。

六君加失笑散 治产后喘急不能卧,痰与血杂涌而上。此脾胃气虚而败血乘之也。服此立止。

六君子料六钱,加生姜三片,水煎成,调入蒲黄、五灵脂各炒五分,搅匀温服。少顷,滓再煎,再入蒲灵末服之,神效。

余一日庄居,一乡人踵门哀恳道,其妻产后数日,喘促不能卧,痰与血交涌而上,日夜两人扶坐,才侧身便壅绝,乞救疗之。时无从检方书,以意度之,新产后血气大虚,脾胃顿损,故虚痰壅盛而败血乘之耳。用六君子汤煎成,调入失笑散一服,痰血俱下,喘亦立止。次日来谢,云:诸病皆去,惟不能食。再与参、苓、白术、芎、归之类,二帖全愈。对证之药,神妙如此。故特附于此,使世之医者知变通而用之耳。

大补汤 治产后百日外面青浮肿,唇白气急有汗。乃大虚之证,急宜服此。

方见前浮肿。

鼻 衄

郭稽中曰:产后口鼻黑气起及鼻衄者何?答曰:阳明者,经脉之海,起于鼻交頞中,还出頞口,交人中,左之右,右之左。产后气虚血散,荣卫不理,散乱入于诸经,却还不得,故令口鼻黑气起及变鼻衄。此缘产后虚热变生此证。胃绝肺败,不可治。

《经验方》云:急取绯线一条,并产妇顶心发两条紧系中指上,即止,无药可治。亦禳厌之一端也。

薛氏曰:按胃脉侠口,绕承浆。盖鼻准属脾土,鼻孔属肺金,诚胃虚肺损,气脱血死之证。急用二味参苏饮加附子五钱,亦有得生者。

汪石山治一妇人产后血逆上行,鼻衄口干,心躁舌黑,盖因瘀血上升,遂用益母丸二丸,童便化下,鼻衄渐止,下血渐通。

李氏曰:此产后虚热所致。犀角地黄汤救之。

加味参苏饮

人参一两　苏木二两　附子五钱

上锉,水煎服。

月水不调 更与调经门参看

《大全》云:产后月水不调者,由产伤动血气,虚损未复而风邪冷热之气客于经络,乍冷乍热,冷则血结,热则血消,故令血或多或少,或在月前,或在月后,故名不调也。

薛氏曰:前证若过期而作痛者,气血俱虚也,八珍汤加柴胡、牡丹皮。不及期而来,血热也,四物汤加山栀、柴胡。将来而作痛者,血实也,四物加桃仁、红花。过期而来者,血虚也,四物加参、术。紫黑成块者,血热也,四物加炒栀子、炒黄连、牡丹皮。作痛而色淡者,痰多也,四物合二陈汤。治当临证制宜。

一产妇月经不调,内热燥渴,服寒凉之剂血更如崩,腹胀寒热,作呕少食,用六君子汤二十余剂,诸病悉愈。以加味逍遥散调理而安。

琥珀散 治产后经脉不调,四肢烦疼,饮食全少,日渐羸瘦。

琥珀 当归 生干地黄 牛膝各一两 赤芍药 桃仁各半两

上为粗末,每服三钱,加生姜三片,水煎服。

姜黄丸 治产后虚乏不足,胸心短气,腹内紧急,腰背疼痛,月水不调,食少烦渴,四肢无力。

姜黄 当归 熟地黄 牡丹皮 川芎 续断 白术 厚朴制 桂心 桃仁各一两 赤芍药 木香各七钱半 羚羊角屑二钱半

上为细末,炼蜜丸,如桐子大,每服三十丸,食前温酒下。

月水不通 更与经闭门参看

《大全》云:夫产伤动于血气,其后虚损未复,而为风冷所伤。血之为性,得冷则凝结,故风冷伤于经血,结于胞络之间,故令月水不通也。凡血结月水不通,则成血瘕。水血相并,复遇脾胃衰弱,肌肉虚者,则为水肿也。

妇人冲任之脉为经血之海,皆起于胞内。而手太阳小肠之经、手少阴心之经,此二经上为乳汁,下为月水。若产后月水不通者,盖新产之后劳伤气血,或去血过多,乳汁通行,自是不通。若乳子岁半或一岁之内而月经不行,此是常候。即非病也,何必通之? 谚云:奶假是也。若半岁而行者,或四五个月便经行者,皆是少壮血盛之人。注受极易,产乳必众。其子失乳，必四肢尪羸，肚大青筋，头大发焦，好啖泥土，病名无辜。若经血有余者，不可以药止之。若产后一二岁月经不通而无疾苦，何必服药。或劳伤气血，冲任脉虚，气血衰少而不能行者，但服健脾胃、资气血之药自然通行。若用牛膝、红花、苏木、干漆、虻虫、水蛭等药以通之，则为害滋大。经水枯竭，则无以滋养。其能行乎？初虞世所谓索万金于乞丐之手，虽捶楚并下，而不可得也。后之学者，更宜详审而疗之。

薛氏曰：前证若脾胃虚弱，用六君子汤。若兼郁火伤脾，用归脾汤加牡丹皮、山栀。若怒火伤血，宜用四物汤合小柴胡。气血俱虚，用八珍汤加牡丹皮。仍参前论主之。

一产妇月经年余不通，内热晡热，服分气丸，经行不止，恶寒作渴，食少倦怠，胸满气壅，朝用加味逍遥散，夕用四君子汤。月许，诸证稍愈。佐以八珍汤，兼服两月而愈。

泄　泻

郭稽中曰：产后腹痛及泻利者何？答曰：产后肠胃虚怯，寒邪易侵。若未满月，饮冷当风，乘虚袭留于肓膜，散于腹胁，故腹痛作阵，或如锥刀所刺。流入大肠，水谷不化，洞泄肠鸣，或下赤白，胅胁填胀，或痛走不定，急服调中汤立愈。若医者以为积滞取之，祸不旋踵。谨之谨之！

陈无择评曰：产后下痢，非止一证。当随所因而调之。既云饮冷当风，何所不至？寒热风湿，本属外因；喜怒忧思还从内性，况劳逸饥饱皆能致病。若其洞泄，可服调中汤。赤白滞下，非此能愈。各随门类，别有立方。

薛氏曰：产后泻利，或因饮食伤损脾土，或脾土虚不能消食。当审而治之。若米食所伤，用六君加谷蘖。若面食所伤，用六君加麦蘖。若肉食所伤，用六君加山楂、神曲。凡兼呕吐，皆加藿香。若兼咽酸或呕吐，用前药送越鞠丸。若肝木来侮脾土，用六君加柴胡、炮姜。若寒水反来侮土，用钱氏益黄散。若久泻或元气下陷，兼补中益气汤以升发阳气。若泻痢色黄，乃脾土真气，宜加木香、肉果。若脾土虚寒，当用六君子加木香、姜、桂。若脾肾虚寒，用补中益气及四神丸。若属命门火衰而脾土虚寒，用八味丸以补土母。若小便涩滞，肢体渐肿，或兼喘咳，用《金匮》肾气丸以补脾肾、利水道。若胃气虚弱而四肢浮肿，治须补胃为主。若久而不愈，或非饮食所伤而致，乃属肾气亏损。盖胞胎主于任而系于肾，况九月十月乃肾与膀胱所养，必用四神、六味，八味三药以补肾。若用分利导水之剂是虚其虚也。

一产妇泻利，发热作渴，吐痰甚多，肌体消瘦，饮食少思，或胸膈痞满，或小腹胀坠，年余矣。余以为脾胃泻，朝用二神丸，夕用六君子，三月余而痊。

一妇产后泄泻，兼呕吐咽酸，面目浮肿。此脾气虚寒。先用六君加炮姜为主，佐以越鞠丸而咽酸愈；又用补中益气加茯苓、半夏而脾胃康。

一产妇泻利年余，形体骨立，内热晡热，自汗盗汗，口舌糜烂，日吐痰三碗许，脉洪大，重按全无。此命门火衰，脾土虚寒而假热。吐痰者，乃脾虚不能统摄归源也。用八味丸补火以生土，用补中益气汤兼补肺金而脾胃健。

一产妇腹痛后重，去痢无度，形体倦怠，饮食不进，与死为邻。此脾肾俱虚。用四神丸、十全大补汤而愈。但饮食难化，肢体倦怠，用补中益气汤而康。

一妇人五月患痢，日夜无度，小腹坠痛，发热恶寒，用六君子汤送香连丸二服渐愈，仍以前汤送四神丸四服全愈。至七月终，怠惰嗜卧，四肢不收，体重节痛，口舌干燥，饮食无味，大便不实，小便频数，洒淅恶寒，凄惨不乐。此肺与脾胃俱虚而阳气寒不伸也。用升阳益胃汤而痊。

汪石山治一妇，产后滑泄，勺水粒米弗容，时即泄下，如此半月余。众皆危之。或用五苓散、平胃散，病益甚。汪诊之，脉皆濡缓而弱。曰：此产中劳力以伤其胃也。若用汤药愈滋胃湿，非所宜也。令以参苓白术散除砂仁，加陈皮、肉豆蔻，煎姜枣汤调服旬余而安。

调中汤　治产后肠胃虚怯，冷气乘之，腹胁刺痛，洞泄不止。

良姜　当归去芦，酒浸　肉桂不见火　白芍药炒　川芎附子炮，去皮、脐，各一两　人参　甘草炙，各半两

上㕮咀，每服三钱，水煎服。

豆蔻理中丸　治产后元气虚弱，脐腹疼痛，泄泻不止。又治男子脾胃虚弱，久泄不止。

人参一两　白术二两　干姜炮　甘草炙，各五钱　肉豆蔻面裹煨，七钱

上为细末，炼蜜丸，如桐子大，每服四五十丸，空心米饮下。酒煮面糊丸亦可。

阿胶丸　治产后虚冷洞下，心腹绞痛，兼泄泻不止。

阿胶四两　人参　甘草　白术　当归　干地黄　黄连龙骨　桂心　附子各二两

上十味为末蜜丸，如桐子大，温酒服二十丸，日三。

神效参香散　治产后脾胃虚寒，泄泻洞下，及痢疾日久，秽积已尽，滑溜不止。用此收涩如神。

人参　木香各二钱　肉豆蔻煨　白茯苓　白扁豆各四钱陈皮　罂粟壳去蒂，穰，醋炙，各一两

上为细末，每服一钱匕，清米饮调下，食远服。

万历己亥，余官金陵，内人十二月产难，经宿始娩。越旬日洞泻，点水入口即下。内人恐惧大哭，自谓必死。余偶有此药，用一钱，以米饮调服。才下咽，泻即止。真起死回生之药也。

已上诸方，惟寒中洞泄者宜之。若肠胃有热者，当服黄连之类。更于杂证泄泻门中参之。不可概用温涩之药也。

痢　疾

《大全》云：产后痢疾者，由产劳伤。脏腑不足，日月未满，虚乏未复，或劳动太早，或误食生冷。若行起太早，则外伤风冷，乘虚入于肠胃。若误食生冷难化之物，伤于脾胃，皆令洞泄水泻，甚者变为痢也。若血渗入大肠，则为血痢，难治。世谓之产子痢也。得冷则白，或如鱼脑。得热则赤黄，或为骤血。若冷热相搏，则下痢赤白或浓血相杂。若下痢青色，则极冷也。若饮食不进，便利无常，日夜无度，产后本虚，更加久痢不止，无力瘦乏，愈见羸弱，谓之虚羸下痢。又有产后气宇不顺而下痢赤白，谓之气痢。治之之法，热则凉之，冷则温之，冷热相搏则调之；滑者涩之，虚羸者补之，水谷不分者当利小便。若产妇性情执着，不能宽解，须当顺其气，未有不安者也。

薛氏曰：前证白属气分而赤属血分也。其论详见泻利。

一产妇食鸡子腹中作痛，面色青黄，服平胃、二陈更下痢腹胀，用流气饮子又小腹一块不时上攻，饮食愈少。此脾胃虚寒，肝木克侮所致。用补中益气加木香、吴茱萸渐愈。又用八珍大补，兼服调理，寻愈。

一妇产后痢，未至月满，因食冷物及酒，冷热与血攻击，滞下纯血，缠坠极痛，其脉大无力，口干，用黄芩芍药汤三服而安。

产后下痢作渴者，水谷之精化为血气津液，以养脏腑，脏腑虚燥，故痢而渴。若引饮则难止，反溢水气。脾胃既虚，不能水，水自流溢，浸渍皮肤，则令人肿。但止其渴，痢则自瘥。

薛氏曰：前证若渴而不喜冷饮，属胃气虚，不能生津液，宜用七味白术散。夜间发热口渴，属肾水弱而不能润，宜用六味丸，并佐以益气汤以滋化源。

一产妇泻痢，发热作渴吐痰，肌体消瘦，饮食少思，或胸膈痞闷，或小腹胀坠，年余矣。余以为脾肾之泻，朝用二神丸，夕用六君子。三月余而痊。

一产妇患前证，形体倦怠，饮食不进，与死为邻。此脾胃俱虚也。用四神丸、十全大补汤而愈。

救急散　治产后赤白痢，腹中绞痛。

芍药　阿胶　艾叶　熟地黄各一两　当归　甘草各三两

上㕮咀，水煎，分二服，空心饮。

胶蜡汤　治产后三日内下诸杂五色痢。

阿胶　黄柏各一两　蜡如棋子，三个　当归一两半　黄连二两　陈仓米一升

上六味㕮咀，以水八升煮米蟹目，沸去米，内药煮取二升，去滓，内胶蜡令烊，分四服，一日令尽。

白头翁加甘草阿胶汤　治产后下痢虚极。《脉经》作热痢重下，新产虚极者。

白头翁　甘草炙　阿胶炒，各二钱　黄连　黄柏　秦皮去皮，各三钱

上锉作二服，水煎纳胶令消尽，温服。

干地黄汤　治产后下痢。

干地黄二两　白头翁　黄连各一两　蜜蜡一方寸　阿胶如手掌大，一枚

上五味㕮咀，以水五升煮取二升半，去滓，内胶蜡全烊，分三服，日三。《千金翼》用干姜一两。

槐连四物汤　治产后热滑血痢，脐腹疼痛。

当归　川芎　赤芍药炒　生地黄　槐花炒　黄连炒，各一钱　罂粟壳去蒂，膈，蜜炙，五分

上锉，水煎服。

黄连丸　治产后热滑赤白痢，腹中搅痛不可忍。

黄连四两　黄芩　黄柏各二两　栀子仁　阿胶　蒲黄各一两　当归二两半

上为末,炼蜜丸,如桐子大,每服六七十丸,米饮下,日三夜一。

生地黄汤 治产后忽着寒热下痢。

生地黄五两 甘草 黄连 桂心各一两 赤石脂二两 大枣二十枚 淡竹叶二升,一作竹皮

上七味㕮咀,以水一斗煮竹叶取七升,去滓,内药煮取二升半,分三服,日三。

一方 治产后赤白痢久不断,身面悉肿。

大豆微熬 小麦 蒲黄各一升 吴茱萸半升

上四味,以水九升煮取三升,去滓,分三服。此方神验。

亦可以水五升、酒一升煎取四升,分四服。

一方 治产后痢赤白,心腹刺痛。

薤白一两 当归二两 酸石榴皮三两 地榆四两 粳米五合

上五味㕮咀,以水六升煮取二升半,去滓,分三服。

《必效方》加厚朴一两,阿胶、人参、甘草、黄连各一两半。

加味四君子汤 治产后脾胃虚弱,下痢赤白神效。

人参 白术 白茯苓 甘草炙 黄芪各一钱 罂粟壳炙,去蒂、膈,五分

上锉,水煎服。

神效参香散 治痢疾日久,秽积已少,腹中不痛,或微痛不窘,但滑溜不止。乃收功之后药也。

方见前泄泻。

当归汤 治产后下痢赤白腹痛。

当归 龙骨各三两 干姜 白术各二两 川芎二两半 附子 白艾 甘草各一两

上八味㕮咀,以水六升煮取二升,去滓,分三服,一日令尽。

桂蜜汤　治产后余寒下痢,便脓血赤白,日数十行,腹痛时时下血。

桂心　甘草　干姜各二两　附子一两　当归三两　赤石脂十两　蜜一升

上七味㕮咀,以水六升煮取二升,去滓,内蜜煎一两沸,分三服,日二。

赤石脂丸　治产后虚冷下痢。

赤石脂三两　当归　白术　黄连　干姜　秦皮　甘草各二两　蜀椒　附子各一两

上九味为末,蜜丸,如桐子大,酒服二十丸,日三。

《千金翼》作散,空腹服方寸匕。

龙骨丸　治产后虚冷下血,及谷下昼夜无数。兼治产后恶露不断。

龙骨四两　干姜　桂心　甘草各二两

上四味为末,蜜丸如桐子大,暖酒服二十丸,日三。

一方加人参、地黄各二两。

一方　治产后血泻不禁,余血作痛兼块,属寒滑者。

桂心　干姜各等分

上为末,空心酒调服方寸匕。

神仙感应方　产后固无积痢,多有因食荤味早,亦作泻痢者。百无一生,非此方不能救之,三二服立止。不然,荏苒日月,必致不救。如不因食荤,不可服。

神曲炒,三钱　人参　枳壳麸炒,去瓤,各一钱　赤石脂　熟地黄　白术各二钱

上为细末,每服三钱,空心米饮调下。

连翘丸　治产后久病赤白痢,盖因脾胃不和,气滞积聚所致,心腹胀满,干呕酸心,饮食不下,胸膈噎塞,胁肋疼痛危困者。

连翘　陈皮去白　京三棱各一钱半　肉桂不见火　槟榔

牵牛子去头、末　莪术　青皮去白,各一钱　肉豆蔻面裹煨　好墨各半钱

上为细末,面糊丸,如桐子大,每服三十丸,米饮下。或用水煎服亦可。

已上二方治积痢。

三圣散　治产后血痢不止。

海螵蛸炒　烧绵灰　血余灰汗脂者,各等分

上为细末,每服一钱,煎石榴皮调下,热服。

一方　治产后痢日五十行者。

取木里蠹虫粪炒黄,急以水沃之令稀稠得所服之,即瘥。

治产后诸痢杂方

一方　取苍耳叶捣汁半盏,日三四温服。

一方　煮薤白食之。

一方　羊肾脂炒薤白,空心食之。

一方　败龟版一枚,米醋炙,研为末,醋汤调下。

治产后血痢杂方

一方　用阿胶二两,以酒一升半煮一升顿服。

一方　用生马齿苋捣汁二大合,煎一沸,下蜜一合调,顿服。

《必效》方　疗产后痢而渴饮无度数。

麦门冬三两　乌梅二十个

上细锉,水一升煮取七合,细呷。

《经效》方　疗产后久痢,津液涸,渴不止。

龙骨十二分　厚朴　茯苓　黄芪　麦门冬　人参各八分生姜六分　大枣十四个

上细锉,以水一大升煮取七合,空心分两服。

《录验方》　疗产后痢日久,津液枯竭,四肢浮肿,口干舌燥。

冬瓜一枚,黄泥糊,厚五寸,煨烂熟去皮,绞汁服之,瘥。

七味白术散 治产后痢，津液竭，渴不止。

方见前发渴。

已上四方治痢疾发渴。

大便秘涩

郭稽中曰：产后大便秘涩者何？答曰：产卧水血俱下，肠胃虚竭，津液不足，是以大便秘涩不通也。若过五六日腹中闷胀者，此乃燥屎在脏腑，以其干涩未能出耳。宜服麻仁丸以津润之。若误以为有热，投之寒药，则阳消阴长，变证百出，性命危矣。

薛氏曰：产后大便不通，因去血过多，大肠干涸，或血虚火燥干涸，不可计其日期，饮食数多，用药通之润之。必待腹满觉胀，自欲去而不能者，乃结在直肠，宜用猪胆汁润之。若服苦寒药润通，反伤中焦元气，或愈加难通，或通而泻不能止，必成败证。若属血虚火燥，用加味逍遥散。气血俱虚，用八珍汤。慎不可用麻仁、杏仁、枳壳之类。

一产妇大便不通七日矣，饮食如常，腹中如故。余曰：饮食所入虽倍常数，腹不满胀。用八珍加桃仁、杏仁至二十一日，腹满欲去。用猪胆汁润之，先去干粪五七块，后皆常粪而安。

一产妇大便八日不通，用通利之药，中脘作痛，饮食甚少。或云：通则不痛，痛则不通。乃用蜜导之，大便不禁，吃逆不食。余曰：此脾肾复伤。用六君加吴茱、肉果、骨脂、五味数剂，喜其年壮而愈。不然，多致不起。

一产妇大便秘结，小腹胀痛，用大黄等药，致吐泻不食，腹痛胸痞。余用六君子加木香、炮姜治之而愈。

一妇人大便秘涩，诸药不应，苦不可言，令饮人乳而愈。

李氏曰：产后大便闭者，川芎加防风、枳壳、甘草。秘涩者,麻仁丸或苏麻粥。盖产后去血多则郁冒,郁冒则多汗,多汗则大便闭。皆血虚也。

调导散 治妇人产前产后大便不通。

当归　川芎　防风　枳壳各四钱　甘草炙,二钱

上㕮咀,每服一两,用生姜三片、枣一枚,水煎温服。忌动风物。

麻仁丸 治产后去血过多,津液枯竭,不能转送,大便闭涩。

大麻仁研如泥　枳壳麸炒　人参各一两　大黄半两

上为末,炼蜜丸,如桐子大,每服二十丸,空心温酒米饮任下。未通,渐加丸数,不可太过。

一方加当归半两尤佳。

评曰:产后不得利,利者百无一生。去血过多,脏燥大便秘涩,则固当滑之。大黄似难轻用,唯葱涎调腊茶为丸,复以腊茶下之,必通。

或只用四物汤,以生地易熟地,加青皮去白煎服,甚效。

叔卿按:产后固不可轻用大黄。若大肠干涩不通,或恶露点滴不出,不得大黄以宣利之则结滞决不能行。但用时须兼温和之药,如玉烛散、三和汤之类是也。利后仍即以参、术、芎、归、甘草等药调补之。不然,元气下脱,后将不可收拾矣。

滋肠五仁丸 治产后血气虚损,大肠闭涩,传道艰难。

杏仁去皮,面炒　桃仁如上制,各一两　柏子仁五钱　松子仁二钱半　郁李仁一钱,面炒　橘红四两,为末

一方加当归梢五钱。

上五仁另研为膏,合橘皮末和匀再研,炼蜜丸,如桐子大,每服三十丸,加至五六十丸,食前清米饮下。

阿胶枳壳丸 治产后大便秘涩。

阿胶　枳壳各等分

上为末,炼蜜丸,如桐子大,滑石末为衣,温水下二十丸。未通再服。

苏麻粥　妇人产后有三种疾:郁冒则多汗,汗多则大便秘,故难于用药,惟麻子苏子粥最为稳当。

苏子　大麻子各半合,洗净

上研极细,用水再研,取汁一盏,分二次煮粥啜下。

《本事方》　云:此粥不惟产后可服,大抵老人诸虚风秘皆宜服之。尚有一人每年八十四,忽尔腹痛头疼,恶心不食。召医数十,议皆用补脾进食治风,清利头目等药。数日虽愈,全不入食,其家忧惶。予辩说前药皆误矣。此证正是老人风秘,脏腑壅滞,聚于胸中,则腹胀恶心,不思饮食。又上至于颠则头痛,神不清也。若脏腑流畅,诸疾悉去矣。予令作此粥,两啜而气泄,先下结粪如胡桃者十余枚,后渐得通利,不用药而自愈矣。

单用麻仁樍烂,以滚汤泡取清汁饮之亦妙。

《兵部手集》方　治产后秘结不通,膨满气急,坐卧俱难。

用大麦蘖炒黄为末,酒下一合神效。

大小便不通

《大全》云:产后大小便不通者,肠胃本挟于热,因产血水俱下,津液燥竭,肠胃痞涩,热气结于肠胃,故令大小便不通也。

薛氏曰:尝治一产妇大小便不通,诸药不应,将危矣。令饮牛乳,一日稍通,三日而痊。人乳尤善。

通气散　治产后大小便不通。

陈皮　苏叶　枳壳麸炒　木通各等分

上锉散,每服四钱,水煎温服立通。

桃花散　治膀胱气滞血涩,大小便秘。

桃仁　葵子　滑石　槟榔各等分

上为细末,每服二钱,空心葱白汤调下。

枳壳丸　治产后大小便涩滞。

木香二钱　枳壳麸炒　麻仁炒黄　大黄各一两

上为末,炼蜜丸,如桐子大,每服三十丸,温水送下。食后如饮食不化,亦宜服之。

一方　治产后大小便不利下血。

车前子　黄芩　蒲黄　牡蛎　生地黄　芍药各一两五钱

上为细末,空心米饮调服方寸匕,忌面、蒜。

金钥匙散　治产后大小便不通,腹胀等证。

滑石　蒲黄各等分

上为细末,酒调下二钱。

遗屎

薛氏曰:产后遗屎,若脾肾虚弱,用还少丹,仍以补中益气汤为主,虚寒加肉豆蔻、补骨脂,或四神丸。若脾肾虚寒,用八味丸兼四神丸,仍佐以前二方。

按:产后遗屎,乃肾气不固,宜五味子丸主之。

一产妇大便不实,饮食少思,或侵晨遗屎。此中气虚寒,脾肾不足。用补中益送四神丸而痊。

一产妇小便出粪,名大小肠交。乃气血俱虚,失行常道。先用六君子汤二剂,又用五苓散二剂而痊。寻常肠交亦可用。

《补遗》方　疗产后遗粪不知,亦治遗尿。

白蔹　芍药各等分

上为末,酒调服方寸匕。

《集验方》 疗产后遗粪，亦治男子。

枯矾　牡蛎煅，各等分

上为末，酒调服方寸匕，日三服。

加味补中益气汤　治脾肾虚寒，大便不禁。

黄芪　人参　白术　甘草炙，各一钱　当归　陈皮各七分
升麻　柴胡各三分　肉豆蔻　补骨脂各五分

上锉一剂，水煎服。

还少丹　治脾肾虚弱遗粪。

肉苁蓉　远志去心　茴香　巴戟　干山药　枸杞子　熟
地黄　石菖蒲　山茱萸去核　牛膝　杜仲去皮，姜制　楮实子
五味子　白茯苓各二两

上为末，用枣肉百枚，同炼蜜丸，如桐子大，每服五七十
丸，空心温酒或盐汤下，日三服。

四神丸　治脾肾虚弱，大便不实，或五更作泻。

破故纸炒　吴茱萸炒，各四两　肉豆蔻生用　五味子各
二两

上为末，用大红枣四十九枚，生姜四两切碎，同枣用水煮
熟，去姜取枣肉和药丸，如桐子大，每服五十丸，空心盐
汤下。

五味子散　治肾泄。

五味子二两　吴茱萸半两

上炒香熟，研为细末，每服二钱，陈米饮调下。

《广济方》疗产后遗粪，亦治男子。

取故燕窝中草烧为末，以酒调下半盏。

淋　闭

《大全》云：产后诸淋，因产有热气客于脬中。内虚则频
数，热则小便涩痛，故谓之淋。

又有因产气虚则挟热,热则搏于血,即流渗于胞中,故血随小便出而为血淋。淋者,淋沥之谓也。

《三因论》曰:治诸产前后淋闷,其法不同。产前当安胎,产后当去血。如其冷、热、膏、石、气淋等,为治则一,但量其虚实而用之。瞿麦、蒲黄,最是产后要药。惟当寻究其所因,则不失机要矣。

薛氏曰:按前证若膀胱虚热,用六味丸。若阴虚而阳无以化,用滋阴肾气丸。盖土生金,全生水,当滋化源也。

一产妇小水淋沥,或时自出,用分利降火之剂,二年不愈。余以为肺肾之气虚,用补中益气汤、六味地黄丸而痊。

茅根汤 治产后诸淋,无问冷、热、膏、石、气结,悉主之。

白茅根五钱 瞿麦穗 白茯苓各二钱半 葵子 人参各一钱二分半 蒲黄 桃胶 滑石 甘草各六分 紫贝一个、煅石首鱼脑砂二个

上锉,分二帖,加生姜三片,灯心二十根,水煎服。或为末,每服二钱,木通煎汤调下。如气壅闭,木通、橘皮煎汤调下。

石韦汤 治产后卒淋、血淋、气淋、石淋。

石韦去毛 通草 黄芩 甘草炙,各二两 榆皮五两 葵子二升 白术 生姜切,各三两 大枣三十枚,擘

一方用芍药。一方有瞿麦,无白术。

上九味㕮咀,以水八升煮取二升半,分三服。

葵根汤 治产后淋涩。

葵根切,一升,干,二两 车前子一升 乱发烧灰 大黄桂心 滑石各一两 通草三两 生姜六两,切

上八味㕮咀,以水七升煮取二升半,分为三服。

《千金方》有冬瓜汁七合。

滑石散 治产后热淋。

滑石一两二钱,研　通草　车前子　葵子各一两

上为末,以浆水调服方寸匕,至二匕为妙。

滑石通苓散　产后小便紧涩不通者,因血热积于小肠,经水不利,恣食热毒之物,即成淋涩故也。

赤茯苓　泽泻　木通　黄连　猪苓各八分　白术　瞿麦山栀子　车前子各五分　滑石四分

上锉,加灯心十二茎,水煎空心服。

加味四物汤　诸淋皆属于热,用此累效。

当归　川芎　赤芍药　生地黄　甘草梢　杜牛膝　木通各一钱　桃仁去皮、尖,五个　滑石一钱半　木香三分

上锉,水煎服。

一方　疗产后淋,小便痛,及血淋。

白茅根五两　瞿麦　车前子各一两　鲤鱼齿一百枚,为末通草三两　冬葵子二合

上以水二升煮取一升,入鱼齿末空水服。

张氏方　疗产后小便不通,淋闭。

陈皮一两,去白为末,空心温酒调下二钱,一服便通。疗卒不得小便方

杏仁十四枚,去皮、尖,炒,为末,和饮顿服。

灸脐法　治产后小便不通,腹胀如鼓,闷乱不醒。盖缘未产之前,内积冷气,遂致产时尿胞运动不顺。

用盐填脐中,却以葱白剥去粗皮十余根作一缚,切作一指厚安盐上,用大艾炷满葱饼上,以火灸之,觉热气入腹内即时便通,神验。

小便数

《大全》云:夫产后小便数者,乃气虚不能制故也。

薛氏曰:前证若因稳婆不慎,以致胞损而小便淋沥者,用

八珍汤以补气血。若因膀胱气虚而小便频数,当补脾肺。若膀胱阴虚而小便淋沥,须补脾肾。

一产妇小便频数,时复寒战,乃属脾肺虚弱,用补中益气汤加山茱、山药为主,佐以桑螵蛸散而愈。后患发热晡热,盗汗自汗。月水不调,用加味逍遥散而安。

一产妇患前证,吐痰发热,日晡作渴。此膀胱阴虚。用补中益气汤及六味丸而愈。又患痢后小便频数,手足俱冷,属阳气虚寒。用前汤及八味丸而瘳。

桑螵蛸散 治产后阳气虚弱,小便频数及遗尿。

桑螵蛸三十个,炒 鹿茸酥炙 黄芪各三两 牡蛎煨 人参 厚朴 赤石脂各二两

上为末,每服二钱,空心粥饮调下。《外台》方无厚朴、石脂,有甘草、生姜。

天花粉汤 疗产后小便数,兼渴。

天花粉 人参各三两 黄连 桑螵蛸炙 甘草炙 生姜各二两 大枣五十枚

《千金翼》有麦门冬。

上细切,用水七升煮二升半,分三服,忌猪肉、冷水。

补遗方 疗产后小便数或遗尿。

益智仁为末,米饮调服。

小 便 不 禁

陈氏曰:妇人产蓐,产理不顺,致伤膀胱,遗尿无时。

丹溪云:尝见收生者不谨,损破产妇尿脬,致病淋沥,遂成废疾。一日,有徐妇年壮难产得此。因思肌肉破伤在外者宜可补完,胞虽在腹,恐亦可治。遂诊其脉虚甚。予曰:难产之由,多是气虚。产后血气尤虚,试与峻补。因以参芪为君,芎归为臣,桃仁、陈皮、黄芪、茯苓为佐,煎以猪羊胞中汤,极

饥时饮之。但剂小,率用一两。至一月而安。盖令气血骤长,其胞自完。恐稍缓亦难成功矣。

薛氏曰:前证若脾肺阳虚,用补中益气汤加益智。若肝肾阴虚,用六味地黄丸。若肝肾之气虚寒,用八味地黄丸。

一产妇小便不禁,二年不愈,面色或青赤,或黄白。此肝脾气虚血热。用加味逍遥散为主渐愈,佐以六味地黄丸而痊。后因怒小便自遗,大便不实,左目顿紧,面色顿赤,仍用前散,佐以六君子汤,以清肝火生肝血培脾土而痊。

张叔承曰:遗尿,气血大虚,不能约束。宜八珍汤加升麻、柴胡。甚者,加熟附子一片。

《千金》方　治产后小便不禁。

白薇　芍药各等分

上为末,温酒调下方寸匕,日三服。

又方　治产后小便不禁。

桑螵蛸半两,炙　龙骨一两

上为末,每服二钱,粥饮调下。

鸡内金散　治产后溺床失禁。

用雄鸡内金一具,并肠洗,烧为末,温酒调服方寸匕。

《广济》方　疗产后小便不禁。

用鸡尾毛烧灰存性,酒调下一钱匕,日三服。

黄芪当归汤　妇人产后尿不禁,面微浮,略发热于午后。此膀胱为坐婆所伤。

黄芪　归身尾　芍药各一钱半　白术一钱　人参　陈皮各五分　甘草炙,少许

上水煎,热服之。

固脬散　治妇人临产时伤手脬破,小便不禁。

黄丝绢自然黄者,染黄者不用,取三尺,以炭灰汁煮极烂,以清水洗去灰,令净　黄蜡半两　蜜一两　白茅根　马屁勃为末,各二钱

上用水二升,再煎至一盏,空心顿服,服时饮气,服之不

得作声,如作声无效。

补脬散　治产后伤动脬破,终日不小便,但淋沥不干。

生丝绢黄色者,一尺　白牡丹根皮　白及各一钱

上用水一碗煎至绢烂如饧,服之勿作声,作声无效。

小便出血

《大全》云:产后小便出血者,因血气虚而热乘之。血得热则流散,渗于胞内,故血随小便出。

薛氏曰:一产妇尿血面黄,胁胀少食。此肝木乘脾土也。用加味逍遥、补中益气兼服而愈。后为怀抱不乐,食少体倦,惊悸无寐,血仍作。用加味归脾汤二十余剂。将愈,惑于众论,服犀角地黄汤,诸证复作。仍服前汤而愈。

血余散　治产后小便出血。

乱发不拘多,汤洗净烧灰,研为末,米饮调服方寸匕。

滑石散　治产后小便出血。

滑石研　发灰等分

上二味为末,每服一钱,生地黄汁调下。

崔氏方　疗产后血渗入大小肠。

蜜一大合　车前子捣汁,二升

上二味相合煎沸,分两服。

补遗方　治产后小便出血。

川牛膝去芦,水煎服。

又方

生地黄汁半升　生姜自然汁半合

上二味相和服之。

大便下血

薛氏曰:产后便血,或饮食起居,或六淫七情,以致元气

亏损,阳络外伤。治法:若因膏粱积热,用加味清胃散。若因淳酒湿毒,葛花解醒汤。若因怒动肝火,六君加芍药、柴胡、芎、归。若因郁结伤脾,加味归脾汤。若因思虑伤心,妙香散。若因大肠风热,四物加侧柏、荆、防、枳壳、槐花。若因大肠血热,四物加芩、连。若因肠胃虚弱,六君加升麻、柴胡。若因肠胃虚寒,六君加肉蔻、木香。若因元气下陷,补中益气加茯苓、半夏。若因气虚,用六君升麻。若因血虚,用四物。气血俱虚,用八珍。俱加柴胡、升麻。大凡病久或元气虚弱,见病百端,皆因脾胃亏损,内真寒而外假热,但用六君子,或补中益气加炮姜,温补脾气,诸证悉退。若四肢畏冷,属阳气虚寒,急加附子。病因多端,当临证制宜,庶无误矣。

一产妇粪后下血,诸药不应,饮食少思,肢体倦怠。此中气虚弱。用补中益气加吴茱炒黄连五分,四剂顿止。但怔忡少寐,盗汗未止,用归脾汤治之而痊。

一妇人但怒便血,寒热口苦,或胸胁胀痛,或小腹痞闷。此木乘土。用六君加山栀、柴胡而愈;又用补中益气、加味逍遥二药而不复作。

一妇人久下血在粪前,属脾胃虚寒,元气下陷。用补中益气汤加连炒吴茱一钱,数剂稍缓,乃加生吴茱五分,数剂而愈。

一妇人产后便血,口干饮汤,胸胁膨满,小腹闷坠,内热晡热,饮食不甘,体倦面黄,日晡则赤,洒淅恶寒。此脾肺气虚。先用六君加炮姜、木香,诸证渐愈,用补中益气将愈,用归脾汤全愈。后饮食失节,劳役兼怒气,发热血崩,夜间热甚,谵语不绝。此热入血室。用加味小柴胡二剂而热退,用补中益气而血止,用逍遥散、归脾汤调理而康。

加味清胃散 治因膏粱积热便血。

当归身酒浸,一钱 黄连 生地黄酒洗 升麻各二钱 牡丹皮一钱半 石膏三钱上锉,水煎服。

一方无石膏,有犀角、连翘、甘草。

的奇散　治产后恶露不行,余血渗入大肠,洞泻不禁。下青黑物亦验。

用荆芥大者四五穗,于盏内燃火烧成灰,不得犯油火,入麝香少许研匀,沸汤一两呷调下。此药虽微,能愈大病,幸勿忽之。

产肠不收

《三因方》云:妇人趣产,劳力努咽太过,致阴下脱,若脱肛状;及阴下挺出,逼迫肿痛。举重房劳,皆能发作。清水续续,小便淋露。

丹溪云:一妇人三十余岁,生女二日后产户一物如手帕,下有帕尖,约重一斤。予思之,此因胎前劳乏,伤气成肝痿所致,却喜血不甚虚。其时岁暮天寒,恐冷干坏了,急与炙黄芪半钱、人参一钱、白术五分、当归一钱半、升麻五分,三帖连服之即收上,得汗,通身乃安。但下裔沾席处,干者落一片,约五六两重,盖脂膜也。食进得眠。诊其脉皆涩,左略弦,视其形却实。与白术、芍药各钱半、陈皮一钱、生姜一片,煎二三帖以养之。

一妇人产子后,阴户中下一物,如合钵状,有二岐。其夫来求治,予思之,此子宫也。必气血弱而下坠。遂用升麻、当归、黄芪、大料二帖与之。半日后,其夫复来曰:服二次后觉响一声,视之,已收阴户,讫。但因经宿干着席上,破一片如掌心大在席。其妻在家哭泣,恐伤破不可复生。予思之,此非肠胃,乃糟粕也。肌肉破,尚可复完。若气血充盛,必可生满。遂用四物汤加人参,与一百贴。三年后,复有子。

治子宫下,用黄芪一钱半、人参一钱、当归七分、升麻三分、甘草二分作一贴,水一钟煎至五分,去滓,食前服,却用五倍子末泡汤洗,又用末傅之。如此数次。宜多服药,永不下。

一妇产后水道中出肉线一条,长三四尺,动之则痛欲绝。先服失笑散数次,以带皮姜三斤研烂,入清油二斤煎,油干为度,用绢兜起肉线,屈曲于水道边,以前姜熏之,冷则熨之,一日夜缩其大半,二日即尽入,再服失笑散、芎归汤调理之。如肉线断则不可治矣。

当归黄芪散 治产后阴脱。谓阴户中脱下也。

当归 白芍药 黄芪 人参各二钱 升麻五分

一方有甘草,无芍药。

上锉作一服,水煎食前温服。外用五倍子泡汤洗,又用末傅之。

加味八珍汤 治产后生肠不收。

八珍汤八钱 黄芪一钱 防风 升麻各五分

上锉一服,水煎服。外以荆芥、藿香、樗皮煎汤薰洗。

加味四物汤 治因产用力过多,阴门突出。

四物汤四钱 龙骨另研,少许,临服入

上锉,水煎服。

阴痛者,加藁本、防风,去龙骨。

硫黄散 治产后劳力努咽太过,致阴下脱若脱肛状,及阴下挺出,逼迫肿痛,举动房劳,皆能发作,清水续续,小便淋沥。

硫黄 海螵蛸各半两 五味子二钱半

上为末,掺患处,日三易。

乌椒汤 治阴下挺出。

蜀椒一方不用此味 乌头 白及各半两

上为末,以方寸匕,绵裹纳阴中,入三寸。腹中热易之,一日一度,明旦乃复着,七日愈。

寸金散 治妇人子肠下不收。

蛇床子　韶脑　葫芦巴　紫稍花各等分

上为末，每服五七钱，水半碗淋洗之，三二遍为效。

复元汤　治产后子宫不收。

荆芥穗　藿香叶　臭椿皮各等分

上咬咀，煎汤薰洗，子宫即入。

一方　有临产则子肠先出，产后肠不收，名曰盘肠献花产。

治法：令产母仰卧，却用好米醋半盏，和新汲水七分，搅匀忽噀产母面或背，每一噀令一缩，三噀三缩，肠则尽收。此良法也。

一方　产肠出，俗用冷水噀母面，其肠自收。此法虚弱之人切不可用，恐惊怯成病，或即脱绝。以此方治之。

用萆麻四十粒一方云十四粒去壳研烂，涂产母脑顶，自然收上。如收了，即以水洗去顶上萆麻。

又方　治肠出久而不收，为风吹干不能收者。

以磨刀水少许，火上温过以润盘肠，仍煎好磁石汤一杯，令产母饮之自收。

丹溪方　产后肠不收。

用香油五斤煎热，盛盆俟温，坐油盆中，约一顿食时，以皂角末吹入鼻中，嚏作立上。妙！

杂方　治盘肠产。

半夏为末，搐鼻中，肠自上。

一方　全蝎不以多少，为末，口嚼水，鼻内搐之，立效。

一方　以大纸捻蘸香油，点灯吹灭，以薰产母鼻中，肠即上矣。

杂方　治产后阴肿不收。

一方　铁精、羊脂二味搅令稠，布裹炙热熨，推纳之。

一方　单用铁精粉，上推内之。

一方　用枳壳二两，去穰锉碎，煎汤温浸良久即入。

一方 用人尿,烧酒调下方寸匕。

一方 肠出盛,以洁净漆器浓煎黄芪汤浸之,肠即上。

一方 蛇退、蛇床子二味炒热,布裹熨患处。亦治产后阴痛。

一方 单用蛇床子一升炒热,帛裹熨患处。亦治阴痛。

一方 烧兔头末傅之。

一方 以温水洗软,却用雄鼠粪烧烟熏入。

灸法 治产后阴脱,灸脐下横纹二七壮。

一法 妇人阴挺出,四肢淫泺,身闷,少海主之。一作照海

一法 妇人胞胎门落颓不收常湿,灸神关、玉泉五十壮阴交脐下一寸指缝中,灸五十壮三报。

又法 玉泉傍开三寸。灸随年,壮三报。

女人阴门冷肿,灸归来。三十壮。

产门不闭肿痛

薛氏曰:玉门不闭,气血虚弱也,用十全大补汤。肿胀燉痛,肝经虚热也,加味逍遥散。若因忧怒,肝脾气血伤也,加味归脾汤。若因暴怒,肝火血伤也,龙胆泻肝汤。

一产妇玉门不闭,发热恶寒。用十全大补加五味子数剂而寒热退,用补中益气加五味子数剂而玉门闭。

一妇人脾胃素弱,兼有肝火,产后玉门肿痛,寒热作渴,呕吐不食,外敷大黄等药,内用驱利之剂,肿及于臀,诸证蜂起。此真气虚而邪气盛也。先用六君子以固肠胃,次用补中益气以升阳气,不数剂而全愈。

一产妇患此失治,肿溃不已,形体消瘦,饮食少思,朝寒暮热,自汗盗汗半年矣。用补中益气汤加茯苓、半夏,脓水渐少,饮食渐进,又用归脾汤,共五十余剂而愈。

一产妇玉门不闭,小便淋沥,腹内一块攻走胁下,或胀或痛,用加味逍遥散加车前子而愈。

一妇人子宫肿大,二日方入,损落一片,殊类猪肝,面黄体倦,饮食无味,内热晡热,自汗盗汗。用十全大补汤二十余剂,诸证悉愈,仍复生育。

十全大补汤 治产后血气大虚,阴门不闭,发热恶寒。本方加五味子,水煎服。

硫黄汤 治产后玉门开而不闭。

硫黄四两 吴茱萸 兔丝子各一两半 蛇床子一两

上锉,每服四钱,水一碗煎汤,频洗之自敛。

敛阴法 治新产后阴肿下脱及玉门不合。

新石灰半升,先放在脚盆内,后以沸汤冲入,乘热于上薰之。俟温,用手掬清者沃淋之。未效,日再用。

当归汤 治产后脏中风冷,阴肿痛。

当归 独活 白芷 地榆各三两 败酱《千金翼》不用 矾石各三两

上锉碎,以水一斗半煮取五升,适冷暖洗阴,日三。

一方 治妇人子宫大痛不可忍,并产复生肠不收。

五倍子 白矾各等分

上为末,温酒泡洗。干糁亦可。

桃仁膏 治产后阴肿烦闷。

桃仁去皮、尖 五倍子 枯矾各等分

上为末,研桃仁膏拌匀傅之。

一方 单用桃仁,去皮,捣烂傅之,日四五次。

万应丸 治产后小户痛不可忍。

知母一味,去皮,炒,为末,炼蜜丸,如弹子大,每服一丸,清酒一盏化下。

一方 治产后阴肉两傍肿痛,手足不能舒伸者。

用四季葱入乳香同捣成饼,安于阴户两傍,良久即愈。

又方

皂荚半两　半夏　大黄　细辛各十八铢　蛇床子三十铢

上五味治下筛,用薄绢囊盛,大如指,内阴中,日二易即瘥。

又方

吴茱萸　蜀椒各一升　戎盐如鸡子大

上三味皆熬令变色,为末,以绵裹如半鸡子大,内阴中,日一易,二十日瘥。

治阴痒脱方

用烧矾一味研为末,空心酒调服方寸匕。

治阴户疼痛方

取海螵蛸烧末,酒下方寸匕,日三服。

一方　用牛膝五两、酒三升,煮一升半,去渣,分三服。

一方　用枳实半斤,碎,炒令热,以故绵裹熨,冷即易之。

乳病门

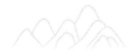

乳汁不行

《大全》云：凡妇人乳汁或行或不行者，皆由气血虚弱，经络不调所致也。乳汁勿令投于地。蛊蚁食之，令乳无汁。若乳盈溢，可泼东壁上，佳。或有产后必有乳。若乳虽胀而产后臀作者，此年少之人初经产，乳有风热耳。须服清利之药，则乳行。若累经产而无乳者，亡津液故也。须服滋溢之药以动之。若虽有乳却又不甚多者，须服通经之药以动之，仍以羹臛引之。盖妇人之乳，资于冲脉，与胃经通故也。有屡经产而乳汁常多者，亦妇人血气不衰使然也。大抵妇人素有疾在冲任经者，乳汁少而其色带黄，所生之子怯弱而多疾。

《三因方》云：产妇有二种乳脉不行：有血气盛而壅闭不行者，有血少气弱涩而不行者。虚当补之，盛当疏之。盛者当用通草、漏芦、土瓜根辈，虚者当用炼成钟乳粉、猪蹄、鲫鱼之属。概可见矣。

薛氏曰：前证若气血虚弱而不能化生，宜壮脾胃。怒动肝胆而乳肿汁出，宜清肝火。夫乳汁乃气血所化，在上为乳，在下为经。若屡产无乳，或大便涩滞，当滋化源。

一产妇因乳少服药通之，致乳房肿胀，发热作渴。余谓血气虚，以玉露散补之而愈。

张叔承曰：冲任血旺，脾胃气壮，饮食调匀，则乳足而浓，以生化之源旺也。若脾胃气弱，饮食少进，冲任素亏，则乳少而薄，所乳之子亦怯弱多病。然有生之后，全赖乳以养育。虚实寒热，乳随母变。子食其乳，形亦因之甚哉。调摄之方，乳母不可不预讲也。

李时珍曰，人乳无定性，善格物理者也。

乳以浓白光彩，入盏中上面莹然如玉为上。黄色清薄为下，不可哺儿。乳母宜肥瘦适中，无病，经调善食者佳。太肥则多痰，太瘦则多火；儿食其乳，亦复如是。贫家不能觅乳母，自乳而乳不佳者，审脾胃气血孰虚孰病，调理得乳佳，母子俱好。如血不足而潮热，子食其乳亦热。儿医谬指为惊为风，妄投丸剂，卒至夭枉。良可太息。向有一儿昏睡一日不醒，举家惊惶，医指为惊痰，投药罔效。一高医诊之曰：此儿中酒。得无乳母曾痛饮乎？询之果然，停药而醒。举此为例，其他可知矣。

乳少者，心下不舒，闷瞶食少，不能生乳而乳少，宜舒郁健脾，香附、川芎、枳、术、曲、糵之类。

潮热自汗，脉数涩，体瘦口干而乳少是血虚，四物汤加天花粉、麦门冬、知母、地骨皮之类。

气口脉涩，恶心少食，体肥，是胃虚有痰，六君子汤加枳实、通草。脉不滑但虚大，面白多汗者，属气虚，补中益气汤，倍黄芪，加通草。

乳胀大，发热不通，是乳结也。漏芦、通草、穿山甲、陈皮、天花粉、木通、土瓜煎服。此血盛而壅蔽不行，此方疏之。

乳不服，四肢软弱，两手脉微弱，是气血弱不能生乳，宜用猪蹄汤，煎参、术、芪、归、通草等，补以助之。钟乳粉生乳极妙。鲫鱼汤生乳是补胃也。

通草汤　治产后血气盛实，乳汁不通。

桔梗二钱　瞿麦　柴胡　天花粉各一钱　通草七分　青皮　白芷　赤芍药　连翘　木通　甘草各五分

上锉一剂，水前细饮，更摩乳房。

漏芦散　治妇人肥盛，气脉壅滞，乳汁不通，或经络凝滞，乳内胀痛，或作痈肿，将欲成脓者。此药服之，自然内消，乳汁通行。

漏芦二两半　蛇退炙，十条　瓜蒌十枚，急火煅存性。一方

用根十条,切片,炒焦

上为末,每服二钱,酒调下,仍食猪蹄羹助之。

《经验方》 有牡蛎,烧存性。

一方只用牡蛎煅末,酒调服。

秘传涌泉散 治乳妇气脉壅塞,乳汁不行,及经络凝滞,奶乳胀痛,或作痈肿。

王不留行 白丁香 漏芦 天花粉 僵蚕 穿山甲少炮黄色,各等分,一方无此味

上为末,每服四钱,用猪悬蹄煮汁调下。

罗氏涌泉散 治气滞少乳。

瞿麦穗 麦门冬去心 王不留行 龙骨一方无此味 穿山甲炮黄,各等分

上为细末,每服一钱,热酒调下。先食猪悬蹄羹,后服此药。服后以木梳刮左右乳房三十余下。日三服。

涌泉散 治乳汁不通,不问虚盛,先用木梳频刮乳房,后服药。

穿山甲炒 白僵蚕炒 肉豆蔻面包煨熟,各四钱 皂角五钱 胡桃仁去皮,四两 芝麻炒,半斤

上为细末,每服不拘多少,温酒调下,任意食之。

《产宝》方 治产后乳无汁,是气血旺而乳来迟也。

土瓜根 漏芦各三两 通草四两 甘草二两

上锉碎,以水八升煎取二升,分温三服。

一方加桂心,并为末,酒服方寸匕。

胡桃散 治妇人少乳,及乳汁不行。

核核仁去皮,十个,捣烂 穿山甲为末,一钱

上捣和一处,黄酒调服。

皂角散 治乳汁不通,及乳结硬疼痛。

皂角烧灰 蛤粉

上为末,每服二钱,热酒调服。

歌曰:妇人吹乳意如何? 皂角烧灰蛤粉和。热酒一杯调八字,须臾揉散笑呵呵。

张氏方 滋益气脉荣卫,行津液。

葵子炒香 缩砂仁各等分

上为细末,每服二钱,热酒调下。

杂方 下乳汁。

瓜蒌子洗净,炒令香熟,瓦上擂令白色为末,酒调下一钱,合面卧,少时再服。

一方 瓜蒌一枚熟捣,以酒一斗煮取四升,去滓,温饮一升,日三。

一方 土瓜根为末,酒调下一钱,日三服。

一方 京三棱三个,水二碗煮取一碗洗之,取汗下为度。极妙。

一方 穿山甲洗净,一两,灰炒燥为细末,酒调服方寸匕。治产乳无汁,亦治乳结痈肿。

一方 用丝瓜连子烧存性,酒下一二钱,被盖取汗即通。

已上治乳滞不行之剂。

加味四物汤 治气血虚,乳汁不通。

当归 川芎 白芍药酒炒 生地黄 木通 王不留行 天花粉各等分

上锉一剂,用猯猪蹄傍肉四两煎汤二钟,入药煎服。先将葱汤频洗乳房。

玉露散 治产后乳脉不行,身体壮热疼痛,头目昏眩,大便涩滞。此药凉膈压热下乳。

人参 白茯苓 当归各五分 芍药七分 川芎 桔梗炒 白芷各一钱 甘草五分

上㕮咀,水煎食后服。

如热甚大便秘,加大黄炒三分。

当归补血加葱白汤 治产后无乳。

当归二钱　黄芪一两　葱白十根

上锉,水煎服。

通脉散　治女人乳少。

当归　天花粉　木通　牡蛎　穿山甲各等分

上为细末,用猪蹄汤入酒少许调服。

通乳汤　治产后气血不足,经血衰弱,乳汁涩少。

猪蹄下节,四只　通草二两　川芎一两　穿山甲十四片,炒黄　甘草一钱

上用水五升煮汁饮之,忌生冷,避风寒,夜卧不宜失盖,更以葱汤频洗乳房。

一方　治乳汁不通。

当归　穿山甲酥炙,各五钱　天花粉　王不留行　甘草各三钱

上为细末,每服三钱,猪蹄汤或热酒调下,其乳即通。

漏芦汤　治妇人乳无汁。

漏芦　通草各二两　石钟乳一两　黍米一升

上四味㕮咀,米泔渍楷挞取汁三升,煮药三沸去滓,作饮饮之,日三。

漏芦散　治同前。

漏芦半两　石钟乳　天花粉各四两　蛴螬三合

上四味下筛,先食糖水,服方寸匕,日三。

钟乳汤　治妇人乳无汁。

石钟乳　硝石一方川滑石　白石脂各六铢　通草十二铢桔梗半两

上五味㕮咀,以水五升煮三沸,三上三下,去滓,纳硝石令烊,分服。

又方

石钟乳　通草各等分

上为末,粥饮服方寸匕,日三,后可兼养两儿。

一方　二味酒五煮渍一宿,明旦煮沸,去滓,服一升,日

　　一方　石钟乳、漏芦二味饮服。

　　又方

　　石钟乳四两　　天花粉　　通草各五两　　漏芦三两　　甘草二两,一方不用

　　一方用瓜蒌实一枚。

　　一方有桂心。

　　上五味㕮咀,以水一斗煮取三升,分三服。

　　又方

　　石钟乳四两　　天花粉　　漏芦各三两　　白头翁一两　　滑石通草各二两

　　上六味治下筛,以酒服方寸匕,日三。

　　鲫鱼汤　下乳汁。

　　鲫鱼长七寸　　猪肪半斤　　石钟乳　　漏芦各八两

　　上四味,切猪肪、鱼,不许洗,治清酒一斗二升合煮鱼熟药成,绞去滓,适寒温,分五服,其间相去须臾一饮,令药力相及为佳。

　　猪蹄汤　治奶妇气少力衰,脉涩不行,绝乳汁。

　　猪蹄一只　　通草四两

　　上将猪蹄洗净,依食法治,次用水一斗同通草浸,煮得四五升,取汁饮之。未下,更作一料。

　　立效散　下乳汁。

　　粳米　　糯米各半合　　莴苣子一合,并淘净　　生甘草半两

　　上研细,用水二升煎取一升,去滓,分三服,立下。

　　又方　治乳汁少。

　　天花粉　　薄荷干身各等分

　　上为粗末,先吃羊蹄汁一碗,次服药,后再吃葱丝羊羹汤少许立效。

　　钟乳散　治乳妇气少血衰,脉涩不行,乳汁绝少。

　　成炼钟乳粉研细,浓煎漏芦汤调下二钱。

杂方 有人乳汁不行已十七日，诸药无效，遇有人送赤豆一斗，遂时常煮粥食之，当夜乳脉通行。

一方 炒芝麻捣烂，入盐少许服之。

一方 麦门冬不拘多少，去心，焙，为末，以酒磨犀角约一钱许暖调二钱服之，不过两服，乳汁便下。

已上治乳少不行之剂。

乳汁自出

《大全》云：产后乳汁自出，盖是身虚所致，宜服补药以止之。若乳多溢满急痛者，温帛熨之。《产宝》有是论却无方以治之。若有此证，但以漏芦散亦可。

有未产前乳汁自出者，谓之乳泣，生子多不育。经书未当论及。

薛氏曰：前证气血俱虚，用十全大补汤。肝经血热，用加味逍遥散。肝经怒火，用四物、参、术、柴栀。肝脾郁怒，用加味归脾汤。

一产妇劳役，忽乳汁如涌，昏昧吐痰。此阳气虚而厥也。灌以独参汤而苏，更以十全大补汤数剂而安。若妇人气血方盛，乳房作胀，或无儿饮胀痛，增寒发热，用麦芽二三两炒熟水煎服之立消。其耗散血气如此，何脾胃虚弱，饮食不消方中多用之？

漏芦散 方见前。

兔怀汤 欲摘乳者，用此方通其月经，则乳汁不行。

当归尾　赤芍药　红花酒浸　牛膝酒浸，各五钱

上锉，水煎服。

一方 治妇人血气方盛，乳房作胀；或无儿食，乳要消者，服此立消。

麦芽二两，炒熟，水煎服。

一方炒为末，煎四物汤调服即止。

吹乳痈肿

《大全》云：产后吹奶者，因儿吃奶之次儿忽自睡，呼气不通，乳时不泄，畜积在内，遂成肿硬。壅闭乳道，津液不通，伤结疼痛。亦有不痒不痛，肿硬如石。名曰吹奶。若不急治，肿甚成痈。产后吹奶，最宜急治。不尔，结痈逮至死者。速服皂角散、瓜蒌散，傅以天南星散，以手揉之则散矣。

薛氏曰：前证用药，切不可损其气血。

丹溪云：乳房，阳明所经；乳头，厥阴所属。乳子之母，不知调养，忿怒所逆，郁闷所遏，厚味所酿，以致厥阴之气不行，故窍不通而汁不得出；阳明之热沸腾，故热甚而化脓。亦有所乳之子膈有滞痰，口气熰热，含乳而睡，热气所吹，遂生结核。于初起时，便须忍痛揉令稍软，吮令汁透，自可消散。失此不治，必成痈疖。治法：疏厥阴之滞以青皮，清阳明之热以细研石膏，行污浊之血以生甘草节，消肿导毒以瓜蒌子。或加没药、青橘叶、皂角刺、金银花、当归头。或汤或散，加减随意消息，然须少酒佐之。若以艾火两三壮于肿处，其效尤捷。彼村工喜于自术，便妄用针刀，引惹拙病，良可哀悯。

李氏曰：妇人之乳，男子之肾，皆性命根也。

初起烦渴呕吐者，胆冒风热也。甚则毒气上冲，咽膈妨碍。寒热者，肝邪也。此皆表证，宜不换金正气散。加天花粉能止渴呕，定寒热。咽膈有碍者，甘桔汤加生姜，或护心散。如溃后见此四证为虚。

饮食厚味，忿怒忧郁，以致胃火上蒸乳房，汁化为浊脓，肝经气滞，乳头窍塞不通，致令结核不散，痛不可忍。初起便宜膈蒜灸法，切忌针刀。能饮者，一醉膏加芎归各一分，一服两服即效。不能饮者，瓜蒌散。

结核亦有气血虚弱，略被外感内伤，以致痰瘀凝滞，俱以芷贝散为主。血虚，合四物汤，更加参、术、柴胡、升麻。气虚，合四君子汤，更加芎、归、柴胡、升麻。忧思伤脾者，归脾汤加天花粉、贝母、白芷、连翘、甘草节,水酒各半煎服。

有肝火结核,肿痛甚者,清肝解郁汤。

吹乳,因乳子膈有痰滞,口气燉热,含乳而睡,风热吹入乳房,凝结不散,作痛。初起须忍痛揉令稍软,吸令汁透,自可消散。不散,宜益元散,冷姜汤或井水调,一日一夜服三五十次自解。重者,解毒汤顿服之。挟气者,芷贝散、单青皮汤。外用漏芦为末,水调敷。又有乳汁不行,奶乳胀痛者,涌泉散。

核久内胀作痛,外肿坚硬,手不可近,谓之乳痈。未溃者,仍服瓜蒌散,内托升麻汤或复元通气散,加藜芦。虚者,托里消毒散。将溃,两乳间出黑头,疮顶下陷作黑眼者,内托升麻汤。已溃寒热者,内托十宣散。少食口干者,补中益气汤。晡热内热者,八物汤加五味子。胃虚呕者,六君子汤加香附、砂仁。胃寒呕吐或泻者,六君子汤加干姜、藿香。遇劳肿痛者,八物汤倍参、芪、归、术。遇怒肿痛者,八物汤加山栀。

张叔承曰:世俗皆以为所乳之子膈上有热,口气薰蒸,因而乳肿,恐太穿凿。乳头属厥阴肝,乳房属阳明胃。气恼所郁,厚味所酿,二经之脉不清,污浊凝结而成肿硬。急须早治,缓则溃而成痈,当于外科书中求之。

初起宜忍痛揉散,令大人吮去毒乳。如发寒热,用败毒散散之。不寒热但肿硬者,用青皮、柴胡疏厥阴之滞,甘草节治污浊之血,瓜蒌解郁热,赤芍、连翘、天花粉解散消肿。口干胃火盛,加石膏。

王损庵曰:隆庆庚午,予自秋闱归则亡妹已病。盖自七月乳肿痛不散,八月用火针取脓,医以十全大补汤与之,外敷铁箍散不效,反加喘闷。九月产一女,溃势益大,而乳房烂尽,延及胸腋,脓水稠粘。出脓几六七升,略无敛势。十一月始归就医,改用解毒和平中剂,外掺生肌散、龙骨、寒水石等剂,脓出不止,流溉所及即肿泡溃脓。两旁紫黑,疮口十数,胸前腋下皆肿溃,不可动侧,其势可畏。余谓产后毒气乘虚而炽，宜多服黄芪，解毒补血益气生肌，而医不敢用。十二月中旬后益甚，疮口廿余。诸药尽试不效，始改用予药。时脓秽粘滞，煎楮叶猪蹄汤沃之顿爽，乃治一方，名黄芪托里汤。黄芪之甘温以排脓益气生肌，为君。甘草补胃气解毒、当归身和血生血，为臣。升麻、葛根、漏芦为足阳明本经药，及连翘、防风皆散结疏经。瓜蒌仁、黍粘子解毒去肿，皂角刺引至溃处。白芷入阳明，败脓长肌。又用川芎三分，及肉桂、炒黄柏为引用。每剂入酒一盏煎送白玉霜丸，疏脓解毒。时脓水稠粘，方盛未已，不可遽用收涩之药，理宜追之。以翠青锭子外掺，明日脓水顿稀，痛定秽解，始有向安之势。至辛未新正，患处皆生新肉，有紫肿处俱用葱熨法，随手消散。但近腋足少阳分尚未敛，乃加柴胡一钱、青皮三分，及倍川芎，脓水将净者，即用搜脓掺之。元霄后遂全安。

时康祖为广德宰，事张王甚谨，后授温倅，左乳生痈，继又胸臆间结核，大如拳，坚如石，荏苒半载，百疗莫效。已而牵掣臂腋，彻于肩，痛楚特甚，亟祷王祠下，梦闻语曰：若要安，但用生姜自然汁制香附服之。觉呼其子，检《本草》视之，二物治证相符，访医者亦云有理，遂用香附子去毛，姜汁浸一宿为末，二钱，米饮调，方数服，疮脓流出，肿硬渐消，自是获愈。

一妇人禀实性躁，怀抱久郁，左乳内结一核，按之微痛，以连翘饮子二十余剂少退，更以八珍加青皮、香附、桔梗、贝母二十余剂而消。

消毒饮　治吹乳、乳痈并便毒。如增寒壮热，或头痛者，先服人参败毒散一二剂，方可服此药。如无前证，即服此二三剂，或肿不消，宜服托里药。

当归　白芷　青皮去白　贝母　柴胡　天花粉　僵蚕炒　金银花各二钱

上锉一剂，水煎服。

便毒加大黄，煨，一钱，空心服。

连翘饮子　治乳痈。

连翘　瓜蒌仁　川芎　皂荚刺　橘叶　青皮　甘草节
桃仁各二钱

上作一服,水煎,食远服。

如已破者,加参、芪、当归。未破者,加柴胡、升麻。

一方　治血脉凝注不散,结成吹乳、乳痈,肿痛不可
忍者。

天花粉　金银花　皂角刺　穿山甲土炒　当归尾　白芷
梢　瓜蒌仁　贝母去心　甘草节

上锉,酒煎服。

又方　治妇人乳中结核。

升麻　连翘　青皮　甘草节各二钱　瓜蒌仁三钱

上作一服,水煎,食后细细呷之。

内托升麻汤　治妇人两乳间出黑头,疮顶陷下,作黑眼,
并乳痈初起亦治。

升麻　当归身　葛根　连翘　黄柏各二钱　黄芪三钱
牛蒡子　甘草炙,各一钱　肉桂五分

上作一服,水一钟、酒半钟煎,食后服。

清肝解郁汤　治肝经血虚风热,或肝经郁火伤血,乳内
结核,或为肿溃不愈。凡肝胆经血气不利之证皆宜用此药。

人参去芦　茯苓　熟地黄　芍药炒　贝母去心　山栀炒,
各一钱　白术　当归各一钱五分　柴胡　牡丹皮　川芎　陈
皮各八分　甘草五分

上水煎服。

一方　乳栗破,少有生,必大补。

人参　黄芪　白术　当归　川芎　连翘　白芍药　甘
草节

上锉,水煎服。

一方有青皮、瓜蒌,无白术。乳岩小破,加柴胡。

一方　治乳硬痛。

当归　甘草各三钱　没药一钱

上作一服,水煎,入酒少许热饮。

金银花散　治乳脉不行,结成痈肿,疼痛不可忍者。

金银花　当归　黄芪蜜炙　甘草各二钱半

上作一服,水煎入酒半钟,食后温服。

丹溪方　治乳肿痛。

青皮　石膏煅　连翘　皂角刺炒　黄药子　当归头　木通各一钱　生甘草三分

上作一帖,水,入好酒些少,同煎服。

一方　治乳痈奶劳焮肿。

石膏煅　桦皮烧　瓜蒌子　青皮　甘草节

上锉,水煎服。

一方　治乳有核

南星　贝母　甘草节　瓜蒌各一两　连翘半两

上以水煎,入酒服。

复元通气散　治妇人乳痈及一切肿毒。

木香　茴香　青皮　穿山甲酥炙　陈皮　白芷　甘草漏芦　贝母去心,姜制,各等分

上为细末,每服二钱,好酒调下。

治乳痈方

青皮　瓜蒌　橘叶　连翘　桃仁　留尖皂角刺　甘草节

上水煎服。

如破,多加参、芪。

神效瓜蒌散　治妇人乳痈乳岩神效。

黄瓜蒌子多者,不去皮。焙干研烂　当归酒洗　生甘草各五钱　乳香　没药各另研,二钱半

上作一剂,用好酒三碗,于银石器中慢火熬至碗半,分为三次,食后服。如有乳岩,便服此药,可杜绝病根。

如毒气已成,能化脓为黄水,毒未成即内消。疾甚者,再合一服,以愈为度。

立效散与此间服神效,但于瓜蒌散方减去当归,加紫色皂角刺一两六钱是也。

究源五物汤　治痈疽发背。乳痈通用。

瓜蒌研,一枚　皂角刺半烧带生　没药各半两　乳香　甘草各二钱半

上锉,用醇酒三升煎取二升,时时饮之,痛不可忍,立止。

瓜蒌散　治吹乳。

乳香一钱,研　瓜蒌一个,一方用根一两

上锉,用酒煎服,或为末,温酒服二钱。外用南星末,温汤调。

橘香散　治乳痈未结即散,已结即溃。极痛不可忍者,药下即不疼,神验。因小儿吹乳变成斯疾者,并皆治之。

陈皮去白,干面炒黄为末,一两　麝香一分

上研匀,酒调下二钱,被盖汗出即愈。

《补遗方》　治吹乳结实肿痛。

陈皮一两　甘草一钱

上锉,水煎,分两次服用,荆芥、羌活、独活煎汤熏洗即散。

一方　治乳痈。

夜明砂　瓜蒌炒　阿魏

上为末,饭丸,酒吞下。

通和汤　治妇人乳痈疼痛不可忍者。

穿山甲炮黄　木通各一两　自然铜半两,醋淬七次

上为末,每服二钱,热酒调下,食远服。

二灰散　治产后乳汁不泄,结滞不消,热毒。

蔓荆子烧　皂角刺烧,各等分

上为末,每服二钱,温酒调下,无时。

夜明散　治吹乳乳痈。

蜘蛛三个　红枣三枚,去核

上每枣一枚入蜘蛛一个，夹于内炒熟，口嚼吃，用烧酒送下，未成者立消，已成者立溃。

独胜散　治妇人吹奶初觉。身热头痛寒热，及胸乳肿硬是其候也。服之能令下乳汁、通血脉，立能自消。

白丁香真老

上为末，每服二钱，酒调服，肿硬立消。甚者不过三服。

一方　治妇人吹乳硬肿，身发热增寒，疼痛难忍，不进饮食者，服之良验。

鹿角一两，炭火煅存性，研细，分作二服。先将药末五钱入锅，次下无灰酒一碗，滚数沸，倒在碗内，乘热尽饮，卧服汗出即安。

一方用鹿角锉为细末，酒调二三钱服亦效。

一方用鹿角于粗石上磨取白汁涂之。干，又涂。

一方用鹿角屑炒黄为末，温酒调下，仍以牙梳梳四旁愈。

胜金丹　治吹乳结核不散肿痛者神效。亦治乳岩。

百齿霜即梳齿上头垢

上用无根水丸如鸡头子大，以黄丹为衣，每服一丸或二丸，好酒下。如不饮酒，白汤下。不可化开，亦不可令病人知。极有效验。

一方用饭丸，桐子大。

一方　治乳痈及无名肿毒初起。

用五叶藤，一名五龙爪，不拘多少，生姜一块，好酒一碗，擂烂去渣热服，汗出为度，仍以渣敷患处。

敷乳方

天南星　皂角刺烧带生　半夏生，各三分　白芷　草乌直僵蚕焙，各一分

上为细末，多用葱白研取汁，入蜜调敷。若破疮口，用膏药贴。

葱熨法　治吹乳乳痈，登时立消。

用连根葱一大把捣烂成饼，一指厚，摊乳上，用瓦罐盛灰

火覆葱上,须臾汗出即愈。

一方　治吹奶。

金银花　　天荞麦　　紫葛藤各等分

上以醋煎洗患处立消。如无荞、藤二味,只金银花亦可。

一方　治乳痈。

大黄鼠粪新者,各一分　黄连二分

上三味捣为末,以黍米粥清和,傅乳四边,痛止即愈。无黍米,粟米、粳米亦得。

柳根熨方　治乳痈二三百日,众疗不瘥,但坚紫色青。

用柳根削去上皮,捣令熟,熬令温,盛著练囊中熨乳上,干则易之,一宿即愈。

杂方　治吹乳乳痈。

用新柏叶一握洗净,以朴硝一勺同入臼内杵之,旋加清水,纽取自然汁半碗,先令病人饮三两口,仍用鸡翎蘸汁扫于患处,中间留一眼,四边频频扫之,其肿自消。

一方　用生地黄擂汁涂之,一日三五次,立效。

一方　用山药捣烂敷上即消。消即去之,迟则肉腐。

一方　采嫩桑叶研细,米饮调摊纸花,贴患处。

一方　用蒲公英捣烂盦患处神妙。

一方　用天南星为末,以温酒调涂。

一方　以益母草为末调涂,或生捣烂用之。

一方　治吹乳,用桑树蛀屑,饭捣成膏贴之。

一方　用远志酒煎服,滓傅患处。

一方　用野椒叶和药一同捣膏敷患处。

一方　用鼠粘子加射干,酒吞下。

一方　治乳痈,用人牙齿烧灰存性,研为细末,以酥调涂贴痈上。

一方　治吹乳初觉,用白纸一小块,写山、田、火三字。

如左乳患,履于左鞋底;右乳患,履于左鞋底。神效。忌金石揉熨。

一方　治乳痈初发，用贝母为末，每服二钱，温酒调下，即以两手覆按于桌上，垂乳良久自通。

一方　用真桦皮为末，酒服方寸匕，睡醒已失。

一方　用蒲公英、忍冬藤，酒煎服，即欲睡，是其效也。

一方　单用蒲公英煮汁饮，及封之立消。

一方　治吹乳，用猪牙皂角，去皮弦，蜜炙为末，酒调服之。

一方　用大车头边油垢丸如桐子大，每服五十丸，温酒下。

一方　螃蟹去足，用盖烧存性，为末，每服二钱，黄酒下。

一方　用黍子一合，黄酒下，即散。

一方　治吹乳未成脓者，用鼠粪二十一粒研为细末，冷水调服，立效。

一方　治吹乳，用半夏一个为末，将葱白半寸捣和为丸，绵裹塞鼻中，一夜即愈。左乳塞右鼻，右乳塞左鼻。初服甚妙。

一方　用芭蕉叶捣烂傅贴。

一方　用鼠粪五十粒、麝香一字为末，食后热酒一盏调服，立愈。

一方　取白丁香捣罗为散，不时温酒调下。

一方　金银花阴干为末，温酒调下。

一方　用皂角烧灰一钱、蛤粉一钱，热酒调服即效。

治吹乳不痒不痛，肿硬如石，取青皮二两，汤浸去穰，炒为末，不时温酒下，神效。

一方　取瓜蒌，黄色大者一枚，熟捣，以白酒一斗煮至四升，去滓，温服一升，日三服。

一方　以水调面如粥饮，即投无灰酒一盏，共搅极熟如稀粥热吃，仍令人徐徐按之，药行即瘥。

一方　生、炙甘草各一钱，新水煎服，即令人吮乳。

治吹乳乳痈,用金银花、蒲公英即紫花地丁各等分,用水酒各一钟煎一钟,不拘时温服。渣捣烂,敷患处。不能饮者,加些酒可也。

一方　用橘红四两,或橘叶煎汤热服,立效。

一方　用枣七枚,去核,取鼠粪七粒入枣内,火煅存性,研末,入麝香少许,温酒调服。

一方　火煅石膏,碗覆地上出火毒,酒调三钱服。

一方　紫苏煎汤,频频热服,以滓敷乳上。妙。

一方　用白面半升,炒黄色,以醋煮为糊,涂乳上即消。

一方　用橘红麸炒微黄,研末二钱,加麝香少许,酒服。

治乳痈成脓,痛不可忍,用蜂房烧灰为末,每服二钱,水一盏煎六分,去滓,食后温服,大效。

治害乳腐烂,用靴内年久桦皮烧灰,酒服。

妒　乳

夫妒乳者,由新产后儿未能饮之,及乳不泄,或乳胀,捏其汁不尽,皆令乳汁蓄结,与血气相搏,即壮热大渴引饮,牢强掣痛,手不得近是也。初觉便知,以手捋捏去汁,更令傍人助吮引之。不尔,或作疮有脓,其热势盛,必成痈也。

轻则为吹乳妒乳,重则为痈。虽有专门,不可不知。

《集验》论曰:凡妇人女子乳头生小浅热疮,搔之黄汁出,浸淫为长,百种疗不瘥者,动经年月,名为妒乳病。妇人饮儿者,乳皆欲断,世谓苟抄乳是也。宜以赤龙皮汤及天麻汤洗之,傅二物汤、飞乌膏及飞乌散佳。始作者,可傅以黄芩漏芦散,黄连胡粉散并佳。

连翘汤　治产后妒乳,并痈实者下之。

连翘　升麻　玄参　芍药　白敛　防风　射干　杏仁　芒硝　大黄　甘草各一钱　上作一服,水二钟煎至一钟,食后服。

瓜蒌散 治乳初结胀不消,令败乳自退。

瓜蒌一个,半生半炒 粉草一寸,半生半炙 生姜一块,半生半煨

上锉,用酒二碗煎服。少顷,痛不可忍,即搜去败乳。临卧再一服,顺所患处乳侧卧于床上,令其药行故也。

一方无生姜,用麦芽。

一方 治妒乳。

黄芩 白敛 芍药

上为末,以浆水饮服半钱匕,日三。若左乳汁结者,即将去右乳汁。若右乳汁结者,可捋去左乳汁。

赤龙皮汤 治妒乳。

槲皮三升,水一斗煮五升,夏冷洗,秋冬温之,分以洗乳。

天麻汤 治妒乳,亦洗浸淫黄烂热疮,痒疽湿阴蚀疮,小儿头疮。

天麻草五升,以水一斗半煎取一斗,随寒温分洗乳,以杀痒也。洗毕傅膏散。

飞乌散 治乳头生疮,及诸热浸淫,丈夫阴蚀痒湿,小儿头疮疳蚀等疮,并以此傅之。

维粉烧朱砂作水银上黑烟三两,熬令焦燥 枯矾三两,烧粉

上二味筛为细末,以甲煎和之,令如脂,以傅乳疮,日三。有汁,可用干掺。

黄连胡粉膏 治乳疮并诸湿痒黄烂肥疮。

黄连二两,为末 胡粉二两半 水银一两,同研,令消散

上三味相和,皮裹熟挼之自和合也。纵不成一家,且得水银细散入粉中以傅乳疮。

一方治妒乳生疮。

蜂房 猪甲中土 车辙中土各等分

上三味为末,苦酒和傅之。

鹿角散 治妇人乳头生疮汁出,疼痛欲死,不可忍者。

鹿角三分　甘草一分

上二味为末，和以鸡子黄，于铜器中置温处，炙上傅之，日再即愈，神验不传。

杂方　治妒乳乳痈。

烧自死蛇为灰，和以猪膏涂之，大良。

一方　葵茎及子捣筛为末，酒服方寸匕即愈。

一方　鸡屎干为末，酒服方寸匕，须臾三服愈。

一方　马溺涂之立愈。

一方　取捣米槌二枚，炙令热，以絮及故帛搨乳上，以槌更互熨之，瘥止，已用立效。

一方　皂角十条，以酒一升揉取汁，硝石半两煎成膏傅之。

一方　蔓荆子捣烂酒服，仍以滓敷患处。

一方　用赤小豆，酒研烂温服，滓封患处。

一方　仙人掌草一握、小酒糟一块、生姜一大块同研烂，入桂末少许炒，酒服，滓罨患处。

一方　治乳头裂破。

用丁香为末傅之。

一方　用秋茄子裂开者阴干烧灰存性，水调涂之。

《补遗》方　治妇人乳头小浅疮烂痒。

用芙蓉花或叶干为末掺之。

乳　岩

丹溪云：妇人不得于夫，不得于舅姑忧怒郁遏。时日积累，脾气消沮，肝气横逆，遂成隐核如鳖棋子，不痛不痒。十数年后，方为疮陷，名曰奶岩。以其疮形嵌凹似岩穴也。不可治矣。若于始生之际便能消释病根，使心清神安，然后施之治法，亦有可安之理。

予族侄妇年十八岁时曾得此，察其形脉稍实，但性急躁，伉俪自谐,所难者后姑耳。遂以单方青皮汤,间以加减四物汤,行经络之剂,两月而安。

此病多因厚味湿热之痰停蓄膈间,与滞乳相搏而成。又有滞乳因儿口气吹嘘而成。又有拗怒气激滞而生者。煅石膏、烧桦皮、瓜蒌子、甘草节、青皮,皆神效药也。妇人此病,若早治之便可立消。有月经时悉是轻病,五六十后无月经时,不可作轻易看也。

一妇年六十,厚味郁气而形实多妒,夏无汗而性急,忽左乳结一小核,大如棋子,不痛,自觉神思不佳,不知食味才半月,以人参调青皮、甘草末,入生姜汁细细呷,一日夜五六次,至五七日消矣。此乃妒岩之始,不早治隐至五年十年已后发,不痛不痒,必于乳下溃一窍如岩穴出脓。又或五七年、十年,虽饮食如故,洞见五内乃死,惟不得于夫者有之。妇人以夫为天,失于所天乃能生此。此谓之岩者,以其入穴之嵌岈空洞而外无所见,故名曰岩。患此者,必经久淹延,惟此妇治之早,正消患于未形。余者皆死,凡十余人。

又治一初嫁之妇,只以青皮、甘草与之,安。

龚氏曰:妇人乳岩,始有核肿如鳖棋子大,不痛不痒,五七年方成疮。初便宜多服疏气行血之药,须情思如意则可愈。如成疮之后,则如岩穴之凹,或如人口有唇,赤汁脓水,浸淫胸腹,气攻疼痛,用五灰膏去蠹肉,生新肉,渐渐收敛。此疾多生于忧郁积忿中年妇人。未破者尚可治,成疮者终不可治。宜服十六味流气饮。

薛氏曰:乳岩乃七情所伤,肝经血气枯槁之证。大抵郁闷则脾气阻,肝气逆,遂成隐核,不痛不痒,人多忽之,最难治疗。若一有此,宜戒七情,远厚味,解郁结,更以养血气之药治之,庶可保全。否则不治。惟一妇服益气养荣汤百余剂,血气渐复,更以木香饼灸之,喜其谨疾,年余而消。余不信,乃服克伐行气之剂,如流气饮、败毒散,反大如覆碗,自出清脓,不敛而殁。

李氏曰：有郁怒伤肝脾结，结核如鳖棋子大，不痛不痒，五七年后，外肿紫黑，内渐溃烂，名曰乳岩。滴尽气血方死。急用十六味流气饮，及单青皮汤兼服。虚者只用清肝解郁汤，或十全大补汤，更加清心静养，庶可苟延岁月。经年以后，必于乳下溃一穴出脓，及中年无夫妇人死尤速。惟初起不分属何经络，急用葱白寸许、生半夏一枚，捣烂为丸，如芡实大，以绵塞之，如患左塞右鼻，患右塞左鼻，二宿而消。

青皮散 治乳岩初起，如鳖棋子，不痛不痒，须趁早服之，免致年久溃烂。

青皮 甘草

上为末，用人参煎汤，入生姜汁调，细细呷之，一日夜五六次，至消乃已。年少妇人只用白汤调下。

十六味流气饮 治乳岩。

当归 川芎 白芍药 黄芪 人参 官桂 厚朴 桔梗 枳壳 乌药 木通 槟榔 白芷 防风 紫苏 甘草

上锉一剂，水煎食远临卧频服，外用五灰膏去其蠹肉，生新肉，渐渐收敛。五灰膏见痔漏门。乳痈加青皮。

益气养荣汤 治抑郁及劳伤血气，颈项两乳或四肢肿硬，或软而不赤不痛，日晡微热，或溃而不敛，并皆治之。

人参 白术炒，各二钱 茯苓 陈皮 贝母 香附子 当归酒拌 川芎 黄芪盐水拌，炒 熟地黄酒拌 芍药炒 桔梗 甘草炒，各一钱

上锉一剂，加生姜三片，水煎食远服。胸痞，减人参、熟地黄各三分。口干，加五味子、麦门冬。往来寒热，加软柴胡、地骨皮。脓清，加人参、黄芪。脓多，加川芎、当归。脓不止，加人参、黄芪、当归。肌肉迟生，加白敛、官桂。

木香饼 治一切气滞结肿，或痛或闪肭，及风寒所伤作痛并效。

木香五钱 生地黄一两

上木香为末，地黄杵膏和匀，量患处大小作饼，置肿处，

以热熨斗熨之。

乳　悬

芎归汤　治产后瘀血上攻,忽两乳伸长,细小如肠,直过小腹,痛不可忍,名曰乳悬。危证。

川芎　当归各一斤

上用水煎浓汤,不时温服,再用二斤,逐旋烧烟安在病人前桌子下,令病人曲身低头,将口鼻及病乳常吸烟气。未甚缩,再用一料则瘀血消而乳头自复矣。若更不复旧,用蓖麻子捣烂贴顶上,片时收,即洗去。

方剂索引

方剂索引

491

十三画

十四画